Perfil Clínico Multidimensional (PCMD) para Trastornos de la Interacción Intestino-Cerebro

3ra EDICIÓN

ROME FOUNDATION

OTROS PRODUCTOS EDUCATIVOS IMPRESOS DE LA FUNDACIÓN ROMA

Sensaciones Intestinales: Trastornos de la Interacción Intestino-Cerebro y la Relación Médico-Paciente

Roma IV Trastornos Gastrointestinales Funcionales: Trastornos de la Interacción Intestino-Cerebro, 4.ª Edición

Roma IV Algoritmos de Diagnóstico para Síntomas Gastrointestinales Comunes, 2.ª Edición

Roma IV Trastornos Gastrointestinales Funcionales Pediátricos: Trastornos de la Interacción Intestino-Cerebro, 1.ª Edición

Roma IV Trastornos Funcionales Gastrointestinales para Médicos de Atención Primaria y Clínicos no GI, 1.ª Edición

Roma IV Criterios Diagnósticos y Cuestionario y Tablas para Investigadores y Clínicos, 1ª Edición

Roma III: Los Trastornos Funcionales Gastrointestinales, 3.ª Edición

Roma III: Perfil Clínico Multidimensional, 1ª Edición

Rome III Algoritmos de Diagnóstico, 1.ª Edición

Entendiendo el Intestino Irritable: Los Trastornos Funcionales Gastrointestinales

Roma II: Los Trastornos Funcionales Gastrointestinales

Los Trastornos Funcionales Gastrointestinales: Diagnóstico, Fisiopatología y Tratamiento: Un Consenso Multinacional (Roma I)

FUNDACIÓN ROMA PRODUCTOS DIGITALES

Roma IV Colección en línea

Roma IV Juego de Diapositivas

Roma IV Conjunto de Diapositivas de Algoritmos

Roma IV Conjunto de diapositivas PCMD

GI Genius Kit de herramientas de decisión clínica interactiva

Comunicación 202: Una Comprensión más Profunda de los Síntomas de Malestar Gastrointestinales a través de un Enfoque Centrado en el Paciente

Comunicación 101: Un Enfoque de Video para Ayudar a Transmitir Mensajes Clínicos Claves a Pacientes con TIIC

Comunicación 101.5: Consejos y Técnicas para Resolver Interacciones Desafiantes en la Práctica Clínica

Fundación Roma Aplicación Digital

Perfil Clínico Multidimensional (PCMD) para Trastornos de la Interacción Intestino-Cerebro

3ra EDICIÓN

MDCP

UN PRODUCTO EDUCATIVO
DE LA FUNDACIÓN ROMA

Coeditores Principales
Douglas A. Drossman, MD
Jan Tack, MD, PhD

on los Editores
Lin Chang, MD
Sam Nurko, MD
Max J. Schmulson W., MD
Magnus Simren, MD, PhD
Ami D. Sperber, MD, MSPH

PUBLICADO POR LA FUNDACIÓN ROMA
RALEIGH, CAROLINA DEL NORTE

La Misión de la Fundación Roma:
Para mejorar la vida de las personas con Trastornos de la Interacción Intestino Cerebro

Los objetivos de la Fundación Roma son:
- Promover el reconocimiento global y la legitimación de los TIIC
- Avanzar en la comprensión científica de su fisiopatología.
- Optimizar el manejo clínico de estos pacientes
- Desarrollar y proporcionar recursos educativos para lograr estos objetivos.

UN PRODUCTO EDUCATIVO DE LA FUNDACIÓN ROMA

Editora Administrativa, Johannah Ruddy, MEd
Traducción: Mauricio Rojas, MD, MPH
Revisión Técnica: Monica Schmulson
Editora de estilo, Anjali Mehra, MD
Diseño de logotipo, Jerry Schoendorf

ISBN: 978-0-9984204-4-8

LA FUNDACIÓN ROMA
14460 Falls of Neuse Rd. #149-116
Raleigh, NC 27614
www.theromefoundation.org

3ra Edición

CONSEJO DE REDACCIÓN

DOUGLAS A. DROSSMAN, MD, *Coeditor Principal*

Presidente, Fundación Roma
Profesor Emérito de Medicina y Psiquiatría
Centro UNC para Trastornos GI Funcionales y de la Motilidad
Universidad de Carolina del Norte
Centro de Educación y Práctica de Atención Biopsicosocial del Paciente y Gastroenterología Drossman
Chapel Hill, Carolina del Norte, EE. UU.

JAN TACK, MD, PhD, *Coeditor Principal*

Profesor de Medicina
Centro de Investigación Traslacional de Trastornos Gastrointestinales (TARGID)
Departamento de Enfermedades Crónicas y Metabolismo, KU Leuven
Jefe, División de Gastroenterología y Hepatología
Hospitales de la Universidad de Lovaina
Lovaina, Bélgica

Lin Chang, MD, *Editora*

Profesora de Medicina
Centro Familiar Oppenheimer de Neurobiología del Estrés
División de Digestivo Enfermedades
Escuela de Medicina David Geffen de la Universidad de California, Los Ángeles
Los Ángeles, California, EE. UU.

Samuel Nurko, MD, MPH, *Editor*

Profesor de Pediatría
Harvard Medical School Center for Motility and Functional Bowel Disorders
Boston Children's Hospital
Boston, Massachusetts, EE. UU.

Max Schmulson, MD, *Editor*

Profesor de Medicina
Facultad de Medicina
Universidad Nacional Autónoma de México (UNAM)
Laboratorio de Hígado, Páncreas y Motilidad (HIPAM)
Unidad de Investigación de Medicina Experimental
Ciudad de México, DF, México

Magnus Simren, MD, PhD, *Editor*

Profesor de Gastroenterología
Universidad de Gotemburgo, Consultor Principal, Departamento de Medicina Interna
Hospital Universitario
Sahlgrenska de Gotemburgo, Suecia

Ami Sperber, MD, MSPH, *Editor*

Profesor Emérito de Medicina
Facultad de Ciencias de la Salud
Universidad Ben-Gurion del NegevBeer-Sheva, Israel

ROMA IV COMITÉ

*** Los individuos señalados contribuyeron casos para el PCMD Roma IV 2 ª Edición**

Trastornos Esofágicos

Ronnie Fass MD, *Presidente*, Cleveland, OH, EE. UU.*

John E. Pandolfino, MD, *Copresidente*, Chicago, IL, EE. UU.*

Qasim Aziz, PhD, Londres, Reino Unido

C. Prakash Gyawali, MD, St. Louis, MO, EE. UU.*

Hiroto Miwa, MD, Doctorado, Hyogo, Japón

Frank Zerbib, MD, PhD, Burdeos, Francia

Trastornos Gastroduodenales

Nicholas J. Talley, MD, PhD, FRACP, *Presidente*, New Lambton, NSW, Australia*

Vincenzo Stanghellini, MD, *Copresidente*, Bolonia, Italia

Francis KL Chan, MD, FRCP, Hong Kong, China

William L. Hasler, MD, Ann Arbor, MI, EE. UU.

Juan-R Malagelada, MD, PhD, Barcelona, España

Hidekazu Suzuki, MD, PhD, Tokio, Japón

Jan Tack, MD, PhD, Lovaina, Bélgica*

Trastornos Intestinales

Fermín Mearin, MD, *Presidente*, Barcelona, España*

Brian E. Lacy, PhD, MD, *Copresidente*, Líbano, NH, EE. UU.*

Lin Chang, MD, Los Ángeles, CA, EE. UU.*

William D. Chey, MD, Ann Arbor, MI, EE. UU.*

Anthony Lembo, MD, Boston, MA, EE. UU.*

Magnus Simrén, MD, PhD, Gotemburgo, Suecia*

Robin Spiller, MD, Nottingham, Reino Unido*

Trastornos de Dolor Gastrointestinal Mediados Centralmente

Peter J. Whorwell, MD, *Presidente*, Manchester, Reino Unido*

Laurie Keefer, PhD, *Copresidenta*, Nueva York, NY, EE. UU.

Douglas A. Drossman, MD, Chapel Hill, Carolina del Norte, EE. UU.*

Elspeth A. Guthrie, MD, Manchester, Reino Unido*

Kevin Olden, MD, Scottsdale, AZ, EE. UU.

Magnus Simrén, MD, PhD, Gotemburgo, Suecia*

Kirsten Tillisch, MD, Los Ángeles, CA, EE. UU.*

Trastornos de la Vesícula Biliar y el Esfínter de Oddi

Grace H. Elta, MD, *Presidenta*, Ann Arbor, MI, EE. UU.*

Peter B. Cotton MD, FRCP, *Copresidente*, Charleston, SC, EE. UU.*

C. Ross Carter, MD, Glasgow, Escocia

Enrico Stefano Corazziari, MD, Roma, Italia

Pankaj Jay Pasricha, MD, Baltimore, MD, EE. UU.

Trastornos Anorrectales

Adil E. Bharucha, MD, MBBS, *Presidente,* Rochester, MN, EE. UU.*

Satish SC Rao, MD, PhD, FRCP, *Copresidente,* Augusta, GA, EE. UU.

Richelle Felt- Bersma, MD, PhD, Ámsterdam, Países Bajos

Giuseppe Chiarioni, MD, Verona, Italia

Charles H. Knowles, PhD, Londres, Reino Unido

Allison Malcolm, MD, MBBS, FRACP, Sídney, NSW, Australia

Arnold Wald, MD, Madison, WI, EE. UU.

Trastornos Funcionales Gastrointestinales de la Infancia: Neonatos/Lactantes

Sam Nurko, MARYLAND, *Presidente,* Boston, MA, EE. UU.*

Marc A. Benninga, MD, *Copresidente,* Ámsterdam, Países Bajos*

Christophe Faure, MD, Montreal, QC, Canadá*

Paul E. Hyman, MD, Nueva Orleans, LA, EE. UU.*

Ian St. James-Roberts, PhD, Londres, Reino Unido*

Neil L. Schechter, MD, Boston, MA, EE. UU.*

Trastornos Funcionales Gastrointestinales de la Infancia: Niños/Adolescentes

Carlo Di Lorenzo, MD, *Presidente,* Columbus, OH, EE. UU.*

Jeffrey S. Hyams, MD, *Copresidente,* Hartford, CT, EE. UU.*

Miguel Saps, MD, Columbus, OH, EE. UU.*

Dr. Robert J. Shulman, Houston, Texas, EE. UU.*

Annamaria Staiano, MD, Nápoles, Italia*

Miranda Van Tilburg, PhD, Chapel Hill, Carolina del Norte, EE. UU.*

Aspectos Multiculturales de los Trastornos Funcionales Gastrointestinales

Ami D. Sperber, MD, *Presidente,* Beer-Sheva, Israel*

Carlos Francisconi, MD, PhD, *Copresidente,* Porto Alegre, Río Grande do Sul, Brasil*

Xiucai Fang, MD, Pekín, China*

Espinilla Fukudo, MD, PhD, Sendai, Miyagi, Japón*

Mary-Joan Gerson, PhD, Nueva York, NY, EE. UU.*

Jin-Yong Kang, MD, PhD, Singapur*

Max J. Schmulson W., MD, Ciudad de México, DF, México*

CONTENIDO

PREFACIO

Estamos muy contentos de ofrecerle esta nueva y ampliada 3ª Edición del Perfil Clínico Multidimensional (PCMD). Desde la publicación de la segunda edición de Roma IV hace cinco años, el PCMD ha redefinido la forma en que los médicos tratan a los pacientes incluso con los trastornos más complejos de la interacción intestino-cerebro TIIC (DGBI, siglas en inglés). Sabemos que el diagnóstico de SII (IBS, siglas en inglés), dispepsia funcional o dolor abdominal mediado centralmente no es suficiente. Existen diferencias dimensionales en la presentación clínica y métodos de tratamiento. Por ejemplo, un paciente con SII-D con síntomas leves y ocasionales de malestar abdominal y heces blandas y funcionamiento sin deterioro en sus actividades sería tratado de manera diferente a un paciente con el mismo diagnóstico que tiene dolor continuo intenso e incapacitante con trastorno comórbido de ansiedad con miedo de salir de casa por la incontinencia. El método PCMD proporciona un enfoque personalizado multidimensional para comprender y tratar a cualquier paciente con un TIIC. En los últimos años, el PCMD ha dominado los simposios clínicos de la Fundación de Roma, y los programas de formación y las organizaciones académicas han respaldado este innovador método de enseñanza.

Con esta nueva edición, presentamos 19 nuevos módulos de aprendizaje basados en casos para un total de 86 casos que cubren el espectro completo de los TIIC para adultos y niños. Algunas de las nuevas características incluyen: 1) mayor numero de problemas multiculturales, 2) una gama más amplia de presentaciones clínicas de leves a severas, 3) mayor superposición de la vida real de diagnósticos duales como SII con dispepsia funcional, EII-SII, incontinencia fecal, SII, dolor abdominal mediado centralmente con estreñimiento funcional, enfermedad celíaca con SII y más, 4) inclusión de complicaciones dietéticas como el Trastorno por Abstención/Restricción de la Ingesta de Alimentos (TARIA) y 5) un caso de SII posterior a la infección por COVID-19. Los autores, miembros de la Junta Directiva de la Fundación de Roma, son un grupo internacional de líderes de opinión que están altamente capacitados para desarrollar estos nuevos casos, actualizar todos los anteriores e incorporar solo los mejores y más recientes tratamientos.

Esta 3ª edición ahora nos permite abordar la dimensionalidad de la toma de decisiones clínicas de forma completa. Cubre un amplio espectro de presentaciones clínicas vistas por gastroenterólogos y médicos de atención primaria. Los capítulos siguen el sistema de clasificación de Roma IV para adultos y niños en los trastornos esofágicos, gastroduodenales, biliares, intestinales, anorrectales y del SNC. Cada diagnóstico contiene presentaciones completas de casos de leves a severos e incorpora los cinco componentes de PCMD. Estos incluyen el diagnóstico de Roma IV (Categoría A), una subclasificación del diagnóstico que dirige hacia tratamientos más específicos (Categoría B, por ejemplo, SII-D o SII-C, SDE o SDP), el impacto personal del trastorno en el paciente (Categoría C), influencias psicosociales (Categoría D) y anomalías fisiológicas o biomarcadores (Categoría E). Este marco es intuitivamente claro y el enfoque de organización es tanto pragmático como útil.

Esperamos que disfrute y aprenda de nuestra nueva y mejorada edición del Perfil Clínico Multidimensional.

Douglas A. Drossman, MD,
Presidente Emérito y Presidente COO,
Coeditor Principal de la Fundación Roma
PCMD 3.ª Edición

Jan Tack MD PhD
Presidente, Fundación Roma
Coeditor Principal PCMD 3.ª Edición

Introducción

PROPÓSITO, OBJETIVOS Y RAZÓN FUNDAMENTAL

El perfil clínico multidimensional (PCMD) para los Trastornos de la Interacción Intestino-Cerebro captura la amplia gama de características clínicas de los pacientes con TIIC. Presenta la información de manera específica para el paciente y de acuerdo con el pensamiento de los expertos en el campo. Esta tercera edición amplía este concepto al agregar casos con un rango más amplio de gravedad, factores de influencia más complejos, pacientes con varias comorbilidades y la incorporación de influencias socioculturales.

Propósito: Desarrollar un sistema de evaluación de componentes múltiples para los TIIC que pueden ser usados para caracterizar la completa dimensionalidad del estado de los síntomas de malestar del paciente, y que se aplicarán en la planificación e investigación del tratamiento. Hay cinco dimensiones:

A. El diagnóstico categórico de Roma (Categoría A).
B. Información adicional que subclasifique el diagnóstico que dirige hacia tratamientos más específicos, por ejemplo, SII-D o SII-E; dispepsia funcional SDE; o SDP (Categoría B);
C. El impacto personal del trastorno en el paciente (Categoría C);
D. Influencias psicosociales (Categoría D); y
E. Anormalidades fisiológicas o biomarcadores (Categoría E).

Objetivos:

1. Ser útil en la toma de decisiones terapéuticas validas dentro de una variedad de entornos clínicos.
2. Tener categorías confiables.
3. Ser aceptado internacionalmente por clínicos e investigadores de diversas orientaciones teóricas.
4. Ser útil para educar a los residentes y a los profesionales de la salud.
5. Mantener la compatibilidad con y ser aceptado y respaldado por ICD-10 y compañías de seguros.
6. Proporcionar terminología, incluyendo términos psiquiátricos que sean fácilmente comprensibles y de fácil uso por profesionales no especializados en salud mental.

7. Lograr llegar a un consenso sobre el significado de los términos que anteriormente se utilizaban de manera inconsistente y evitar términos que han dejado de ser útiles.
8. Cuando sea posible, usar información que provenga de estudios de investigación para proporcionar un nivel de validación.
9. Permitir la identificación de sujetos para su uso en estudios de investigación.
10. Permitir que la capacidad de respuesta cambie con el tiempo según la evidencia científica.
11. Disponibilidad para futuras investigaciones y validaciones.
12. Responder a cambios futuros en la toma de decisiones de diagnóstico o tratamiento, incluida la adición de biomarcadores y otras modalidades específicas que afectarán el tratamiento.
13. Ayudar a guiar a los médicos en la atención centrada en el paciente que aborde las necesidades individuales del paciente.

Razón fundamental: El diagnóstico de TIIC es establecido en un sistema categórico que utiliza los criterios de Roma. Estos criterios se relacionan con los síntomas del paciente y (para algunos trastornos) los hallazgos fisiológicos que ocurren en un período de tiempo predeterminado. Este sistema de evaluación categórico ayuda a seleccionar pacientes para estudios clínicos y ensayos de tratamiento.

A pesar de su valor en la investigación clínica, existen limitaciones en el uso exclusivo de criterios en la práctica clínica, ya que este sistema de evaluación no puede abordar:

- Subconjuntos de diagnóstico clínicamente significativos,
- Contribuciones fisiológicas o grados de discapacidad,
- Comorbilidades psicosociales que repercuten en la gravedad, la discapacidad y opciones de tratamiento dirigidos centralmente,
- Categorizaciones futuras (p. ej., biomarcadores), y
- Severidad y discapacidad que afecta la extensión de la evaluación diagnóstica y la naturaleza de las opciones de tratamiento.

El PCMD enriquece nuestra comprensión del paciente al agregar estas dimensiones faltantes al diagnóstico categórico, con el fin de optimizar el tratamiento.

DESARROLLO DEL PCMD

El concepto de PCMD comenzó en el 2011 cuando la Junta Directiva de la Fundación Roma decidió desarrollar un enfoque de tratamiento que capturara la amplitud y complejidad de los TIIC. Reconocieron que los TIIC como trastornos multideterminados necesitan de un tratamiento que aborda varios componentes que influyen en la experiencia de los síntomas. Durante varios años, la Junta llevó a cabo un proceso colaborativo multiiterativo de varios pasos:

1. Basándose en el sistema multiaxial del MDE IV (DSM, siglas en Inglés), el grupo identificó cinco categorías que se cree que influyen en la condición clínica y el tratamiento del paciente.
2. La Junta se reunió en varias ocasiones para identificar los elementos a incluir en las categorías principales: se estableció la Categoría A, los elementos de la Categoría B se desarrollaron por consenso de toda la Junta, la Categoría D fue creada por un subcomité de miembros expertos en evaluación psicosocial, y un subcomité experto en evaluación de la motilidad creó la categoría E. La categoría C contenía la perspectiva del paciente sobre el impacto de la enfermedad. Esto se desarrolló en base a las recomendaciones publicadas del Equipo de Trabajo de la Fundación Roma para la Severidad de los Síntomas de Malestar.* Se utilizó una sola pregunta para abordar el impacto: *("En general, ¿en qué medida interfieren actualmente sus síntomas con sus actividades [trabajo, actividades sociales escolares, cuidado personal]?, concentración y rendimiento]")*. Después, el médico necesitaría conciliar el informe del paciente con los datos clínicos y de comportamiento observados.
3. Los elementos de la categoría se revisaron y modificaron dos veces más.
4. Después, la Junta creó historias de casos, generalmente a partir de la experiencia clínica de los miembros, que captarían el espectro y la profundidad de estas categorías.
5. La Junta revisó además todos los casos en otras dos ocasiones.
6. Se crearon diapositivas que representan los casos clínicos para cada historial de casos. Muchos de los miembros de la Junta los presentaron en reuniones académicas para solicitar comentarios; esta información fue devuelta a la Junta para su posterior revisión.
7. Después, los casos clínicos se enviaron externamente para su posterior revisión y comentarios.

8. Después de la publicación de la primera edición en octubre de 2014, la revisión del PCMD fue realizada por el consejo editorial de Roma IV, cuyos miembros coordinaron el desarrollo de casos adicionales.
9. Para la segunda edición, se notificó a todos los comités del capítulo de diagnóstico de Roma IV que actualizaran los casos de PCMD de la primera edición para cumplir con los criterios de diagnóstico de Roma IV para crear casos adicionales que fueran más complejos, con comorbilidades y una mayor dimensionalidad multicultural y psicosocial.
10. Todos los casos revisados y los de nueva creación fueron revisados por los editores asociados y la segunda edición fue aprobada para su publicación en 2016.
11. Para la tercera edición, los coeditores principales seleccionaron a miembros de la Junta Directiva de la Fundación Roma para que sirvieran como autores.
12. Todos los casos de la 3ª edición se revisaron en detalle y se actualizaron con nuevo contenido cuando fue necesario.
13. Después se crearon un total de 19 nuevos casos para ampliar la profundidad y amplitud del contenido.
14. El manuscrito final fue revisado por todos los autores y aprobado para su publicación.

* Drossman DA, Chang L, Bellamy N, Gallo-Torres HE, Lembo A, Mearin F, Norton NJ, Whorwell P. Severidad en el síndrome del intestino irritable: un informe del equipo de trabajo de Roma. American Journal of Gastroenterología 2011;106:1749 -1759.

PAUTAS PARA EL USO DEL PERFIL CLÍNICO MULTIDIMENSIONAL

El PCMD proporciona una evaluación integral, individualizada y comprensión clínica del paciente que incorpora la experiencia de los síntomas de malestar del individuo, incluidos sus aspectos biopsicosociales. Este contiene la información que todo médico quisiera saber para orientar con mayor precisión, las decisiones de manejo clínico para su paciente. Esta información puede además ser transmitida a residentes, investigadores, la industria y las organizaciones reguladoras y pueden ser utilizada por pagadores a terceros. Las categorías que se indican a continuación cubren la gama de información que los médicos utilizarían para el diagnóstico, el tratamiento y la atención continua de sus pacientes

Categoría A. Diagnóstico Categórico

Este es el *criterio categórico de Roma* estándar. Hemos conservado los criterios de Roma IV como también se publicaron en la 2ª edición. La categoría A generalmente se basa en los síntomas, pero puede incluir medidas fisiológicas (p. ej., para la incontinencia fecal). Categoría A proporciona los criterios diagnósticos "específicos" usados en ensayos clínicos y en la consulta. Las categorías adicionales a continuación (B, C, D, y E) están disponibles para optimizar la atención clínica y situaciones específicas de investigación

Categoría B. Modificadores clínicos

Los modificadores clínicos son *síntomas adicionales o subtipos, información de la historia del paciente, signos físicos, estudios de laboratorio o fisiológicos, que clasifican en subcategorías el diagnóstico en maneras que podrían afectar la planificación del tratamiento.* Si bien no se requiere para un diagnóstico (es decir, aquello que se aborda en la Categoría A), su presencia puede ayudar en la comprensión fisiopatológica del diagnóstico del paciente o ayudar a dirigir el tratamiento. A diferencia de las otras categorías, los modificadores clínicos aún no se basan en evidencia científica completa. Sin embargo, sigue la sabiduría clínica y brinda la opción de validación o el uso de tratamientos dirigidos a la subcategoría específica. Los autores contribuyentes determinaron los siguientes modificadores, que se agregaron al trabajo del comité de Roma IV. Pueden modificarse en el futuro a medida que sea necesario:

Para todos los TIIC

- Modificadores generales
  - Otro diagnóstico médico o síntoma que contribuye a los síntomas de malestar
  - Fatiga
  - Síndromes somáticos funcionales comórbidos: fibromialgia, fatiga crónica, etc.
  - Síndrome de intestino narcótico
  - Mareos/Presíncope/Síncope
  - Alteración del sueño
  - Factores socioculturales que influyen en el diagnóstico y tratamiento
  - Múltiples cirugías abdominales que afectan el diagnóstico y el tratamiento
  - Posterior a la infección por COVID-19

Trastornos Esofágicos

- Dolor Torácico Funcional
  - Continuo vs. episódico
  - De día o de noche o ambos
  - Frecuente vs. esporádico/intermitente
  - Posprandial
  - Relacionado con comer
  - Relacionado con el esfuerzo físico/ejercicio
  - Aliviado por eructar o no
- Pirosis Funcional
  - Continuo vs. episódico
  - Día vs. noche
  - Frecuente vs esporádico
  - Superposición con esofagitis erosiva de bajo grado
  - Posprandial
  - Localizado en la garganta
- Hipersensibilidad al Reflujo
  - Pirosis episódica
- Globus
  - Con ardor retroesternal
  - Con pérdida de peso
  - Con disfagia de tránsito
  - Sin disfagia de tránsito
- Disfagia Funcional
  - Continuo vs. episódico
  - Frecuente vs esporádico
  - Disfagia episódica para sólidos, líquidos o ambos
  - Con dolor de pecho
  - Con impactación
  - Con pérdida de peso

Trastornos Gastroduodenales

- Dispepsia funcional: Síndrome de distrés posprandial (SDP), Síndrome de dolor epigástrico (SDE) o ambos
  - Inicio agudo
  - Nauseas, sensación de distensión abdominal, eructos, o vómitos coexistentes
  - Posinfección
  - SDP o SDE subsindrómico (es decir, no cumple con los criterios)
  - Con estreñimiento
  - Con pérdida de peso

- Trastornos por eructos (Eructos Supragástricos Excesivos)
  - DF coexistente
  - Disfunción del reflejo del eructo
  - Eructos esofágicos
  - Eructos gástricos
  - Con enfermedad por reflujo gastroesofágico (ERGE)
  - Con eructos excesivos

- Trastornos de Náuseas y Vómitos
  - ° Síndrome de Náuseas y Vómitos Crónicos
    - Continuo vs. episódico
    - Frecuente (diario) vs. esporádico
    - Posprandial
    - Con ERGE
    - Con pérdida de peso
  - ° Síndrome de Vómitos cíclicos
    - Frecuente vs esporádico
    - Con dolor
    - Con reflujo gastroesofágico
    - Con pérdida de peso

- Síndrome de Rumiación
  - Vuelve a tragar o escupe
  - Comienzo posinfección
  - Con ardor retroesternal

Trastornos Intestinales

- Síndrome de Intestino Irritable
  - Sensibilidad a FODMAP
  - Frecuente vs esporádico
  - EII-SII, Colitis ulcerosa en remisión
  - Intolerancia a la lactosa u otros disacáridos
  - Posinfeccioso
  - Subtipos de evacuaciones - SII-D, -E, -M o -NC
  - Con sensación de distensión abdominal
  - Con incontinencia fecal
  - Con predominio del dolor
  - Con síntomas posprandiales
  - Con urgencia

- Estreñimiento Funcional
  - Ausencia de llamada para evacuar
  - Trastorno funcional de la evacuación
  - Evacuaciones infrecuentes vs. muy infrecuentes (<1/semana)
  - Maniobras manuales
  - Tránsito lento, tránsito normal
  - Con masaje del área perineal
  - Esfuerzo al pujar
  - Con evacuación disinérgica, evacuación obstructiva
  - Con estreñimiento inducido por opioides

- Diarrea Funcional
  - Malabsorción de sales biliares
  - Solo diurno o nocturno
  - Urgencia severa
  - Estimación del volumen de heces
  - Con incontinencia fecal
  - Con síntomas posprandiales

- Distensión Abdominal Funcional
  - Sensible a FODMAP
  - Exacerbación posprandial
  - Intolerancia a la lactosa u otros disacáridos
  - Con eructos
  - Con estreñimiento
  - Con diarrea
  - Con flatulencia
- Estreñimiento Inducido por Opioides
  - Incontinencia fecal
  - Con sensación de distensión abdominal
  - Con acidez estomacal
  - Con náuseas

Trastornos de Dolor Gastrointestinal Mediados Centralmente

- Síndrome de Dolor Abdominal Mediado Centralmente (SDAC)
  - Estreñimiento
  - Incontinencia Fecal
  - Con múltiples cirugías
- Síndrome de Intestino Narcótico
  - Con estreñimiento inducido por opioides
  - Con incontinencia fecal por rebosamiento

Trastornos de la Vesícula Biliar y el Esfínter de Oddi

- Dolor Biliar
  - Dolor poscolecistectomía
  - Con obstrucción biliar
- Trastorno Funcional de la Vesícula Biliar
  - Esporádico vs Frecuente
- Trastorno Funcional Biliar del Esfínter de Oddi
  - Esporádico vs Frecuente
  - Poscolecistectomía

Trastornos Anorrectales

- Incontinencia Fecal
  - Estreñimiento con diarrea por rebosamiento
  - Diarrea
  - Pasivo vs impulso
  - incontinencia de urgencia
- Dolor Funcional Anorrectal
  - Síndrome del elevador del ano
  - Proctalgia fugaz
- Trastornos Funcionales de la Evacuación
  - Evacuación disinérgica
  - Propulsión defecatoria inadecuada
  - con masaje en la región perineal
  - Con estreñimiento de tránsito lento

Trastornos Funcionales Gastrointestinales de la Infancia: Neonatos/Lactantes

- Regurgitación Infantil
  - Antecedentes familiares de alergia a la leche de vaca
  - Atopia
- Rumiación Infantil
  - Falla para prosperar
- Cólico Infantil
  - Preocupación de los padres por el bienestar del bebé
- Cólico infantil Intratable
  - Preocupación o angustia de los padres
  - Falta de apoyo social
- Diarrea Funcional
  - Falta de aumento de peso adecuado
  - Posinfección

Trastornos Funcionales Gastrointestinales de la Infancia: Niños/Adolescentes

- Náuseas Funcionales
  - Pérdida de peso
- Vómitos Funcionales
  - Globus
- Síndrome de Rumiación del Adolescente con Dispepsia Funcional
- Dolor Abdominal Funcional-NOS
  - Fatiga
  - dolores de cabeza
  - Obesidad
- Dispepsia Funcional
  - Síndrome de dolor epigástrico (SDE)
  - Síndrome de distrés posprandial (SDP)
  - Pérdida de peso
- Síndrome de Distrés posprandial
- Síndrome de Intestino Irritable
  - Subtipo SII-E
  - Malabsorción de lactosa
  - Posinfección
- Migraña Abdominal
  - Frecuente
  - Esporádico
- Estreñimiento Funcional
  - Incontinencia continua
- Incontinencia Fecal No Retentiva
  - TDAH

Categoría C. Impacto en las Actividades Diarias (ninguno, leve, moderado, severo)

Esta categoría designa y cuantifica el efecto general sobre las percepciones por parte del paciente en relación con síntomas de malestar, comportamientos y funcionamiento diario, que influye en el tratamiento. Se entiende (usando la definición del comité de Severidad de la Fundación de Roma) como: "un compuesto biopsicosocial de síntomas gastrointestinales y extraintestinales reportados por el paciente, grado de discapacidad, y percepciones y comportamientos relacionados con los síntomas de malestar en el que contribuirán tanto los factores viscerales como los centrales. El impacto debe basarse en la percepción del paciente, incluido el juicio clínico. Por lo tanto, el grado de severidad se evalúa formulando al paciente la siguiente pregunta: *"En general, ¿en qué medida los síntomas interfieren actualmente en sus actividades (trabajo, escuela, actividades sociales, autocuidado, concentración y rendimiento) - ninguno/leve/moderado/grave?"* En los casos que siguen, se hacen esfuerzos para correlacionar el informe del paciente con los datos evidentes. Sin embargo, el informe del paciente puede diferir de las observaciones del médico y, en esos casos, el médico debe conciliar estas diferencias al planificar el tratamiento. Además, para los niños menores de 9 años que no puedan responder a esta pregunta, se pregunta lo siguiente al padre o cuidador: "En general, ¿en qué medida interfieren actualmente los síntomas del niño con su vida?"

Categoría D. Modificadores psicosociales

Esta categoría identifica los modificadores psicológicos y psicosociales y las comorbilidades que influyen en la experiencia del paciente en cuanto a los síntomas de malestar general y los comportamientos que afectarán las decisiones de tratamiento. Puede incluir evidencia categórica (p. ej., Manual Diagnóstico y Estadístico de los Trastornos Mentales (MDE) [DSM-5, siglas en Inglés] diagnóstico psiquiátrico), medidas cuantitativas (p. ej., ansiedad por HAD- Escala Hospitalaria de Ansiedad y Depresión) como una puntuación continua o diagnóstico categórico basado en puntos de corte, o reporte del paciente (p. ej., abuso) que el médico juzga que *es relevante para el trastorno funcional gastrointestinal de la persona, los comportamientos de enfermedad asociados con eso o su impacto en su funcionamiento diario.* Se deben tomar precauciones para permitir la identificación por parte de profesionales no especializados en salud mental. Esta información se obtiene de registros conocidos (p. ej., diagnóstico de MDE o HAD), observación clínica (p. ej., historial de abuso informado), evidencia clínica de depresión observada o eventos estresantes de la vida que se han declarado, como la muerte reciente de una mascota (si se interpreta significativo como factor desencadenante o perpetuador de los síntomas de TIIC). Además, *la inclusión de cualquier elemento enumerado a continuación que no tenga una categoría de gravedad (p. ej., eventos traumáticos de la vida) debe ser juzgado como un importante contribuyente al desarrollo o exacerbación del TIIC actual o a su severidad.*

- Síntomas/Síndromes Psicológico/Psiquiátrico
  - diagnósticos del Eje I o Eje II del MDE IV o MDE- 5 (p. ej., Trastorno de síntomas somáticos - 300.82), basado en criterios o diagnóstico profesional de salud mental.
    - Actual
    - Anterior
  - Síntomas actuales de depresión, ansiedad, ansiedad anticipatoria, trastorno de estrés postraumático (TEPT), preocupación excesiva por los síntomas, conductas obsesivo-compulsivas (expresadas por el paciente y/o interpretadas por el clínico) o escala psicométrica calificada como clínicamente significativa. El médico también puede usar indicadores psicosociales (ver siguiente página).
- Estresores Importantes
  - Eventos de vida traumáticos: historial de abuso emocional, sexual o físico, trauma de guerra, interrupción importante del trabajo, pérdida importante reciente (es decir, proceso de duelo en el último año) o de larga duración, pero sin resolver.
    - Leve: sin residuos psicológicos claros o alteraciones en la vida*
    - Moderado: algunos residuos psicológicos o alteraciones en la vida*
    - Severo: eventos adversos conocidos con residuos psicológicos y alteración de la vida* (p. ej., violación/penetración, experiencias múltiples, amenaza a la vida)
  - Otro factor estresante importante que el médico considere relevante (p. ej., pérdida del trabajo, divorcio)

- Indicadores psicosociales de Roma IV (9 elementos) - Indicaría considerar referir al paciente a un profesional de salud mental) y puede usarse para los síntomas categóricos actuales
  - *Ansiedad* - Tenso o nervioso la mayor parte del tiempo
  - *Depresión:* Desanimado o triste la mayoría del tiempo
  - *Ideación Suicida:* a menudo u ocasionalmente con sensación de querer lastimarse o suicidarse (la respuesta "a menudo" requiere de una referencia)
  - *Historia de abuso y trauma*: haber sido victimizado emocional, física o sexualmente, y está causando distrés
  - *Abuso por parte del compañero/a:* Haber temido por su seguridad personal en la relación íntima (requiere una remisión)

* (p. ej., los residuos psicológicos incluyen pensamientos y comportamientos constantes/intrusivos, pesadillas, reacciones de aniversario, etc.)

- *Severidad del dolor*: haber tenido dolor corporal intenso en las últimas cuatro semanas
- *Síntomas somáticos asociados con distrés y problemas de salud*: Preocupación por los síntomas físicos durante los últimos seis meses que el médico cree que son serios
- *Deterioro/discapacidad*: el dolor u otros síntomas interfieren bastante o extremadamente en las últimas cuatro semanas con las actividades normales
- *Abuso de drogas/alcohol*: haber consumido alcohol (más de cinco copas para hombres, más de cuatro copas para mujeres), medicamentos recetados por razones no médicas y/o drogas ilegales durante el último año diaria o semanalmente (el responder "diariamente" requiere de una remisión a salud mental)

Categoría E. Modificadores fisiológicos de la función y Biomarcadores (tipo/severidad)

Esta categoría proporciona la dimensionalidad para parámetros fisiológicos o bioquímicos que pueden tener relevancia clínica y que pueden mejorar la comprensión del diagnóstico o tener implicaciones en el tratamiento. *Debe haber suficiente evidencia externa para que un artículo sea respaldado* (por ejemplo, por manometría o informe de radionúclidos, o muestreo bioquímico). La siguiente lista proporciona las medidas que pueden ser utilizadas por dominio fisiológico para cada región anatómica.

EJEMPLOS DE PRUEBAS:

Orofaringe

- Estructura y actividad de la pared: manometría; Distensibilidad (EES) Esfínter Esofágico Superior (EndoFLIP, barostato)
- Movimiento de contenidos: Mecanismo de la deglución por cineradiología; impedancia
- Sensibilidad: Sensibilidad orofaríngea (barostato)
- Evidencia de inflamación: Biopsia
- Otras técnicas analíticas (específicas de la enfermedad): Imágenes del Cerebro

Esófago

- Estructura y actividad de la pared: Manometría, ultrasonido luminal; distensibilidad (EndoFLIP, barostat); impedancia de la mucosa (dispositivo basado en catéter o a través del endoscopio)
- Movimiento de contenidos: gammagrafía de Impedancia
- Sensibilidad: prueba de Bernstein; sensibilidad a la distensión del balón; sensibilidad al barostato, y estimulación térmica, química o eléctrica.

- Evidencia de inflamación: Biopsia
- Otras técnicas analíticas (específicas de la enfermedad): perfil de pH (impedancia) de 24 h

Estómago & duodeno

- Estructura y actividad de la pared: contractilidad fásica o tónica: barostato, manometría gástrica, ultrasonido, resonancia magnética, imágenes SPECT
- Movimiento de contenidos: manometría/impedancia estacionaria (eructos), gammagrafía, prueba de aliento, resonancia magnética, ultrasonido
- Sensibilidad: prueba de bebida nutritiva, barostato, químico
- Evidencia de inflamación: Histología
- Otras técnicas analíticas (específicas de la enfermedad): Pruebas de HP, serología (prueba de enfermedad celíaca), biopsias duodenales (celíaca, giardiasis)

Disfunción Biliar

- Estructura y actividad de la pared: Manometría EO
- Movimiento de contenidos: Escaneo hepatobiliar (escaneo AIDH o AIDDIS)
- Sensibilidad: Ninguna
- Evidencia de inflamación: Ninguna
- Otras técnicas analíticas (específicas de la enfermedad): Pruebas de función hepática

Intestino delgado

- Estructura y actividad de la pared: Manometría, cápsula para la motilidad, resonancia magnética
- Movimientos de contenido: gammagrafía, píldora inteligente, resonancia magnética
- Sensibilidad: Barostato, química
- Evidencia de inflamación: histología, calprotectina, perfusión
- Otras técnicas analíticas (específicas de la enfermedad): Pruebas de aliento para SBID, pruebas de aspiración/cultivo, prueba de aliento para malabsorción/intolerancia a carbohidratos (lactosa, fructosa, sorbitol); permeabilidad

Colon

- Estructura y actividad de la pared: Manometría, resonancia magnética
- Movimiento de contenidos: Marcadores radio opacos, gammagrafía, capsula de motilidad (SmartPill TM), resonancia magnética
- Sensibilidad: Barostato
- Evidencia de inflamación: bioquímica, histología, calprotectina, perfusión/difusión, citocinas, ARNm, serología (enfermedad celíaca)
- Otras técnicas analíticas (enfermedad específica): Permeabilidad, triptasa fecal, microbiota (HIT Chip)

Anorrecto

- Estructura y actividad de la pared: Manometría, defecografía, ecografía, resonancia magnética, examen digital
- Movimiento de contenido: Expulsión de balón, defecografía
- Sensibilidad: Barostato/balón, eléctrico
- Evidencia de inflamación: histología, calprotectina
- Otras técnicas analíticas (específicas de la enfermedad): Ninguna
- Distensibilidad rectal reducida, debilidad leve del esfínter anal externo
- Contracción paradójica del esfínter anal externo

ASPECTOS OPERACIONALES

La Fundación Roma continúa actualizando y modificando el PCMD con el tiempo. Como tal, hemos puesto en marcha una serie de actividades que ayudarán en su desarrollo posterior.

1. El PCMD está diseñado para ser una herramienta para los médicos en el manejo de pacientes con TIIC.
2. La Fundación Roma continuará revisando y modificando esta plantilla para categorizar y cuantificar los cinco descriptores de la condición clínica. La tercera edición del PCMD ha sido investigada y revisada por los comités de capítulo de Roma IV y revisores externos y, más recientemente, por miembros de la Junta Editorial de la Fundación Roma.
3. Dado el conocimiento limitado sobre el desarrollo de este sistema de perfiles, inicialmente utilizamos un enfoque Delphi, igual al que se utilizó en el desarrollo del sistema de clasificación de Roma y el sistema de clasificación multiaxial para el MDE en psiquiatría. Por lo tanto, hemos establecido un proceso de revisión por expertos y planeamos respaldar estudios de validación posteriores.
4. El proceso de revisión y modificación ha tenido varios componentes:
    a. Revisar y modificar los elementos según sea necesario en función de la evidencia científica
    b. Crear categorías para cualquier diagnóstico nuevo (es decir, en Roma IV) que se desarrolle
    c. Revisar los ejemplos de casos y proporcionar otros adicionales para cubrir todas las categorías de diagnóstico; recomendamos que se creen varios casos para cualquier diagnóstico con el propósito de cubrir el rango de presentación clínica y severidad.
5. El comité PCMD/junta editorial servirá como enlace para futuras modificaciones y adiciones y servirá como control de calidad.
6. Buscamos difundir el PCMD entre las organizaciones académicas de GI y a través de otras opciones de redes sociales. Hemos logrado esto a través de una variedad de formatos de redes sociales, incluidos los seminarios web del círculo ACG y los simposios de la sociedad médica.
7. También hemos ampliado este proceso mediante la creación de un "software inteligente" a través de una asociación con LogicNets Inc.

8. El comité PCMD (Consejo Editorial) permanecerá disponible para revisar nueva información o comentarios. El comité responderá apropiadamente y, cuando se indique, incorporará cuestiones e inquietudes importantes en las revisiones.

APRENDIENDO DE LOS CASOS CLÍNICOS

Este libro formatea casos clínicos de manera estructurada para el autoaprendizaje:

Titulo. El lector es consciente del diagnóstico ya que el diagnóstico categórico de Roma IV se sitúa en el título junto con el grado de severidad

Caso clínico. La historia del caso contiene toda la información necesaria para desarrollar un plan de tratamiento adecuado utilizando el PCMD.

Categorías PCMD. Las categorías se desarrollan a partir del reporte de caso. Los elementos específicos utilizados se extraen de la información y las tablas del caso, y los criterios Diagnósticos de Roma IV. (Categoría A) es en Apéndice A.

Explicación de las Categorías PCMD. Para cada categoría, se proporciona una breve descripción de la justificación de las categorías junto con referencias

Evaluación General. Este es un breve resumen del caso clínico. Con estas categorías, el lector puede construir un plan de tratamiento muy específico para el caso. Las citas se utilizan para apoyar las decisiones de tratamiento.

Lista de referencia. Se proporcionan referencias importantes con cada caso.

Alentamos al lector a revisar el caso clínico y considerar las maneras de categorizar a este paciente en características clínicas y tratamiento. A continuación de esto, el lector puede revisar sistemáticamente la información proporcionada y conciliar las diferencias

USO EN CUIDADOS PRIMARIOS

Reconocemos que es posible que los pacientes atendidos en atención primaria no reporten historias tan complejas como las representadas aquí, y es posible que los médicos de atención primaria no tengan el tiempo o la capacidad para acceder a especialistas de salud mental u ordenar estudios fisiológicos, y pueda que no sea necesario. Por lo tanto, sugerimos que las Categorías A, B y C sean para pacientes atendidos en atención primaria y, en ocasiones, las Categorías D y E se aplicarían a discreción del clínico

Aviso: Las indicaciones de dosificación de todos los medicamentos en este libro han sido recomendadas en la literatura médica y se ajustan a las prácticas de la comunidad médica general. Los medicamentos descritos no necesariamente cuentan con la aprobación específica de la Administración de Alimentos y Medicamentos y otras agencias reguladoras nacionales para su uso en las enfermedades y las dosis para las que se recomiendan. Se debe consultar el prospecto de cada medicamento para conocer el uso y la dosis aprobados por la FDA y otras agencias reguladoras. Debido a que los estándares de uso cambian, es aconsejable mantenerse al tanto de las recomendaciones revisadas, particularmente aquellas relacionadas con nuevos medicamentos.

Trastornos en Adultos de la Interacción Intestino Cerebro

1. Trastornos Esofágicos

1-1. DOLOR TORÁCICO FUNCIONAL (Severo)

Caso clínico

Una maestra de 37 años es referida a un gastroenterólogo por episodios recurrentes de dolor torácico durante los últimos dos años. Ha estado en urgencias varias veces y las pruebas de laboratorio de rutina, un angiograma coronario, una endoscopia GI (gastrointestinal) superior con biopsias esofágicas, manometría esofágica de alta resolución y pruebas de pH inalámbricas con evaluación de asociación de síntomas fueron todas negativas. El dolor torácico no está relacionado con el ejercicio ni con la alimentación; se localiza en la línea media y suele presentarse por la noche. Cada episodio dura de 30 a 60 minutos y los episodios ahora vienen varias veces al día. La paciente no puede trabajar debido a los síntomas. Los inhibidores de la bomba de protones (IBP) no son útiles y los analgésicos son de poco beneficio. Los episodios son más frecuentes durante los períodos de estrés. La paciente también se queja de dolor de espalda, dolor de cabeza, artralgia y cólicos menstruales que perturban su vida y le preocupan mucho, y esto se asocia con sensación de ansiedad.

Categorías de PCMD

A. **Diagnóstico Categórico:** Dolor torácico funcional

B. **Modificadores Clínicos:** Frecuentes, intermitentes y no relacionados con la alimentación o el ejercicio

C. **Impacto en las Actividades Diarias:** Severo

D. **Modificadores Psicosociales:** Trastorno de síntomas somáticos (DSM-5 [Manual Diagnóstico y Estadístico de los Trastornos Mentales, Quinta Edición])

E. **Características Fisiológicas y Biomarcadores:** Ninguno conocido. Monitoreo de pH negativo y manometría de alta resolución normal

Explicación de las Categorías de PCMD

A. **Diagnóstico Categórico:** El diagnóstico de dolor torácico funcional se cumplió de acuerdo con los criterios de Roma IV para el dolor torácico funcional. Consulte el Apéndice A para conocer los criterios de diagnóstico. También completó una extensa evaluación diagnóstica que excluyó enfermedad cardíaca, enfermedad por reflujo gastroesofágico (ERGE), esofagitis eosinofílica y trastornos motores esofágicos mayores. Se realizaron extensas pruebas de diagnóstico debido a la gravedad de los síntomas.

B. **Modificadores Clínicos:** Frecuentes, intermitentes y no relacionados con la alimentación o el ejercicio. La paciente refiere una alta frecuencia de síntomas y, como los síntomas no están relacionados con eventos fisiológicos, son difíciles de predecir y, por lo tanto, de prevenir.

C. **Impacto en las Actividades Diarias:** Severo. Los síntomas son severos según su propio reporte, lo que impide que la paciente trabaje, y hay varios episodios de síntomas todos los días que duran 30-60 min/episodio. La paciente respondió Severo a la pregunta: "En general, ¿en qué medida interfieren actualmente sus síntomas con sus actividades (trabajo, escuela, actividades sociales, autocuidado, concentración y rendimiento)?"

D. **Modificadores Psicosociales:** Trastorno de síntomas somáticos (MDE-5), caracterizado por uno o más síntomas somáticos que son angustiantes o provocan una interrupción significativa de la vida diaria. Además, los pacientes tienen pensamientos, sentimientos o comportamientos excesivos relacionados con estos síntomas.

E. **Características Fisiológicas y Biomarcadores:** No hay registro de pruebas fisiológicas con hallazgos anormales. El monitoreo del pH esofágico y la manometría de alta resolución fueron negativas. La prueba de sensibilidad esofágica puede ser considerada usando perfusión de ácido modificado del esófago o protocolo de distensión con balón para demostrar hipersensibilidad esofágica.[1]

Evaluación General

Se trata de una mujer de 37 años con historia de dolor torácico intenso de dos años de evolución en la que extensos estudios diagnósticos resultaron negativos. Además del dolor de pecho, también sufre de varios otros síntomas corporales; todo esto afecta profundamente su vida diaria y no puede trabajar.

Tratamiento

1. **Neuromoduladores:**

   a. **Antidepresivos tricíclicos (ATC) para el dolor:** Hay pruebas que respaldan el uso de ATC en dosis bajas para el dolor torácico funcional,[2,3] al igual que otros trastornos gastrointestinales funcionales dolorosos.[4,5] Las dosis utilizadas suelen ser considerablemente más bajas en comparación a cuando se utilizan para el tratamiento de la depresión, y la dosis se aumenta gradualmente en el transcurso de varias semanas según la respuesta al tratamiento y los efectos secundarios.[5] En este paciente, la multitud de síntomas somáticos respalda el beneficios de los ATC.

   b. **Inhibidores selectivos de la recaptación de serotonina (ISRS) / Inhibidores de la recaptación de serotonina y norepinefrina (IRSN):** Los antidepresivos modernos se pueden usar solos o en combinación con ATC para aumentar el efecto al reducir la ansiedad y tratar las comorbilidades psiquiátricas coexistentes, como la depresión.[5] Además, tanto los ISRS como los IRSN también demuestran eficacia para mejorar los síntomas del dolor torácico.[6-9] Independientemente de si el paciente tiene síntomas depresivos coexistentes, es probable que el uso de estos medicamentos sea útil, especialmente sabiendo que el paciente también refiere múltiples síntomas somáticos.

2. **Manejo del estrés/ relajación:** Los estudios experimentales demuestran un papel importante del estrés para aumentar la sensibilidad a los estímulos esofágicos y aumentar el reporte de síntomas esofágicos,[10] lo cual encaja con las observaciones clínicas. Aunque existen pocos ensayos clínicos controlados, hay algunos informes que sugieren un efecto positivo del manejo del estrés y la relajación en pacientes con dolor torácico funcional.[11,12]

3. **Terapia cerebro-intestino:** Buena evidencia apoya el uso de terapia cognitiva de comportamiento en pacientes con dolor torácico funcional[6,13,14] y otros síntomas somáticos. También hay un estudio que muestra un excelente efecto en pacientes con dolor torácico usando hipnoterapia,[15] pero la disponibilidad y la experiencia específica en trastornos gastrointestinales funcionales son problemas que impiden el uso generalizado de estas técnicas en la práctica clínica.

Referencias

1. Fass R, Achem S. Noncardiac chest pain: epidemiology, natural course, and pathogenesis. Neurogastroenterol Motil 2011; 17:110-123.
2. Cannon RO 3rd, Quyyumi AA, Mincemoyer R, Stine AM, Gracely RH, Smith WB, Geraci MF, Black BC, Uhde TW, Waclawiw MA. Imipramine in patients with chest pain despite normal coronary angiograms. N Engl J Med 1994; 330:1411-7.
3. Clouse RE, Lustman PJ, Eckert TC, Ferney DM, Griffith LS. Low-dose trazodone for symptomatic patients with esophageal contraction abnormalities. A double-blind, placebo-controlled trial. Gastroenterology 1987; 92:1027-36.
4. Jackson JL, O'Malley PG, Tomkins G, Balden E, Santoro J, Kroenke K. Treatment of functional gastrointestinal disorders with antidepressant medications: a meta-analysis. Am J Med 2000; 108:65-72.
5. Drossman DA, Tack J, Ford AC, Szigethy E, Törnblom H, Van Oudenhove L. Neuromodulators for Functional Gastrointestinal Disorders (Disorders of Gut-Brain Interaction): A Rome Foundation Working Team Report. Gastroenterology. 2018 Mar;154(4):1140-1171.e1
6. Hershcovici T, Achem SR, Jha LK, Fass R. Systematic review: the treatment of NCCP. Aliment Pharmacol Ther 2012;35;5-14.
7. Lee H, Kim JH, Min BH, Lee JH, Son HJ, Kim JJ, Rhee JC, Suh YJ, Kim S, Rhee PL. Efficacy of venlafaxine for symptomatic relief in young adult patients with functional chest pain: a randomized, double-blind, placebo-controlled, crossover trial. Am J Gastroenterol 2010; 105:1504-12.
8. Varia I, Logue E, O'Connor C, Newby K, Wagner HR, Davenport C, Rathey K, Krishnan KR. Randomized trial of sertraline in patients with unexplained chest pain of noncardiac origin. Am Heart J 2000; 140:367-72.

9. Viazis N, Keyoglou A, Kanellopoulos AK, Karamanolis G, Vlachogiannakos J, Triantafyllou K, Ladas SD, Karamanolis DG. Selective serotonin reuptake inhibitors for the treatment of hypersensitive esophagus: a randomized, double-blind, placebo-controlled study. Am J Gastroenterol 2012; 107:1662-7.
10. Bradley LA, Richter JE, Pulliam TJ, Haile JM, Scarinci IC, Schan CA, Dalton CB, Salley AN. The relationship between stress and symptoms of gastroesophageal reflux: the influence of psychological factors. Am J Gastroenterol 1993; 88:11-9.
11. Hegel MT, Abel GG, Etscheidt M, Cohen-Cole S, Wilmer CI. Behavioral treatment of angina-like chest pain in patients with hyperventilation syndrome. J Behav Ther Exp Psychiatry 1989; 20:31-9.
12. Potts SG, Lewin R, Fox KA, Johnstone EC. Group psychological treatment for chest pain with normal coronary arteries. Quart J Med 1999; 92:81-6.
13. Jonsbu E, Dammen T, Morken G, Moum T, Martinsen EW. Short-term cognitive behavioral therapy for non-cardiac chest pain and benign palpitations: a randomized controlled trial. J Psychosom Res 2011; 70:117-23.
14. van Peski-Oosterbaan AS, Spinhoven P, van Rood Y, van der Does JW, Bruschke AV, Rooijmans HG. Cognitive-behavioral therapy for noncardiac chest pain: a randomized trial. Am J Med 1999; 106:424-9.
15. Jones H, Cooper P, Miller V, Brooks N, Whorwell PJ. Treatment of non-cardiac chest pain: a controlled trial of hypnotherapy. Gut 2006; 55:1403-8.

1-2. PIROSIS FUNCIONAL (Leve)

Caso clínico

Una mujer de 45 años consulta a su gastroenterólogo por ardor retroesternal persistente. La paciente refiere episodios de ardor retroesternal que ocurren cuatro o cinco días a la semana y se han ido haciendo más frecuentes en los últimos cinco años. A menudo ocurre después de comer, pero puede ocurrir cuando no está comiendo. Los episodios pueden durar de minutos a horas y empeoran con el estrés o la ansiedad, lo que, según ella, es una característica común de su empleo como oficial de prisiones. La paciente indica que los síntomas le causan cierta incomodidad; sin embargo, aún mantiene sus actividades habituales en el trabajo y el hogar. Niega tener náuseas, vómitos, pérdida de peso, disfagia o signos de sangrado digestivo. Se ha automedicado con antiácidos y ranitidina de venta libre, pero con alivio mínimo. Debido a que sus síntomas se han vuelto más frecuentes y a que su tío materno recientemente fue diagnosticado con esófago de Barrett, decidió buscar atención médica. Fue atendida por su médico de atención primaria, quien ordenó una endoscopia digestiva alta con biopsias de esófago, que fueron normales. Le recetaron omeprazol 20 mg una vez al día, pero informa que después de usarlo por cuatro semanas no mostró beneficio. Después, se le indicó que aumentara la dosis del inhibidor de la bomba de protones (IBP) a dos veces al día y, sin ningún beneficio, se la remitió a un gastroenterólogo para recibir asesoramiento sobre el manejo posterior. Ante la falta de respuesta, el gastroenterólogo ordenó un estudio de pH-impedancia mientras tomaba terapia con IBP 2 veces por día. El pH fue inferior a 4, unicamente 0.5 % en el esófago distal, y hubo un número normal de eventos de reflujo ácido y no ácido. No hubo correlación entre los síntomas y los episodios de reflujo.

Categorías de PCMD

A. **Diagnóstico Categórico:** Pirosis funcional

B. **Modificadores Clínicos:** Ninguno conocido

C. **Impacto en las Actividades diarias:** Leve

D. **Modificadores Psicosociales:** Ansiedad por estrés situacional

E. **Características Fisiológicas y Biomarcadores:** Tiene una exposición normal en el monitoreo de pH-impedancia de 24 horas y no presenta asociación de síntomas.

Explicación de las Categorías de PCMD

A. **Diagnóstico Categórico:** La paciente cumple con los criterios de Roma IV para la pirosis funcional. Consulte el Apéndice A para conocer los criterios de diagnóstico.

B. **Modificadores Clínicos:** Sin disfagia.

C. **Impacto en las Actividades Diarias:** Hay un impacto mínimo en las actividades diarias del paciente. Puede ocuparse de su trabajo y de su vida personal a pesar de la frecuencia de sus síntomas. La paciente respondió Leve a la pregunta: "En general, ¿en qué medida interfieren actualmente sus síntomas con sus actividades (trabajo, escuela, actividades sociales, autocuidado, concentración y rendimiento)?"

D. **Modificadores Psicosociales:** Los síntomas de la paciente empeoran por el estrés o la ansiedad, que son comunes en su trabajo como funcionaria penitenciaria. Se ha demostrado que los eventos estresantes de la vida exacerban los síntomas incluso en ausencia de un aumento del reflujo fisiológico.[1]

E. **Características Fisiológicas y Biomarcadores:** Esta paciente reporta ardor retroesternal persistente sin mejoría del ardor a pesar de una prueba de terapia con IBP dos veces al día. Se realizó un estudio de pH-impedancia mientras el paciente estaba en tratamiento con IBP. La ausencia de reflujo ácido o no ácido,a pesar de los síntomas persistentes y la falta de correlación entre los episodios de reflujo que ocurrieron y su ardor retroesternal argumentan fuertemente contra el reflujo como una causa importante de sus síntomas continuos. Por lo tanto, no cumpliría con los criterios de Roma IV para la hipersensibilidad al reflujo. Se descartó esofagitis eosinofílica mediante biopsias endoscópicas.

Evaluación General

Esta paciente es una oficial penitenciaria de 45 años que reporta problemas leves pero que empeoran con ardor retroesternal funcional a pesar de la terapia con IBP. Sus síntomas empeoran con el estrés o la ansiedad y pueden ocurrir con o sin comer. Está preocupada porque sus síntomas ocurren con más frecuencia y recientemente se le diagnosticó esófago de Barrett a un pariente. Una evaluación con endoscopia, biopsias y monitoreo de pH-impedancia fueron negativas. En ausencia de disfagia, es poco probable que la manometría esofágica sea relevante.

Tratamiento

1. **Tranquilizar y educar:** En base a sus síntomas y a la evaluación diagnóstica, la paciente tiene ardor retroesternal funcional. La ausencia de reflujo en la monitorización de pH-impedancia y su falta de respuesta a un ensayo terapéutico con dosis altas de IBP, respaldan este diagnóstico. Si sus síntomas no le causan

molestias significativas, es posible que todo lo que necesita la paciente es que su médico la tranquilice y asegure que todo va a estar bien.

2. **Terapia dietética:** Existen algunas evidencias provenientes de pequeños ensayos clínicos que demuestran que la ingesta crónica de alimentos que contienen capsaicina puede mejorar los síntomas de la enfermedad por reflujo gastroesofágico (ERGE), quizás al desensibilizar las neuronas aferentes viscerales a través de los efectos sobre los receptores TRPV1.[2] Los alimentos grasos también han demostrado aumentar la sensación visceral en pacientes con trastornos funcionales como el síndrome del intestino irritable.[3]

3. **Neuromoduladores:** Se cree que la hipersensibilidad visceral desempeña un papel clave en el desarrollo de la pirosis funcional y el dolor torácico funcional. Hay pocos datos controlados con el uso de neuromoduladores en la pirosis funcional. Un pequeño ensayo controlado con placebo con Imipramina en la pirosis funcional y la hipersensibilidad al reflujo, no logró demostrar el beneficio de 8 semanas de una dosis de 25 mg sobre el placebo.[4] Fármacos con efectos sobre la sensación visceral y/o somática, como los antidepresivos tricíclicos en dosis bajas, inhibidores selectivos de la recaptación de serotonina y los inhibidores selectivos de la noradrenalina se han utilizado para reducir la carga de síntomas en pacientes con dolor torácico funcional.[5-7] Se ha demostrado que el antidepresivo tricíclico amitriptilina en dosis bajas proporciona un alivio sintomático a largo plazo en pacientes con dolor torácico funcional.[8] La dosis inicial es de 5 a 10 mg al acostarse, con incrementos de 10 mg semanalmente. De manera similar, se ha demostrado que la venlafaxina mejora los síntomas en pacientes con dolor torácico funcional. Las dosis deben aumentarse progresivamente debido a la prevalencia relativamente alta de efectos secundarios, principalmente trastornos del sueño.[9] Citalopram puede controlar mejor el ardor retroesternal en pacientes sensibles al ácido en comparación con el placebo,[10] pero no se ha probado específicamente en pacientes con pirosis funcional.

4. **Terapias dirigidas al eje cerebro-intestino:** Existe alguna evidencia de ensayos clínicos que demuestran que las terapias psicológicas como la hipnoterapia, las técnicas de relajación, la terapia conductual y la bio-retroalimentación podrían ser beneficiosas en pacientes con síntomas esofágicos.[11-13] Dado el trabajo estresante de la paciente y la asociación entre el estrés/ansiedad y sus síntomas, sería razonable considerar la terapia conductual.

Referencias

1. Naliboff BD, Mayer M, Fass R, FitzGerald LZ, Chang L, Bolus R, Mayer EA. The effect of life stress on symptoms of heartburn. Psychosom Med 2004; 66:426-34.
2. Kumar AR, Katz PO. Functional esophageal disorders: a review of diagnosis and management. Expert Rev. Gastroenterol Hepatol 2013:7(5), 453-61.

3. Simren M, Abrahamsson H, Bjornsson E. Lipid-induced colonic hypersensitivity in the irritable bowel syndrome: the role of bowel habit, sex, and psychologic factors. Clin GastroenterolHepatol 2007;5(2):201-8.
4. Limsrivilai J, Charatcharoenwitthaya P, Pausawasdi N and Leelakusolvong S. Imipramine for treatment of esophageal hypersensitivity and functional heartburn: a randomized placebo-controlled trials. Am J Gastroenterol 2016; 111: 217-24.
5. Drossman DA, Tack J, Ford AC, Szigethy E, Törnblom H, Van Oudenhove L. Neuromodulators for Functional Gastrointestinal Disorders (Disorders of Gut-Brain Interaction): A Rome Foundation Working Team Report. Gastroenterology. 2018 Mar;154(4):1140-1171.e1.
6. Nguyen TMT, Eslick GD. Systematic Review: the treatment of noncardiac chest pain with antidepressants. Aliment Pharmacol Ther 2012; 35:493-500.
7. Dickman R, Maradey-Romero C, Fass R. The role of pain modulators in esophageal disorders-no pain no gain. Neurogastroenterol Motil 2014; 26:603-10.
8. Prakash C, Clouse RE. Long-term outcome from tricyclic antidepressant treatment of functional chest pain. Dig Dis Sci 1999;44:2373-9.
9. Lee H, Kim JH, Min BH, et al. Efficacy of venlafaxine for symptomatic relief in young adult patients with functional chest pain: a randomized, double-blind, placebo-controlled, crossover trial. Am J Gastroenterol 2010;105:1504-12.
10. Viazis N, Keyoglou A, Kanellopoulos AK, et al. Selective serotonin reuptake inhibitors for the treatment of hypersensitive esophagus: a randomized, double-blind, placebo-controlled study. Am J Gastroenterol 2012; 107:1662-7.
11. Chiarioni G, Whitehead WE. The role of biofeedback in the treatment of gastrointestinal disorders. Nat Clin Pract Gastroenterol Hepatol 2008; 5:371-82.
12. Jones H, Cooper P, Miller V, Brooks N, Whorwell PJ. Treatment of non-cardiac chest pain: a controlled trial of hypnotherapy. Gut 2006; 55:1403-8.
13. Shapiro M, Shanani R, Taback H, Abramowich D, Scapa E, Broide E. Functional chest pain responds to biofeedback treatment, but functional heartburn does not: what is the difference? Eur J Gastroenterol Hepatol 2012 Jun, 24:(6);708-714.

1-3. PIROSIS FUNCIONAL (Severa)

Caso clínico

Una paciente de 40 años es referida por pirosis refractaria. Se ha estado quejando de ardor retroesternal durante los dos años anteriores. Ella describe una sensación de ardor detrás de la parte inferior del esternón, que ocurre casi a diario, principalmente durante el día. Los síntomas parecen ser más severos en el período posprandial, durante el cual también se queja de distensión epigástrica, náuseas y plenitud/llenura. No ha perdido peso con el tiempo (IMC: índice de masa corporal 23 kg/m^2) pero considera que los síntomas son severos ya que impactan en su vida social y actividades profesionales. La endoscopia GI (gastrointestinal) superior realizada cuando los síntomas comenzaron hace dos años, mostró una esofagitis erosiva de bajo grado. Las biopsias de esófago fueron normales. Le han recetado varios inhibidores de la bomba de protones (IBP) en dosis únicas y dobles sin ninguna mejoría significativa del ardor retroesternal. El cumplimiento de la terapia con IBP, y los tiempos de dosificación, parecen ser adecuados. La manometría esofágica de alta resolución no demostró anomalías significativas. No hubo anomalías significativas en la monitorización de la impedancia del pH durante 24 h realizada con una dosis doble de IBP (exposición total al ácido 0,5 %, 20 eventos de reflujo, 18 débilmente acídicos, 2 acídicos); el análisis de asociación de síntomas fue negativo (no demuestra ninguna correlación entre siete episodios de ardor retroesternal reportados por el paciente y los eventos de reflujo).

Categorías de PCMD

A. **Diagnóstico Categórico:** Pirosis funcional

B. **Modificadores Clínicos:** Superposición con esofagitis erosiva de bajo grado

C. **Impacto en las Actividades Diarias:** Severo

D. **Modificadores Psicológicos:** Ninguno conocido

E. **Características Fisiológicas y Biomarcadores:** Manometría esofágica normal, antecedentes de esofagitis, sin embargo la monitorización de pH-impedancia fué negativa mientras tomaba IBPs.

Explicación de las Categorías de PCMD

A. **Diagnóstico Categórico:** La pirosis funcional se cumplió de acuerdo con los criterios de Roma IV, ya que los síntomas no pueden atribuirse a una enfermedad por reflujo anormal en curso, esofagitis eosinofílica o anomalías motoras esofágicas significativas[1]. Consulte el Apéndice A para conocer los criterios de diagnóstico. El inicio, la duración y la frecuencia de los síntomas también cumplen los criterios diagnósticos.

B. **Modificadores Clínicos:** Superposición con esofagitis erosiva de bajo grado. Este caso de pirosis funcional ilustra la posible superposición de los trastornos esofágicos funcionales y la enfermedad por reflujo gastroesofágico en algunos pacientes. A pesar de antecedentes de esofagitis erosiva leve, la terapia con IBP no fue útil y la monitorización de la impedancia del pH durante la terapia fue negativa.

C. **Impacto en las Actividades Diarias:** Severo. Esto se basa en el reporte de la paciente sobre el impacto severo de la pirosis funcional en sus actividades sociales y profesionales, probablemente relacionado tanto con la frecuencia como con la intensidad de los síntomas. La paciente respondió Severo a la pregunta: "¿En general, ¿en qué medida interfieren actualmente sus síntomas con sus actividades (trabajo, escuela, actividades sociales, autocuidado, concentración y rendimiento)?"

D. **Modificadores Psicológicos:** Ninguno conocido

E. **Características Fisiológicas y Biomarcadores:** El diagnóstico se basa en varias pruebas: ausencia de enfermedad por reflujo anormal en curso, ausencia de esofagitis eosinofílica en las biopsias y ausencia de anomalías motoras esofágicas significativas. La ausencia de enfermedad por reflujo anormal en curso se demuestra mediante la monitorización de la impedancia del pH durante el uso de IBPs mostrando prácticamente ningún evento de reflujo ácido, un número muy bajo de eventos de reflujo débilmente acídicos[2] y un análisis de asociación de síntomas negativo.[3] La fisiopatología subyacente de este trastorno no está completamente aclarada, pero probablemente implica hipersensibilidad esofágica.[4] Este análisis se guia en gran medida en el análisis estadístico de la asociación de la aparición de síntomas con eventos de reflujo, que no está libre de posibles dificultades y no se ha demostrado consistentemente que determine el resultado del tratamiento.[5]

Evaluación General

Esta mujer tiene pirosis funcional severa sin comorbilidad psicológica evidente.

Tratamiento

El tratamiento de la pirosis funcional sigue siendo, en gran medida, empírico y, por lo tanto, se recomienda un enfoque individualizado. Prácticamente no existe ningún estudio terapéutico diseñado específicamente para la pirosis funcional. Dado que la fisiopatología de la pirosis funcional implica principalmente hipersensibilidad visceral, el uso de moduladores del dolor es razonable, al igual que para otros trastornos esofágicos funcionales como el dolor torácico funcional.[6] Se espera poco beneficio con el incremento adicional en la dosis de IBP.

1. **Tranquilizar y explicar:** El tranquilizar y explicar se ha utilizado tradicionalmente para tratar inicialmente la pirosis funcional. Se le debe explicar al paciente que este diagnóstico no lleva a complicaciones como ulceración, sangrado, estenosis o cáncer.

2. **Neuromoduladores:**
   a. **Antidepresivo tricíclico en dosis bajas:** Se ha demostrado que la amitriptilina brinda alivio sintomático a largo plazo en pacientes con dolor torácico funcional en incrementos de 10 mg semanalmente. Un pequeño ensayo controlado con placebo con Imipramina en la pirosis funcional e hipersensibilidad al reflujo no logró demostrar el beneficio después de 8 semanas de estar recibiendo una dosis de 25 mg, sobre el placebo.[8]

   b. **Inhibidor de la recaptación de serotonina y norepinefrina:** De manera similar, se ha demostrado que la venlafaxina mejora los síntomas en pacientes con dolor torácico funcional. Las dosis se administran por la mañana y deben aumentarse progresivamente debido a la prevalencia relativamente alta de efectos secundarios, principalmente trastornos del sueño y náuseas.[9]

   c. **Inhibidor selectivo de la recaptación de serotonina:** El citalopram puede controlar mejor el ardor retroesternal en pacientes sensibles al ácido en comparación con el placebo,[9,10] pero no se ha probado específicamente en pacientes con pirosis funcional.

Referencias

1. Zerbib F, Bruley des Varannes S, Simon M, et al. Functional heartburn: definition and management strategies. Curr Gastroenterol Rep 2012;14:181-8.
2. Frazzoni M, Conigliaro R, Mirante VG, et al. The added value of quantitative analysis of on-therapy impedance-pH parameters in distinguishing refractory non-erosive reflux disease from functional heartburn. Neurogastroenterol Motil 2012;24:141-6.
3. Sifrim D, Zerbib F. Diagnosis and management of patients with reflux symptoms refractory to proton pump inhibitors. Gut 2012;61:1340-54.
4. Yang M, Li ZS, Chen DF, et al. Quantitative assessment and characterization of visceral hyperalgesia evoked by esophageal balloon distention and acid perfusion in patients with functional heartburn, nonerosive reflux disease, and erosive esophagitis. Clin J Pain 2010;26:326-31.
5. Patel A, Sayuk GS, Gyawali CP. Parameters on esophageal pH-impedance monitoring that predict outcomes of patients with gastroesophageal reflux disease. Clin Gastroenterol Hepatol. 2015 May;13(5):884-91.
6. Drossman DA, Tack J, Ford AC, Szigethy E, Törnblom H, Van Oudenhove L. Neuromodulators for Functional Gastrointestinal Disorders (Disorders of Gut-Brain Interaction): A Rome Foundation Working Team Report. Gastroenterology. 2018 Mar;154(4):1140-1171.e1

7. Prakash C, Clouse RE. Long-term outcome from tricyclic antidepressant treatment of functional chest pain. Dig Dis Sci 1999;44:2373-9.
8. Limsrivilai J, Charatcharoenwitthaya P, Pausawasdi N and Leelakusolvong S. Imipramine for treatment of esophageal hypersensitivity and functional heartburn: a randomized placebo-controlled trials. Am J Gastroenterol 2016; 111: 217-24.
9. Lee H, Kim JH, Min BH, et al. Efficacy of venlafaxine for symptomatic relief in young adult patients with functional chest pain: a randomized, double-blind, placebo-controlled, crossover trial. Am J Gastroenterol 2010;105:1504-12.
10. Viazis N, Keyoglou A, Kanellopoulos AK, et al. Selective serotonin reuptake inhibitors for the treatment of hypersensitive esophagus: a randomized, double-blind, placebo-controlled study. Am J Gastroenterol 2012;107:1662-7.

1-4. HIPERSENSIBILIDAD AL REFLUJO (Moderada)

Caso clínico

Un hombre de 48 años que ha estado sufriendo síntomas de tipo reflujo y ardor epigástrico durante seis meses fue remitido para una evaluación adicional de sus síntomas. Fue tratado con un inhibidor de la bomba de protones, pero continuó teniendo síntomas. Fue remitido para una esofagogastroduodenoscopía que no mostró hernia hiatal ni esofagitis, gastritis muy leve, y ninguna evidencia de *Helicobacter pylori* en la biopsia. La biopsia esofágica descartó esofagitis eosinofílica. Sus síntomas ahora se han vuelto angustiantes, con ardor retroesternal persistente, dolor torácico y molestias epigástricas. Tienen un impacto moderado en su funcionamiento en el trabajo como administrador. Fue visto por el gastroenterólogo local y se le realizaron numerosas pruebas, incluyendo una ecografía abdominal y una tomografía computarizada de abdomen, que fueron normales. Continúa tomando omeprazol 20 mg dos veces al día y alginatos según sea necesario. No hay otros antecedentes médicos pasados significativos o antecedentes familiares. No hay antecedentes psiquiátricos previos, pero refiere un aumento del estrés relacionado con el trabajo. Fue remitido a un cirujano del tracto gastrointestinal superior (GI) para considerar la posibilidad de una cirugía antirreflujo, pero el cirujano lo remitió para una manometría esofágica y una prueba de impedancia intraluminal multicanal de 24 horas. Su manometría de alta resolución mostró peristaltismo normal con presiones del esfínter esofágico superior e inferior normales. El esfínter esofágico superior e inferior se relajó apropiadamente. Su prueba de impedancia intraluminal multicanal de 24 horas realizada durante el tiempo en que no recibía inhibidores de la bomba de protones (IBP) mostró niveles fisiológicos de exposición al ácido del esófago inferior (1.6 %, lo normal es < 4.2 %). El número de eventos de reflujo estuvo dentro de los límites fisiológicos en 42 (21 reflujo ácido, 21 reflujo no ácido, normal < 73). Hubo 12 casos de dolor torácico, 42 casos de ardor retroesternal y 3 casos de dolor epigástrico. Treinta y dos de los 42 episodios de ardor retroesternal estaban relacionados con reflujo ácido y no ácido. Nueve de los 12 episodios de dolor torácico estaban relacionados con el reflujo. El índice de síntomas de reflujo (IS) y la probabilidad de asociación de síntomas de reflujo (PAS) fueron positivos tanto para el ardor retroesternal (índice de síntomas 76 % y PAS 99 %) como para el dolor torácico (índice de síntomas 75 % y PAS 99 %). Solo hubo 3 episodios de dolor epigástrico, y la evaluación de la asociación de síntomas no es posible con tan pocos síntomas. Los estudios de monitorización del reflujo apoyaron el diagnóstico de hipersensibilidad al reflujo esofágico, por lo que se aplazó la cirugía. El paciente fue remitido de nuevo a su gastroenterólogo local para recibir tratamiento, quien comenzó con citalopram 20 mg por la noche y también lo remitió a un psicólogo clínico para recibir asesoramiento en relación con su estrés.

Categorías de PCMD

A. **Diagnóstico Categórico:** Hipersensibilidad al reflujo

B. **Modificadores Clínicos:** Ardor retroesternal episódico

C. **Impacto en las Actividades Diarias:** Moderado

D. **Modificadores Psicosociales:** Experimentando estrés situacional

E. **Características Fisiológicas y Biomarcadores:** Hipersensibilidad a eventos normales de reflujo. El índice de síntomas de reflujo y la probabilidad de asociación de síntomas de reflujo fueron positivos tanto para el ardor retroesternal como para el dolor torácico en presencia de reflujo fisiológico.

Explicación de las Categorías de PCMD

A. **Diagnóstico Categórico:** El paciente cumple con los criterios diagnósticos de Roma IV para hipersensibilidad al reflujo. Consulte el Apéndice A para conocer los criterios de diagnóstico. Los pacientes con este diagnóstico tienen grados normales (fisiológicos) de reflujo ácido, pero los síntomas se correlacionan con episodios de reflujo.

B. **Modificadores Clínicos:** Ardor retroesternal episódico

C. **Impacto en las Actividades Diarias:** Moderado. El paciente respondió Moderado a la pregunta: "En general, ¿en qué medida interfieren actualmente sus síntomas con sus actividades (trabajo, escuela, actividades sociales, autocuidado, concentración y rendimiento)?"

D. **Modificadores Psicosociales:** El paciente vivió un aumento del estrés relacionado con el trabajo. Se sabe que el estrés aumenta la percepción del ácido esofágico en sujetos sanos, así como en pacientes con enfermedad por reflujo y también puede estar asociado con hipersensibilidad al reflujo.[1] Además, los pacientes con síntomas de reflujo y angustia psicológica son más difíciles de tratar, sienten menos satisfacción con el tratamiento y peor calidad de vida.[2]

E. **Características Fisiológicas y Biomarcadores:** Se descartaron reflujo gastroesofágico patológico, infección por *H. Pylori* y esofagitis eosinofílica[3]; el paciente no respondió a los IBP.[4] El paciente tenía motilidad esofágica normal, lo que no es inusual en pacientes con hipersensibilidad al reflujo. El paciente tuvo cantidades fisiológicas de reflujo ácido y reflujo no ácido durante el monitoreo ambulatorio de pH-impedancia de 24 horas. La medición de la impedancia del pH permite monitorear el reflujo no ácido y aumenta la sensibilidad para identificar los síntomas relacionados con el reflujo.[5] El paciente tenía índice de síntomas de reflujo positivo y probabilidad de asociación de síntomas de reflujo tanto para ardor retroesternal como para dolor torácico, lo que en presencia de reflujo fisiológico ambulatorio de 24 horas sugiere el diagnóstico de "hipersensibilidad al reflujo".

Evaluación General

Este hombre de 48 años estaba sintiendo ardor retroesternal y dolor torácico a pesar de la terapia con IBP. Había pasado por más estrés de lo habitual en su trabajo. La endoscopia con biopsia esofágica descartó esofagitis eosinofílica. La evaluación fisiológica esofágica mostró motilidad normal y eventos de reflujo, pero una asociación positiva de síntomas entre los eventos de reflujo fisiológico y los síntomas.

Tratamiento

1. **Tranquilizar y ajustar la dieta:** La historia natural de este trastorno no está clara, pero se presume que sigue un curso benigno. Si bien no se ha estudiado directamente, el tranquilizar al paciente y darle consejos generales sobre el estilo de vida, como dejar de fumar y reducir la cafeína, deben considerarse en el tratamiento de los síntomas del reflujo.[6]

2. **Neuromoduladores:** Se han recomendado los antidepresivos tricíclicos (ATC), la trazodona, los inhibidores selectivos de la recaptación de serotonina (ISRS) y los inhibidores de la recaptación de serotonina y noradrenalina (IRSN) para el tratamiento de la hipersensibilidad al reflujo, especialmente cuando se asocia con dolor torácico.[7] En la actualidad, los mejores datos respaldan el uso de ISRS para esta afección. Estos medicamentos pueden modular la hiperalgesia al reducir la sensibilización periférica y central, y pueden potenciar las vías inhibidoras descendentes.[8,9] Un pequeño ensayo controlado con placebo con Imipramina en la pirosis funcional y la hipersensibilidad al reflujo no logró demostrar el beneficio de 8 semanas de una dosis de 25 mg, sobre el uso de placebo.[10]

3. **Terapia dirigida al eje cerebro-intestino:** Como en este caso, se debe considerar la participación de un psicólogo clínico para ayudar al paciente a manejar el estrés y la ansiedad, ya que se sabe que los factores psicológicos exacerban la hipersensibilidad esofágica.[11]

4. **Cirugía antirreflujo:** Hay datos muy limitados que examinan los resultados de la cirugía en pacientes con monitorización de reflujo normal. Esto se debe en gran parte al hecho de que la mayoría de los estudios que evalúan los resultados de la cirugía antirreflujo requieren una prueba de monitoreo anormal de reflujo como criterio para ser elegible para cirugía. Sin embargo, algunos estudios sugieren que los pacientes con síntomas típicos, exposición normal al ácido, pero asociación positiva de síntomas pueden beneficiarse de la cirugía antirreflujo con un resultado similar al de los pacientes con reflujo patológico.[12-16] Sin embargo, estos resultados deben tomarse con cautela debido a

varias limitaciones, como, por ejemplo, el pequeño tamaño de la muestra y el corto seguimiento, la ausencia de un tratamiento de control y el diseño retrospectivo de algunos informes.

Referencias

1. Naliboff BD, Mayer M, Fass R, et al. The effect of life stress on symptoms of heartburn. Psychosom Med 2004; 66:426-34.
2. Demiryoguran NS, Karcioglu O, Topacoglu H, et al. Anxiety disorder in patients with non-specific chest pain in the emergency setting. Emerg Med J 2006; 23:99-102.
3. Garcia-Compean D, Gonzalez JA, Marrufo Garcia CA, et al. Prevalence of eosinophilic esophagitis in patients with refractory gastroesophageal reflux disease symptoms: A prospective study. Dig Liver Dis 2011; 43:204-8.
4. Flook NW, Moayyedi P, Dent J, et al. Acid-suppressive therapy with esomeprazole for relief of unexplained chest pain in primary care: a randomized, double-blind, placebo-controlled trial. Am J Gastroenterol 2013; 108:56-64.
5. Bredenoord AJ, Weusten BL, Timmer R, et al. Addition of esophageal impedance monitoring to pH monitoring increases the yield of symptom association analysis in patients off PPI therapy. Am J Gastroenterol 2006; 101:453-9.
6. Eherer A. Management of gastroesophageal reflux disease: lifestyle modification and alternative approaches. Dig Dis. 2014;32(1-2):149-51.
7. Drossman DA, Tack J, Ford AC, Szigethy E, Törnblom H, Van Oudenhove L. Neuromodulators for Functional Gastrointestinal Disorders (Disorders of Gut-Brain Interaction): A Rome Foundation Working Team Report. Gastroenterology. 2018 Mar;154(4):1140-1171.el.
8. Kumar AR, Katz PO. Functional esophageal disorders: a review of diagnosis and management. Expert Rev Gastroenterol Hepatol 2013; 7:453-61.
9. Dickman R, Maradey-Romero C, Fass R. The role of pain modulators in esophageal disorders—no pain no gain. Neurogastroenterol Motil 2014; 26:603-10.
10. Limsrivilai J, Charatcharoenwitthaya P, Pausawasdi N and Leelakusolvong S. Imipramine for treatment of esophageal hypersensitivity and functional heartburn: a randomized placebo-controlled trials. Am J Gastroenterol 2016; 111: 217-24.
11. Kisely S, Campbell LA, Skerritt P. Psychological interventions for symptomatic management of non-specific chest pain in patients with normal coronary anatomy. Cochrane Database Syst Rev 2005:CD004101.
12. Bell RC, Hanna P, Brubaker S. Laparoscopic fundoplication for symptomatic but physiologic gastroesophageal reflux. J Gastrointest Surg 2001; 5:462-7.
13. Broeders JA, Draaisma WA, Bredenoord AJ, de Vries DR, Rijnhart-de Jong HG, Smout AJ, Gooszen HG. Oesophageal acid hypersensitivity is not a contraindication to Nissen fundoplication. Br J Surg 2009; 96:1023-30.
14. Broeders JA, Draaisma WA, Bredenoord AJ, Smout AJ, Broeders IA, Gooszen HG. Impact of symptom-reflux association analysis on long-term outcome after Nissen fundoplication. Br J Surg 2011; 98:247-54.
15. Chin KF, Myers JC, Jamieson GG, Devitt PG. Symptoms experienced during 24-h pH monitoring and their relationship to outcome after laparoscopic total fundoplication. Dis Esophagus 2008; 21:445-51.
16. del Genio G, Tolone S, del Genio F, Aggarwal R, d'Alessandro A, Allaria A, Rossetti G, Brusciano L, del Genio A. Prospective assessment of patient selection for antireflux surgery by combined multichannel intraluminal impedance pH monitoring. J Gastrointest Surg 2008; 12:1491-6.

1-5. HIPERSENSIBILIDAD AL REFLUJO (Severa)

Caso clínico

Una mujer de 35 años es remitida a una clínica especializada en trastornos esofágicos por ardor retroesternal refractario. Los antecedentes médicos son relevantes y extensos, con diagnóstico de anorexia nerviosa en la adolescencia, asma no alérgica y presunta sensibilidad al gluten no-celíaca. En 2012, le diagnosticaron fibromialgia, por lo que se hicieron diagnósticos presuntivos de lupus sistémico y enfermedad de Addison en un entorno de medicina alternativa, y se iniciaron esteroides y nutrición parenteral total. Una hospitalización en un centro académico de reumatología 3 años después no confirmó estos diagnósticos y suspendió los esteroides y la nutrición parenteral. Cuando era adolescente, sufrió de abuso sexual, lo que impidió que se convirtiera en una prometedora corredora de larga distancia. Actualmente está casada, no tiene hijos y se desempeñó como ingeniera hasta el 2012. Luego de su hospitalización por reumatología, fue tratada por un gastroenterólogo por presentar síntomas persistentes de estreñimiento y dispepsia. El estudio mostró vaciamiento gástrico normal, tránsito colónico lento y manometría anorrectal normal. Los síntomas gastrointestinales se manejaron con una combinación de inhibidores de la bomba de protones en dosis altas, linaclotida, supositorios intermitentes de bisacodilo, y mirtazapina 15 mg por la noche. Permanece en seguimiento con un psicólogo y un reumatólogo con un enfoque no intervencionista. Desde el 2016, retoma progresivamente las carreras atléticas de larga distancia, con participación en carreras nacionales e internacionales. En los últimos años, presentó un empeoramiento progresivo del ardor retroesternal, especialmente al correr. La paciente considera que los síntomas son severos, ya que correr es una actividad de suma importancia para ella y ha interferido con su entrenamiento. El examen físico es normal. La endoscopia no mostró erosiones y tampoco hernia hiatal; Las biopsias esofágicas fueron normales. Se añadió ranitidina por la noche y un alginato a demanda. La manometría esofágica fue normal y tiene un índice de masa corporal (IMC) de 18.6 kg/m^2. Un control de la impedancia del pH durante 24 horas con pantoprazol dos veces al día mostró una exposición al ácido durante el día del 1.3 %, ninguna exposición al ácido durante la noche y 34 eventos de reflujo. Hubo una asociación positiva de síntomas de regurgitación (96 %) y ardor retroesternal (100 %) con eventos de reflujo.

Categorías de PCMD

A. Diagnóstico Categórico: Hipersensibilidad al reflujo

B. **Modificadores Clínicos:** Ardor retroesternal episódico

C. **Impacto en las Actividades Diarias:** Severo

D. **Modificadores Psicosociales:** Antecedentes médicos extensos con dificultades psicosociales, incluido el abuso sexual y un posible trastorno de somatización, con anorexia nerviosa, fibromialgia, y sobrediagnóstico médico en un entorno alternativo en el pasado.

E. **Características Fisiológicas y Biomarcadores:** La probabilidad de asociación de síntomas de reflujo fue positiva tanto para el ardor retroesternal como para la regurgitación en presencia de exposición fisiológica al reflujo durante la terapia con inhibidores de la bomba de protones en dosis altas. Sin hernia en la endoscopía y manometría esofágica normal.

Explicación de las Categorías de PCMP

A. **Diagnóstico Categórico:** La paciente cumple con los criterios diagnósticos de Roma IV para hipersensibilidad al reflujo. Consulte el Apéndice A para conocer los criterios de diagnóstico.

B. **Modificadores Clínicos:** Ardor retroesternal asociada con correr.

C. **Impacto en las Actividades Diarias:** La paciente respondió Severo a la pregunta: «En general, ¿en qué medida interfieren actualmente sus síntomas con sus actividades (trabajo, escuela, actividades sociales, autocuidado, concentración y rendimiento)?" Esto se relaciona con el ardor retroesternal que interfiere con su entrenamiento.

D. **Modificadores Psicosociales:** La paciente tenía un historial médico y psicológico extenso con abuso sexual, fibromialgia y medidas terapéuticas intensas para diagnósticos tentativos de enfermedad sistémica importante que más tarde no pudieron ser confirmados en un entorno académico. Existe una alta probabilidad de trastorno de síntomas somáticos, que puede estar asociado con una mayor percepción de reflujo e hipersensibilidad al reflujo.[1] Además, los pacientes con síntomas de reflujo y angustia psicológica son más difíciles de tratar, tienen menos satisfacción con el tratamiento y peor calidad de vida.[2]

E. **Características Fisiológicas y Biomarcadores:** Se descartaron reflujo gastroesofágico patológico, trastornos primarios de la motilidad esofágica y esofagitis eosinofílica[3]; la paciente no respondió a los IBP (inhibidores de la bomba de protones).[4] La paciente tenía motilidad esofágica normal, lo que no es inusual en pacientes con hipersensibilidad al reflujo. La paciente tuvo cantidades fisiológicas de reflujo ácido y no ácido durante el monitoreo ambulatorio de la impedancia del pH de 24 horas. La medición de la impedancia del pH permite monitorear el reflujo no ácido y aumenta la sensibilidad para identificar los síntomas relacionados con el reflujo.[5] La paciente tenía una probabilidad de asociación de síntomas de reflujo positiva tanto para el ardor retroesternal como para regurgitación, lo que en presencia de reflujo fisiológico, sugiere el diagnóstico de "hipersensibilidad al reflujo".

Evaluación General

Esta mujer de 35 años con antecedentes médicos y psicosociales complejos siente ardor retroesternal y regurgitación a pesar de la terapia con IBP. La endoscopía con biopsia esofágica descartó esofagitis eosinofílica. La evaluación fisiológica esofágica mostró motilidad normal y eventos de reflujo, pero una asociación de síntomas positivo entre los eventos de reflujo fisiológico y los síntomas.

Tratamiento

1. **Tranquilizar y ajustar la dieta:** La historia natural de este trastorno no está clara, pero se presume que sigue un curso benigno. Si bien no se han estudiado directamente, el tranquilizar al paciente y darle consejos generales sobre el estilo de vida, como dejar de fumar y reducir la cafeína, deben considerarse en el tratamiento de los síntomas del reflujo.[6] Probablemente sean menos relevantes para el caso que se analiza.

2. **Neuromoduladores (antidepresivos en dosis bajas):** Se han recomendado los antidepresivos tricíclicos (ATC), la trazodona, los inhibidores selectivos de la recaptación de serotonina (ISRS) y los inhibidores de la recaptación de serotonina y noradrenalina (IRSN) para el tratamiento de la hipersensibilidad al reflujo[7]. Los mejores datos respaldan el uso de ISRS para esta afección. Estos fármacos pueden modular la hiperalgesia al reducir la sensibilización periférica y central, y pueden potenciar las vías inhibitorias descendentes.[8,9] También tiene un efecto ansiolítico que puede estar presente en pacientes con síntomas esofágicos crónicos. Un pequeño ensayo placebo-controlado con Imipramina en la pirosis funcional y la hipersensibilidad al reflujo no logró demostrar el beneficio de 8 semanas de una dosis de 25 mg, sobre el placebo.[10]

3. **Terapia dirigida al eje cerebro-intestino (asesoría psicológica):** Se debe considerar la participación de un psicólogo clínico para ayudar al paciente a manejar los eventos de la vida actual y pasada, ya que se sabe que los factores psicológicos exacerban la hipersensibilidad esofágica.[11]

4. **Cirugía antirreflujo:** Hay datos muy limitados que examinan los resultados de la cirugía en pacientes con monitorización de reflujo normal. Esto se debe en gran parte al hecho de que la mayoría de los estudios que evalúan los resultados de la cirugía antirreflujo requieren una prueba de monitoreo anormal de reflujo como criterio para ser elegible para la cirugía. Sin embargo, algunos estudios sugieren que los pacientes con síntomas típicos, exposición normal al ácido, pero asociación positiva de síntomas pueden beneficiarse de la cirugía antirreflujo con un resultado similar al de los pacientes con reflujo patológico.[12-16] Estos resultados deben tomarse con cautela debido a varias limitaciones, como, por ejemplo, el pequeño tamaño de la muestra y el corto

seguimiento, la ausencia de un tratamiento de control y el diseño retrospectivo de algunos informes.

Referencias

1. Naliboff BD, Mayer M, Fass R, et al. The effect of life stress on symptoms of heartburn. Psychosom Med 2004; 66:426-34.
2. Demiryoguran NS, Karcioglu O, Topacoglu H, et al. Anxiety disorder in patients with non-specific chest pain in the emergency setting. Emerg Med J 2006; 23:99-102.
3. Garcia-Compean D, Gonzalez JA, Marrufo Garcia CA, et al. Prevalence of eosinophilic esophagitis in patients with refractory gastroesophageal reflux disease symptoms: A prospective study. Dig Liver Dis 2011; 43:204-8.
4. Flook NW, Moayyedi P, Dent J, et al. Acid-suppressive therapy with esomeprazole for relief of unexplained chest pain in primary care: a randomized, double-blind, placebo-controlled trial. Am J Gastroenterol 2013; 108:56-64.
5. Bredenoord AJ, Weusten BL, Timmer R, et al. Addition of esophageal impedance monitoring to pH monitoring increases the yield of symptom association analysis in patients off PPI therapy. Am J Gastroenterol 2006; 101:453-9.
6. Eherer A. Management of gastroesophageal reflux disease: lifestyle modification and alternative approaches. Dig Dis. 2014;32(1-2):149-51.
7. Drossman DA, Tack J, Ford AC, Szigethy E, Törnblom H, Van Oudenhove L. Neuromodulators for Functional Gastrointestinal Disorders (Disorders of Gut-Brain Interaction): A Rome Foundation Working Team Report. Gastroenterology. 2018 Mar;154(4):1140-1171.e1.
8. Kumar AR, Katz PO. Functional esophageal disorders: a review of diagnosis and management. Expert Rev Gastroenterol Hepatol 2013; 7:453-61.
9. Dickman R, Maradey-Romero C, Fass R. The role of pain modulators in esophageal disorders—no pain no gain. Neurogastroenterol Motil 2014; 26:603-10.
10. Limsrivilai J, Charatcharoenwitthaya P, Pausawasdi N and Leelakusolvong S. Imipramine for treatment of esophageal hypersensitivity and functional heartburn: a randomized placebo-controlled trials. Am J Gastroenterol 2016; 111: 217-24.
11. Kisely S, Campbell LA, Skerritt P. Psychological interventions for symptomatic management of non-specific chest pain in patients with normal coronary anatomy. Cochrane Database Syst Rev 2005:CD004101.
12. Bell RC, Hanna P, Brubaker S. Laparoscopic fundoplication for symptomatic but physiologic gastroesophageal reflux. J Gastrointest Surg 2001; 5:462-7.
13. Broeders JA, Draaisma WA, Bredenoord AJ, de Vries DR, Rijnhart-de Jong HG, Smout AJ, Gooszen HG. Oesophageal acid hypersensitivity is not a contraindication to Nissen fundoplication. Br J Surg 2009; 96:1023-30.
14. Broeders JA, Draaisma WA, Bredenoord AJ, Smout AJ, Broeders IA, Gooszen HG. Impact of symptom-reflux association analysis on long-term outcome after Nissen fundoplication. Br J Surg 2011; 98:247-54.
15. Chin KF, Myers JC, Jamieson GG, Devitt PG. Symptoms experienced during 24-h pH monitoring and their relationship to outcome after laparoscopic total fundoplication. Dis Esophagus 2008; 21:445-51.
16. del Genio G, Tolone S, del Genio F, Aggarwal R, d'Alessandro A, Allaria A, Rossetti G, Brusciano L, del Genio A. Prospective assessment of patient selection for antireflux surgery by combined multichannel intraluminal impedance pH monitoring. J Gastrointest Surg 2008; 12:1491-6.

1-6. GLOBUS (Leve)

Caso clínico

Un trabajador de construcción de sexo masculino de 28 años es visto por un otorrinolaringólogo debido a una sensación de bulto u opresión en la garganta de diversos grados de intensidad de un año de evolución. Informa que los síntomas aparecieron después de la muerte de su padre, y no ha logrado pasar por un duelo completo por su pérdida. No se queja de disfagia y no ha perdido peso. La severidad de los síntomas no ha cambiado, y aparte de síntomas depresivos leves, para los que toma un inhibidor selectivo de la recaptación de serotonina (citalopram 10 mg), se encuentra bien. Los síntomas no interfieren en gran medida con su vida diaria. La exploración física y la exploración nasolaringoscópica de faringe y laringe son normales. Ha probado un tratamiento con inhibidor de la bomba de protones (IBP) sin efecto sobre los síntomas. La endoscopía digestiva alta con biopsias esofágicas fue normal.

Categorías de PCMD

A. **Diagnóstico Categórico:** Globus

B. **Modificadores Clínicos:** Ninguno conocido

C. **Impacto en las Actividades Diarias:** Leve

D. **Modificadores Psicosociales:** Depresión leve, duelo no resuelto

E. **Características Fisiológicas y Biomarcadores:** Ninguno conocido

Explicación de las Categorías de PCMD

A. **Diagnóstico Categórico:** El diagnostico de Globus se cumplió de acuerdo con los criterios de Roma IV para globus y al tener síntomas durante un año.[1] Consulte el Apéndice A para conocer los criterios de diagnóstico. No hay disfagia y los síntomas no responden a un IBP, es decir, no hay evidencia clínica que sugiera enfermedad por reflujo gastroesofágico o esofagitis eosinofílica o trastorno de motilidad esofágica basado en histopatología.[1,2]

B. **Modificadores Clínicos:** Ninguno conocido. No hay disfagia ni ardor retroesternal.

C. **Impacto en las Actividades Diarias:** Leve. Informó que los síntomas no interfieren con la vida diaria en gran medida. No hay pérdida de peso. El paciente respondió Leve a la pregunta: "En general, ¿en qué medida interfieren actualmente sus síntomas consus actividades (trabajo, escuela, actividades sociales, autocuidado, concentración y renidmiento)?"

D. **Modificadores Psicosociales:** Depresión leve, duelo no resuelto. Refiere síntomas depresivos leves con inicio posterior a la muerte de su padre. Además, ha tenido un período prolongado de duelo no resuelto por esta pérdida. La sensación de un nudo en la garganta es un hecho común cuando se reprimen los sentimientos de tristeza o llanto (como, por ejemplo, cuando ve una escena triste en una película). Dentro de la psiquiatría, los estudios muestran que su persistencia es una manifestación sintomática de duelo y depresión no resueltos.[3]

E. **Características Fisiológicas y Biomarcadores:** Ninguno conocido. No hay registro de pruebas fisiológicas ni pruebas de función deglutoria. Como los síntomas eran leves y no había disfagia, no se consideró necesario realizar pruebas de función faríngea o esofágica, como la manometría.

Evaluación General

Este es un hombre de 28 años con antecedentes de globus de un año de evolución y depresión leve concurrente que se asocia temporalmente con un duelo no resuelto por la pérdida de su padre. Los síntomas no afectan en gran medida su vida diaria y las pruebas de diagnóstico limitadas han sido negativas. En ausencia de ardor retroesternal típico o disfagia, no se consideran útiles estudios adicionales con pruebas de reflujo y manometría.

Tratamiento

1. **Tranquilizar y educar:** Con síntomas leves y estables, examen nasolaringoscópico normal, ausencia de disfagia y sin respuesta a un IBP, la probabilidad de otro diagnóstico que no sea globus es extremadamente bajo. El enfoque en el manejo debe estar en tranquilizar y explicarle al paciente sobre la naturaleza benigna de sus síntomas, a pesar de que el riesgo de que sus síntomas persistan sea relativamente grande.[1,2,4] Con síntomas leves y estables de globus, sin disfagia, sin respuesta a un IBP y sin síntomas sugestivos de enfermedad por reflujo, no se indicó manometría esofágica o medición de pH de 24 h.

2. **Optimización de la terapia con neuromoduladores centrales:** Varios estudios transversales demuestran una asociación entre globus y duelo o depresión, así como entre eventos de la vida y globus.[1,3,5,6] Además de informes anecdóticos de eficacia,[7] un pequeño ensayo controlado comparando el tratamiento con amitriptilina con el de pantoprazol, encontró que la amitriptilina proporcionó una mejoría superior de los síntomas, el sueño y la calidad de vida del paciente.[8] La optimización del tratamiento para la depresión en pacientes con trastornos funcionales gastrointestinales (GI) tiene el potencial de mejorar tanto la depresión como los síntomas GI.[9] Basado en esto, la dosis de citalopram se puede aumentar a 20 mg o 40 mg al día.

3. **Terapia dirigida al eje cerebro-intestino:** Se considera que el duelo no está resuelto si los pensamientos intrusivos continúan después de un año y pueden estar asociados con la depresión. El tratamiento psicológico que se enfoca en ayudar al paciente a superar el proceso de duelo es una opción de tratamiento razonable para reducir los síntomas, como se ha informado en reportes de casos clínicos. Sin embargo, no se han realizado ensayos clínicos.

Referencias

1. Refer to Rome IV esophageal criteria.
2. Selleslagh M, van Oudenhove L, Pauwels A, Tack J, Rommel N. The complexity of globus: a multidisciplinary perspective. Nat Rev Gastroenterol Hepatol 2014; 11:220-33.
3. Cybulski EM. Globus hystericus – a somatic symptom of depression? The role of electroconvulsive therapy and antidepressants. Psychosom Med 1997; 59:67-69.
4. Timon C, O'Dwyer T, Cagney D, Walsh M. Globus pharyngeus: long-term follow-up and prognostic factors. Ann Otol Rhinol Laryngol 1991; 100:351-4.
5. Deary IJ, Smart A, Wilson JA. Depression and 'hassles' in globus pharyngis. Br J Psychiatry 1992; 161:115-7.
6. Harris MB, Deary IJ, Wilson JA. Life events and difficulties in relation to the onset of globus pharyngis. J Psychosom Res 1996; 40:603-15.
7. Brown SR, Schwartz JM, Summergrad P, Jenike MA. Globus hystericus syndrome responsive to antidepressants. Am J Psychiatry 1986; 143:917-8.
8. You LQ, Liu J, Jia L, Jiang SM, Wang GQ. Effect of low-dose amitriptyline on globus pharyngeus and its side effects. World J Gastroenterol. 2013 Nov 14;19(42):7455-60.
9. Drossman DA, Tack J, Ford AC, Szigethy E, Törnblom H, Van Oudenhove L. Neuromodulators for Functional Gastrointestinal Disorders (Disorders of Gut-Brain Interaction): A Rome Foundation Working Team Report. Gastroenterology. 2018 Mar;154(4):1140-1171.e1.

1-7. GLOBUS (Moderado)

Caso clínico

Una mujer de 48 años es atendida por un otorrinolaringólogo debido a una sensación de bulto u opresión en la garganta durante un año. Los síntomas aparecieron tras la repentina muerte de su madre. No se queja de disfagia y el síntoma en realidad mejora cuando come y traga líquidos. La paciente tiene antecedentes de ardor retroesternal, y esto se ha controlado bien durante tres años con terapia diaria con inhibidores de la bomba de protones. Recientemente se sometió a una endoscopia por sus síntomas de ardor retroesternal y para evaluar estos nuevos síntomas. La endoscopia no reveló anomalías de la mucosa sugestivas de esofagitis eosinofílica ni evidencia de parche de mucosa gástrica ectópica ("gastric inlet patch" en Ingles). Las biopsias de esófago distal y proximal fueron normales. La intensidad de la molestia es leve, pero el síntoma es prolongado, dura horas y se presenta a diario. Puede dormir y los síntomas no hacen que se despierte por la noche. La paciente si nota que estos síntomas interfieren con su vida diaria. Tiene miedo de atragantarse en casa y le preocupa que tenga una masa u obstrucción en la garganta. También evita las actividades sociales y no puede concentrarse porque los síntomas persisten en el trabajo. Presenta síntomas depresivos leves, por lo que toma un inhibidor selectivo de la recaptación de serotonina. Sin embargo, ella tiene ansiedad por el síntoma y quiere tener claro qué lo está causando. La exploración física y la exploración naso laringoscópica de faringe y laringe son normales. Ha aumentado su inhibidor de la bomba de protones (IBP) a dos veces al día 60 minutos antes del desayuno y la cena sin ningún efecto sobre los síntomas.

Categorías de PCMP

A. **Diagnóstico Categórico:** Globus

B. **Modificadores Clínicos:** Sin disfagia de tránsito, antecedentes de ardor retroesternal

C. **Impacto en las Actividades Diarias:** Moderado

D. **Modificadores Psicosociales:** Depresión leve, duelo, ansiedad relacionada con los síntomas

E. **Características Fisiológicas y Biomarcadores:** Ninguno conocido

Explicación de las Categorías de PCMD

A. **Diagnóstico Categórico:** El diagnostico de globus se realizó al cumplir con los criterios de Roma IV para globus y al tener síntomas durante un año. Consulte el Apéndice A para conocer los criterios de diagnóstico. No hay disfagia y los síntomas no responden a una escalada en IBP. Aunque tiene un diagnóstico inicial de enfermedad por reflujo gastroesofágico (ERGE), no hay evidencia clínica que sugiera que el empeoramiento de la ERGE sea la causa de sus síntomas, ya que no hubo cambios con el aumento en la dosis de IBP. No tiene disfagia a líquidos o sólidos y, por lo tanto, es poco probable que represente un trastorno motor importante. Su endoscopía también fue normal y no sugestiva de una anomalía de la mucosa, como esofagitis eosinofílica o parche de mucosa gástrica ectópica.

B. **Modificadores Clínicos:** Los síntomas en realidad mejoran con la comida, y esto ayuda a distinguir el globus de la disfagia y posibles anomalías estructurales. Además, los síntomas no empeoran por la noche y, de hecho, no tiene síntomas de globus mientras duerme, lo que destaca una vez más que esto probablemente esté relacionado con la hipervigilancia e hipersensibilidad.

C. **Impacto en las Actividades Diarias:** Moderado. La paciente informó que los síntomas interfieren con la vida diaria, ya que evita las actividades sociales y tiene problemas para concentrarse por la noche. La intensidad de los síntomas es leve, pero la duración y la frecuencia son disruptivas. La paciente respondió Moderado a la pregunta: "En general, ¿en qué medida interfieren actualmente sus síntomas con sus actividades(trabajo, escuela, actividades sociales, cuidado personal, concentración y renidmiento)?"

D. **Modificadores Psicosociales:** Depresión leve, duelo. La paciente refiere síntomas depresivos leves con inicio posterior a la muerte de su madre y presenta ansiedad por la falta de un diagnóstico claro y temor al cáncer.

E. **Características Fisiológicas y Biomarcadores:** Ninguno conocido. No hay constancia de pruebas fisiológicas ni de función deglutoria, ya que parecían no ser necesarias por la ausencia de disfagia o regurgitación. Aunque las pruebas de distensión con balón pueden mostrar un umbral más bajo para la percepción y el dolor en pacientes con globus y su localización en la garganta,[1] estos estudios no se utilizan debido a medidas de resultado mal definidas y poca aceptabilidad por parte del paciente.

Evaluación General

Esta es una mujer de 48 años con antecedentes de un año de globus y depresión leve concurrente. Los síntomas afectan su vida diaria. Las pruebas de diagnóstico limitadas han sido negativas y no se consideran necesarios más estudios con pruebas de reflujo y manometría basados en la presentación clínica.

Tratamiento

1. **Tranquilizar y educar:** Con síntomas moderados que no están asociados con la pérdida de peso, examen naso laringoscópico normal, ausencia de disfagia y ninguna respuesta al uso de IBP, la probabilidad de otro diagnóstico que no sea globus es extremadamente baja y el enfoque en el manejo debe estar en tranquilizar y explicarle al paciente la naturaleza benigna de sus síntomas, a pesar de que el riesgo de que los síntomas persistan es relativamente grande.[1-3] Con síntomas estables de globus, sin disfagia, sin respuesta a una dosis escalada de IBP y sin síntomas que sugieran regurgitación o ardor retroesternal, endoscopía gastrointestinal superior con biopsias, manometría esofágica o medición de pH de 24 h no se consideraron suficientemente indicadas.

2. **Neuromoduladores:** Varios estudios transversales demuestran una asociación entre globus y la depresión, así como entre los eventos de la vida y globus.[2,4] Además de informes anecdóticos de eficacia,[5] un pequeño ensayo controlado que comparó el tratamiento con amitriptilina y pantoprazol encontró que la amitriptilina proporcionó mejoría de los síntomas del paciente, el sueño y la calidad de vida.[6] La optimización del tratamiento para la depresión en pacientes con trastornos funcionales gastrointestinales (GI) tiene el potencial de mejorar tanto la depresión como los síntomas GI.[7]

3. **Terapia dirigida al eje cerebro-intestinal (terapia cognitiva conductual e hipnosis):** Recientemente, un ensayo abierto no controlado sugirió que la terapia cognitiva conductual y la terapia de relajación asistida por hipnosis mejoraron los síntomas en nueve de diez sujetos.[8] Este enfoque fue aceptable para los pacientes y todos los sujetos completaron el protocolo de siete sesiones. Por lo tanto, este enfoque parece ser razonable en estos pacientes, ya que tienen un bajo riesgo de progresión y complicaciones.

Referencias

1. Chen CL, Szczesniak MM, Cook IJ. Evidence for oesophageal visceral hypersensitivity and aberrant symptom referral in patients with globus. Neurogastroenterol Motil. 2009;21(11):1142-e96. Epub 2009/05/09.
2. Selleslagh M, van Oudenhove L, Pauwels A, Tack J, Rommel N. The complexity of globus: a multidisciplinary perspective. Nat Rev Gastroenterol Hepatol. 2014;11(4):220-33. Epub 2013/12/04.
3. Timon C, O'Dwyer T, Cagney D, Walsh M. Globus pharyngeus: long-term follow-up and prognostic factors. The Annals of otology, rhinology, and laryngology. 1991;100(5 Pt 1):351-4. Epub 1991/05/01.
4. Harris MB, Deary IJ, Wilson JA. Life events and difficulties in relation to the onset of globus pharyngis. Journal of psychosomatic research. 1996;40(6):603-15. Epub 1996/06/01.
5. Brown SR, Schwartz JM, Summergrad P, Jenike MA. Globus hystericus syndrome responsive to antidepressants. The American journal of psychiatry. 1986;143(7):917-8. Epub 1986/07/01.

6. You LQ, Liu J, Jia L, Jiang SM, Wang GQ. Effect of low-dose amitriptyline on globus pharyngeus and its side effects.World J Gastroenterol. 2013 Nov 14;19(42):7455-60.
7. Drossman DA, Tack J, Ford AC, Szigethy E, Törnblom H, Van Oudenhove L. Neuromodulators for Functional Gastrointestinal Disorders (Disorders of Gut-Brain Interaction): A Rome Foundation Working Team Report. Gastroenterology. 2018 Mar;154(4):1140-1171.e1.
8. Kiebles JL, Kwiatek MA, Pandolfino JE, Kahrilas PJ, Keefer L. Do patients with globus sensation respond to hypnotically assisted relaxation therapy? A case series report. Dis Esophagus. 2010;23(7):545-53. Epub 2010/05/13.

1-8. DISFAGIA FUNCIONAL (Moderada)

Caso clínico

Una mujer de 46 años, casada, ama de casa y madre de dos adolescentes, es remitida con una historia de seis meses de evolución de una sensación de paso anormal de sólidos y líquidos a través del esófago. Por momentos la comida se pega en la zona retroesternal y siente dolor en el pecho durante estos eventos. Estos síntomas son de severidad moderada y tiene miedo de comer, lo que la ha llevado a perder 10 kg de peso. Su médico de atención primaria ordenó una endoscopía alta la cual fue normal. Las biopsias esofágicas también fueron normales sin evidencia de eosinofilia. Un trago de bario que incluía un bolo sólido (es decir, una pastilla de bario de 13 mm) no encontró anomalías. No hubo síntomas de reflujo; además, se le inició en forma empírica IBP (inhibidores de la bomba de protones) al doble de la dosis sin mejoría. Fue remitida para una manometría de alta resolución que solo reveló pequeñas rupturas peristálticas entre segmentos de contracción del músculo liso y esquelético, pero con adecuado vigor de contracción en el músculo liso del esófago y presión de relajación integrada normal. No se realizó prueba de impedancia-pH, ya que no tenía síntomas de reflujo. Una prueba de anticuerpos anti-scl-70 y consulta de reumatología descartaron esclerodermia sistémica. Debido a la pérdida de peso y la sitofobia (miedo a comer) fue remitida a un psicólogo para evaluación y manejo del estrés. La psicóloga descubrió que su padre había muerto de adenocarcinoma de esófago en el último año y recuerda que tenía síntomas similares a los que ella ha experimentado. Se hizo un diagnóstico de trastorno de síntomas somáticos y disfagia funcional, y se le brindó servicios de apoyo emocional para su duelo. Estaba programada para dos meses de terapia de duelo y ejercicios de respiración y relajación.

Categorías de PCMP

A. **Diagnóstico Categórico:** Disfagia funcional

B. **Modificadores Clínicos:** Disfagia episódica para sólidos y líquidos, asociada con dolor torácico

C. **Impacto en las Actividades Diarias:** Moderado

D. **Modificadores Psicosociales:** Reacción de duelo no resuelto con identificación de síntomas

E. **Características Fisiológicas y Biomarcadores:** Roturas peristálticas esofágicas proximales pequeñas en manometría de alta resolución

Explicación de las Categorías de PCMD

A. **Diagnóstico Categórico:** Disfagia funcional. La paciente cumple con los criterios de diagnóstico de Roma IV para disfagia funcional.[1] Consulte el Apéndice A para conocer los criterios de diagnóstico.

B. **Modificadores Clínicos:** Disfagia episódica acompañada de dolor torácico. Se descartó enfermedad por reflujo gastroesofágico y esofagitis eosinofílica; el paciente no respondió a los IBP.[2]

C. **Impacto en las Actividades Diarias:** Moderado. La paciente respondió Moderado a la pregunta: "En general, ¿en qué medida interfieren actualmente sus síntomas con sus actividades (trabajo, escuela, actividades sociales, autocuidado, concentración y rendimiento)?"

D. **Modificadores Psicosociales:** Reacción de duelo no resuelto con identificación de síntomas. Los síntomas comenzaron poco después de la muerte de su padre por adenocarcinoma de esófago. No es raro que durante los períodos de duelo o con duelo patológico o no resuelto, los pacientes experimenten síntomas que se asemejan a los del ser querido que fallecio.[3]

E. **Características Fisiológicas y Biomarcadores:** Roturas peristálticas. Las pequeñas roturas peristálticas (2-5 cm)[4] se encuentran con mayor frecuencia en pacientes con disfagia no obstructiva que en controles. Solo se observan en alrededor de un tercio de estos pacientes y pueden estar presentes en el grupo de controles normales.[5] Se descartó esclerodermia del esófago.

Evaluación General

Se trata de una mujer de 46 años con disfagia para sólidos y líquidos acompañada de dolor torácico que comenzó poco después de la muerte de su padre por adenocarcinoma de esófago. La sintomatología mejoró con amitriptilina, apoyo profesional para su duelo y ejercicios de respiración y relajación.

Tratamiento

1. **Tranquilizar y ajustar dieta:** La historia natural de este trastorno no está clara, pero se presume que sigue un curso benigno. Se debe tranquilizar al paciente y aconsejarle a masticar cuidadosamente los alimentos y hacer ajustes en la dieta.[6]

2. **Neuromoduladores centrales:** Se han recomendado antidepresivos tricíclicos (ATC), trazodona, inhibidores selectivos de la recaptación de serotonina (ISRS) e inhibidores de la recaptación de serotonina y norepinefrina (IRSN) en dosis bajas. Estos fármacos pueden modular la hiperalgesia central y, hasta cierto punto, la hiperalgesia periférica, esta última potencializando las vías inhibidoras descendentes.[6-8] No se ha demostrado una relación entre el nivel de dosificación de los ATC y el beneficio clínico; sin embargo, los efectos

secundarios, incluida la sedación, están relacionados con la dosis. Por lo tanto, los ATC generalmente se administran como una dosis única nocturna que comienza con una dosis baja y se ajusta en un 25-50 % cada una o dos semanas para recibir el efecto terapéutico con la dosis más baja posible.[9] Un estudio pequeño en pacientes con disfagia funcional y motilidad esofágica ineficaz no logró demostrar el beneficio del agonista ansiolítico 5-HT1A buspirona.[10]

3. **Terapia dirigida al eje cerebro-intestino:** En este caso, la participación del psicólogo para ayudar a la paciente en la experiencia del duelo y reducir la ansiedad a través de la relajación respiratoria, fue complementaria al tratamiento médico.[8]

Referencias

1. Aziz Q, Fass R, Gyawali CP, Miwa H, Pandolfino JE, Zerbib F. Functional Esophageal Disorders. Gastroenterology. 2016 Feb 15: S0016-5085(16)00178-5.
2. Kahrilas PJ, Smout AJ. Esophageal disorders. Am J Gastroenterol 2010; 105:747-56.
3. Drossman DA. Patients with psychogenic abdominal pain: six years' observation in the medical setting. Am J Psychiatry 1982; 139:1549-57.
4. Gyawali CP, Bredenoord AJ, Conklin JL, Fox M, Pandolfino JE, Peters JH, Roman S, Staiano A, Vaezi MF. Evaluation of esophageal motor function in clinical practice. Neurogastroenterol Motil 2013; 25:99-133.
5. Carlson DA, Pandolfino JE. High-resolution manometry and esophageal pressure topography: filling the gaps of convention manometry. Gastroenterol Clin North Am 2013; 42:1-15.
6. Kumar AR, Katz PO. Functional esophageal disorders: a review of diagnosis and management. Expert Rev Gastroenterol Hepatol 2013; 7:453-61.
7. Drossman DA, Tack J, Ford AC, Szigethy E, Törnblom H, Van Oudenhove L. Neuromodulators for Functional Gastrointestinal Disorders (Disorders of Gut-Brain Interaction): A Rome Foundation Working Team Report. Gastroenterology. 2018 Mar;154(4):1140-1171.e1.
8. Dickman R, Maradey-Romero C, Fass R. The role of pain modulators in esophageal disorders—no pain no gain. Neurogastroenterol Motil 2014; 26:603-10.
9. Drossman DA. Beyond tricyclics: new ideas for treating patients with painful and refractory functional gastrointestinal symptoms. Am J Gastroenterol 2009; 104:2897-902.
10. Aggarwal N, Thota PN, Lopez R and Gabbard S. A randomized double-blind placebo-controlled crossover-style trial of buspirone in functional dysphagia and ineffective esophageal motility. Neurogastroenterol Motil 2018; 30(2).

1-9. DISFAGIA FUNCIONAL (Severa)

Caso clínico

Una mujer de 52 años es remitida con una historia de ocho meses de una sensación de dificultad para pasar los alimentos detrás del esternón. Experimenta esto cuando traga sólidos y es menos pronunciado con líquidos. No hay ardor retroesternal ni dolor en el pecho, solo la incomodidad que se siente cuando la comida parece atascada detrás del esternón. Sufrió una pérdida de peso de 6 kg que atribuye a la dificultad para ingerir alimentos y, llevándolo a ingerir cantidades más limitadas. Como resultado, evita ir a restaurantes. El examen clínico es normal y el peso corporal se registra como 62 kg por 162 cm (IMC 23,6 kg/m2). En el historial médico, se le ha diagnosticado en el pasado estreñimiento crónico y distensión abdominal, intolerancia a la lactosa, hernia hiatal y dolor de cabeza crónico. Recibió terapia de erradicación de *H. pylori* hace 10 años, y le diagnosticaron fibromialgia por lo que dejó de trabajar como secretaria hace 5 años. Hace tres años, se le practicó un estudio cardiológico completo por presentar palpitaciones, el cual fue normal. Actualmente recibe tratamiento con un inhibidor de la bomba de protones (pantoprazol 40 mg dos veces al día), atorvastatina y lormetazepam. La paciente expresa que el impacto de los síntomas es severo y está obviamente preocupada. Una endoscopia superior reciente con biopsias del esófago y el estómago fue normal excepto por una pequeña hernia de hiato. El endoscopista realizó una dilatación con balón a través del endoscopio de 18 mm durante el procedimiento, aunque no había anillo ni obstrucción visible. Los síntomas no fueron alterados por la dilatación. Una manometría esofágica de alta resolución mostró solo cambios menores de peristaltismo fragmentado con pequeñas interrupciones peristálticas en tres de las degluciones. La monitorización de impedancia combinada mostró una buena eliminación del bolo líquido. Las degluciones rápidas de agua y la prueba de bebida rápida al final no mostraron signos de pérdida de inhibición neural u obstrucción mecánica. Fue remitida para consulta terapéutica a una clínica de motilidad.

Categorías de PCMD

A. **Diagnóstico Categórico:** Disfagia funcional

B. **Modificadores Clínicos:** Disfagia para sólidos y líquidos, asociada a pérdida de peso

C. **Impacto en las Actividades Diarias:** Severo

D. **Modificadores Psicosociales:** Antecedentes de fibromialgia, dolor torácico no cardíaco

E. **Características Fisiológicas y Biomarcadores:** Pequeñas interrupciones peristálticas en 3 de cada 10 degluciones en manometría de alta resolución. Tragos de agua rápidos y una prueba de bebida para perfil de presión durante la manometría fueron normales.

Explicación de las Categorías de PCMD

A. **Diagnóstico Categórico:** La paciente cumple con los criterios diagnósticos de Roma IV para disfagia funcional. Consulte el Apéndice A para conocer los criterios de diagnóstico.

B. **Modificadores Clínicos:** Acompañados de pérdida de peso. Se descartó enfermedad por reflujo gastroesofágico y esofagitis eosinofílica; la paciente no respondió a los IBP (inhibidores de la bomba de protones).[1] No hubo respuesta a la dilatación a través del endoscopio de la unión gastroesofágica.[2]

C. **Impacto en las Actividades Diarias:** La paciente respondió Severo a la pregunta: «En general, ¿cuánto interfieren actualmente sus síntomas con la vida (trabajo, escuela, actividades sociales, autocuidado, concentración y desempeño)?" La calificación de Severo fue impulsada por las preocupaciones del paciente con respecto a la naturaleza del síntoma, pero también por la pérdida de peso secundaria de 6 kg.

D. **Modificadores Psicosociales:** Antecedentes de fibromialgia y dolor torácico no cardiaco. Estos son sugestivos de un estado de hipersensibilidad subyacente.

E. **Características Fisiológicas y Biomarcadores:** Pequeñas roturas peristálticas (2-5 cm) en la manometría. Estos se encuentran comúnmente en pacientes con disfagia no obstructiva y también pueden estar presentes en los controles normales.[2,3] No se encontró un trastorno importante de la motilidad.

Evaluación General

Se trata de una mujer de 52 años con disfagia para sólidos y líquidos acompañada de pérdida de peso. Existen antecedentes sugestivos de hipersensibilidad somática (fibromialgia) y visceral (dolor torácico no cardiaco). No hubo respuesta a dosis altas de IBP.

Tratamiento

1. **Tranquilización y ajustar la dieta:** La historia natural de este trastorno no está clara, pero se presume que sigue un curso benigno. El tranquilizar y asesorar al paciente sobre la importancia de la masticación cuidadosa de los alimentos y los ajustes dietéticos, se recomiendan universalmente.[1,4] Aquí, sin embargo, también se debe abordar la pérdida de peso que la acompaña,

recomendándole tomar alimentos blandos (los líquidos dan menos síntomas) de alto contenido energético, explicados por un dietista.[1,4]

2. **Neuromoduladores (antidepresivos en dosis bajas):** Se han recomendado antidepresivos tricíclicos (ATC), trazodona, inhibidores selectivos de la recaptación de serotonina (ISRS) e inhibidores de la recaptación de serotonina y norepinefrina (IRSN). Estos fármacos pueden modular la hiperalgesia central y, hasta cierto punto, la hiperalgesia periférica, esta última puede potenciar las vías inhibidoras descendentes.[5-7] No se ha demostrado una relación entre el nivel de dosificación de los ATC y el beneficio clínico; sin embargo, los efectos secundarios, incluida la sedación, están relacionados con la dosis. Por lo tanto, los ATC generalmente se administran como una dosis única nocturna que comienza con una dosis baja y se ajusta en un 25 a 50 % cada una o dos semanas para obtener un efecto terapéutico con la dosis más baja posible.[5-7] En el pasado, la trazodona se usaba a menudo en condiciones de hipersensibilidad, incluido dolor torácico no cardíaco, que también estaba presente en este paciente.[8] Un pequeño estudio en pacientes con disfagia funcional y motilidad esofágica ineficaz no logró demostrar el beneficio del agonista ansiolítico 5-HT1A buspirona.[9]

Referencias

1. Aziz Q, Fass R, Gyawali CP, Miwa H, Pandolfino JE, Zerbib F. Functional Esophageal Disorders. Gastroenterology. 2016; 150 (6), 1368-1379.
2. Gyawali CP, Bredenoord AJ, Conklin JL, Fox M, Pandolfino JE, Peters JH, Roman S, Staiano A, Vaezi MF. Evaluation of esophageal motor function in clinical practice. Neurogastroenterol Motil 2013; 25:99-133.
3. Carlson DA, Pandolfino JE. High-resolution manometry and esophageal pressure topography: filling the gaps of convention manometry. Gastroenterol Clin North Am 2013; 42:1-15.
4. Kumar AR, Katz PO. Functional esophageal disorders: a review of diagnosis and management. Expert Rev Gastroenterol Hepatol 2013; 7:453-61.
5. Drossman DA, Tack J, Ford AC, Szigethy E, Törnblom H, Van Oudenhove L. Neuromodulators for Functional Gastrointestinal Disorders (Disorders of Gut-Brain Interaction): A Rome Foundation Working Team Report. Gastroenterology. 2018 Mar;154(4):1140-1171.e1.
6. Dickman R, Maradey-Romero C, Fass R. The role of pain modulators in esophageal disorders—no pain no gain. Neurogastroenterol Motil 2014; 26:603-10.
7. Cannon RO 3rd, Quyyumi AA, Mincemoyer R, Stine AM, Gracely RH, Smith WB, Geraci MF, Black BC, Uhde TW, Waclawiw MA, et al. Imipramine in patients with chest pain despite normal coronary angiograms. N Engl J Med. 1994 May 19;330(20):1411-7.
8. Clouse RE, Lustman PJ, Eckert TC, Ferney DM, Griffith LS. Low-dose trazodone for symptomatic patients with esophageal contraction abnormalities. A double-blind, placebo-controlled trial. Gastroenterology. 1987 Apr;92(4):1027-36.
9. Aggarwal N, Thota PN, Lopez R and Gabbard S. A randomized double-blind placebo-controlled crossover-style trial of buspirone in functional dysphagia and ineffective esophageal motility. Neurogastroenterol Motil 2018 Feb;30(2).

2. Trastornos Gastroduodenales

2-1. DISPEPSIA FUNCIONAL (Síndrome de Distrés Posprandial) (SDP) (Leve)

Caso clínico

Una ama de casa de 35 años es consultada por una sensación de malestar epigástrico que ocurre poco después de las comidas, que comenzó hace varios meses. Siente llenura y distención abdominal subjetiva, especialmente después de la comida principal. Hay náuseas intermitentes después de las comidas y las comidas grasosas empeoran los síntomas. Los síntomas no han causado ninguna ausencia laboral y no han interferido con las actividades diarias. La paciente intenta evitar comidas grasas. No hay asociación con los hábitos intestinales. No tiene antecedentes médicos de interés. Dejó de fumar hace cuatro años y consume alcohol ocasionalmente. El examen clínico es normal. Usa medicamentos antiinflamatorios no esteroideos una o dos veces al mes y recientemente ganó 3 kg de peso corporal. La endoscopia digestiva alta (gastrointestinal) con prueba de *Helicobacter pylori* fue negativa.

Categorías de PCMD

A. **Diagnóstico Categórico:** Dispepsia funcional

B. **Modificadores Clínicos:** Síndrome de distrés posprandial (SDP)

C. **Impacto en las Actividades Diarias:** Leve

D. **Modificadores Psicosociales:** Ninguno conocido

E. **Características Fisiológicas y Biomarcadores:** Ninguno conocido

Explicación de las Categorías de PCMD

A. **Diagnóstico Categórico:** La paciente cumple con los criterios de Roma IV para dispepsia funcional.[1] Consulte el Apéndice A para conocer los criterios de diagnóstico. Con síntomas gastroduodenales (plenitud y sensación de distensión abdominal/ inflamación después de las comidas) y endoscopía digestiva alta negativa, la paciente cumple criterios de dispepsia funcional definidos por el consenso de Roma IV [1]. Las náuseas posprandiales forman parte del espectro de dispepsia funcional. No hay mención de ardor retroesternal ni de síntomas que sugieran síndrome del intestino irritable (SII).

B. **Modificadores Clínicos:** Con la llenura posprandial como síntoma principal de presentación, la paciente cumple con los criterios para el síndrome de distrés posprandial (SDP) según lo definido por el consenso de Roma IV.[1] No se menciona dolor epigástrico, lo que indica que no hay síndrome de dolor epigástrico superpuesto.[1] La sensación de distensión abdominal alta y las náuseas, especialmente cuando ocurren en forma posprandial, pueden considerarse síntomas asociados al síndrome de distrés posprandial.[1] La paciente no refiere pérdida de peso.

C. **Impacto en las Actividades Diarias:** La paciente informa que no hay un impacto importante en las actividades diarias; por lo tanto, los síntomas pueden considerarse leves. La paciente respondió "Leve" a la pregunta: "En general, ¿en qué medida interfieren actualmente sus síntomas con sus actividades (trabajo, escuela, actividades sociales, autocuidado, concentración y rendimiento)?"

D. **Modificadores Psicosociales:** Ninguno conocido

E. **Características Fisiológicas y Biomarcadores:** Ninguno conocido

Evaluación General

Esta mujer de 35 años presenta antecedentes de síntomas leves de dispepsia funcional. Según el patrón de síntomas y la ausencia de enfermedad orgánica en la endoscopía, se le puede diagnosticar SDP. En ausencia de factores de alarma o riesgo, esta paciente también podría ser manejada sin endoscopía como "dispepsia no investigada", como suele hacerse en atención primaria.

Tratamiento

1. **Medidas dietéticas:** Las medidas dietéticas para SDP incluyen comidas más pequeñas, evitar las comidas grasosas y evitar las bebidas carbonatadas. Las medidas dietéticas suelen ser el primer enfoque para tratar los síntomas de dispepsia funcional/SDP, y la mayoría de los pacientes ya habrán tomado algunas medidas por iniciativa propia, basándose en sus propias experiencias. Aunque parece lógico disminuir el volumen de la comida y el contenido de grasa, no existe una base de evidencia firme que respalde estas intervenciones.[2] Dado que esta paciente tiene síntomas leves de SDP, las medidas dietéticas pueden ser todo lo que se necesita. Sin embargo, si el paciente no responde, se puede considerar lo siguiente.

2. **Inhibidores de la bomba de protones (IBP):** En el pasado, se sugirió que los IBP podrían ser principalmente eficaces en el síndrome de dolor epigástrico (SDE). Sin embargo, datos recientes también confirman su eficacia en el SDP.[3-7]

3. **Agentes procinéticos (dependiendo de la disponibilidad):** Los meta-análisis, aunque basados principalmente en agentes procinéticos más antiguos con disponibilidad limitada, sugieren una mejor eficacia de los agentes procinéticos en síntomas como plenitud posprandial, náuseas y saciedad temprana.[6,7] Hasta la fecha, la acotiamida, cuya eficacia se demostró en un estudio de fase 3 en SDP en Japón, es el único agente procinético específicamente aprobado para el tratamiento de la dispepsia funcional.[8]

4. **Neuromodulador (buspirona):** La buspirona es un agonista del receptor 5-HT1A que relaja el estómago proximal. En un pequeño estudio de prueba de concepto, a los pacientes con dispepsia funcional (principalmente con SDP) se les administró 10 mg de buspirona o placebo 3 veces al día durante cuatro semanas. El grupo con buspirona mostró una mejoría significativa en los síntomas dispépticos (saciedad temprana, plenitud, sensación de distención abdominal/Inflamación) y esto se asoció con una mayor acomodación gástrica a una comida. No hubo efecto sobre el vaciamiento gástrico.[9] Además, la buspirona se usa en psiquiatría como un agente ansiolítico no benzodiazepínico que también puede aumentar el efecto de los ISRS cuando se tratan síntomas psicológicos.[10] En Japón, la tandospirona, otro agonista 5-HT1A usado en el tratamiento de la ansiedad, se encontró que era superior al placebo en el alivio de los síntomas dispépticos en un ensayo grande controlado multicéntrico.[11]

Referencias

1. Stanghellini V, Talley N, Chan F, Hasler B, Malagelada J, Suzuki H and Tack J. Functional Gastroduodenal Disorders. Gastroenterology 2016, May;150(6):1380-92.
2. Feinle-Bisset C, Azpiroz F. Dietary, and lifestyle factors in functional dyspepsia. Nat Rev Gastroenterol Hepatol 2013 Mar;10(3):150-7.
3. Suzuki H, Kusunoki H, Kamiya T et al. Effect of lansoprazole on the epigastric symptoms of functional dyspepsia (ELF study): a multicentre, prospective, randomized, double-blind, placebo-controlled clinical trial. United Eur Gastroenterol J 2013; 1: 445-52.
4. Hsu Y-C, Liou J-M, Yang T-H et al. Proton pump inhibitor versus prokinetic therapy in patients with functional dyspepsia: is a therapeutic response predicted by Rome III subgroups? J Gastroenterol 2011; 46: 183-90.
5. Wauters L, Dickman R, Drug V, Mulak A, Serra J, Enck P, Tack J and the ESNM FD Consensus Group, Members. European Society for Neurogastroenterology and Motility (ESNM) consensus on Functional Dyspepsia. UEG Journal 2021, in press.
6. Wauters L, Ceulemans M, Frings D, Lambaerts M, Accarie A, Toth J, Mols R, Augustijns P, De Hertogh G, Van Odenhove L, Tack J and Vanuytsel T. Duodenal alterations as a target for improvement of symptoms with PPI therapy in functional dyspepsia. Under review, 2021.
7. Pittayanon R, Yuan Y, Bollegala NP, Khanna R, Lacy BE, Andrews CN, Leontiadis GI, Moayyedi P. Prokinetics for Functional Dyspepsia: A Systematic Review and Meta-Analysis of Randomized Control Trials. Am J Gastroenterol. 2019 Feb;114(2):233-243.
8. Matsueda K, Hongo M, Tack J, Saito Y, Kato H. A placebo-controlled trial of acotiamide for meal-related symptoms of functional dyspepsia. Gut 2012 Jun;61(6):821-8.
9. Tack J, Janssen P, Masaoka T, Farre R, Van OL. Efficacy of buspirone, a fundus-relaxing drug, in patients with functional dyspepsia. Clin Gastroenterol Hepatol 2012 Jul 17.
10. Trivedi MH, Fava M, Wisniewski SR, Thase ME, Quitkin F, Warden D, Ritz L, Nierenberg AA, Lebowitz BD, Biggs MM, Luther JF, Shores-Wilson K, Rush AJ, STAR*D Study Team. Medication augmentation after the failure of SSRIs for depression. N Engl J Med 2006 Mar 23;354(12):1243-52.
11. Miwa H, Nagahara A, Tominaga K, Yokoyama T, Sawada Y, Inoue K, Ashida K, Fukuchi T, Hojo M, Yamashita H, Tomita T, Hori K, Oshima T. Efficacy of the 5-HT1A agonist tandospirone citrate in improving symptoms of patients with functional dyspepsia: a randomized controlled trial. Am J Gastroenterol. 2009 Nov;104(11):2779-87.

2-2. DISPEPSIA FUNCIONAL (Síndrome de Distrés Posprandial) (SDP) (Moderada)

Caso clínico

Un contador de 30 años consulta a un gastroenterólogo debido a inflamación/sensación de distensión abdominal superior y llenura con saciedad temprana después de las comidas casi todos los días, con una pérdida de peso de 4 kg. Los síntomas comenzaron hace ocho meses después de tener una gastroenteritis severa con fiebre, vómitos y diarrea. Actualmente no hay síntomas intestinales y el paciente dice no presentar ardor retroesternal. Refiere que sus síntomas son moderados: limitan su capacidad para viajar y evita comer en el trabajo, y esto se ha asociado con una pérdida de peso de 4 kg. Consultó con un psiquiatra y está tomando un inhibidor selectivo de la recaptación de serotonina (ISRS) para el trastorno de ansiedad generalizada. La endoscopía digestiva alta con prueba de *Helicobacter pylori* y la ecografía abdominal son negativas. Los inhibidores de la bomba de protones no son útiles.

Categorías de PCMD

A. **Diagnóstico Categórico:** Dispepsia funcional (DF)

B. **Modificadores Clínicos:** Síndrome de distrés posprandial postinfeccioso (SDP)

C. **Impacto en las Actividades Diarias:** Moderado

D. **Modificadores Psicosociales:** Trastorno de ansiedad generalizada moderada

E. **Características Fisiológicas y Biomarcadores:** Ninguno conocido

Explicación de las Categorías de PCMD

A. **Diagnóstico Categórico:** El diagnóstico de dispepsia funcional se cumplió de acuerdo con los criterios de Roma IV y al tener síntomas casi todos los días durante ocho meses.[1] Consulte el Apéndice A para conocer los criterios de diagnóstico.

B. **Modificadores Clínicos:** Un diagnóstico postinfeccioso se relaciona con su inicio después de una gastroenteritis con fiebre, vómitos y diarrea.[2] El síndrome de distrés posprandial se relaciona con el cumplimiento de los criterios basados en los síntomas que ocurren después de las comidas y se asocia con saciedad y plenitud molestas y tempranas.[1] Esto se debe presumiblemente a una acomodación gástrica incompleta del estómago proximal con hipersensibilidad a la distensión después de una comida.[2,3]

C. **Impacto en las Actividades Diarias:** Este es moderado en función de la pérdida de peso del paciente y su necesidad de restringir los viajes y no comer en el trabajo debido al desarrollo de los síntomas. El paciente también respondió "Moderado" a la pregunta: "En general, ¿en qué medida interfieren actualmente sus síntomas con sus actividades (trabajo, escuela, actividades sociales, autocuidado, concentración y rendimiento)?"

D. **Modificadores Psicosociales:** El trastorno de ansiedad generalizada se basa en un diagnóstico realizado por un psiquiatra que recetó medicamentos para este diagnóstico. Existe evidencia de estudios de imágenes cerebrales y señalización intestino-cerebro de que la ansiedad y la depresión están relacionadas con la expresión clínica de la dispepsia funcional.[4]

E. **Características Fisiológicas y Biomarcadores:** Ninguno conocido. No hay registro de pruebas fisiológicas o antecedentes de dichas pruebas.

Evaluación General

Este joven tiene un síndrome de distrés posprandial moderadamente grave asociado con la pérdida de peso. Esto comenzó después de una gastroenteritis que llevó a un diagnóstico de SDP posinfeccioso. Además, está siendo tratado por un trastorno de ansiedad generalizada que puede estar contribuyendo a la presentación de sus síntomas.

Tratamiento

1. **Tranquilizar y Educar:** Es comprensible que el paciente se sienta frustrado por el reciente empeoramiento de sus síntomas y las limitaciones impuestas. Es importante abordar las inquietudes del paciente y tranquilizarlo, por ejemplo, diciéndole que en la mayoría de los casos estos síntomas se pueden manejar de manera efectiva hasta el punto en que no se restringirán sus actividades. También ayuda informar al paciente que, si bien no existe un único tratamiento eficaz, existen varias opciones de tratamiento que se pueden proporcionar y monitorear para obtener beneficios, y que el médico está preparado para trabajar con él en este manejo.[5]

2. **Inhibidores de la bomba de protones (IBP):** En el pasado, se pensaba que los IBP eran principalmente efectivos para el síndrome de dolor epigástrico (SDE). Dos estudios que compararon la respuesta a los IBP en SDE definido por Rome-III versus SDP no encontraron diferencias.[6,7] La guía europea de dispepsia funcional adoptó el uso de IBP como terapia de primera línea para ambos subtipos.[8] Investigaciones recientes confirman la eficacia de los IBP tanto en el SDP como en el SDE.[9]

3. **Agentes procinéticos (dependiendo de la disponibilidad):** Los meta-análisis, aunque basados principalmente en agentes procinéticos más antiguos con

disponibilidad limitada, sugieren que la mejor eficacia de los agentes procinéticos está en síntomas como plenitud posprandial, náuseas y saciedad temprana.[10] Hasta la fecha, la acotiamida, cuya eficacia se demostró en un estudio de fase 3 en SDP en Japón, es el único agente procinético específicamente aprobado para el tratamiento de la DF.[11]

4. **Neuromoduladores:**
   a. **Buspirona (agonista del receptor 5-HT1):** Dada la supuesta fisiopatología del SDP, los esfuerzos terapéuticos están dirigidos a mejorar la relajación fúndica posprandial. La buspirona es un agonista del receptor 5-HT1A que relaja el estómago proximal. En un estudio, a los pacientes con dispepsia funcional (principalmente SDP) se les administró 10 mg de buspirona o placebo tres veces al día durante cuatro semanas. Se produjo una mejoría significativa en los síntomas dispépticos (saciedad temprana, plenitud, sensación de distensión abdominal) en el grupo tratado con buspirona, y esto se asoció con una mejor acomodación gástrica a una comida. No hubo efecto sobre el vaciamiento gástrico.[12] Además, la buspirona se usa en psiquiatría como un ansiolítico no benzodiacepínico que también puede aumentar el efecto de los ISRS en el tratamiento de los síntomas psicológicos.[13] En Japón, la tandospirona, otro 5-HT1A agonista utilizado en el tratamiento de la ansiedad, mostró superioridad al placebo en el alivio de los síntomas dispépticos en un ensayo controlado multicéntrico más grande.[14]
   b. **Mirtazapina:** Los síntomas dispépticos pueden estar asociados con la pérdida de peso debido a la restricción dietética voluntaria con la intención de prevenir síntomas dispépticos. En un estudio controlado de pacientes con dispepsia funcional y una pérdida de peso promedio de 12 kg, la mirtazapina mejoró significativamente los síntomas de saciedad temprana y se asoció con un aumento de peso y una mejor ingesta calórica durante una prueba de desafío con nutrientes.[15]

5. **Terapia dirigida al eje cerebro-intestino (continuar con un psicólogo para el control de la ansiedad):** Este paciente está actualmente bajo tratamiento con un psicólogo, y tiene validez continuar con esta actividad para ayudar a reducir los síntomas asociados a la ansiedad en curso que, en cuanto a comportamiento, se relaciona con la sitofobia (reducción de la ingesta para evitar síntomas) y la restricción de viajes.

Referencias

1. Stanghellini V, Talley N, Chan F, Hasler B, Malagelada J, Suzuki H and Tack J. Functional Gastroduodenal Disorders. Gastroenterology 2016, May;150(6):1380-92.
2. Tack, J., Demedts, I., Dehondt, G., Caenepeel, G., Fischler, B., Zandecki, M., and Janssens, J. (2002). Clinical and pathophysiological characteristics of severe acute-onset functional dyspepsia. Gastroenterology, 122: 1737-1747.

3. Farre R, Vanheel H, Vanuytsel T, Masaoka T, Tornblom H, Simren M, Van Oudenhove, Tack JF. In functional dyspepsia, hypersensitivity to postprandial distention correlates with meal-related symptom severity. Gastroenterol 2013 Sep;145(3):566-73.
4. Van Oudenhove L., Aziz Q. The role of psychosocial factors and psychiatric disorders in functional dyspepsia. Nat Rev Gastroenterol Hepatol 2013 Jan 29;10(3):158-67.
5. Drossman DA. David Sun Lecture: Helping your patient by helping yourself. How to improve the patient-physician relationship by optimizing communication skills. Am J Gastro 2013;108;521-528.
6. Suzuki H, Kusunoki H, Kamiya T et al. Effect of lansoprazole on the epigastric symptoms of functional dyspepsia (ELF study): a multicentre, prospective, randomized, double-blind, placebo-controlled clinical trial. United Eur Gastroenterol J 2013; 1: 445-52.
7. Hsu Y-C, Liou J-M, Yang T-H et al. Proton pump inhibitor versus prokinetic therapy in patients with functional dyspepsia: is a therapeutic response predicted by Rome III subgroups? J Gastroenterol 2011; 46: 183-90.
8. Wauters L, Dickman R, Drug V, Mulak A, Serra J, Enck P, Tack J and the ESNM FD Consensus Group, Members. European Society for Neurogastroenterology and Motility (ESNM) consensus on Functional Dyspepsia. UEG Journal 2021, in press.
9. Wauters L, Ceulemans M, Frings D, Lambaerts M, Accarie A, Toth J, Mols R, Augustijns P, De Hertogh G, Van Odenhove L, Tack J and Vanuytsel T. Duodenal alterations as a target for improvement of symptoms with PPI therapy in functional dyspepsia. Under review, 2021.
10. Pittayanon R, Yuan Y, Bollegala NP, Khanna R, Lacy BE, Andrews CN, Leontiadis GI, Moayyedi P. Prokinetics for Functional Dyspepsia: A Systematic Review and Meta-Analysis of Randomized Control Trials. Am J Gastroenterol. 2019 Feb;114(2):233-243.
11. Matsueda K, Hongo M, Tack J, Saito Y, Kato H. A placebo-controlled trial of acotiamide for meal-related symptoms of functional dyspepsia. Gut 2012 Jun;61(6):821-8.
12. Tack J, Janssen P, Masaoka T, Farre R, Van OL. Efficacy of buspirone, a fundus-relaxing drug, in patients with functional dyspepsia. Clin Gastroenterol Hepatol 2012 Jul 17.
13. Trivedi MH, Fava M, Wisniewski SR, Thase ME, Quitkin F, Warden D, Ritz L, Nierenberg AA, Lebowitz BD, Biggs MM, Luther JF, Shores-Wilson K, Rush AJ, STAR*D Study Team. Medication augmentation after the failure of SSRIs for depression. N Engl J Med 2006 Mar 23;354(12):1243-52.
14. Miwa H, Nagahara A, Tominaga K, Yokoyama T, Sawada Y, Inoue K, Ashida K, Fukuchi T, Hojo M, Yamashita H, Tomita T, Hori K, Oshima T. Efficacy of the 5-HT1A agonist tandospirone citrate in improving symptoms of patients with functional dyspepsia: a randomized controlled trial.. Am J Gastroenterol. 2009 Nov;104(11):2779-87.
15. Tack J, Ly HG, Carbone F, Vanheel H, Vanuytsel T, Holvoet L, Boeckxstaens G, Caenepeel P, Arts J, Van Oudenhove L. Efficacy of Mirtazapine in Patients With Functional Dyspepsia and Weight Loss. Clin Gastroenterol Hepatol. 2016 Mar;14(3): 385-392.e4.

2-3. DISPEPSIA FUNCIONAL (Síndrome de Distrés Posprandial) (SDP) (Severa)

Caso clínico

Una maestra de preescolar de 22 años de edad consulta a un gastroenterólogo con marcada saciedad temprana con dolor epigástrico posprandial, náuseas y plenitud. Los síntomas comenzaron con una gastroenteritis aguda caracterizada por fiebre, malestar epigástrico y diarrea, mientras estaba de vacaciones en una isla griega. La diarrea y la fiebre desaparecieron rápidamente, pero desde entonces sigue siendo intolerante a los alimentos y ahora son dominantes los síntomas de saciedad temprana y plenitud/llenura posprandial. Está bien si no come, pero la ingestión de alimentos induce rápidamente los síntomas. En total, ha perdido 10 kg en los últimos cuatro meses. No volvió a trabajar después de las vacaciones de verano. Una endoscopía alta con biopsias para *Helicobacter pylori*, biometría hemática, tTG (transglutaminasa tisular), el panel metabólico completo y la ecografía abdominal son todos negativos. Los inhibidores de la bomba de protones no son útiles. Un psiquiatra descartó un trastorno alimentario. Una prueba de aliento de vaciamiento gástrico fue normal. Una prueba de consumo de nutrientes mostró una disminución de la tolerancia al volumen de nutrientes, y se realizó un examen de barostato gástrico de investigación que mostró alteración de la acomodación.

Categorías de PCMD

A. **Diagnóstico Categórico:** Dispepsia funcional

B. **Modificadores Clínicos:** Síndrome de distrés posprandial (SDP), etiología postinfecciosa, pérdida de peso

C. **Impacto en las Actividades Diarias:** Severo

D. **Modificadores Psicosociales:** Ninguno conocido; no hay evidencia de un trastorno alimentario

E. **Características Fisiológicas y Biomarcadores:** Alteración de la acomodación gástrica y disminución de la tolerancia al volumen de nutrientes

Explicación de las Categorías de PCMD

A. **Diagnóstico Categórico:** La paciente cumple con los criterios de dispepsia funcional. Consulte el Apéndice A para conocer los criterios de diagnóstico. Con síntomas gastroduodenales como saciedad precoz, plenitud posprandial y dolor epigástrico, y endoscopia digestiva alta negativa, la paciente cumple criterios de dispepsia funcional definidos por el consenso de Roma IV.[1]

B. **Modificadores Clínicos:** Con saciedad temprana y plenitud posprandial como síntomas dominantes, la paciente cumple criterios para SDP definidos por el consenso de Roma IV [1]. También existe dolor epigástrico posprandial, que en el consenso de Roma IV se considera parte del complejo sintomático del SDP.[1] Esto ocurrió después de una gastroenteritis aguda. Las náuseas asociadas pueden indicar un diagnóstico de síndrome de náuseas y vómitos crónicos superpuestos, pero las náuseas persistentes posprandiales se consideran un síntoma dentro del espectro del SDP.[1] La pérdida de peso se considera un síntoma de alarma, pero, de hecho, cierta pérdida de peso suele estar presente en pacientes con dispepsia funcional severa y, por lo tanto, es un modificador clínico. Los análisis de sangre adicionales, la ecografía y la evaluación psiquiátrica no revelaron ninguna otra causa, y los antecedentes indican tendencia a evitar los alimentos, ya que esto desencadena los síntomas (consulte el Apéndice A).

C. **Impacto en las Actividades Diarias:** Severo. Los síntomas han provocado incapacidad para trabajar y pérdida de peso. La paciente respondió "severo" a la pregunta: "En general, ¿en qué medida interfieren actualmente sus síntomas con sus actividades (trabajo, escuela, actividades sociales, autocuidado, concentración y rendimiento)?"

D. **Modificadores Psicosociales:** Esto fue evaluado por una remisión psiquiátrica que no mostró ninguna comorbilidad primaria importante, incluyendo ausencia de trastorno alimentario subyacente.

E. **Características Fisiológicas y Biomarcadores:** El vaciamiento gástrico medido con la prueba del aliento fue normal. La alteración de la acomodación gástrica se ha relacionado con la patogenia de los síntomas de dispepsia funcional (post-infecciosa), especialmente la saciedad temprana y la pérdida de peso.[1] No existe una prueba clínica de rutina para la alteración de la acomodación, pero en entornos experimentales el barostato gástrico, la tomografía gástrica computarizada por emisión de fotón único (SPECT, siglas en Inglés) y la evaluación por ultrasonido de volúmenes gástricos posprandiales han sido todos utilizados. Una simple prueba de consumo de nutrientes también puede ayudar a estimar la acomodación gástrica.

Evaluación General

Esta mujer joven presenta síntomas severos de dispepsia post-infecciosa, con distrés posprandial superpuesto y síndrome de dolor epigástrico. Los síntomas han causado incapacidad para trabajar y una gran pérdida de peso. La prueba de vaciamiento gástrico fue normal, pero hay evidencia de alteración de la acomodación gástrica.

Tratamiento

1. **Medidas dietéticas:** Las medidas dietéticas para SDP incluyen comidas más pequeñas, evitar las comidas grasosas y evitar las bebidas carbonatadas. Las medidas dietéticas suelen ser el primer enfoque para tratar los síntomas de la dispepsia funcional/SDP, y la mayoría de los pacientes ya habrán tomado algunas medidas por iniciativa propia, basándose en sus propias experiencias. Aunque parece lógico disminuir el volumen de la comida y el contenido de grasa, no existe una evidencia de base sólida que apoye estas intervenciones.[2] En el presente caso, parece que ya se ha producido una restricción importante de la ingesta de nutrientes, sin mayor beneficio sintomático. No es deseable una mayor restricción en vista de la pérdida de peso que acompañó a los síntomas.

2. **Neuromoduladores:** No se ha establecido una terapia ampliamente aprobada para esta condición. Con base en datos experimentales, los agonistas del receptor 5-HT1A pueden considerarse en función de su capacidad para relajar el estómago. La buspirona, un agonista de 5-HT1A, relaja el estómago en una forma dependiente de la dosis y mejora la acomodación gástrica.[3] En un estudio piloto, se demostró que el fármaco mejora los síntomas de dispepsia funcional.[4] En Japón, la tandospirona, otro agonista de 5-HT1A utilizado en el tratamiento de ansiedad, fue superior al placebo en el alivio de los síntomas dispépticos en un ensayo controlado.[5] Ninguno de estos estudios informó efectos sobre el peso corporal. Un estudio controlado aleatorizado de un solo centro mostró que la mirtazapina es eficaz en la dispepsia funcional con pérdida de peso.[6] Un estudio abierto de 60 pacientes con dispepsia funcional con pérdida de peso y depresión confirmó el efecto beneficioso sobre los síntomas y el peso corporal.[7] Otros agentes psicotrópicos también pueden considerarse, aunque su eficacia en la dispepsia funcional, con o sin pérdida de peso, no ha sido establecida de forma convincente.[8,9]

3. **Agentes procinéticos (dependiendo de la disponibilidad):** Aquí nuevamente, no se ha establecido ningún agente terapéutico procinético ampliamente aprobado, y la disponibilidad de procinéticos varía mucho entre países. La recomendación de considerar un procinético se basa en el meta-análisis de la eficacia de los procinéticos (más antiguos) y los síntomas que ellos tienden a mejorar. El meta-análisis sugiere una mejor eficacia en síntomas como la plenitud posprandial, las náuseas y la saciedad temprana.[10] Más recientemente, la eficacia de la acotiamida en el SDP se demostró en Japón, donde el fármaco está aprobado para esta indicación.[11] Ninguno de los estudios con estos agentes reportó efectos sobre el peso corporal.

4. **Aceite de menta/aceite de alcaravea:** Esta preparación a base de hierbas ha sido evaluada en 5 ensayos controlados, de calidad moderada a baja, mostrando un efecto beneficioso de esta combinación sobre el placebo para el

alivio del dolor epigástrico,[12-14] así como los síntomas del SDP en algunos de los estudios.[13,14]

Referencias

1. Talley NJ, Stanghellini V, Chan F, Hasler W, Malagelada JR, Suzuki H, Tack J. Gastroduodenal disorders in Drossman DA, Chang L, Chey WD, Kellow J, Tack J, Whitehead WE (eds) Rome IV Functional Gastrointestinal Disorders – Disorders of Gut-Brain Interaction, 4th Edition, Raleigh NC USA Rome Foundation 2016; pp.903-966.
2. Feinle-Bisset C, Azpiroz F. Dietary, and lifestyle factors in functional dyspepsia. Nat Rev Gastroenterol Hepatol 2013 Mar;10(3):150-7.
3. Van Oudenhove L, Kindt S, Vos R, Coulie B, Tack J. Influence of buspirone on gastric sensorimotor function in man. Aliment Pharmacol Ther 2008 Dec 1;28(11-12):1326-33.
4. Tack J, Janssen P, Masaoka T, Farré R, Van Oudenhove L. Efficacy of buspirone, a fundus-relaxing drug, in patients with functional dyspepsia. Clin Gastroenterol Hepatol 2012 Nov;10(11):1239-45.
5. Miwa H, Nagahara A, Tominaga K, Yokoyama T, Sawada Y, Inoue K, Ashida K, Fukuchi T, Hojo M, Yamashita H, Tomita T, Hori K, Oshima T. Efficacy of the 5-HT1A agonist tandospirone citrate in improving symptoms of patients with functional dyspepsia: a randomized controlled trial. Am J Gastroenterol 2009 Nov;104(11):2779-87.
6. Tack J, Ly HG, Carbone F, Vanheel H, Vanuytsel T, Holvoet L, Boeckxstaens G, Caenepeel P, Arts J, Van Oudenhove L. Efficacy of Mirtazapine in Patients with Functional Dyspepsia and Weight Loss. Clin Gastroenterol Hepatol 2016; 14: 385-392.
7. Jiang SM, Jia L, Liu J, Shi MM, Xu MZ. Beneficial effects of antidepressant mirtazapine in functional dyspepsia patients with weight loss. World J Gastroenterol. 2016 Jun 14;22(22):5260-6.
8. Hojo M, Miwa H, Yokoyama T, Ohkusa T, Nagahara A, Kawabe M, Asaoka D, Izumi Y, Sato N. Treatment of functional dyspepsia with antianxiety or antidepressive agents: systematic review. J Gastroenterol 2005 Nov;40(11):1036-42.
9. Ford A, Luthra P, Tack J, Boeckxstaens G, Moayyedi P, Talley N. Efficacy of psychotropic drugs in functional dyspepsia: systematic review and meta-analysis. Submitted for publication 2015.
10. Pittayanon R, Yuan Y, Bollegala NP, Khanna R, Lacy BE, Andrews CN, Leontiadis GI, Moayyedi P. Prokinetics for Functional Dyspepsia: A Systematic Review and Meta-Analysis of Randomized Control Trials. Am J Gastroenterol. 2019 Feb;114(2):233-243.
11. Matsueda K, Hongo M, Tack J, Saito Y, Kato H. A placebo-controlled trial of acotiamide for meal-related symptoms of functional dyspepsia. Gut 2012 Jun;61(6):821-8.
12. Li J, Lv L, Zhang J, Xu L, Zeng E, Zhang Z, Wang F, Tang X. A Combination of Peppermint Oil and Caraway Oil for the Treatment of Functional Dyspepsia: A Systematic Review and Meta-Analysis. Evid Based Complement Alternat Med. 2019 Nov 14; 2019:7654947.
13. Rich G, Shah A, Koloski N, Funk P, Stracke B, Köhler S, Holtmann G. A randomized placebo-controlled trial on the effects of Menthacarin, a proprietary peppermint- and caraway-oil-preparation, on symptoms and quality of life in patients with functional dyspepsia. Neurogastroenterol Motil. 2017 Nov;29(11).
14. Chey WD, Lacy BE, Cash BD, Epstein M, Corsino PE, Shah SM. A Novel, Duodenal-Release Formulation of a Combination of Caraway Oil and L-Menthol for the Treatment of Functional Dyspepsia: A Randomized Controlled Trial. Clin Transl Gastroenterol. 2019 Apr;10(4): e00021.

2-4. DISPEPSIA FUNCIONAL (Síndrome de Dolor Epigástrico) (SDE) (Moderada)

Caso clínico

Un hombre de 35 años, técnico informático, remitido a un gastroenterólogo por episodios recurrentes de dolor y ardor epigástrico que no ha respondido al tratamiento. Los síntomas ocurren cuatro o cinco veces por semana y duran hasta tres o cuatro horas. Comenzaron hace unos nueve meses; sin embargo, en los últimos uno o dos meses han comenzado a limitar sus actividades. Recientemente, en varias ocasiones ha tenido que salir temprano del trabajo, y cuando tiene el dolor, no le interesa socializar con familiares o amigos. Durante el último mes, ha notado que aproximadamente una vez por semana hay un tipo diferente de malestar que ocurre después de una comida y se asocia con saciedad y plenitud tempranas. No hay disfagia asociada ni relación de los síntomas con la actividad física o las deposiciones. Hace varios meses, vio a un gastroenterólogo y tuvo una endoscopía alta normal con una prueba rápida de ureasa negativa, una ecografía que no mostró cálculos biliares y un estudio de pH de 18 horas normal. Una prueba de antiácidos y antagonistas de los receptores H2 no alivió el dolor. Hace dos semanas, consultó a un cardiólogo que realizó una prueba de esfuerzo y algunos análisis de sangre que descartaron una enfermedad cardíaca. El paciente afirma que está frustrado porque no puede predecir cuándo ocurrirán estos episodios y le preocupa perder tiempo de trabajo. Niega ansiedad o depresión.

Categorías de PCMD

A. **Diagnóstico Categórico:** Dispepsia funcional (DF)

B. **Modificadores Clínicos:** Síndrome de dolor epigástrico (SDE) y síntomas del síndrome de distrés posprandial (SDP) por debajo del umbral

C. **Impacto en las Actividades Diarias:** Moderado

D. **Modificadores Psicosociales:** Ninguno conocido

E. **Características Fisiológicas y Biomarcadores:** Ninguno conocido

Explicación de las Categorías de PCMD

A. **Diagnóstico Categórico:** El paciente tiene dispepsia funcional y cumple con los criterios para el síndrome de dolor epigástrico según los criterios de Roma IV.[1] Consulte el Apéndice A para conocer los criterios de diagnóstico. El dolor y ardor de nueve meses de duración es intermitente, molesto, ocurre más de una vez por semana, se localiza en el epigastrio y no suele asociarse con las comidas. La evaluación cardíaca fue negativa y los estudios de esofagogastro-duodenoscopía, ultrasonido y pH fueron negativos para otras enfermedades gastrointestinales o biliares.

B. **Modificadores Clínicos:** No es raro que los pacientes con dispepsia funcional tengan características superpuestas de SDE y SDP.[1] En este caso, el paciente no cumple con los criterios de frecuencia para el diagnóstico de SDP. Por lo tanto, tiene SDP sub-sindrómico porque solo tiene síntomas ocasionales de saciedad y plenitud posprandiales tempranas, pero no con la frecuencia como para cumplir con los criterios de Roma IV.

C. **Impacto en las Actividades Diarias:** Se consideraría moderado ya que recientemente ha tenido que abandonar el trabajo por el dolor y ha comenzado a restringir las actividades familiares y sociales. El paciente respondió "moderado" a la pregunta: "En general, ¿en qué medida interfieren actualmente sus síntomas con sus actividades (trabajo, escuela, actividades sociales, autocuidado, concentración y rendimiento)?"

D. **Modificadores Psicosociales:** Ninguno conocido

E. **Características Fisiológicas y Biomarcadores:** Ninguno conocido. Un estudio positivo de pH fue negativo.

Evaluación General

Este hombre de 35 años tiene antecedentes de SDE de nueve meses de evolución con restricción moderada de actividades y una evaluación negativa para trastornos cardíacos u otros trastornos gastrointestinales.

Tratamiento

1. **Tranquilizar y educar:** Es comprensible que el paciente se sienta frustrado por el reciente empeoramiento de sus síntomas y las limitaciones impuestas. Es importante abordar las inquietudes del paciente y tranquilizarlo, por ejemplo, decirle que en la mayoría de los casos estos síntomas se pueden manejar de manera efectiva hasta el punto en que no se restringirán sus actividades. También ayuda informar al paciente que, si bien no existe un tratamiento único, existen varias opciones de tratamiento que se pueden proporcionar y monitorear para obtener beneficios, y que el médico está preparado para trabajar con él en este manejo.[2]

2. **Ensayar un inhibidor de la bomba de protones (IBP):** Aunque este paciente no tiene evidencia de enfermedad por reflujo gastroesofágico (ERGE), y una prueba rápida de ureasa fue negativa, un meta-análisis Cochrane de 10 ensayos aleatorios controlados con placebo en dispepsia funcional informó que esta clase de agentes fue superior al placebo[3] con un NNT (número necesario a

tratar) de 10. Aunque la ausencia de respuesta a los antiácidos y bloqueadores H2 hace que sea menos probable que sea útil, valdría la pena probar los IBP, dada el bajo costo y seguridad relativa de esta clase de medicamento. Un ensayo reciente de Japón confirmó que los IBP son más efectivos para los síntomas de SDE que para los de SDP.[3]

3. **Neuromoduladores centrales:** Los antidepresivos se han utilizado tradicionalmente para el tratamiento de la dispepsia funcional.[4] Si este paciente no responde a un ensayo con IBP, entonces se justifica el tratamiento con un antidepresivo. Siendo un trastorno de dolor funcional GI (en contraste con el SDP), los antidepresivos tricíclicos (ATC) y, más recientemente, los inhibidores de la recaptación de serotonina y noradrenérgicos (IRSN), parecen funcionar principalmente al mejorar la regulación a la baja del sistema nervioso central de señales viscerales entrantes y son un opción racional para este paciente.[5,6] Un estudio controlado reciente mostró la eficacia del ATC amitriptilina pero no del inhibidor selectivo de la recaptación de serotonina (ISRS) escitalopram en la dispepsia funcional.[7] La eficacia fue solo en el grupo con dolor predominante (dispepsia ulcerosa según los criterios de Roma II). Un estudio multicéntrico controlado de los Países Bajos no encontró eficacia del IRSN venlafaxina,[8] pero la dosis máxima utilizada (150 mg) probablemente sea demasiado baja para activar las vías noradrenérgicas.[9] Por lo tanto, los ATC pueden preferirse a los ISRS, y los IRSN pueden requerir dosis más altas de venlafaxina que no se han estudiado bien en SDE hasta la fecha.

4. **Aceite de menta/aceite de alcaravea:** Esta preparación herbal ha sido evaluada en 5 ensayos controlados, de calidad moderada a baja, mostrando un efecto beneficioso de la combinación sobre el placebo para el alivio del dolor epigástrico[10-12] así como los síntomas del SDP en algunos de los estudios.[11,12]

Referencias

1. Talley NJ, Stanghellini V, Chan F, Hasler W, Malagelada JR, Suzuki H, Tack J. Gastroduodenal disorders in Drossman DA, Chang L, Chey WD, Kellow J, Tack J, Whitehead WE (eds) Rome IV Functional Gastrointestinal Disorders - Disorders of Gut-Brain Interaction, 4th Edition, Raleigh NC USA Rome Foundation 2016; pp. 903-966.
2. Drossman DA. David Sun Lecture: Helping your patient by helping yourself. How to improve the patient-physician relationship by optimizing communication skills. Am J Gastro 2013;108;521-528.
3. Moayyedi P, Shelly S, Deeks JJ, Delaney B, Innes M, Forman D. Pharmacological interventions for non-ulcer dyspepsia. Cochrane Database Syst Rev. 2011 Feb 16;(2):CD001960.
4. Suzuki H, Kusunoki H, Kamiya T, Futagami S, Yamaguchi Y, Nishizawa T, Iwasaki E, Matsuzaki J, Takahashi S, Sakamoto C, Haruma K, Joh T, Asakura K, Hibi T. Effect of lansoprazole on the epigastric symptoms of functional dyspepsia (ELF study): A multicentre, prospective, randomized, double-blind, placebo-controlled clinical trial. United European Gastroenterol J. 2013 Dec;1(6):445-52.

5. Dekel R, Drossman DA, Sperber AD. The use of psychotropic drugs in irritable bowel syndrome. Expert Opin Investig Drugs 2013; 22:329-39.
6. Grover M, Drossman DA. Psychotropic agents in functional gastrointestinal disorders. Curr Opin Pharmacol 2008; 8:715-23.
7. Talley NJ, Locke GR, Saito YA, Almazar AE, Bouras EP, Howden CW, Lacy BE, DiBaise JK, Prather CM, Abraham BP, El-Serag HB, Moayyedi P, Herrick LM, Szarka LA, Camilleri M, Hamilton FA, Schleck CD, Tilkes KE, Zinsmeister AR. Effect of Amitriptyline and Escitalopram on Functional Dyspepsia: A Multicenter, Randomized Controlled Study. Gastroenterology. 2015 Aug;149(2):340-349.e2.
8. van Kerkhoven LA, Laheij RJ, Aparicio N, De Boer WA, Van den Hazel S, Tan AC, Witteman BJ, Jansen JB. Effect of the antidepressant venlafaxine in functional dyspepsia: a randomized, double-blind, placebo-controlled trial. Clin Gastroenterol Hepatol. 2008 Jul;6(7):746-52.
9. Van Oudenhove L, Tack J. Is the antidepressant venlafaxine effective for the treatment of functional dyspepsia? Nat Clin Pract Gastroenterol Hepatol. 2009 Feb;6(2):74-5.
10. Li J, Lv L, Zhang J, Xu L, Zeng E, Zhang Z, Wang F, Tang X. A Combination of Peppermint Oil and Caraway Oil for the Treatment of Functional Dyspepsia: A Systematic Review and Meta-Analysis. Evid Based Complement Alternat Med. 2019 Nov 14; 2019:7654947.
11. Rich G, Shah A, Koloski N, Funk P, Stracke B, Köhler S, Holtmann G. A randomized placebo-controlled trial on the effects of Menthacarin, a proprietary peppermint- and caraway-oil-preparation, on symptoms and quality of life in patients with functional dyspepsia. Neurogastroenterol Motil. 2017 Nov;29(11).
12. Chey WD, Lacy BE, Cash BD, Epstein M, Corsino PE, Shah SM. A Novel, Duodenal-Release Formulation of a Combination of Caraway Oil and L-Menthol for the Treatment of Functional Dyspepsia: A Randomized Controlled Trial. Clin Transl Gastroenterol. 2019 Apr;10(4): e00021.

2-5. DISPEPSIA FUNCIONAL (Síndrome de Dolor Epigástrico [SDE] y Síndrome de Distrés Posprandial [SDP]) (Moderada) – Multicultural

Caso clínico

Una mujer árabe, beduina israelí, de 25 años se queja de dolor epigástrico la mayor parte del tiempo y sensación de distensión abdominal con saciedad temprana relacionada con la comida. Se siente llena incluso antes de haber terminado una comida de tamaño normal. Los síntomas ocurren varias veces a la semana y han persistido durante cuatro años. No hay náuseas, vómitos o eructos excesivos; su apetito es bueno y su peso es estable. Tiene una evacuación intestinal diaria, que no alivia el dolor. En el examen, hay sensibilidad leve en el epigastrio y el cuadrante superior derecho. Los análisis de sangre, incluida la serología para la enfermedad celíaca, son normales, al igual que la ecografía abdominal superior y la endoscopia alta. Una prueba de aliento para *Helicobacter pylori* fue positiva y se volvió negativa después de una terapia de erradicación exitosa. Ni el tratamiento para *H. pylori* ni el tratamiento continuo con un fármaco inhibidor de la bomba de protones (IBP) (omeprazol) mejoraron sus síntomas. Le preocupa que los síntomas puedan ser causados por una afección grave como el cáncer, pero no puede expresar esta preocupación a su médico. La paciente terminó la universidad y tiene licencia para trabajar como maestra de jardín infantil. Sin embargo, no hay trabajo disponible en su aldea y, como no está casada, su padre no la deja trabajar en otro lugar. Vive en casa con sus padres y hermanos y su vida social está restringida a familiares y amigas, todas casadas y con hijos. Es musulmana practicante con fuertes creencias religiosas y se siente bajo un gran estrés y presión social debido a la tensión con su padre en relación con su estado civil y su deseo de dejar el hogar y ser más independiente.

Categorías de PCMD

A. **Diagnóstico Categórico:** Dispepsia funcional (DF)

B. **Modificadores Clínicos:** Síndrome de dolor epigástrico (SDE) y síndrome de distrés posprandial (SDP) coexistentes. Factores socioculturales que influyen en el diagnóstico y tratamiento

C. **Impacto en las Actividades Diarias:** Moderado

D. **Modificadores Psicosociales:** Ansiedad

E. **Características Fisiológicas y Biomarcadores:** Ninguno. La prueba de aliento para *H. pylori* es negativa después de la terapia de erradicación.

Explicación de las Categorías de PCMD

A. **Diagnóstico Categórico:** La paciente cumple con los criterios de Roma IV para dispepsia funcional, al presentar dolor epigástrico, sensación de distensión abdominal/inflamación y saciedad temprana relacionada con la alimentación.[1] Consulte el Apéndice A para conocer los criterios de diagnóstico. Ella no cumple con los criterios de diagnóstico para síndrome de intestino irritable (SII) ya que el dolor no está relacionado con las deposiciones ni se alivia con ellas. Tampoco cumple con los criterios para síndrome de dolor abdominal mediado centralmente (siglas en Ingles, CAPS) porque el dolor está relacionado con las comidas.

B. **Modificadores Clínicos:** Esta paciente tiene SDE debido a que tiene dolor epigástrico la mayor parte del tiempo y tiene un diagnóstico de SDP debido a la plenitud posprandial y la saciedad temprana incluso con una comida normal.[1] Consulte el Apéndice A para conocer los criterios de diagnóstico. También existen influencias socioculturales que afectan el diagnóstico y el tratamiento.[2] El efecto de los factores socioculturales sobre la salud y el cuidado de la salud se puede manifestar en las creencias sobre la enfermedad[3] y la expresión de los síntomas. Más niñas beduinas asisten y completan la educación superior que los niños, ya que la educación y una profesión se consideran una forma socialmente aceptable para cuando dejen el hogar.[4,5] La educación ha empoderado a las jóvenes beduinas y les ha permitido trabajar en mejores trabajos en comparación con los hombres, por ejemplo. en enfermería, farmacia y educación. Sin embargo, como en el presente caso, esta tendencia puede ser contrarrestada por normas religiosas y socioculturales que limitan la movilidad física y social de las jóvenes solteras. Las diferencias de género en la sociedad beduina reflejan un fuerte predominio masculino. En este caso, el padre ha ordenado que su hija soltera no pueda trabajar en otro pueblo, aunque haya trabajo disponible allí, y no hay trabajo disponible en su ciudad natal. Además, todas las amigas y familiares de la paciente están casadas y tienen hijos, situación que puede generar un sentimiento de vergüenza. En muchas sociedades árabes, el estatus social de una mujer está fuertemente asociado con su estado civil y la crianza de los hijos.[6] Se espera que muchas jóvenes beduinas solteras estén casadas y sean madres de niños a la edad de 21 años. Esta combinación de circunstancias estresantes a menudo se manifiesta por síntomas físicos, como en el caso de las jóvenes beduinas que a menudo atribuyen el origen de su sufrimiento a su "ma'edah" o estómago. Debido a que sus tensiones psicológicas se atribuyen a causas físicas, los pacientes beduinos esperan recibir tratamiento médico sin tener que discutir aspectos de su vida personal.[7] Esto puede dificultar que los médicos sin experiencia en el tratamiento de este grupo étnico-cultural desarrollen un estilo de comunicación terapéutica efectiva con el paciente. Además, es más probable que las pacientes jóvenes se comuniquen con médicas mujeres que con médicos varones y es menos probable que estos últimos aborden temas psicosociales con pacientes mujeres.

C. **Impacto en las Actividades Diarias:** En respuesta a la pregunta: "En general, ¿en qué medida interfieren actualmente sus síntomas con sus actividades (trabajo, escuela, actividades sociales, cuidado personal, concentración y rendimiento)?" la paciente escogió el grado "moderado", en el sentido de que los síntomas son molestos, pero no afectan su funcionalidad diaria en un grado significativo. Su situación de desempleo y su limitada vida social se relacionan más con factores socioculturales que con sus síntomas o estado funcional relacionado con la salud.

D. **Modificadores Psicosociales:** Tiene ansiedad relacionada con el miedo al cáncer.

E. **Características Fisiológicas y Biomarcadores:** Ninguno

Evaluación General

Esta paciente beduina soltera sufre de dispepsia funcional. Los estudios diagnósticos fueron negativos y el tratamiento no ha aliviado los síntomas. La asociación entre sus circunstancias socioculturales y sus síntomas debe ser abordada por un médico culturalmente competente, preferiblemente del género del paciente, para que pueda iniciarse con éxito un programa de tratamiento integrado.

Tratamiento

1. **Relación médico-paciente:** Los síntomas de esta paciente solo pueden entenderse y tratarse dentro del contexto sociocultural, pero es difícil abordar estos temas debido a la reserva de las pacientes beduinas a expresarse abiertamente con los demás. Puede ser más fácil para las médicas tratar a pacientes mujeres, porque es más probable que hablen de sus problemas personales con un médico del mismo sexo. La estrategia de tratamiento debe incluir tranquilizar y educar al paciente sobre las opciones de tratamiento farmacológico y no farmacológico según lo acordado en esta relación terapéutica paciente-medico en curso.

2. **Tranquilizar y educar:** Es importante identificar y simpatizar con cualquier inquietud que pueda estar asociada con la percepción de la severidad de los síntomas. En este caso, la paciente tiene preocupación por la posibilidad de cáncer, pero no se lo ha expresado abiertamente al médico. La evaluación diagnóstica mínima, incluida la endoscopía digestiva alta, puede reducir parte del estrés (p. ej., fobia al cáncer). Esto puede facilitar el desarrollo de una relación terapéutica positiva por parte de un médico culturalmente competente.

3. **Medicina alternativa y complementaria:** Aunque no hay pruebas suficientes de la eficacia de la terapia con medicina alternativa y complementaria para la dispepsia funcional, existe evidencia de que los árabes israelíes están dispuestos a probar esta modalidad.[8] En algunos departamentos de gastroenterología hay clínicas de medicina alternativa y complementaria que trabajan en conjunto con los gastroenterólogos del departamento en un enfoque integrado.

4. **Neuromoduladores:** En su mayoría, existe una falta de disposición a tomar psicofármacos como la buspirona o los antidepresivos en esta comunidad, aunque existe evidencia de su beneficio en la dispepsia funcional.[9] Este tratamiento debe considerarse después de presentar en forma adecuada la justificación de estos medicamentos en un lenguaje culturalmente apropiado y adaptado al nivel de educación y comprensión del paciente.[10]

Referencias

1. Talley NJ, Stanghellini V, Chan F, Hasler W, Malagelada JR, Suzuki H, Tack J. Gastroduodenal disorders in Drossman DA, Chang L, Chey WD, Kellow J, Tack J, Whitehead WE (eds) Rome IV Functional Gastrointestinal Disorders - Disorders of Gut-Brain Interaction, 4th Edition, Raleigh NC USA Rome Foundation 2016; pp. 103-166.
2. Sperber AD, Francisconi C, Fang X, Fukudo S, Gerson M, Kang J, Schmulson M. Multicultural aspects of functional gastrointestinal disorders in Drossman DA, Chang L, Chey WD, Kellow J, Tack J, Whitehead WE (eds) Rome IV Functional Gastrointestinal Disorders - Disorders of Gut-Brain Interaction, 4th Edition, Raleigh NC USA Rome Foundation 2016; pp. 373-442.
3. Rothschild SK. Cross-cultural issues in primary care medicine. Dis Mon. 1998;44:293-319.
4. Abu-Saad I. The education of Israel's Negev Beduin: background and prospects. Israel Studies. 1997;2:21-39.
5. Abu Rabia Queder S. Between tradition and modernization: understanding the problem of female Bedouin dropouts. Brit J Sociol. 2006;27:3-17.
6. Al-Sadawi N. Gender, Islam, and orientalism: dissidence and creativity. Women: a cultural review. 1995;6:1-18.
7. Al-Krenawi A, Graham JR. Culturally sensitive social work practice With Arab clients in mental health settings. Health Soc Work. 2000;25:9-22.
8. Ben-Arye E, Lev E, Keshet Y, Schiff E. Integration of herbal medicine in primary care in Israel: a Jewish-Arab cross-cultural perspective. Evidence-Based Complementary and Alternative Medicine 2011;2011:401395.
9. Tack J, Janssen P, Masaoka T, Farré R, van Oudenhove L. Efficacy of buspirone, a fundus-relaxing drug, in patients with functional dyspepsia. Clin Gastroenterol Hepatol. 2012;10:1239-45.
10. Tornblom H, Drossman DA. Centrally targeted pharmacotherapy for chronic abdominal pain. Neurogastroenterol Motil. 2015;27:455-67.

2-6. DISPEPSIA FUNCIONAL (Síndrome de Dolor Epigástrico [SDE] y Síndrome de Distrés Posprandial [SDP]) Y DOLOR TORÁCICO FUNCIONAL (Moderado) - Multicultural

Caso clínico

Una mujer iraní soltera de 32 años dejó Irán por su cuenta a la edad de 27 años para realizar estudios de posgrado en los Estados Unidos (EE. UU). Aunque vive en los EE. UU., su atención médica se ha realizado principalmente en Irán a través de telemedicina y citas médicas durante visitas a Irán, que intenta realizar anualmente. Antes de viajar a los EE. UU. por primera vez, padecía síntomas leves y transitorios en la parte superior del abdomen, en particular síntomas dispépticos que se aliviaban con medicamentos de venta libre y medios no farmacológicos. Después de llegar a los EE. UU., comenzó a quejarse de episodios de dolor epigástrico intenso no relacionado con las comidas (10/10 en una escala de dolor), sensación de distensión abdominal relacionada con las comidas y saciedad temprana. También sufría de dolor en la parte superior de la espalda y en el pecho. Se queja de una sensación recurrente de dolor de hambre que, en ocasiones, la despierta del sueño causándole insomnio y sueño no reparador. Estos no se alivian al comer. Todos sus síntomas se han intensificado en los últimos dos años, especialmente después de que las circunstancias le impidieran hacer su visita familiar anual a Irán.

Es una perfeccionista que siente la necesidad de controlar las situaciones; es introvertida y se irrita fácilmente. No le preocupa que sus síntomas manifiesten una afección médica peligrosa, pero ocupan sus pensamientos a lo largo del día y se siente frustrada porque no puede controlar sus síntomas, especialmente después de múltiples consultas e intentos fallidos de tratamiento. Su estado de ánimo cambia a lo largo del día y es consciente del efecto de sus síntomas en su estado de ánimo. Ella cree que sus síntomas están relacionados con los alimentos y está segura de que existe una cura.

Recibió tratamiento en el pasado con Imipramina, un antidepresivo tricíclico (TCA), en una dosis que oscilaba entre 50 y 150 mg con alivio del dolor y mejoría del sueño, pero tuvo que suspenderlo debido a los efectos adversos, incluyendo pre-síncope.

No hay antecedentes familiares de cáncer gastrointestinal. Ella no fuma. En su visita más reciente a Irán, el examen físico fue normal excepto por una marcada sensibilidad a la palpación del área epigástrica y el cuadrante superior derecho, sin evidencia de irritación peritoneal. Los exámenes de laboratorio fueron normales, la endoscopia digestiva alta mostró eritema leve en la zona antral, la tomografía computarizada (TC) abdominal fue normal y la manometría esofágica de alta resolución mostró un trastorno motor leve no significativo. Tanto la prueba del aliento como la biopsia gástrica para *H. pylori* fueron negativas.

Categorías de PCMD

A. **Diagnóstico Categórico:** Dispepsia funcional (DF), síndrome de dolor torácico funcional

B. **Modificadores Clínicos:** Trastornos superpuestos de DF (síndrome de distrés posprandial mixto [SDP] y síndrome de dolor epigástrico [SDE]) y síndrome de dolor torácico funcional. El mal sueño y los factores socioculturales afectan el cuadro clínico y el tratamiento.

C. **Impacto en las Actividades Diarias:** Moderado

D. **Modificadores Psicosociales:** Expatriada, inmigrante, soltera, aislada de familiares y amigos, perfeccionista, todos asociados a factores estresantes de la vida.

E. **Características Fisiológicas y Biomarcadores conocidos:** Gastritis antral leve - *H. pylori* negativo. Manometría esofágica no-diagnóstica.

Explicación de las Categorías de PCMD

A. **Diagnóstico Categórico:** Esta paciente cumple con los criterios diagnósticos de Roma IV para la DF y síndrome de dolor torácico funcional.[1,2] Consulte el Apéndice A para conocer los criterios diagnósticos.

B. **Modificadores Clínicos:** La historia y los resultados de las pruebas de diagnóstico respaldan el diagnóstico de DF con SDE y SDP mixtos. *H. pylori* es negativo. Los trastornos de la interacción intestino-cerebro TIIC (DGBI, siglas en Inglés) superpuestos, en este caso el síndrome de intestino irritable y la DF, se asocian con una mayor severidad de la enfermedad, mayor reporte de síntomas (un indicador de somatización) y una calidad de vida reducida.[3]

C. **Impacto en las Actividades Diarias:** El impacto es moderado. Su funcionamiento diario, particularmente social, se ve afectada, pero ha logrado mantener el rumbo en alcanzar un grado avanzado de educación, por lo que el impacto no se clasificaría como severo.

D. **Modificadores Psicosociales:** Los síntomas de la DF y el síndrome de dolor torácico funcional a menudo están relacionados con el estrés, y esta paciente tiene múltiples fuentes de estrés crónico, incluida su condición de inmigrante (EE. UU.) y expatriada (Irán), sus intensos estudios de posgrado, su aislamiento social y la separación de la familia aparte de visitas anuales a Irán. Carece de una red social y le preocupa que, dado que no conoce hombres iraníes de su edad, eventualmente pueda tener un matrimonio intercultural, lo que no sería aceptable para su familia. Estos factores estresantes se intensifican por su personalidad perfeccionista y su necesidad de tener el control de su vida. Su incapacidad para controlar sus síntomas gastrointestinales es una fuente de frustración y estrés que tiene un efecto de retroalimentación negativa sobre la severidad de sus síntomas y su calidad de vida relacionada con la salud. Su modelo explicativo de la enfermedad [4] incluye atribuirle a la dieta el efecto de varios tipos de alimentos. El enfoque de la medicina tradicional iraní fue establecido por Avicenna (Ibn Sina, 980-1037), un científico, filósofo y médico musulmán Iraní [5] que escribió el Canon de la Medicina y más de 100 tratados médicos más. En este enfoque, el alma y el cuerpo son dos sustancias entrelazadas de las que se componen todos los seres humanos. Avicena distingue entre el alma y el espíritu, al que ve como un mediador entre el alma y el cuerpo.[6] La medicina tradicional iraní, basada en Avicenna, es un sistema médico basado en el temperamento que describe la fisiopatología y recomienda prescripciones basadas en una línea de base persona-órgano y temperamento desordenado. En consecuencia, el subtipo de distrés posprandial de la dispepsia es un estómago de temperamento frio, y el estrés también causa metabolitos fríos que afectan el cerebro. Por otro lado, la enfermedad por reflujo gastroesofágico (ERGE) es causada por un aumento de metabolitos calientes. Varias hierbas y alimentos son clasificados por este sistema y prescritos según sean apropiados. Por ejemplo, la canela se clasifica como hierba picante y puede ser eficaz en DF-SDP. Aunque su familia todavía cree en esta filosofía médica, ya no está segura.

E. **Características Fisiológicas y Biomarcadores conocidos:** *H. pylori* negativo. Manometría esofágica no-diagnóstica.

Evaluación General

Esta paciente joven tiene TIIC superpuesto, es decir, SDE y SDP combinados con DF y síndrome de dolor torácico funcional, que tiene un efecto negativo en la severidad de la enfermedad, el reporte de síntomas (somatización) y la calidad de vida. Existen importantes factores socioculturales nocivos que incluyen su aislamiento social, su condición de inmigrante en los EE. UU. y su condición de expatriada en Irán, su condición de soltera con dificultad percibida para encontrar una pareja adecuada para la vida, y su perfeccionismo y necesidad de control. En particular, su modelo explicativo de la enfermedad [4] está en conflicto, ya que su atribución de los síntomas a los alimentos está en conformidad con la medicina tradicional iraní, pero no está segura de seguir aceptando su validez.

Tratamiento

1. **Relación médico-paciente:** La relación médico-paciente debe basarse en la comprensión, el respeto y la empatía mutuos. Es necesario tener en cuenta los elementos psicosociales al planificar enfoques diagnósticos y terapéuticos

adecuados. Ella atribuye sus síntomas a la comida y necesita ayuda para comprender mejor los componentes multidimensionales de su sufrimiento.

2. **Tranquilizar y educar:** Si bien tranquilizar y educar al paciente en cuanto al pronóstico es una parte importante del tratamiento para todos los pacientes, esta paciente no parece tener cancerofobia ni preocupación de que sus síntomas sean peligrosos. Está molesta por su falta de control y por la percibida incapacidad del sistema médico para ayudar. Ella no tiene una buena percepción de estos últimos factores.

3. **Modificaciones en la dieta y el estilo de vida:** Debido a que los síntomas están relacionados con las comidas, la paciente ha modificado su dieta, al principio de acuerdo con la medicina tradicional iraní y luego con un nutricionista estadounidense, con poca mejoría con cualquiera de los dos enfoques. Podría usar una dieta de eliminación basada en un diario de alimentos y seguir la dieta habitual y las recomendaciones de alimentación, lo que incluye comer porciones más pequeñas lentamente, evitar las bebidas carbonatadas, los alimentos grasos y cualquier alimento que sienta que exacerba sus síntomas.

4. **Farmacoterapia:** Podría beneficiarse de un fármaco procinético como la prucaloprida o la itoprida (disponible en Asia y varios países de Europa Central y Oriental). También podría beneficiarse de un neuromodulador como un fármaco antidepresivo tricíclico (ATC), mirtazapina o buspirona, que se han utilizado en la dispepsia funcional con resultados positivos.[7,8] Necesitará una explicación sobre la justificación del tratamiento con medicina "psiquiátrica" debido a su miedo a la estigmatización, a los efectos secundarios, a la dependencia/adicción, y debido a su experiencia negativa anterior con un medicamento ATC.

5. **Terapia dirigida al eje cerebro-intestino (tratamiento psicológico):** La paciente necesita tratamiento y apoyo psicológico a la luz de los múltiples problemas socioculturales que afectan al cuadro clínico. Continúa buscando tratamiento de médicos iraníes en visitas anuales a Irán o mediante telemedicina, indicando sus raíces en Irán y, posiblemente, su dificultad para integrarse en su entorno de vida actual y su actitud conflictiva hacia la medicina tradicional iraní. El tratamiento psicológico debe complementar la terapia farmacológica y nutricional. Dos modalidades que podrían contribuir son la terapia cognitiva conductual y la hipnoterapia. Ambos deben ser realizados por un terapeuta que pueda relacionarse con los problemas socioculturales y su trasfondo cultural iraní.[8]

Referencias

1. Lacy BE, Mearin F, Chang L, Chey WD, Lembo AJ, Simren M, et al. Bowel Disorders. Gastroenterology. 2016; 150:1393-407.e5.
2. Stanghellini V, Chan FK, Hasler WL, Malagelada JR, Suzuki H, Tack J, et al. Gastroduodenal Disorders. Gastroenterology. 2016; 150:1380-92.

3. Aziz I, Palsson OS, Törnblom H, Sperber AD, Whitehead WE, Simrén M. The Prevalence and Impact of Overlapping Rome IV-Diagnosed Functional Gastrointestinal Disorders on Somatization, Quality of Life, and Healthcare Utilization: A Cross-Sectional General Population Study in Three Countries. American Journal of Gastroenterology. 2018; 113:86-96.
4. Helman CG. Communication in primary care: The role of patient and practitioner explanatory models. Social Science and Medicine. 1985;20(9):923-31.
5. Moosavi J. The place of avicenna in the history of medicine. Avicenna J Med Biotechnol. 2009;1:3-8.
6. Zahabi SA. Avicenna's Approach to Health: A Reciprocal Interaction Between Medicine and Islamic Philosophy. J Relig Health. 2019;58:1698-712.
7. Tack J, Ly HG, Carbone F, Vanheel H, Vanuytsel T, Holvoet L, et al. Efficacy of Mirtazapine in Patients with Functional Dyspepsia and Weight Loss. Clin Gastroenterol Hepatol. 2016;14:385-92 e4.
8. Ford AC, Luthra P, Tack J, Boeckxstaens GE, Moayyedi P, Talley NJ. Efficacy of psychotropic drugs in functional dyspepsia: systematic review and meta-analysis. Gut. 2017;66(3):411-20.

2-7. DISPEPSIA FUNCIONAL (Síndrome de Dolor Epigástrico [SDE] y Síndrome de Distrés Posprandial [SDP]) (Severa)

Caso clínico

Una mujer de 27 años es remitida por un gastroenterólogo de un hospital grande de atención secundaria a una clínica multidisciplinaria de trastornos funcionales de atención terciaria por síntomas dispépticos refractarios. Los síntomas comenzaron durante la escuela secundaria y han estado presentes durante al menos 10 años. El síntoma dominante inicial fue la saciedad excesiva después de las comidas, que comenzó durante la comida. Las náuseas también estaban presentes a menudo, pero nunca presentó vómitos. Ella lo manejó evitando los alimentos grasos y ricos en residuos. Tuvo una apendicectomía cuando era niña y le diagnosticaron anorexia nerviosa a los 13 años que se resolvió a los 15. Es hija única, estudió y trabajó como asistente de oficina, trabajo que dejó hace 5 meses, y ahora vive con sus padres porque ha tenido un empeoramiento pronunciado de los síntomas en los últimos 9 meses. La saciedad después de las comidas se ha vuelto difícil de tolerar, incluso para pequeños volúmenes de comida. También hay dolor epigástrico constante, que empeora después de las comidas, pero permanece presente entre comidas, y ahora es tan angustiante como la plenitud. Perdió un total de 15 kg y la pérdida de peso aún continúa. Se siente débil e incapaz de trabajar, está ansiosa y duerme muy mal por la noche. El examen físico revela un aspecto caquéctico, con un índice de masa corporal de sólo 14,7 kg/m^2. Hay una ligera sensibilidad epigástrica, pero por lo demás, el examen físico es normal. El gastroenterólogo que la remitió, quien realizó pruebas de laboratorio exhaustivas, endoscopía digestiva alta con biopsias, ecografía abdominal y tomografía computarizada, cree que aún tiene anorexia nerviosa. Recibió tratamiento con inhibidores de la bomba de protones (IBP) hasta dos veces al día, dosis completa de metoclopramida, domperidona, sin mucho efecto. Es reacia a probar la terapia con neuromoduladores y no quiere ser hospitalizada. Ella también está desesperada e indica que no puede seguir viviendo así. La terapia actual consiste en esomeprazol 20 mg, domperidona tres veces al día, lormetazepam 2 mg y melatonina 2 mg por la noche.

Categorías de PCMD

A. **Diagnóstico Categórico:** Dispepsia funcional (DF)

B. **Modificadores Clínicos:** Síndrome de dolor epigástrico dominante (SDE) y síntomas coexistentes del síndrome de distrés posprandial (SDP). Pérdida importante de peso con caquexia.

C. **Impacto en las Actividades Diarias:** Severo

D. **Modificadores Psicosociales:** Posible anorexia nerviosa

E. **Características Fisiológicas y Biomarcadores:** Ninguno conocido

Explicación de las Categorías de PCMD

A. **Diagnóstico Categórico:** La paciente tiene dispepsia funcional y cumple con los criterios tanto para el síndrome de distrés posprandial como para el síndrome de dolor epigástrico según los criterios de Roma IV.[1] Consulte el Apéndice A para conocer los criterios de diagnóstico. El dolor y ardor de nueve meses de duración es intermitente, molesto, ocurre más de una vez por semana, se localiza en el epigastrio y no suele asociarse con las comidas.

B. **Modificadores Clínicos:** No es raro que los pacientes con dispepsia funcional tengan características superpuestas de SDE y SDP.[1] En este caso, la paciente también cumple los criterios para el diagnóstico de SDP y SDE. Hay una gran pérdida de peso que parece coincidir con la aparición del síntoma de dolor epigástrico.

C. **Impacto en las Actividades Diarias:** Este se considera severo ya que sufrió una gran pérdida de peso, tuvo que abandonar su trabajo y volver a vivir con sus padres.

D. **Modificadores Psicosociales:** La paciente tiene antecedentes de anorexia nerviosa, y el tamaño de su cuerpo y sus comportamientos sugieren que aún puede tratarse de una condición activa.

E. **Características Fisiológicas y Biomarcadores:** Ninguno conocido. Evaluación orgánica extensa negativa.

Evaluación General

Esta paciente de 27 años con antecedentes de anorexia nerviosa tiene un historial prolongado de SDP, pero ahora también ha desarrollado una sintomatología de SDE dominante con pérdida de peso significativa, restricción de las actividades diarias e incapacidad para vivir sola.

Tratamiento

1. **Explicar**: La paciente está muy afectada y frustrada por su estado sintomático severo actual. Hay cabida para tranquilizar y educar al paciente, dado los extensos estudios orgánicos realizados. Por otro lado, el peso corporal es alarmantemente bajo. Es posible que se deba discutir nuevamente el rechazo que tiene a los neuromoduladores y la necesidad de ingresar al hospital para alimentación adicional, enteral o parenteral a corto plazo.
2. **Medidas dietéticas:** Las medidas dietéticas suelen ser el primer enfoque para

tratar los síntomas de DF/SDP, y la mayoría de los pacientes ya habrán tomado algunas medidas por iniciativa propia, según sus propias experiencias. En este caso, la recuperación de peso es una necesidad urgente. No es deseable una mayor restricción de alimentos en vista de la pérdida de peso que acompañó a los síntomas. En el presente caso, parece que ya se ha producido una importante restricción de la ingesta de nutrientes, sin mayor beneficio sintomático. Se pueden añadir suplementos alimenticios líquidos combinados, preferiblemente con un bajo contenido en grasas, entre las comidas. Puede estar indicada una consulta nutricional.

3. **Consulta de psiquiatría:** La consulta con psiquiatría se necesita para confirmar el diagnóstico y posiblemente considerar neuromoduladores. Esta paciente tiene antecedentes de anorexia nerviosa y ahora presenta síntomas severos, pérdida importante de peso y angustia psicológica. El psiquiatra puede recomendar un inhibidor selectivo de la recaptación de serotonina (ISRS) que tiene una mejor respuesta al tratamiento con anorexia nerviosa. Es recomendable valorar en qué medida estos problemas contribuyen a la presentación clínica actual y cuál es el tratamiento indicado.

4. **Neuromoduladores:** Los antidepresivos se han utilizado tradicionalmente para el tratamiento de la dispepsia funcional.[1,2] Los estudios disponibles sugieren que los antidepresivos tricíclicos tienen eficacia para el control del dolor epigástrico, mientras que los ISRS y los inhibidores de la recaptación de serotonina-noradrenérgicos (IRSN) no son efectivos.[2-5] Dado que esta paciente no responde a un ensayo con IBP, está justificado el tratamiento con un antidepresivo tricíclico para el SDE,[3] pero este fue mal tolerado. Un estudio controlado aleatorizado de un solo centro demostró que la mirtazapina es eficaz en la dispepsia funcional con pérdida de peso.[6] Un estudio abierto en 60 pacientes con dispepsia funcional con pérdida de peso y depresión confirmó el efecto beneficioso sobre los síntomas y el peso corporal.[7] Sin embargo, el fármaco parece no afectar el dolor. También se pueden considerar otros agentes psicotrópicos, aunque su eficacia en la DF, con o sin pérdida de peso, no se ha establecido de manera convincente.[2]

5. **Aceite de menta/aceite de alcaravea:** Esta preparación a base de hierbas ha sido evaluada en 5 ensayos controlados, de calidad moderada a baja, mostrando un efecto beneficioso de la combinación sobre el placebo para el alivio del dolor epigástrico, así como de los síntomas del SDP en algunos de los estudios.[8-10]

Referencias

1. Stanghellini V, Talley N, Chan F, Hasler B, Malagelada J, Suzuki H and Tack J. Functional Gastroduodenal Disorders. Gastroenterology 2016, May;150(6):1380-92.
2. Drossman DA, Tack J, Ford AC, Szigethy E, Törnblom H, Van Oudenhove L. Neuromodulators for Functional Gastrointestinal Disorders (Disorders of Gut-Brain

Interaction): A Rome Foundation Working Team Report. Gastroenterology. 2018 Mar;154(4):1140-1171.e1.
3. Moayyedi P, Lacy BE, Andrews CN, Enns RA, Howden CW, Vakil N. ACG and CAG Clinical Guideline: Management of Dyspepsia. Am J Gastroenterol. 2017 Jul;112(7):988-1013.
4. Talley NJ, Locke GR, Saito YA, Almazar AE, Bouras EP, Howden CW, Lacy BE, DiBaise JK, Prather CM, Abraham BP, El-Serag HB, Moayyedi P, Herrick LM, Szarka LA, Camilleri M, Hamilton FA, Schleck CD, Tilkes KE, Zinsmeister AR. Effect of Amitriptyline and Escitalopram on Functional Dyspepsia: A Multicenter, Randomized Controlled Study. Gastroenterology. 2015 Aug;149(2):340-349.e2.
5. van Kerkhoven LA, Laheij RJ, Aparicio N, De Boer WA, Van den Hazel S, Tan AC, Witteman BJ, Jansen JB. Effect of the antidepressant venlafaxine in functional dyspepsia: a randomized, double-blind, placebo-controlled trial. Clin Gastroenterol Hepatol. 2008 Jul;6(7):746-52.
6. Tack J, Ly HG, Carbone F, Vanheel H, Vanuytsel T, Holvoet L, Boeckxstaens G, Caenepeel P, Arts J, Van Oudenhove L. Mirtazapine in functional dyspepsia patients with weight loss: a randomized placebo-controlled pilot study. Clin Gastroenterol Hepatol. 2016 Mar;14(3):385-392.e4.
7. Jiang SM, Jia L, Liu J, Shi MM, Xu MZ. Beneficial effects of antidepressant mirtazapine in functional dyspepsia patients with weight loss. World J Gastroenterol. 2016 Jun 14;22(22):5260-6.
8. Li J, Lv L, Zhang J, Xu L, Zeng E, Zhang Z, Wang F, Tang X. A Combination of Peppermint Oil and Caraway Oil for the Treatment of Functional Dyspepsia: A Systematic Review and Meta-Analysis. Evid Based Complement Alternat Med. 2019 Nov 14; 2019:7654947.
9. Rich G, Shah A, Koloski N, Funk P, Stracke B, Köhler S, Holtmann G. A randomized placebo-controlled trial on the effects of Menthacarin, a proprietary peppermint- and caraway-oil-preparation, on symptoms and quality of life in patients with functional dyspepsia. Neurogastroenterol Motil. 2017 Nov;29(11).
10. Chey WD, Lacy BE, Cash BD, Epstein M, Corsino PE, Shah SM. A Novel, Duodenal-Release Formulation of a Combination of Caraway Oil and L-Menthol for the Treatment of Functional Dyspepsia: A Randomized Controlled Trial. Clin Transl Gastroenterol. 2019 Apr;10(4): e00021.

2-8. ERUCTOS SUPRAGÁSTRICOS EXCESIVOS (Moderados)

Caso clínico

Una enfermera de 53 años es consultada por un gastroenterólogo por eructos persistentes. Los síntomas comenzaron de forma gradual hace cinco meses sin una causa precipitante clara. Ahora eructa casi constantemente, y esto aumenta después de las comidas. La ansiedad y el estrés también agravan los eructos. Ha sido socialmente perturbador ya que ahora evita salir de la casa, y su pareja, así como las personas en el trabajo, han señalado que sus constantes eructos los molestan. No fuma y ha evitado el alcohol, pero sin beneficio. No hay interferencia con la alimentación, el sueño o la capacidad para trabajar, y no hay pérdida de peso. Una endoscopia digestiva alta y pruebas de laboratorio de rutina fueron negativas. Los inhibidores de la bomba de protones y la domperidona no fueron útiles. A lo largo de la visita, la paciente eructó varias veces por minuto, pero esto se interrumpía cuando hablaba o se distraía. Se realizó una manometría de esófago con impedancia estacionaria, que mostró un patrón típico de eructos esofágicos o supragástricos, es decir, flujo de aire anterógrado y retrógrado rápido en el esófago que no llega al estómago.[1]

Categorías de PCMD

A. **Diagnóstico Categórico:** Eructos supragástricos excesivos

B. **Modificadores Clínicos:** Eructos esofágicos

C. **Impacto en las Actividades Diarias:** Moderado

D. **Modificadores Psicosociales:** Agravados por la ansiedad o el estrés

E. **Características Fisiológicas y Biomarcadores:** Eructos esofágicos en estudio de medición de impedancia estacionaria

Explicación de las Categorías de PCMD

A. **Diagnóstico Categórico:** Con eructos molestos y repetitivos, el paciente cumple con los criterios de eructos supragástricos (es decir, aerofagia) según la definición de Roma IV.[2] Consulte el Apéndice A para conocer los criterios de diagnóstico. No hay aire que llegue al estómago, sino que el paciente ingiere aire hacia el esófago al expandir el tórax y bajar el diafragma contra una glotis cerrada. Después se libera el aire, a menudo con un eructo.

B. **Modificadores Clínicos:** Patrón de eructos esofágicos en la impedancia estacionaria

C. **Impacto en las Actividades Diarias:** Moderado. Hay un impacto en las relaciones en el hogar y en el trabajo. Ha evitado salir. La paciente respondió "moderado" a la pregunta: "En general, ¿en qué medida interfieren actualmente sus síntomas con sus actividades (trabajo, escuela, actividades sociales, autocuidado, concentración y rendimiento)?"

D. **Modificadores Psicosociales:** Agravados por la ansiedad o el estrés

E. **Características Fisiológicas y Biomarcadores:** Un estudio de impedancia esofágica estacionaria mostró el patrón típico de eructos esofágicos. Este procedimiento permite documentar el eructo esofágico, pero la observación clínica por sí sola también tiene buena confiabilidad para el diagnóstico.

Evaluación General

Esta enfermera de 53 años presenta molestos eructos repetitivos. Los síntomas han interferido con los contactos sociales, pero por lo demás está funcionando bien. La endoscopía del tubo digestivo alto (gastrointestinal) y los análisis de sangre de rutina fueron normales. Estuvo eructando durante toda la consulta. La impedancia estacionaria mostró un patrón de eructos esofágicos o supragástricos.

Tratamiento

1. **Tranquilizar y explicar:** Estos pueden ayudar con la aerofagia al brindarles a los pacientes un razonamiento plausible de por qué sucede esto. También puede ser útil hacer que el paciente tome conciencia de las maniobras (expandir el tórax y bajar el diafragma contra una glotis cerrada).[3] Los pacientes a veces eructan repetidamente en un intento inútil de aliviar la presión o la llenura en el pecho o el abdomen. El explicar que los eructos repetidos a menudo resultan en tragar más aire del que se expulsa puede ayudar a los pacientes a comprender por qué se debe evitar este comportamiento. Hacer que el paciente coloque un lápiz entre los dientes elimina abruptamente cualquier eructo supragástrico en curso y puede ayudar a aclarar el diagnóstico y el mecanismo asociado.

2. **Baclofen:** Un pequeño estudio de etiqueta abierta mostró algún beneficio con baclofen, 10 mg tres veces al día. El efecto se atribuyó a una disminución en la frecuencia de deglución de aire, probablemente debido a un efecto central.[4] Sin embargo, un ensayo de baclofeno controlado con placebo, que se centró en los episodios de rumiación, no confirmó un efecto favorable del fármaco en los episodios de eructos.[5]

3. **Intervención conductual:** Los eructos esofágicos pueden ser provocados por la ansiedad y se asocian con hipervigilancia, por lo que, como se observó en este paciente, el estrés puede agravar los episodios y la distracción puede reducirlos.[6] Los ejercicios de re-inhalación y relajación pueden ayudar al paciente a reducir la frecuencia de los episodios. Mantener una menta en la boca puede ayudar a suprimir los eventos de eructos.

Referencias

1. Bredenoord AJ, Weusten BL, Sifrim D, Timmer R, Smout AJ. Aerophagia, gastric, and supragastric belching: a study using intraluminal electrical impedance monitoring. Gut 2004; 53:1561-5.
2. Talley N, Stanghellini V, Chan F, Hasler W, Malagelada JR, Suzuki H, Tack J. Gastroduodenal disorders in Drossman DA, Chang L, Chey WD, Kellow J, Tack J, Whitehead WE (eds) Rome IV Functional Gastrointestinal Disorders - Disorders of Gut-Brain Interaction, 4th Edition, Raleigh NC USA Rome Foundation 2016; pp. 903-966.
3. Hemmink GJ, Ten Cate L, Bredenoord AJ, Timmer R, Weusten BL, Smout AJ. Speech therapy in patients with excessive supragastric belching—a pilot study. Neurogastroenterol Motil 2010 Jan;22(1):24-8,e2-3.
4. Blondeau K, Boecxstaens V, Rommel N, Farré R, Depeyper S, Holvoet L, Boeckxstaens G, Tack JF. Baclofen improves symptoms and reduces postprandial flow events in patients with rumination and supragastric belching. Clin Gastroenterol Hepatol 2012 Apr;10(4):379-84.
5. Pauwels A, Broers C, Van Houtte B, Rommel N, Vanuytsel T, Tack J. A Randomized Double-Blind, Placebo-Controlled, Cross-Over Study Using Baclofen in the Treatment of Rumination Syndrome. Am J Gastroenterol. 2018 Jan;113(1):97-104.
6. Bredenoord AJ, Weusten BL, Timmer R, Smout AJ. Psychological factors affect the frequency of belching in patients with aerophagia. Am J Gastroenterol 2006 Dec;101(12):2777-81.

2-9. ERUCTOS GÁSTRICOS EXCESIVOS (Severos)

Caso clínico

Un banquero de inversión de 26 años es referido a una clínica esofágica académica con la pregunta de si una derivación para cirugía antirreflujo está indicada para su problema de eructos. Su trabajo en el banco es estresante. Durante los últimos 2 años, desarrolló sensaciones molestas de aire subiendo detrás del esternón, especialmente después de las comidas, pero que duraban varias horas. Los síntomas son incapacitantes porque evita comer cada vez que tiene reuniones en el trabajo; de lo contrario, los síntomas son tan dominantes que no puede funcionar correctamente. No hay síntomas cuando está en ayunas. Niega haber tenido ardor retroesternal alguna vez. No hay síntomas dispépticos ni dolor. El paciente ha perdido peso de forma limitada, que atribuye por completo a sus restricciones dietéticas. No fuma y bebe alcohol, sólo excepcionalmente. No ve ninguna relación entre sus síntomas y el estrés u otros factores emocionales, aunque considera que su trabajo es estresante. Recientemente, una endoscopia alta mostró esofagitis grado A y otras dos fueron normales. Tenía biopsias esofágicas normales, *H. pylori* negativo y prueba de vaciamiento gástrico normal. Su examen físico es normal, pesa 62 kg por 172 cm (IMC 21 kg/m^2).

El gastroenterólogo explica que su fisiopatología subyacente es la regurgitación, pero el paciente lo niega y afirma que solo siente que sale aire. Cuando se le pregunta si se trata de eructos, el paciente indica que los eructos están presentes y son molestos, pero aún más frecuente es la subida repetitiva de aire detrás del esternón, que no siempre lleva a los eructos. La monitorización de impedancia/pH muestra exposición ácida patológica (14.4 % del tiempo total, 18.7 % diurno), 85 episodios de reflujo de los cuales 64 fueron ácidos y asociación positiva de síntomas de "regurgitación". Una manometría de impedancia/pH esofágico estacionaria con la administración de una comida mostró una presión casi nula del esfínter esofágico inferior con varios episodios de regurgitación de aire hacia el esófago. Algunos de estos llevan a eructos, pero la mayoría de ellos no se asociaron con la relajación del esfínter esofágico superior, sino que bajaron nuevamente al estómago por peristalsis secundaria (no inducida por la deglución).

El paciente no respondió al baclofeno adicional y después se sometió a una nueva endoscopia para investigar el área del esfínter esofágico superior, con una dilatación empírica con balón a través del endoscopio. Finalmente fue referido para cirugía antirreflujo con evolución favorable.

Categorías de PCMD

A. **Diagnóstico Categórico:** Eructos gástricos excesivos

B. **Modificadores Clínicos:** Asociados con disfunción coexistente del reflejo de eructos y enfermedad por reflujo gastroesofágico.

C. **Impacto en las Actividades Diarias:** Severo

D. **Modificadores Psicosociales:** Ninguno identificado

E. **Características Fisiológicas y Biomarcadores:** Eructos gástricos y disfunción en estudio de medición de impedancia estacionaria

Explicación de las Categorías de PCMD

A. **Diagnóstico Categórico:** Con la liberación molesta y repetitiva de aire del estómago, el paciente cumple con los criterios de eructos gástricos según la definición de Roma IV.[1] Consulte el Apéndice A para conocer los criterios de diagnóstico.

B. **Modificadores Clínicos:** Hay una enfermedad por reflujo subyacente, aunque casi no hay ardor retroesternal. A pesar de que actualmente está tomando un inhibidor de la bomba de protones (PPI), no tenía ardor retroesternal antes de comenzar con el IBP. Hay una presión muy baja en el esfínter esofágico inferior que es consistente con eructos gástricos posprandiales. La anomalía del reflejo de eructo[2] que se observa en la manometría de impedancia estacionaria muestra un mecanismo que perpetúa y, por lo tanto, agrava el eructo gástrico: en lugar de ser eructado, una gran cantidad de aire es devuelta al estómago por peristaltismo secundario para volver a subir al esófago. Esto se ha reportado como una disfunción del reflejo del eructo.[2]

C. **Impacto en las Actividades Diarias:** Severo. Hay tal interferencia con el trabajo que el paciente no come cuando se encuentra en reuniones en el trabajo. Ha evitado salir. El paciente respondió Severo a la pregunta: "En general, ¿en qué medida interfieren actualmente sus síntomas con sus actividades (trabajo, escuela, actividades sociales, autocuidado, concentración y rendimiento)?"

D. **Modificadores Psicosociales:** Ninguno identificado

E. **Características Fisiológicas y Biomarcadores:** Un estudio de impedancia esofágica estacionaria mostró el patrón típico de eructos esofágicos. Este procedimiento permite documentar el eructo esofágico, pero la observación clínica por sí sola también tiene buena confiabilidad para el diagnóstico.

Evaluación General

Este banquero de inversiones de 26 años presenta una molesta sensación de aire ascendente detrás del esternón y eructos repetitivos. Los síntomas han interferido con la capacidad de funcionar en el trabajo. La endoscopía del tubo digestivo alto (gastrointestinal) y los análisis de sangre de rutina fueron normales. La monitorización del pH esofágico mostró reflujo excesivo, aunque no se mencionaron los síntomas típicos de reflujo y los IBP no mejoraron la condición. La impedancia estacionaria mostró un patrón de múltiples regurgitaciones aéreas gastroesofágicas posprandiales en presencia de muy baja presión en el esfínter esofágico inferior. La disfunción del reflejo del eructo genera una evacuación incompleta de cada "eructo", perpetuando el movimiento ascendente y descendente del aire en el esófago.

Tratamiento

1. **Tranquilizar y explicar:** Se debe explicar a los pacientes la naturaleza del eructo gástrico.
2. **Baclofeno:** El baclofeno aumenta la presión del esfínter esofágico inferior posprandial y disminuye la relajación transitoria del esfínter esofágico inferior, que contribuyen a la aparición de eructos gástricos.[3] Si bien esto parece un enfoque racional, no hay estudios sobre eructos gástricos.
3. **Cirugía antirreflujo:** La funduplicatura de Nissen restaura la resistencia en la unión gastroesofágica y tiene el potencial de controlar el problema de los eructos gástricos. Las series de casos muestran una mejoría de los eructos gástricos, pero no supra-gástricos, después de la fundoplicatura.[4-5] Sin embargo, faltan estudios que aborden esto en un contexto similar al del paciente actual.

Referencias

1. Talley N, Stanghellini V, Chan F, Hasler W, Malagelada JR, Suzuki H, Tack J. Gastroduodenal disorders in Drossman DA, Chang L, Chey WD, Kellow J, Tack J, Whitehead WE (eds) Rome IV Functional Gastrointestinal Disorders - Disorders of Gut-Brain Interaction, 4th Edition, Raleigh NC USA Rome Foundation 2016; pp. 903-966.
2. Kahrilas PJ, Dodds WJ and Hogan WJ. Dysfunction of the belch reflex: a cause of incapacitating chest pain. Gastroenterology 1987; 93: 818-22.
3. Lidums I, Lehmann A, Checklin H, Dent J and Holloway RH. Control of transient lower esophageal sphincter relaxations and reflux by the GABA(B) agonist baclofen in normal subjects. Gastroenterology 2000; 118: 7-13.
4. Simorov A, Ranade A, Jones R, Tadaki C, Shostrom V, Boilesen E and Oleynikov D. Long-term patient outcomes after laparoscopic anti-reflux procedures. J. Gastrointest. Surg. 2014; 18; 157-62.
5. Broeders JAL, Bredenoord AJ, Hazebroek EJ, Broeders IAM, Hooszen HG and Smout AJPM. Effects of anti-reflux surgery on weakly acidic reflux and belching. Gut 2011; 60: 435-41.

2-10. ERUCTOS SUPRAGÁSTRICOS EXCESIVOS (Severos)

Caso clínico

Una mujer de 21 años visita a un gastroenterólogo con sus padres. Estudia idiomas y tiene antecedentes de artritis reumatoide juvenil por lo que recibe inyecciones de etanercept. Ella no fuma ni bebe alcohol. Refiere que en los últimos 18 meses ha presentado dolor epigástrico y molestias desencadenadas por las comidas. Interfería con la ingesta de alimentos por lo que redujo el tamaño de las comidas y eliminó los alimentos grasos. Perdió 6 kg de peso corporal durante el último medio año. Ella menciona en ese momento que el dolor se alivia hasta cierto punto con los eructos. Los padres interrumpen aquí para decir que está eructando mucho, a veces casi continuamente. Esto es confirmado por la paciente, quien afirma que el eructo es debilitante, porque el trabajo y la interacción social no son posibles cuando está eructando. Uno de los padres afirma que, debido a sus eructos, probablemente permanecerá soltera hasta que esto se resuelva. La paciente no informa relación alguna con el estrés ni con el tipo de comidas que recibe. El examen clínico no revela alteraciones, aunque se observan eructos. Actualmente está en tratamiento con pantoprazol 40 mg, etanercept y alizaprida (antieméticos). En un hospital local, la endoscopía alta con biopsias fue normal. También se sometió a una ileocolonoscopía que no mostró signos de enfermedad inflamatoria intestinal. Se realizó una impedancia/manometría de alta resolución del esófago con la administración de una comida, que mostró un patrón posprandial de eructos esofágicos o supragástricos repetitivos, es decir, flujo rápido anterógrado y retrógrado de aire en el esófago que no llega al estómago, a una velocidad de hasta una vez cada 2 segundos.[1]

Categorías de PCMD

A. **Diagnóstico Categórico:** Eructos supragástricos excesivos

B. **Modificadores Clínicos:** También coexiste dispepsia funcional/síndrome de dolor epigástrico (DF/SDE)

C. **Impacto en las Actividades Diarias:** Severo

D. **Modificadores Psicosociales:** Ninguno conocido

E. **Características Fisiológicas y Biomarcadores:** Eructos esofágicos en estudio de medición de impedancia estacionaria

Explicación de las Categorías de PCMD

A. **Diagnóstico Categórico:** Con eructos molestos y repetitivos, la paciente cumple con los criterios para eructos esofágicos según la definición de Roma IV.[2] Consulte el Apéndice A para conocer los criterios de diagnóstico. No hay aire que llegue al estómago, sino que el paciente ingiere aire hacia el esófago al expandir el tórax y bajar el diafragma contra una glotis cerrada. Luego se libera el aire, produciendo un ruido de eructo.

B. **Modificadores Clínicos:** Dispepsia funcional/síndrome de dolor epigástrico coexistentes. Los síntomas dispépticos pueden desencadenar eructos esofágicos.[2]

C. **Impacto en las Actividades Diarias:** Severo. Hay un impacto en las relaciones personales y la capacidad de trabajo.

D. **Modificadores Psicosociales:** Ninguno conocido

E. **Características Fisiológicas y Biomarcadores:** Un estudio de impedancia esofágica estacionaria mostró el patrón típico de eructos esofágicos. Este procedimiento permite documentar los eructos esofágicos, pero la observación clínica por sí sola también puede tener una buena confiabilidad para el diagnóstico.

Evaluación General

Esta mujer de 21 años presenta eructos repetitivos molestos superpuestos a los síntomas de SDE. Los síntomas han interferido con la vida diaria. La impedancia estacionaria mostró un patrón de eructos esofágicos o supra-gástricos.

Tratamiento

1. **Tranquilizar y explicar:** Estos pueden ayudar al brindarles a los pacientes un razonamiento plausible de por qué sucede esto. También puede ser útil hacer que el paciente tome conciencia de las maniobras (expandir el tórax y bajar el diafragma contra una glotis cerrada).[3] Los pacientes en ocasiones eructan repetidamente en un intento inútil de aliviar el dolor abdominal o la sensación de plenitud. El explicar que los eructos repetidos a menudo resultan en tragar más aire del que se expulsa puede ayudar a los pacientes a comprender por qué se debe evitar este comportamiento. Hacer que el paciente coloque un lápiz entre los dientes elimina abruptamente cualquier eructo supragástrico en curso y puede ayudar a aclarar el diagnóstico y el mecanismo asociado.

2. **Baclofeno:** Un pequeño estudio de etiqueta abierta mostró algún beneficio con baclofeno, 10 mg tres veces al día. El efecto se atribuyó a una disminución en la frecuencia de deglución de aire, probablemente debido a un efecto central.[4] Un ensayo de baclofeno controlado con placebo, que se centró en los episodios de rumiación, no confirmó un efecto favorable del fármaco en los episodios de eructos.[5]

3. **Intervención conductual:** Los eructos esofágicos pueden ser provocados por la ansiedad y se asocian con hipervigilancia, por lo que, como se observó en este paciente, el estrés puede agravar los episodios y la distracción puede reducirlos.[6] Los ejercicios de re-inhalación y relajación pueden ayudar al paciente a reducir la frecuencia de los episodios. Mantener una menta en la boca puede ayudar a suprimir los eventos de eructos.

4. **Terapia dirigida al eje cerebro-intestino (tratamiento cognitivo conductual):** El tratamiento cognitivo conductual es capaz de reducir los eructos supragástricos y también mejora el funcionamiento diario.[7]

Referencias

1. Talley N, Stanghellini V, Chan F, Hasler W, Malagelada JR, Suzuki H, Tack J. Gastroduodenal disorders in Drossman DA, Chang L, Chey WD, Kellow J, Tack J, Whitehead WE (eds) Rome IV Functional Gastrointestinal Disorders - Disorders of Gut-Brain Interaction, 4th Edition, Raleigh NC USA Rome Foundation 2016; pp. 903-966.
2. Bredenoord AJ, Weusten BL, Sifrim D, Timmer R, Smout AJ. Aerophagia, gastric, and supragastric belching: a study using intraluminal electrical impedance monitoring. Gut 2004; 53:1561-5.
3. Hemmink GJ, Ten Cate L, Bredenoord AJ, Timmer R, Weusten BL, Smout AJ. Speech therapy in patients with excessive supragastric belching—a pilot study. Neurogastroenterol Motil 2010 Jan;22(1):24-8,e2-3.
4. Blondeau K, Boecxstaens V, Rommel N, Farré R, Depeyper S, Holvoet L, Boeckxstaens G, Tack JF. Baclofen improves symptoms and reduces postprandial flow events in patients with rumination and supragastric belching. Clin Gastroenterol Hepatol 2012 Apr;10(4):379-84.
5. Pauwels A, Broers C, Van Houtte B, Rommel N, Vanuytsel T, Tack J. A Randomized Double-Blind, Placebo-Controlled, Cross-Over Study Using Baclofen in the Treatment of Rumination Syndrome. Am J Gastroenterol. 2018 Jan;113(1):97-104.
6. Bredenoord AJ, Weusten BL, Timmer R, Smout AJ. Psychological factors affect the frequency of belching in patients with aerophagia. Am J Gastroenterol 2006 Dec;101(12):2777-81.
7. Glasinovic E, Wynter E, Arguero J, Ooi J, Nakagawa K, Yazaki E, Hajek P, Psych CC, Woodland P, Sifrim D. Treatment of supragastric belching with cognitive behavioral therapy improves quality of life and reduces acid gastroesophageal reflux. Am J Gastroenterol. 2018 Apr;113(4):539-547.

2-11. SÍNDROME DE NÁUSEAS Y VÓMITOS CRÓNICOS (Leve)

Caso clínico

El paciente es un gastroenterólogo académico, masculino de 40 años que está siendo consultado por quejas de náuseas persistentes durante un año. Las náuseas han empeorado en los últimos seis meses, ahora ocurren tres o cuatro días a la semana, y ha perdido alrededor de cinco libras debido a la disminución de la ingesta de alimentos. El paciente niega presentar ardor retroesternal, disfagia, vómitos, dolor abdominal, diarrea o estreñimiento. Ha tenido síntomas intermitentes de enfermedad por reflujo gastroesofágico (ERGE) desde los 20 años, y se han tratado periódicamente con antagonistas H2 o inhibidores de la bomba de protones (IBP). Ha estado bien controlado con estas medidas anti-reflujo. Reporta dolores de cabeza por tensión y dificultad para dormir durante los últimos uno a dos años. No toma otros medicamentos ni drogas recreativas y bebe alcohol ocasionalmente. Admite estar bajo más estrés en el trabajo debido a la reducción de los ingresos provenientes de la financiación de la investigación y los reembolsos médicos. Puede trabajar, pero las náuseas se han vuelto más molestas e interfieren con su productividad laboral. Las pruebas de laboratorio de rutina, incluyendo una biometria hematica, un panel de química integral, calcio y hormona estimulante de la tiroides (HET), fueron normales. Una endoscopia digestiva alta y un estudio con bario del intestino delgado fueron normales. Una gammagrafía de vaciamiento gástrico también fue normal. Los IBP tienen poco efecto sobre las náuseas. Los antieméticos como la proclorperazina y la prometazina fueron parcialmente efectivos pero sedativos. El ondansetrón se ha utilizado con un beneficio moderado.

Categorías de PCMD

A. **Diagnóstico Categórico:** Síndrome de náuseas y vómitos crónicos

B. **Modificadores Clínicos:** ERGE

C. **Impacto en las Actividades Diarias:** Leve

D. **Modificadores Psicosociales:** Estrés emocional

E. **Características Fisiológicas y Biomarcadores:** Ninguno conocido

Explicación de las Categorías de PCMD

A. **Diagnóstico Categórico:** Síndrome de náuseas y vómitos crónicos. Los síntomas del paciente cumplen con los criterios diagnósticos de Roma IV para el síndrome de náuseas y vómitos crónicos.[1] Consulte el Apéndice A para conocer los criterios de diagnóstico. Las náuseas molestas ocurren varios días a la semana, no están asociadas con vómitos, y la evaluación diagnóstica que incluye electrolitos y una endoscopia superior fueron normales. Los síntomas han estado presentes durante más de seis meses.[1] Los estudios químicos normales, la HET, la endoscopia, la radiografía del intestino delgado y la gammagrafía de vaciamiento gástrico excluyen otras afecciones que causan náuseas crónicas.[1]

B. **Modificadores Clínicos:** ERGE es una condición coexistente. El paciente tiene antecedentes de ERGE de muchos años que ha sido bien controlado con medidas antirreflujo y uso intermitente de medicamentos antisecretores. Las náuseas no se asocian con el empeoramiento de los síntomas de la ERGE y no se alivian con los IBP y, por lo tanto, no es probable que se deban principalmente a la ERGE.

C. **Impacto en las Actividades Diarias:** Leve. Las náuseas, además de los dolores de cabeza, la falta de sueño y el estrés laboral crónico durante el último año, se han asociado con una disminución de la productividad laboral. El paciente respondió Leve a la pregunta: "En general, ¿en qué medida interfieren actualmente sus síntomas con sus actividades (trabajo, escuela, actividades sociales, cuidado personal, concentración y rendimiento)?"

D. **Modificadores Psicosociales:** Estrés emocional. Hay estrés emocional relacionada con el trabajo, pero no refiere ansiedad o depresión y no hay deterioro del funcionamiento habitual.

E. **Características Fisiológicas y Biomarcadores:** Ninguno conocido. No se conocen anomalías fisiológicas asociadas con las náuseas idiopáticas crónicas. Los estudios gastrointestinales, como una endoscopia, una serie del intestino delgado o una tomografía computarizada, a menudo se realizan para excluir la enfermedad gastroduodenal y la obstrucción del intestino delgado. Deben realizarse pruebas bioquímicas para excluir anomalías electrolíticas, hipercalcemia, hipotiroidismo y enfermedad de Addison. Si estas pruebas son normales, entonces es razonable considerar un escaneo de vaciamiento gástrico para evaluar la gastroparesia.[1,2]

Evaluación General

El paciente tiene síntomas de náusea sin vómitos que cumplen con los criterios de Roma IV para el síndrome de náuseas y vómitos crónicos.[1] No toma medicamentos asociados con náuseas y, por lo tanto, no tiene náuseas inducidas por medicamentos. Las náuseas pueden estar asociadas con la ERGE, que tiene este paciente, pero su ardor retroesternal ha estado bien controlado y las náuseas no se alivian con los IBP. Los estudios de diagnóstico no muestran evidencia de esofagitis erosiva, úlceras, tumores, obstrucción de la salida gástrica o del intestino delgado, o gastroparesia.

Tratamiento

1. **Antieméticos:** El tratamiento del síndrome de náuseas y vómitos crónicos no ha sido bien estudiado. Los antieméticos como la proclorperazina, la prometazina o la difenhidramina pueden ser útiles para reducir las náuseas, pero pueden ser sedativos.[2,3,4] Estos medicamentos pueden reducir las náuseas a través de sus efectos sobre el sistema nervioso central.[4]

2. **Ondansetrón:** Este es un antagonista de 5-HT_3 que puede usarse como tratamiento sintomático para casos más severos de náuseas.[5]

3. **Domperidona:** Este es un antagonista de los receptores de dopamina y un fármaco procinético que tiene efectos contra las náuseas y puede usarse, pero se ha asociado con un riesgo de prolongación del intervalo QT. La actividad "procinética" está mediada por los efectos periféricos que alteran la actividad refleja gástrica o la función motora. La metoclopramida es otro antagonista de la dopamina con efectos contra las náuseas y se ha utilizado en afecciones como la gastroparesia, pero se asocia con discinesia tardía irreversible, lo que limita su uso. [2,3,4]

4. **Neuromoduladores centrales:** Estos pueden reducir las náuseas y otros síntomas abdominales al modular la función sensoriomotora.[6] Se ha demostrado que la amitriptilina reduce las náuseas en pacientes con dispepsia funcional.[7] Se puede considerar la mirtazapina, en particular, ya que también tiene propiedades antagonistas de 5-HT_3, similares a las del ondansetrón y puede ser particularmente beneficiosa para reducir las náuseas. Además, estos agentes pueden ser sedantes y pueden ayudar a mejorar el sueño del paciente.[8,9,10] La olanzapina, un antipsicótico atípico, también se puede considerar en función de su valor en el tratamiento de las náuseas y los vómitos inducidos por la quimioterapia.[11,12]

5. **Terapia dirigida al eje cerebro-intestino:** La reducción del estrés y los enfoques terapéuticos conductuales pueden ser útiles, ya que existe una asociación temporal de estrés crónico con sus síntomas. Existe evidencia de que la terapia conductual puede reducir los síntomas gastrointestinales, incluidas las náuseas, en pacientes con dispepsia funcional.[9]

6. **Antagonistas del receptor NK-1:** Un ensayo controlado en un grupo de pacientes con náuseas, la mayoría con gastroparesia, mostró un beneficio sintomático del antagonista del receptor de neuroquinina-1 aprepitant.[13] Este costoso agente probablemente debería reservarse para casos severos.

7. **Estimulación eléctrica gástrica:** En un ensayo grande multicéntrico de alta calidad con control simulado con estimulación eléctrica gástrica para las náuseas y los vómitos refractarios crónicos, el grupo activo proporcionó un mejor control de los vómitos y las náuseas en comparación con el procedimiento

simulado.[14] Este procedimiento invasivo y costoso probablemente debería reservarse para casos severos.

Referencias

1. Talley NJ, Stanghellini V, Chan F, Hasler W, Malagelada JR, Suzuki H, Tack J. Gastroduodenal disorders in Drossman DA, Chang L, Chey WD, Kellow J, Tack J, Whitehead WE (eds) Rome IV Functional Gastrointestinal Disorders - Disorders of Gut-Brain Interaction, 4th Edition, Raleigh NC USA Rome Foundation 2016; pp. 903-966.
2. Tack J, Talley NJ. Gastroduodenal disorders. Am J Gastroenterol 2010; 105:757-63.
3. Talley NJ. Functional nausea and vomiting. Aust Fam Physician 2007; 36:694-7.
4. Hasler W, Chey WD. Nausea, and vomiting. Gastroenterology 2003; 125:1860-7.
5. Cooke CE, Mehra IV. Oral ondansetron for preventing nausea and vomiting. American journal of hospital pharmacy 1994;51(6):762-71.
6. Dekel R, Drossman DA, Sperber AD. The use of psychotropic agents in irritable bowel syndrome. Expert Opin Investig Drugs 2013;22(3);329-39.
7. Braak B, Klooker TK, Wouters MM, Lei A, Van de Wijngaard RM, Boeckxstaens GE. Randomized clinical trial: the effects of amitriptyline on drinking capacity and symptoms in patients with functional dyspepsia, a double-blind placebo-controlled study. Aliment Pharmacol Ther 2011; 34: 638-648.
8. Chen CC, Lin CS, Ko YP, Hung YP, Lao HC, Hsu YW. Premedication with mirtazapine reduces preoperative anxiety and postoperative nausea and vomiting. Anesth Analg 2008; 106:109-113.
9. Thompson DS: Mirtazapine for the treatment of depression and nausea in breast and gynecological oncology. Psychosomatics 2000; 41:356-9.
10. Haug TT, Wilhelmsen I, Svebak S, Berstad A, Ursin H. Psychotherapy in functional dyspepsia. J Psychosom Res 1994; 38:735-44.
11. Navari RM, Loprinzi ChL Olanzapine for Chemotherapy-Induced Nausea and Vomiting. N Engl J Med. 2016 Oct 6;375(14):1396.
12. Drossman DA, Tack J, Ford AC, et al. Neuromodulators for Functional GI Disorders (Disorders of Gut-Brain Interaction): A Rome Foundation Working Team Report. Gastroenterology 2018; 154:1140-1171.
13. Pasricha PJ, Yates KP, Sarosiek I, McCallum RW, Abell TL, Koch KL, Nguyen LAB, Snape WJ, Hasler WL, Clarke JO, Dhalla S, Stein EM, Lee LA, Miriel LA, Van Natta ML, Grover M, Farrugia G, Tonascia J, Hamilton FA, Parkman HP; NIDDK Gastroparesis Clinical Research Consortium (GpCRC). Aprepitant Has Mixed Effects on Nausea and Reduces Other Symptoms in Patients with Gastroparesis and Related Disorders. Gastroenterology. 2018 Jan;154(1):65-76. e11.
14. Ducrotte P, Coffin B, Bonaz B, Fontaine P, Des Varannes SB, Zerbib F, Caiazzo R, Charles Grimaud J, Mion F, Hadjadj S, Elie Valensi P, Vuitton L, Charpentier G, Ropert A, Altwegg R, Pouderoux P, Dorval E, Dapoigny M, Duboc H, Yves Benhamou P, Schmidt A, Donnadieu N, Gourcerol G, Guerci B; ENTERRA research Group. Gastric Electrical Stimulation Reduces Refractory Vomiting in a Randomized Cross-Over Trial. Gastroenterology. 2019 Oct 21. pii: S0016-5085(19)41463-7.

2-12. SÍNDROME DE NÁUSEAS Y VÓMITOS CRÓNICOS (Moderado)

Caso clínico

Una mujer taxista de 28 años es remitida para una segunda opinión a una clínica gastrointestinal especializada en trastornos gastrointestinales funcionales. Refiere náuseas y vómitos desde hace tres años, sin aparición brusca, y con empeoramiento gradual de los síntomas, especialmente durante el último año. Ahora vomita de una a tres veces al día después de la comida y los síntomas afectan negativamente su vida diaria, impidiéndole participar en actividades sociales; sin embargo, ella es capaz de trabajar. Niega otros síntomas gastrointestinales, excepto por molestias leves ocasionales en el epigastrio que preceden a algunos de los episodios de vómitos. Desde el inicio de los síntomas, ha perdido 5 kg y ha desarrollado síntomas depresivos leves. Se le prescribió mirtazapina para las náuseas y los vómitos. Los exámenes y pruebas han sido negativos, incluyendo la endoscopia del tubo digestivo superior con prueba de *Helicobacter pylori*, gammagrafía gástrica, tomografías computarizadas del abdomen y el cerebro, prueba de embarazo y pruebas de laboratorio de rutina. Los fármacos antieméticos o los inhibidores de la bomba de protones no son útiles. Ella niega el uso de cannabinoides.

Categorías de PCMD

A. **Diagnóstico Categórico:** Síndrome de náuseas y vómitos crónicos

B. **Modificadores Clínicos:** Pérdida de peso, vómitos diarios

C. **Impacto en las Actividades Diarias:** Moderado

D. **Modificadores Psicosociales:** Depresión leve

E. **Características Fisiológicas y Biomarcadores:** Ninguno conocido

Explicación de las Categorías de PCMD

A. **Diagnóstico Categórico:** El diagnóstico de síndrome de náuseas y vómitos crónicos se cumplió de acuerdo con los criterios de Roma IV,[1] y se ha sometido a pruebas exhaustivas con resultados negativos debido a la severidad y duración prolongada de sus síntomas, combinados con la pérdida de peso. Consulte el Apéndice A para conocer los criterios de diagnóstico.

B. **Modificadores Clínicos:** Pérdida de peso, vómitos diarios. Ha perdido 5 kg por su incapacidad de mantener una ingesta suficiente de nutrientes debido a sus vómitos diarios después de la ingesta de alimentos.

C. **Impacto en las Actividades Diarias:** Moderado. Refiere síntomas moderados que le impiden participar en actividades sociales; sin embargo, aún puede ir a trabajar a pesar de sus síntomas, pero evita comer mientras trabaja para prevenir episodios de vómitos en el trabajo. La paciente respondió Moderado a la pregunta: "En general, ¿en qué medida interfieren actualmente sus síntomas con sus actividades (trabajo, escuela, actividades sociales, autocuidado, concentración y rendimiento)?"

D. **Modificadores Psicosociales:** Depresión leve. Ha desarrollado síntomas depresivos leves después del inicio de sus náuseas y vómitos.

E. **Características Fisiológicas y Biomarcadores:** Ninguno conocido

Evaluación General

Esta mujer de 28 años presenta náuseas crónicas y vómitos diarios durante tres años sin explicación en las investigaciones clínicas. El impacto de los síntomas en la vida diaria es moderado, y se acompañan de una pérdida de peso de 5 kg.

Tratamiento

1. **Apoyo nutricional/consejos dietéticos:** El objetivo más importante del tratamiento es ayudar a la paciente a aumentar de peso y evitar que pierda más peso. Se puede intentar dar consejos dietéticos a los pacientes con gastroparesia, es decir, se pueden probar comidas más pequeñas y frecuentes con bajo contenido de grasa y fibra,[2] y lo mismo se aplica a las comidas con tamaño de partículas pequeñas,[3] aunque no existen ensayos formales de tratamiento dietético para pacientes con vómito funcional. La nutrición enteral debe usarse el mayor tiempo posible; Se puede considerar la nutrición parenteral si hay una pérdida de peso continua y no hay éxito con la alimentación oral/enteral, o cuando se necesita un aumento de peso a corto plazo.

2. **Medicamentos contra las náuseas:** Los antagonistas de la histamina H1 (prometazina) o los antagonistas de 5-HT3 (ondansetrón, granisetrón) a menudo se prueban en pacientes con náuseas y vómitos inexplicables, pero nuevamente, no existen ensayos formales para pacientes con vómitos funcionales con estos medicamentos.[4] Sin embargo, ocasionalmente se logra una respuesta sintomática positiva con estos fármacos en pacientes selectos.

3. **Agentes procinéticos:** La metoclopramida y la domperidona están principalmente indicadas para las náuseas y los vómitos relacionados con el vaciamiento gástrico retardado,[5] pero también los pacientes con vómitos funcionales, pueden responder favorablemente a estos fármacos. Sin embargo, ambos se han asociado con posibles eventos adversos (pseudo-parkinsonismo

con metoclopramida y prolongación del intervalo QT con domperidona), por lo que no se deben usar más de las dosis estándar y se debe evaluar cuidadosamente la medicación concomitante.

4. **Neuromoduladores:** La paciente presentaba síntomas depresivos leves, y a la hora de elegir entre los diferentes fármacos antidepresivos, la mirtazapina parecía ser la mejor elección por su efecto positivo sobre las náuseas, los vómitos y la pérdida de peso.[6-9] La olanzapina, un antipsicótico atípico, también puede considerarse en función de su valor en el tratamiento de las náuseas y los vómitos inducidos por la quimioterapia.[9,10]

5. **Terapia dirigida al eje cerebro-intestino (tratamiento/apoyo psicológico):** Debido a los síntomas debilitantes de las náuseas y los vómitos que a menudo tienen un efecto profundo en la vida diaria, el apoyo psicológico es de gran importancia, pero no existen ensayos formales sobre el efecto de las diferentes opciones de tratamiento psicológico sobre los síntomas en pacientes con vómito funcional.[4]

6. **Antagonistas del receptor NK-1:** Un ensayo controlado en un grupo de pacientes con náuseas, la mayoría con gastroparesia mostró un beneficio sintomático del antagonista del receptor de neuroquinina-1 aprepitant.[9] Este costoso agente probablemente debería reservarse para casos severos.

7. **Estimulación eléctrica gástrica (EEG):** La estimulación eléctrica gástrica ha sido evaluada, principalmente para pacientes con náuseas y vómitos relacionados con el retraso del vaciamiento gástrico, es decir, gastroparesia.[5,10] En un reciente ensayo grande multicéntrico de alta calidad con control simulado y estimulación eléctrica gástrica para las náuseas y los vómitos refractarios crónicos, el brazo activo proporcionó un mejor control de los vómitos y las náuseas que el procedimiento simulado.[11] Este procedimiento invasivo y costoso probablemente debería reservarse para casos severos. Sin embargo, no todos los pacientes responden favorablemente, y antes de implantar un estimulador eléctrico gástrico, se puede usar un EEG percutáneo temporal, idealmente con períodos ciegos de "encendido" versus "apagado", para seleccionar pacientes que responderán favorablemente y, por lo tanto, son apropiados para tratamiento permanente con Implantación de EEG.[12-14] Esta opción de tratamiento solo está disponible en algunos centros altamente especializados en los Estados Unidos y Europa.

Referencias

1. Talley NJ, Stanghellini V, Chan F, Hasler W, Malagelada JR, Suzuki H, Tack J. Gastroduodenal disorders in Drossman DA, Chang L, Chey WD, Kellow J, Tack J, Whitehead WE (eds) Rome IV Functional Gastrointestinal Disorders - Disorders of Gut-Brain Interaction, 4th Edition, Raleigh NC USA Rome Foundation 2016; pp. 903-966.

2. Camilleri M, Parkman HP, Shafi MA, Abell TL, Gerson L. Clinical guideline: management of gastroparesis. Am J Gastroenterol 2013; 108:18-37.
3. Olausson EA, Storsrud S, Grundin H, Isaksson M, Attvall S, Simren M. A small particle size diet reduces upper gastrointestinal symptoms in patients with diabetic gastroparesis: a randomized controlled trial. Am J Gastroenterol 2014; 109:375-85.
4. Quigley EM, Hasler WL, Parkman HP. AGA technical review on nausea and vomiting. Gastroenterology 2001; 120:263-86.
5. Abrahamsson H. Treatment options for patients with severe gastroparesis. Gut 2007; 56:877-83.
6. Chen CC, Lin CS, Ko YP, Hung YC, Lao HC, Hsu YW. Premedication with mirtazapine reduces preoperative anxiety and postoperative nausea and vomiting. Anesth Analg 2008; 106:109-13.
7. Thompson DS. Mirtazapine for the treatment of depression and nausea in breast and gynecological oncology. Psychosomatics 2000; 41:356-9.
8. Alam A, Voronovich Z, Carley JA. A review of therapeutic uses of mirtazapine in psychiatric and medical conditions. Prim Care Companion CNS Disord 2013;15(5).
9. Drossman DA, Tack J, Ford AC, et al. Neuromodulators for Functional GI Disorders (Disorders of Gut-Brain Interaction): A Rome Foundation Working Team Report. Gastroenterology 2018; 154:1140-1171.
10. Navari RM, Loprinzi ChL Olanzapine for Chemotherapy-Induced Nausea and Vomiting. N Engl J Med. 2016 Oct 6;375(14):1396.
11. Pasricha PJ, Yates KP, Sarosiek I, McCallum RW, Abell TL, Koch KL, Nguyen LAB, Snape WJ, Hasler WL, Clarke JO, Dhalla S, Stein EM, Lee LA, Miriel LA, Van Natta ML, Grover M, Farrugia G, Tonascia J, Hamilton FA, Parkman HP; NIDDK Gastroparesis Clinical Research Consortium (GpCRC). Aprepitant Has Mixed Effects on Nausea and Reduces Other Symptoms in Patients with Gastroparesis and Related Disorders. Gastroenterology. 2018 Jan;154(1):65-76. e11.
12. McCallum RW, Lin Z, Forster J, Roeser K, Hou Q, Sarosiek I. Gastric electrical stimulation improves outcomes of patients with gastroparesis for up to 10 years. Clin Gastroenterol Hepatol 2011; 9:314-9 e1.
13. Ducrotte P, Coffin B, Bonaz B, Fontaine P, Des Varannes SB, Zerbib F, Caiazzo R, Charles Grimaud J, Mion F, Hadjadj S, Elie Valensi P, Vuitton L, Charpentier G, Ropert A, Altwegg R, Pouderoux P, Dorval E, Dapoigny M, Duboc H, Yves Benhamou P, Schmidt A, Donnadieu N, Gourcerol G, Guerci B; ENTERRA research Group. Gastric Electrical Stimulation Reduces Refractory Vomiting in a Randomized Cross-Over Trial. Gastroenterology. 2019 Oct 21. pii: S0016-5085(19)41463-7.
14. Andersson S, Ringstrom G, Elfvin A, Simren M, Lonroth H, Abrahamsson H. Temporary percutaneous gastric electrical stimulation: a novel technique tested in patients with non-established indications for gastric electrical stimulation. Digestion 2011; 83:3-12.

2-13. SÍNDROME DE VÓMITO CÍCLICO (Severo)

Caso clínico

Una abogada en formación de 28 años describe episodios intermitentes de vómitos repetidos e incontrolables que duran hasta 48 horas y que comenzaron unos cinco años antes. Ha tenido numerosos ingresos hospitalarios con vómitos y dolor abdominal, por lo que ha recibido rehidratación endovenosa, analgesia opiácea, y varios días de hospitalización. Durante estos eventos, se le han realizado exámenes de bioquímica sanguínea y hematología, cultivo de orina, dos gastroscopías, biopsia duodenal, una ecografía abdominal, una tomografía computarizada y estudios de intestino delgado por resonancia magnética, los cuales todos han sido reportados como normales. No ha perdido peso, y entre ataques tiene síntomas mínimos de ardor retroesternal y náuseas ocasionales. Su médico de atención primaria le recetó un inhibidor de la bomba de protones que eliminó el ardor retroesternal, pero no tuvo ningún efecto sobre la frecuencia de los ataques. Hay antecedentes familiares de migraña, pero la paciente no describe ataques de migraña. No hay antecedentes de abuso de cannabis. El examen físico es normal. Una consulta psiquiátrica durante una hospitalización la encontró ansiosa, pero por lo demás no reveló anomalías significativas ni evidencia de un trastorno alimentario. Los estudios de vaciamiento gástrico mostraron un vaciamiento gástrico rápido inicial vaciando lentamente hasta normalizarse en la fase tardía. Las hospitalizaciones son cada vez más frecuentes, hasta tres veces al mes, y están interrumpiendo sus estudios. Ella pidió una carta a sus supervisores para explicar por qué está atrasada en sus tareas académicas, ya que corre el riesgo de que se le niegue la oportunidad de completar sus exámenes finales de calificación.

Categorías de PCMD

A. **Diagnóstico Categórico:** Síndrome de vómito cíclico

B. **Modificadores Clínicos:** Reflujo gastroesofágico

C. **Impacto en las Actividades Diarias:** Severo

D. **Modificadores Psicosociales:** Ansiedad

E. **Características Fisiológicas y Biomarcadores:** Vaciamiento gástrico rápido inicial

Explicación de las Categorías de PCMD

A. **Diagnóstico Categórico:** La paciente cumple con los criterios de Roma IV para el síndrome de vómitos cíclicos. Consulte el Apéndice A para conocer los criterios de diagnóstico. Ella describe los episodios de vómitos repetidos incontrolados típicos del síndrome de vómitos cíclicos. Las características de diagnóstico incluyen la falta de síntomas entre los episodios y el dolor abdominal intenso durante los vómitos repetidos. Se debe investigar el uso de cannabis, ya que puede aliviar los síntomas, pero en exceso puede causar vómitos cíclicos.[1] Una pista útil es el hecho de que los pacientes con hiperémesis cannabinoide a menudo encuentran alivio con baños o duchas calientes que alivian las náuseas a través de un mecanismo desconocido.[1] El uso crónico de opiáceos también puede estar asociado con el síndrome de vómitos cíclicos cuando se asocia con un mal pronóstico.[2]

B. **Modificadores Clínicos:** Hay síntomas de reflujo asociados. Los vómitos repetidos pueden debilitar el esfínter esofágico inferior, lo que provoca reflujo entre los ataques.

C. **Impacto en las Actividades Diarias:** La naturaleza debilitante de los ataques y la necesidad de hospitalización hacen que el impacto sea severo, al igual que el probable riesgo a largo plazo de interrumpir su carrera. La paciente respondió Severo a la pregunta: "En general, ¿en qué medida interfieren actualmente sus síntomas con sus actividades (trabajo, escuela, actividades sociales, autocuidado, concentración y rendimiento)?"

D. **Modificadores Psicosociales:** La paciente es ansiosa por naturaleza sobre la trascendencia de los ataques, y tampoco ayuda la reacción del personal médico que no la conoce, al ser vista en urgencias.

E. **Características Fisiológicas y Biomarcadores:** El vaciamiento gástrico rápido en lugar del retraso en el vaciamiento es típico del síndrome de vómitos cíclicos cuando se estudia durante un período de remisión de los vómitos.[3]

Evaluación General

Vómitos cíclicos severos de la edad adulta agravados por la falta de un manejo consistente de cada ataque.

Tratamiento

1. **Medicamentos para el tratamiento crónico:** No existen ensayos aleatorios controlados con placebo en los que se pueda basar el tratamiento. La literatura en adultos es particularmente escasa,[4] y se describe mejor en niños en los que hay superposición con migraña abdominal.[5,6] Los niños a menudo reciben la etiqueta de "migraña abdominal" que puede ser parte de un espectro entre migraña, migraña abdominal y vómitos cíclicos, y por esa razón, algunos responden a la profilaxis de la migraña con medicamentos tales como pizotifeno,

triptanos o propranolol. Estos pueden valer la pena probarlos en adultos. Se ha informado anecdóticamente que los antidepresivos tricíclicos a largo plazo reducen la frecuencia de los ataques [7] al igual que los anticonvulsivos como el levetiracetam.[2,8]

2. **Tratamiento de un episodio agudo:** Cuando se produce un episodio agudo, la experiencia práctica sugiere que es útil darle al paciente una carta dirigida al "médico de admisión" que pueda mostrar en la sala de emergencias, ya que permite un tratamiento rápido sin las demoras asociadas con estudios negativas en serie. La carta debe describir su condición y enumerar sus síntomas de ataque y los estudios normales previas, los cuales no necesita repetir. Debe definir su manejo para asegurar que obtenga ingreso inmediato y lo siguiente:
   - **a.** Ciclizina, metoclopramida, prometazina u ondansetrón intravenosos para las náuseas
   - b Clorpromazina intravenosa o diazepam/lorazepam para reducir la ansiedad que a menudo agrava los síntomas. Estos sedantes son útiles para terminar un ataque, particularmente si el paciente puede irse a dormir.
   - **c.** Rehidratación con solución salina intravenosa añadiendo potasio. Estos reemplazan la pérdida de cloruro al vomitar HCl y la pérdida renal de potasio asociada con la deshidratación.
   - **d.** Puede ser necesaria la analgesia, pero se deben evitar los opiáceos ya que existe un riesgo real de volverse dependiente. Además, los opioides pueden empeorar las náuseas y los vómitos.

3. **Profilaxis:** Es importante comprobar que el paciente no abusa del cannabis ya que los vómitos cíclicos son una asociación bien reconocida.[1] Los pacientes pueden tomar cannabis, que inicialmente puede aliviar las náuseas, pero en dosis altas los vómitos se agravan, posiblemente debido a una toxina no cannabinoide en la resina.[1]

Referencias

1. Allen JH, de Moore GM, Heddle R, Twartz JC. Cannabinoid hyperemesis: cyclical hyperemesis in association with chronic cannabis abuse. Gut 2004; 53(11):1566-1570.
2. Hejazi RA, Lavenbarg TH, Foran P, McCallum RW. Who are the non-responders to standard treatment with tricyclic antidepressant agents for cyclic vomiting syndrome in adults? Aliment Pharmacol Ther 2010; 31(2):295-301.
3. Hejazi RA, Lavenbarg TH, McCallum RW. Spectrum of gastric emptying patterns in adult patients with cyclic vomiting syndrome. Neurogastroenterol Motil 2010; 22(12):1298-302, e338.
4. Fleisher DR, Gornowicz B, Adams K, Burch R, Feldman EJ. Cyclic Vomiting Syndrome in 41 adults: the illness, the patients, and problems of management. BMC Med 2005; 3:20.
5. Drumm BR, Bourke B, Drummond J, McNicholas F, Quinn S, Broderick A, Taaffe S, Twomey J, Rowland M. Cyclical vomiting syndrome in children: a prospective study. Neurogastroenterol Motil 2012; 24(10):922-927.

6. Kumar N, Bashar Q, Reddy N, Sengupta J, Ananthakrishnan A, Schroeder A, Hogan WJ, Venkatesan T. Cyclic vomiting syndrome (CVS): is there a difference based on onset of symptoms – pediatric versus adult? BMC Gastroenterol 2012; 12(1):52.
7. Hejazi RA, Reddymasu SC, Namin F, Lavenbarg T, Foran P, McCallum RW. Efficacy of tricyclic antidepressant therapy in adults with cyclic vomiting syndrome: a two-year follow-up study. J Clin Gastroenterol 2010; 44(1):18-21.
8. Clouse RE, Sayuk GS, Lustman PJ, Prakash C. Zonisamide or levetiracetam for adults with cyclic vomiting syndrome: a case series. Clin Gastroenterol Hepatol 2007; 5(1):44-48.

2-14. SÍNDROME DE RUMIACIÓN EN ADULTOS (Moderado)

Caso clínico

Un contador de 26 años es referido a un gastroenterólogo por lo que se le ha diagnosticado como vómitos refractarios. Desde hace varios años no puede comer sin que le suba comida a la boca, que luego expulsa. La comida puede salir después de varios minutos y la regurgitación puede durar 30 minutos. Por lo general, va al baño para expulsar la comida, pero si no hay uno disponible, tragará la comida de nuevo. No hay náuseas o arcadas previas, y los síntomas solo ocurren después de las comidas. La comida regurgitada mantiene su sabor como si no fuera digerida, y las regurgitaciones se detienen cuando la comida se vuelve amarga. Este problema le ha hecho evitar las comidas, especialmente en compañía de otras personas, y ha perdido 3 kg desde el inicio de los síntomas. Los síntomas no han interferido con su capacidad para hacer su trabajo. No fuma y rara vez consume alcohol. La endoscopia superior con biopsias, histopatología y pruebas de *Helicobacter pylori* son negativas, y la biometria hemática y perfil metabólico fueron normales. Los inhibidores de la bomba de protones y los antieméticos/procinéticos no fueron útiles. Una prueba de vaciamiento gástrico fue normal.

Categorías de PCMD

A. **Diagnóstico Categórico:** Síndrome de rumiación

B. **Modificadores Clínicos:** Ninguno conocido

C. **Impacto en las Actividades Diarias:** Moderado

D. **Modificadores Psicosociales:** Ninguno conocido

E. **Características Fisiológicas y Biomarcadores:** Ninguno conocido

Explicación de las Categorías de PCMD

A. **Diagnóstico Categórico:** El paciente cumple con los criterios de Categoría A Roma IV para el síndrome de rumiación. Consulte el Apéndice A para conocer los criterios de diagnóstico. Típico del síndrome de rumiación es la historia de regurgitación refractaria del contenido gástrico (a menudo percibida como "vómitos"), que ocurre después de las comidas y no está precedida por náuseas o arcadas. La naturaleza sin esfuerzo de la regurgitación, el sabor conservado de la comida que sale y la capacidad de tragarla nuevamente son todas características del síndrome de rumiación.[1]

B. **Modificadores Clínicos:** Ninguno conocido

C. **Impacto en las Actividades Diarias:** El impacto de los síntomas es moderado: el paciente evita las comidas con otras personas y ha perdido algunos kilogramos de peso corporal. Por otro lado, ha podido seguir funcionando profesionalmente. El paciente respondió de grado "Moderado" a la pregunta: "En general, ¿en qué medida interfieren actualmente sus síntomas con sus actividades (trabajo, escuela, actividades sociales, autocuidado, concentración y rendimiento)?"

D. **Modificadores Psicosociales:** Ninguno conocido. En el pasado, se decía que la rumiación ocurría principalmente en niños con trastornos mentales o psiquiátricos subyacentes. Sin embargo, estudios más recientes han establecido que la condición se presenta con frecuencia en adultos sin ninguno de estos trastornos predisponentes o asociados.[1]

E. **Características Fisiológicas y Biomarcadores:** En este caso, una prueba de vaciamiento gástrico resultó normal. La rumiación a menudo se diagnostica erróneamente como gastroparesia (si se considera vómito) o enfermedad por reflujo refractaria (si se considera regurgitación). La confirmación se puede realizar mediante una manometría estacionaria y un estudio de impedancia con la administración de una comida. Los hallazgos típicos incluyen una presión del esfínter esofágico inferior posprandial baja o ausente y también episodios de movimiento retrógrado del contenido gástrico en la impedancia precedida por aumentos de la presión intragástrica. Estos últimos reflejan contracciones de la pared abdominal que impulsan la regurgitación.[2]

Evaluación General

Este joven presenta síntomas de síndrome de rumiación moderadamente severos. Los síntomas hacen que evite comer con otras personas y le han inducido una modesta pérdida de peso. El estudio del tubo digestivo alto (gastrointestinal), incluida la prueba de vaciamiento gástrico, fue normal.

Tratamiento

1. **Tranquilizar y explicar:** Esto se ha utilizado tradicionalmente para tratar inicialmente el síndrome de rumiación. Sin embargo, no está claro hasta qué punto esto es benéfico para los síntomas y las preocupaciones de los pacientes.

2. **Terapia conductual:** Esta terapia, y en particular la respiración diafragmática, tiene como objetivo evitar el aumento de la presión intraabdominal centrándose en los movimientos musculares diafragmáticos en lugar de los de la pared abdominal durante la respiración después de las comidas.[2-4]

3. **Baclofeno:** Un pequeño estudio abierto mostró el beneficio del baclofeno, 10 mg tres veces al día.[5] Esto se confirmó en un ensayo cruzado controlado.[6] El

efecto se atribuyó a un aumento en la presión del esfínter esofágico inferior después de la comida, haciéndolo más difícil de ser superado por aumentos de la presión intraabdominal.

4. **Neuromoduladores (tratamiento contra la ansiedad):** La rumiación puede ser inducida por la ansiedad o una respuesta condicionada al estrés. En estas situaciones, se pueden usar medicamentos contra la ansiedad como la buspirona o un inhibidor selectivo de la recaptación de serotonina. Además, la buspirona también puede mostrar un beneficio fisiológico, ya que también aumenta la relajación receptiva gástrica, lo que puede reducir la incomodidad que provoca la deglución de aire y los eructos. Sin embargo, actualmente no hay estudios que confirmen estas observaciones clínicas.

5. **Cirugía antirreflujo:** Se ha reportado que esta cirugía controla el comportamiento de rumiación en casos refractarios.[2]

Referencias

1. Talley NJ, Stanghellini V, Chan F, Hasler W, Malagelada JR, Suzuki H, Tack J. Gastroduodenal disorders in Drossman DA, Chang L, Chey WD, Kellow J, Tack J, Whitehead WE (eds) Rome IV Functional Gastrointestinal Disorders - Disorders of Gut-Brain Interaction, 4th Edition, Raleigh NC USA Rome Foundation 2016; pp. 903-966.
2. Tack J, Blondeau K, Boecxstaens V, Rommel N. Review article: the pathophysiology, differential diagnosis, and management of rumination syndrome. Aliment Pharmacol Ther 2011 Apr;33(7):782-8.
3. Chitkara DK, Van Tilburg M, Whitehead WE, Talley NJ. Teaching diaphragmatic breathing for rumination syndrome. Am J Gastroenterol 2006 Nov;101(11):2449-52.
4. Blondeau K, Boecxstaens V, Rommel N, Farré R, Depeyper S, Holvoet L, Boeckxstaens G, Tack JF. Baclofen improves symptoms and reduces postprandial flow events in patients with rumination and supragastric belching. Clin Gastroenterol Hepatol 2012 Apr;10(4):379-84.
5. Murray HB, Juarascio AS, Di Lorenzo C, Drossman DA, Thomas JJ. Diagnosis and Treatment of Rumination Syndrome: A Critical Review. Am J Gastroenterol. 2019 Apr;114(4):562-578.
6. Pauwels A, Broers C, Van Houtte B, Rommel N, Vanuytsel T, Tack J. A Randomized Double-Blind, Placebo-Controlled, Cross-Over Study Using Baclofen in the Treatment of Rumination Syndrome. Am J Gastroenterol. 2018 Jan;113(1):97-104.

2-15. SÍNDROME DE RUMIACIÓN EN ADULTOS (Severo)

Caso clínico

Una mujer de 24 años es remitida a un centro de motilidad para el manejo de síntomas de gastroparesia refractaria. Un gastroenterólogo la había visto por vómitos persistentes con pérdida rápida de peso y signos de deshidratación. El problema comenzó hace aproximadamente medio año, después de una gastroenteritis aguda con diarrea y vómitos, pero los vómitos persistieron. Ahora hay "vómitos" diarios, pero esto no está asociado con arcadas. También hay dolor epigástrico y pérdida de apetito. La evaluación exhaustiva que incluye endoscopia con biopsias, pruebas de laboratorio exhaustivas que incluyen tiroides, electrolitos y serología celíaca, series de rayos X gastrointestinales superiores, ECG Holter de 24 horas (electrocardiograma) y una resonancia magnética (RM) del cerebro fueron normales. Una prueba de vaciamiento gástrico mostró un retraso modesto en el vaciado gástrico (81 minutos tiempo medio de vaciado con 75 como límite superior de lo normal), y se le diagnosticó gastroparesia. No respondió a los fármacos antieméticos y procinéticos, incluidos domperidona, metoclopramida, eritromicina y prucaloprida. También se le diagnosticó intolerancia a la lactosa, pero la eliminación de la lactosa no modificó los síntomas. El ondansetrón no logró controlar los vómitos y la clorpromazina fue mal tolerada. En total, perdió 15 kg de peso corporal y ahora pesa 65 kg para 187 cm (IMC 18.6 kg/m^2). Necesita vomitar con cada comida. Por lo general, tiene que correr al baño para vomitar durante la comida. De hecho, se necesitaron tres intentos para completar el vaciado gástrico, porque vomitó la comida de prueba en los primeros dos intentos. Solía tener presión arterial baja, que empeoró con la pérdida de peso, y tuvo cuatro episodios sincopales durante el último año. Ahora apenas come y bebe principalmente agua. Ella reporta estreñimiento, pero esto puede ser secundario a la disminución de la ingesta. Tras un interrogatorio detallado, el vómito ocurre únicamente las primeras 2 horas posprandiales. Corre al baño para "vomitar" la comida, pero si no hay baño disponible, se traga el vómito de nuevo. También hay náuseas, pero gran parte de los vómitos no van precedidos de náuseas. Un estudio de manometría e impedancia estacionaria con administración de una comida mostró un patrón típico de síndrome de rumiación.

Categorías de PCMD

A. Diagnóstico Categórico: Síndrome de rumiación

B. Modificadores Clínicos: Inicio posterior a una infección

C. **Impacto en las Actividades Diarias:** Severo

D. **Modificadores Psicosociales:** Ninguno conocido

E. **Características Fisiológicas y Biomarcadores:** Gastroparesia

Explicación de las Categorías de PCMD

A. **Diagnóstico Categórico:** La paciente cumple con los criterios de Roma IV para el síndrome de rumiación. Consulte el Apéndice A para conocer los criterios de diagnóstico. Típico del síndrome de rumiación es la relacionada con la regurgitación refractaria del contenido gástrico (a menudo informado como "vómitos"), que ocurre después de las comidas y no necesariamente precedida por náuseas o arcadas. La naturaleza sin esfuerzo de la regurgitación, el sabor conservado de la comida que sale y la capacidad de tragarla nuevamente son todas características del síndrome de rumiación.[1]

B. **Modificadores Clínicos:** Origen posinfeccioso. También hay síntomas dispépticos asociados. El patrón de síntomas comenzó de forma aguda con un episodio de diarrea y vómitos similar a la gastroenteritis. La diarrea se resolvió, pero persistieron la regurgitación y los síntomas dispépticos. Esto sugiere un diagnóstico de dispepsia o gastroparesia post-infecciosas.[2,3]

C. **Impacto en las Actividades Diarias:** El impacto de los síntomas es severo: hay una gran pérdida de peso, síncope secundario e incapacidad para funcionar. La paciente respondió Severo a la pregunta: "En general, ¿en qué medida interfieren actualmente sus síntomas con sus actividades (trabajo, escuela, actividades sociales, cuidado personal, concentración y rendimiento)?"

D. **Modificadores Psicosociales:** Ninguno conocido. En el pasado, se decía que la rumiación ocurría principalmente en niños con trastornos mentales o psiquiátricos subyacentes. Sin embargo, ahora está bien establecido que la condición ocurre con frecuencia en adultos sin ninguno de estos trastornos predisponentes o asociados.[1]

E. **Características Fisiológicas y Biomarcadores:** En este caso, se encontró que una prueba de vaciamiento gástrico mostró un retraso en el vaciamiento. La rumiación a menudo se diagnostica erróneamente como gastroparesia (si se considera vómito) o enfermedad por reflujo refractaria (si se considera regurgitación). En este caso, el diagnóstico de síndrome de rumiación también se confirmó mediante una manometría estacionaria y un estudio de impedancia con la administración de una comida. Los hallazgos típicos incluyen una presión del esfínter esofágico inferior posprandial baja o ausente y también episodios de movimiento retrógrado del contenido gástrico en la impedancia precedida por aumentos de la presión intragástrica. Estos últimos reflejan contracciones de la pared abdominal que impulsan la regurgitación.[2]

Evaluación General

Esta joven presenta "vómitos refractarios y gastroparesia". Los síntomas han causado una gran pérdida de peso, deshidratación, síncope e incapacidad para funcionar. El estudio del tracto gastrointestinal (GI) superior, incluida la prueba de vaciamiento gástrico, que se retrasó, y una investigación orgánica extensa fue normal. Sin embargo, el patrón de síntomas es más sugestivo de síndrome de rumiación, que fue confirmado por manometría de impedancia esofágica. Existe una dispepsia post-infecciosa subyacente o una gastroparesia post-infecciosa, que pueden desencadenar el comportamiento de rumiación.

Tratamiento

1. **Tranquilizar y explicar:** Esto se ha utilizado tradicionalmente para tratar inicialmente el síndrome de rumiación. Sin embargo, no está claro hasta qué punto esto es beneficioso para los síntomas y las preocupaciones de los pacientes. En este caso, también se le puede explicar a la paciente el vínculo con la infección aguda.

2. **Terapia conductual:** La terapia conductual, y en particular la respiración diafragmática, tiene como objetivo evitar los aumentos de la presión intraabdominal centrándose en los movimientos musculares diafragmáticos en lugar de los de la pared abdominal durante la respiración después de las comidas.[4,5]

3. **Baclofeno:** Un pequeño estudio abierto mostró el beneficio del baclofeno, 10 mg tres veces al día.[6] Esto se confirmó en un ensayo cruzado controlado.[7] El efecto se atribuyó a un aumento en la presión del esfínter esofágico inferior después de la comida, haciéndolo más difícil de ser superado por aumentos de la presión intraabdominal.

4. **Tratamiento contra la ansiedad:** La rumiación puede ser desencadenada por síntomas dispépticos, posiblemente impulsados inicialmente por la impresión de que eructar podría aliviar el malestar estomacal. Esto puede evolucionar hacia una rumiación habitual después de la comida. En este caso, los síntomas comenzaron tras una gastroenteritis aguda, por lo que hay un componente de dispepsia o gastroparesia post-infecciosas. La supresión de los eventos de rumiación mediante terapia conductual o baclofeno puede controlar la regurgitación del contenido gástrico, pero es probable que los síntomas dispépticos persistan o incluso empeoren levemente.

5. **Cirugía antirreflujo:** Esta cirugía se ha informado que controla el comportamiento de rumiación en casos refractarios.[4]

Referencias

1. Talley NJ, Stanghellini V, Chan F, Hasler W, Malagelada JR, Suzuki H, Tack J. Gastroduodenal disorders in Drossman DA, Chang L, Chey WD, Kellow J, Tack J, Whitehead WE (eds) Rome IV Functional Gastrointestinal Disorders – Disorders

of Gut-Brain Interaction, 4th Edition, Raleigh NC USA Rome Foundation 2016; pp. 903-966.

2. Tack J, Demedts I, Dehondt G, Caenepeel P, Fischler B, Zandecki M, Janssens J. Clinical and pathophysiological characteristics of acute-onset functional dyspepsia. Gastroenterology. 2002 Jun;122(7):1738-47.
3. Bityutskiy LP, Soykan I, McCallum RW. Viral gastroparesis: a subgroup of idiopathic gastroparesis—clinical characteristics and long-term outcomes. Am J Gastroenterol. 1997 Sep;92(9):1501-4.
4. Tack J, Blondeau K, Boecxstaens V, Rommel N. Review article: the pathophysiology, differential diagnosis, and management of rumination syndrome. Aliment Pharmacol Ther 2011 Apr;33(7):782-8.
5. Murray HB, Juarascio AS, Di Lorenzo C, Drossman DA, Thomas JJ. Diagnosis and Treatment of Rumination Syndrome: A Critical Review. Am J Gastroenterol. 2019 Apr;114(4):562-578.
6. Blondeau K, Boecxstaens V, Rommel N, Farré R, Depeyper S, Holvoet L, Boeckxstaens G, Tack JF. Baclofen improves symptoms and reduces postprandial flow events in patients with rumination and supragastric belching. Clin Gastroenterol Hepatol 2012 Apr;10(4):379-84.
7. Pauwels A, Broers C, Van Houtte B, Rommel N, Vanuytsel T, Tack J. A Randomized Double-Blind, Placebo-Controlled, Cross-Over Study Using Baclofen in the Treatment of Rumination Syndrome. Am J Gastroenterol. 2018 Jan;113(1):97-104.

3. Trastornos Intestinales

3-1. SÍNDROME DE INTESTINO IRRITABLE MIXTO (SII-M) (Moderado)

Caso clínico

Una enfermera de 42 años se presenta con dolor y sensación de distensión abdominal que se alivia con la evacuación. Refiere tener tres o cuatro evacuaciones sueltas (Tipo 6 o 7 en la escala de Bristol) al día, principalmente por la mañana, antes y después del desayuno, con la necesidad de "correr al baño". Sus heces rara vez son duras o grumosas. Los síntomas comenzaron hace más de un año, y la paciente no relaciona su inicio con ningún evento físico, emocional o dietético; ella no toma ningún medicamento. Anteriormente, casi nunca había tenido dolor o distensión abdominales, pero sufría de estreñimiento leve que podía controlar con fibra. Actualmente, los síntomas (dolor/sensación de distensión abdominal y diarrea) ocurren de tres a cinco días a la semana y claramente afectan su calidad de vida. Frecuentemente necesita ir al baño en el trabajo, sigue una dieta restringida, evita ir a restaurantes y tiene una vida social menos activa. Los estudios de laboratorio de rutina (incluyendo hemograma completo, PCR [proteína C reactiva] y perfil tiroideo) y la calprotectina fecal son normales, y el cultivo de heces es negativo. La paciente dudaba en usar loperamida de venta libre ya que es propensa al estreñimiento. Su gastroenterólogo le prescribió un tratamiento sintomático: colestiramina y un agente antiespasmódico.

Cinco meses después, la paciente consulta a su gastroenterólogo. Sus síntomas han mejorado con el tratamiento; de hecho, la diarrea desapareció con el tratamiento y dejó de tomar el tratamiento hace un mes. Desde entonces, el dolor abdominal y la distensión abdominal vuelven a presentarse aunque con menor frecuencia, es decir, dos o tres días a la semana. Ahora la paciente se queja de estreñimiento, que describe como heces duras (Tipo 1 o 2 en la escala de Bristol) que son difíciles de evacuar, y algunos días no tiene evacuaciones. Su calidad de vida ha mejorado. Ella no tiene que pasar tanto tiempo en el baño en el trabajo; sale con amigos con más frecuencia y no tiene miedo de ir a restaurantes. Además, sigue una dieta normal. Sin embargo, el dolor y la sensación de distensión abdominal la molestan durante el trabajo y las actividades sociales. Probó la simeticona para su distensión subjetiva y gases, sin resultados. Se prescribió un laxante osmótico (para el estreñimiento) en combinación con un agente antiespasmódico (para el dolor abdominal).

Categorías de PCMD

A. **Diagnóstico Categórico:** Síndrome de intestino irritable (SII)

B. **Modificadores Clínicos:** SII con diarrea (SII-D) en la visita inicial alternando a SII con estreñimiento (SII-E) en la visita de seguimiento, presencia sensación de distensión abdominal

C. **Impacto en las Actividades Diarias:** Moderado en la visita inicial y leve en la visita de seguimiento

D. **Modificadores Psicosociales:** Ninguno conocido

E. **Características Fisiológicas y Biomarcadores:** Ninguno conocido

Explicación de las Categorías de PCMD

A. **Diagnóstico Categórico:** Se hizo el diagnóstico de SII al cumplir los criterios de Roma IV y al presentar síntomas > 1 día/semana asociados con hábitos intestinales alterados durante al menos seis meses de síntomas, y cumpliendo los criterios durante tres meses.[1] Consulte el Apéndice A para conocer los criterios de diagnóstico.

B. **Modificadores Clínicos:** De manera interesante, pero no tan infrecuente, el principal modificador clínico (subtipo de hábitos intestinales) ha cambiado de la primera visita a la segunda. En la primera visita, el hábito de evacuación predominante era la diarrea porque la paciente refería evacuar tres o cuatro evacuaciones blandas (tipos 6 o 7 de la escala de Bristol) al día, y rara vez tenía evacuaciones duras. Por lo tanto, el modificador clínico fue SII-D, ya que la paciente cumplía los criterios de Roma IV para este subtipo, es decir >¼ (25 %) de las evacuaciones de tipo 6 o 7 en la escala de Bristol en los días con hábitos intestinales anormales.[1] Cinco meses después en su visita de control, la paciente reporta no haber tomado ningún medicamento para la diarrea durante el último mes, pero se queja de tener heces duras (heces de tipo Bristol 1 o 2) que son difíciles de evacuar y algunos días no presenta evacuaciones intestinales. En esta segunda visita, el modificador clínico es SII-E, ya que la paciente cumple los criterios de Roma IV para SII-E, es decir >¼ (25 %) de evacuaciones de tipo Bristol 1 o 2 en días con hábitos intestinales anormales y sin heces sueltas. El cambio de un subtipo a otro no es excepcional en pacientes con SII. Esto no debe confundirse con SII-M (síndrome de intestino irritable con hábito intestinal mixto). El SII-M se aplica a personas con diarrea y estreñimiento en un momento dado. Sin embargo, cuando el paciente cambia entre el SII-D y el SII-E durante períodos de tiempo más prolongados, se ha utilizado el término SII mixto. No está claro cuánto tiempo tiene que estar presente uno u otro subtipo para establecer firmemente el patrón del subtipo. Sin embargo, desde el punto de vista clínico, como ocurre en este caso, un mes con síntomas de estreñimiento (no relacionados con medicamentos antidiarreicos ni con la dieta) parece suficiente para cambiar la subtipificación y el manejo del tratamiento. Otro modificador clínico es la presencia de sensación de distensión abdominal subjetiva. La sensación de distensión abdominal subjetiva y la distensión abdominal visible son muy frecuentes en pacientes con SII y su presencia debe ser considerada porque puede tener implicaciones terapéuticas.

C. **Impacto en las Actividades Diarias:** El impacto en las actividades diarias ha cambiado de la primera a la segunda visita. Fue moderado durante la primera visita, pero solo leve en la visita de seguimiento. En respuesta a la pregunta: "En general, ¿en qué medida interfieren sus síntomas con sus actividades (trabajo, escuela, actividades sociales, autocuidado, concentración y rendimiento)?", la paciente respondió Moderado en la primera visita y Leve en la segunda.

D. **Modificadores Psicosociales:** Ninguno conocido. No hay indicadores psicosociales ni registro de dificultades psicosociales en su propio reporte, observación del médico o especialista de salud mental.

E. **Características Fisiológicas y Biomarcadores:** Ninguno conocido.

Evaluación General

La paciente es una mujer de 42 años con antecedentes de estreñimiento leve que desarrolló síntomas de SII-D hace más de un año, pero los síntomas intestinales cambiaron a SII-E hace un mes. Los síntomas de dolor abdominal asociados con hábitos intestinales alterados cumplen los criterios de Roma IV para SII. Sus síntomas son de severidad leve a moderada y no se reportan dificultades psicosociales.

Tratamiento

Primera visita

1. **Dieta:** Los FODMAP (siglas en Inglés para oligosacáridos, disacáridos, monosacáridos y polioles fermentables) son carbohidratos de la dieta que no se absorben adecuadamente y que, si se toman en cantidades suficientes, pueden causar síntomas de distensión abdominal subjetiva, flatulencia y molestias abdominales. Los ensayos controlados han confirmado el beneficio de una dieta baja en FODMAP en comparación con una dieta alta en FODMAP o una dieta de SII recomendada por los lineamientos del Instituto Nacional para la Excelencia en Salud y Atención (NICE: National Institute for Health and Care Excellence).[2-4]

2. **Fijadores de ácidos biliares:** Una revisión sistemática encontró que la malabsorción de ácidos biliares es común en pacientes con SII-D o diarrea funcional.[5] Por lo tanto, los síntomas de diarrea en el SII pueden responder a un fijador de ácidos biliares. Debido a la abundancia de experiencia con la colestiramina y la ausencia de ensayos que comparen otros fijadores de ácidos biliares, la Sociedad Canadiense de Gastroenterología recomendó la colestiramina como terapia inicial, pero el uso de otro fijador de ácidos biliares si no se tolera la colestiramina.[6] El colesevelam, un fijador de ácidos biliares,

retrasó el vaciamiento del colon ascendente en comparación con el placebo, y se asoció con una consistencia más firme de las heces y una mayor facilidad para evacuarlas.[7,8]

3. **Antidiarreicos:** Otra opción es usar un agonista opioide-mu como la loperamida, que disminuye el tránsito colónico y aumenta la absorción de agua y iones, lo que lleva a una mejor consistencia y frecuencia de las heces, así como a una respuesta general subjetiva positiva.[9,10] Puede producir estreñimiento y, por lo tanto, el ajuste de la dosis y/o el uso ocasional pueden ser necesarios y preferidos por el paciente. Si la severidad moderada de los síntomas se debe principalmente a la diarrea, se puede usar loperamida. Por el contrario, si la categoría moderada se relaciona principalmente con el dolor abdominal, entonces se consideraría otro medicamento, como los antiespasmódicos o los antidepresivos tricíclicos (ATC).

4. **Antiespasmódicos:** Suelen usarse para tratar el SII leve, generalmente SII-D o SII-M, y especialmente los síntomas posprandiales.[9,10] Hay varias clases de antiespasmódicos con cierta eficacia en el SII.

5. **Antibióticos:** La rifaximina es un antibiótico de amplio espectro y mínima absorción que está aprobado para tratar el SII-D. En dos grandes ensayos clínicos, dos semanas de tratamiento con 550 mg de rifaximina tres veces al día en pacientes con SII sin estreñimiento dieron como resultado que un número significativamente mayor de pacientes reportaran durante las primeras cuatro semanas de seguimiento, un alivio adecuado del SII-D y de la sensación de distensión abdominal subjetiva.[11] La mejoría en los síntomas persistió durante el período de seguimiento de 10 semanas. Sin embargo, los síntomas pueden regresar con el tiempo después del tratamiento (por ejemplo, dentro de los 3 a 6 meses), sin embargo, un ensayo aleatorizado controlado con placebo mostró que el retratamiento con rifaximina es significativamente más eficaz que el placebo en pacientes con SII-D.[12] Se puede prescribir hasta en dos ocasiones adicionales para síntomas recurrentes. La rifaximina es generalmente bien tolerada.

6. **Neuromoduladores:** Los ATC han demostrado ser eficaces en el tratamiento del SII.[13] Poseen propiedades anticolinérgicas y se ha demostrado que ejercen efectos benéficos sobre la diarrea en pacientes con SII.

Segunda visita

1. **Laxantes:** A pesar de ser comúnmente recomendados a pacientes con estreñimiento debido a su amplia disponibilidad, bajo costo y seguridad percibida, existen pocos ensayos clínicos en pacientes con SII-E, aunque estos han reportado eficacia para mejorar los hábitos intestinales en adultos (PEG (polietilenglicol) 13.8-41.4 gramos/día durante 4 semanas)[14] y adolescentes[15] mientras que no se ha demostrado que mejoren el dolor abdominal en el SII-E.

En esta paciente, sus síntomas son leves y, por lo tanto, se podrían probar los laxantes.

2. **Agentes prosecretores:** Son otra opción para pacientes con SII-E. Se han evaluado varios agentes prosecretores de acción luminal en pacientes con SII-E que han demostrado mejorar tanto el dolor abdominal como los síntomas de estreñimiento.[9,10] La lubiprostona es un activador de los canales de cloruro tipo 2 (ClC-2) que estimula la secreción de líquidos intestinales y mejora los síntomas globales, intestinales y abdominales en pacientes con SII-E. En dos ensayos de fase III en los que participaron más de 1700 pacientes con SII-E, la lubiprostona de 8 mcg dos veces al día tuvo una probabilidad significativamente mayor de producir una mejoría clínica en comparación con el placebo (17.9 % frente a 10.1 %, P = 0,001).[16] Una dosis más alta de 24 mcg dos veces al día ha demostrado su eficacia en pacientes con estreñimiento idiopático crónico. Para limitar las náuseas que dependen de la dosis (que se informaron en el 8 % de los pacientes con 8 mcg y en el 33 % con la dosis de 24 mcg), la lubiprostona debe tomarse con alimentos. La linaclotida es un agonista de la guanilato ciclasa-C (GC-C) y aumenta la secreción intestinal de cloruro a través del regulador transmembrana de la fibrosis quística y reduce la activación de las fibras de dolor aferentes viscerales.[17] Múltiples ensayos clínicos aleatorizados han demostrado una eficacia significativa de la linaclotida para aliviar el dolor abdominal, los síntomas de estreñimiento y la sensación de distensión en comparación con el placebo en pacientes con SII-E.[18,19] Si bien el beneficio máximo para la frecuencia de las evacuaciones ocurre dentro de la semana de comenzar la terapia, el beneficio máximo para el dolor abdominal y la sensación de distensión abdominal subjetiva puede demorar de seis a 12 semanas. La dosis recomendada de linaclotida en el tratamiento del SII-E es de 290 mcg diarios tomados 30 minutos antes del desayuno. La plecanatida es un ligando natural del receptor GC-C que actúa de forma dependiente del pH. Los ensayos controlados aleatorios mostraron que la plecanatida alivió significativamente el dolor abdominal y los síntomas de estreñimiento en comparación con el placebo.[20] La dosis es de 3 mg una vez al día. El principal efecto secundario de ambos agonistas de GC-C es la diarrea. Tenapanor es un inhibidor mínimamente absorbido de la isoforma 3 del intercambiador de sodio/hidrógeno gastrointestinal (NHE3, siglas en Inglés) que aumenta la excreción de sodio y agua en las heces. Tenapanor mejoró significativamente el dolor abdominal y los síntomas de estreñimiento y fue aprobado por la FDA para el SII-E en 2019, pero aún no se encuentra disponible.[21]

3. **Probióticos:** En un metaanálisis reciente que incluyó 43 ensayos clínicos, se descubrió que en general los probióticos ofrecen beneficios para los síntomas, el dolor, la sensación de distensión abdominal subjetiva y la flatulencia del SII.[22] Si bien los probióticos pueden ser eficaces en algunos pacientes con SII, no se sabe si son más eficaces en un determinado subtipo de hábitos

intestinales. Los probióticos pueden ser útiles en pacientes con sensación de distensión abdominal subjetiva y gases.[23] Sin embargo, se necesitan ensayos controlados aleatorios, metodológicamente rigurosos, con un poder estadístico más adecuado. La reciente Guía de Práctica Clínica de la AGA (Asociación Americana de Gastroenterología) sobre el papel de los probióticos en el tratamiento de los trastornos gastrointestinales recomendó el uso de probióticos en niños y adultos con SII sintomáticos solo en el contexto de un ensayo clínico.[24] Si bien hay muchos estudios que examinan la evaluación de la eficacia de los probióticos en el SII, tienen una heterogeneidad significativa en el diseño del estudio, el resultado y los probióticos utilizados.[24]

Referencias

1. Mearin F, Lacy BE, Chang L, et al. Bowel Disorders. Gastroenterology 2016;150:1393-407.
2. Halmos EP, Power VA, Shepherd SJ, Gibson PR, Muir JG. A Diet Low in FODMAPs Reduces Symptoms of Irritable Bowel Syndrome. Gastroenterology 2014;146:67-.
3. Bohn L, Storsrud S, Liljebo T, et al. Diet low in FODMAPs reduces symptoms of irritable bowel syndrome as well as traditional dietary advice: a randomized controlled trial. Gastroenterology 2015;149:1399-407 e2.
4. Eswaran SL, Chey WD, Han-Markey T, Ball S, Jackson K. A Randomized Controlled Trial Comparing the Low FODMAP Diet vs. Modified NICE Guidelines in US Adults with IBS-D. Am J Gastroenterol 2016;111:1824-32.
5. Camilleri M. Bile Acid diarrhea: prevalence, pathogenesis, and therapy. Gut Liver 2015;9:332-9.
6. Sadowski DC, Camilleri M, Chey WD, et al. Canadian Association of Gastroenterology Clinical Practice Guideline on the Management of Bile Acid Diarrhea. J Can Assoc Gastroenterol 2020;3:e10-e27.
7. Wong BS, Camilleri M, Carlson P, et al. Increased bile acid biosynthesis is associated with irritable bowel syndrome with diarrhea. Clin Gastroenterol Hepatol 2012;10:1009-15 e3.
8. Camilleri M, Acosta A, Busciglio I, et al. Effect of colesevelam on faecal bile acids and bowel functions in diarrhoea-predominant irritable bowel syndrome. Aliment Pharmacol Ther 2015;41:438-48.
9. Ford AC, Moayyedi P, Chey WD, et al. American College of Gastroenterology Monograph on Management of Irritable Bowel Syndrome. Am J Gastroenterol 2018;113:1-18.
10. Chang L, Lembo A, Sultan S. American Gastroenterological Association Institute Technical Review on the pharmacological management of irritable bowel syndrome. Gastroenterology 2014;147:1149-72 e2.
11. Pimentel M, Lembo A, Chey WD, et al. Rifaximin Therapy for Patients with Irritable Bowel Syndrome without Constipation. New England Journal of Medicine 2011;364:22-32.
12. Lembo A, Pimentel M, Rao SS, et al. Repeat Treatment With Rifaximin Is Safe and Effective in Patients With Diarrhea-Predominant Irritable Bowel Syndrome. Gastroenterology 2016;151:1113-21.
13. Drossman DA, Tack J, Ford AC, Szigethy E, Tornblom H, Van Oudenhove L. Neuromodulators for Functional Gastrointestinal Disorders (Disorders of Gut-Brain Inter-

action): A Rome Foundation Working Team Report. Gastroenterology 2018;154:1140-71 e1.

14. Chapman RW, Stanghellini V, Geraint M, Halphen M. Randomized clinical trial: macrogol/PEG 3350 plus electrolytes for treatment of patients with constipation associated with irritable bowel syndrome. Am J Gastroenterol 2013;108:1508-15.
15. Khoshoo V, Armstead C, Landry L. Effect of a laxative with and without tegaserod in adolescents with constipation predominant irritable bowel syndrome. Alimentary Pharmacology & Therapeutics 2006;23:191-6.
16. Drossman DA, Chey WD, Johanson JF, et al. Clinical trial: lubiprostone in patients with constipation-associated irritable bowel syndrome—results of two randomized, placebo-controlled studies. Aliment Pharmacol Ther 2009;29:329-41.
17. Castro J, Harrington AM, Hughes PA, et al. Linaclotide inhibits colonic nociceptors and relieves abdominal pain via guanylate cyclase-C and extracellular cyclic guanosine 3',5'-monophosphate. Gastroenterology 2013;145:1334-46 e1-11.
18. Chey WD, Lembo AJ, Lavins BJ, et al. Linaclotide for irritable bowel syndrome with constipation: a 26-week, randomized, double-blind, placebo-controlled trial to evaluate efficacy and safety. Am J Gastroenterol 2012;107:1702-12.
19. Rao S, Lembo AJ, Shiff SJ, et al. A 12-week, randomized, controlled trial with a 4-week randomized withdrawal period to evaluate the efficacy and safety of linaclotide in irritable bowel syndrome with constipation. Am J Gastroenterol 2012;107:1714-24; quiz p 25.
20. Brenner DM, Fogel R, Dorn SD, et al. Efficacy, safety, and tolerability of plecanatide in patients with irritable bowel syndrome with constipation: results of two phase 3 randomized clinical trials. Am J Gastroenterol 2018;113:735-45.
21. Chey WD, Lembo AJ, Rosenbaum DP. Efficacy of Tenapanor in Treating Patients With Irritable Bowel Syndrome With Constipation: A 12-Week, Placebo-Controlled Phase 3 Trial (T3MPO-1). Am J Gastroenterol 2020;115:281-93.
22. Ford AC, Quigley EM, Lacy BE, et al. Efficacy of prebiotics, probiotics, and synbiotics in irritable bowel syndrome and chronic idiopathic constipation: systematic review and meta-analysis. Am J Gastroenterol 2014;109:1547-61; quiz 6, 62.
23. Schmulson M, Chang L. Review article: the treatment of functional abdominal bloating and distension. Aliment Pharmacol Ther 2011;33:1071-86.
24. Su GL, Ko CW, Bercik P, et al. AGA Clinical Practice Guidelines on the Role of Probiotics in the Management of Gastrointestinal Disorders. Gastroenterology 2020;159:697-705.

3-2. SÍNDROME DE INTESTINO IRRITABLE CON ESTREÑIMIENTO (SII-E) (Moderado)

Caso clínico

Una directora de escuela secundaria de 48 años consulta con su médico de cabecera en busca de asesoría acerca de sus problemas persistentes con dolor abdominal, distensión abdominal subjetiva y estreñimiento. Los síntomas han durado más de 10 años, pero para ella han sido más molestos en los últimos dos años. Ella informa que se siente mal la mayoría de los días, pero siente un dolor agudo tipo calambre dos o tres veces por semana. El dolor puede durar desde minutos hasta una hora y, a menudo, culmina con la sensación de que necesita evacuar. El dolor no está relacionado con comer. Cuando es capaz de defecar, siente cierto alivio del dolor. Evacua cada dos o tres días y se siente con mucha sensación de distensión y llenura el día anterior a la evacuación. Más de la mitad de sus heces son duras y parecidas a bolitas/gránulos. Le recetaron suplementos de fibra, sin embargo, eso empeoró su distensión abdominal subjetiva. Le molesta bastante la imprevisibilidad de su patrón intestinal y esto se ve agravado por la falta de voluntad para evacuar cuando está en el trabajo o en la escuela. Debido a sus síntomas gastrointestinales, se vuelve ansiosa cuando está en situaciones sociales y tiende a evitarlas. A veces tiene que quedarse en casa y no puede acudir al trabajo cinco o seis veces al año cuando sus síntomas se encuentran activos. El examen físico revela signos vitales normales, un índice de masa corporal (IMC) de 30 kg/m^2 y no existe evidencia de disinergia en el examen rectal digital. Los estudios de laboratorio de rutina, biometría hemática, química sérica y TSH (hormona estimulante de la tiroides) así como la colonoscopia son normales. Niega rectorragia, pérdida de peso o antecedentes familiares de enfermedad inflamatoria intestinal, enfermedad celíaca o cáncer de colon.

Categorías de PCMD

A. **Diagnóstico Categórico:** Síndrome de intestino irritable (SII)

B. **Modificadores Clínicos:** SII con estreñimiento (SII-E)

C. **Impacto en las Actividades Diarias:** Moderado

D. **Modificadores Psicosociales:** Ansiedad leve relacionada con síntomas gastrointestinales

E. **Características Fisiológicas y Biomarcadores:** Ninguno conocido

Explicación de las Categorías de PCMD

A. **Diagnóstico Categórico:** La paciente cumplió con los criterios de Roma IV para el síndrome de intestino irritable al presentar dolor abdominal ≥ 1 día por semana en los últimos tres meses junto con alteración de la función intestinal en forma de heces duras, como bolitas o gránulos y alivio del dolor con la defecación.[1] Consulte el Apéndice A para conocer los criterios de diagnóstico.

B. **Modificadores Clínicos:** La paciente cumple con los criterios de SII con estreñimiento según los criterios de Roma IV.[1]

C. **Impacto en las Actividades Diarias:** Moderado. Esto se basa en que evita los compromisos sociales y falta al trabajo cinco o seis días al año. Además, la paciente respondió Moderado a la pregunta: "En general, ¿en qué medida interfieren sus síntomas con sus actividades (trabajo, escuela, actividades sociales, autocuidado, concentración y rendimiento)?"

D. **Modificadores Psicosociales:** La ansiedad relacionada con síntomas gastrointestinales moderados[2,3] se sugiere por su falta de voluntad para usar el baño en el trabajo, el evitar situaciones sociales y su creciente aislamiento social. No ha sido evaluada por un especialista de salud mental.

E. **Características Fisiológicas y Biomarcadores:** Ninguno conocido. El tacto rectal es negativo para defecación disinérgica. Los análisis de sangre estándar y la colonoscopia fueron normales.

Evaluación General

Esta directora de escuela de 48 años tiene SII-E caracterizado por dolor abdominal dos o tres días a la semana que se alivia con la evacuación, distensión abdominal subjetiva frecuente y heces fragmentadas en bolitas. Evita situaciones sociales y ocasionalmente falta al trabajo debido a estos síntomas, y califica su discapacidad como moderada.

Tratamiento

1. **Laxantes:** Los laxantes osmóticos como el PEG (polietilenglicol) se recomiendan con frecuencia como terapia de primera línea para los pacientes con SII-E.[4,5] Los ensayos clínicos han demostrado que el PEG mejora las molestias intestinales, incluida la frecuencia y consistencia de las heces, pero no mejora de manera confiable el dolor o la distensión abdominal subjetiva[6] Por lo tanto, esta podría no ser una opción de tratamiento en pacientes como este con dolor abdominal más moderado. Cuando se prescribe, la dosis inicial habitual es de 17 gramos en jugo/agua con un aumento de la dosis dictado por la respuesta clínica. El PEG puede causar sensación de distensión abdominal subjetiva, gases y heces blandas que dependen de la dosis. Los laxantes estimulantes también se usan comúnmente en pacientes con SII-E. Aunque se ha demostrado la eficacia en pacientes con estreñimiento crónico,[7] no existen ensayos

controlados aleatorios en pacientes con SII-E. Los efectos secundarios más comunes de los laxantes estimulantes son dolor y calambres abdominales. Si bien es razonable probar los laxantes con esta paciente, es posible que no ayuden a su dolor abdominal y pueden empeorarlo.

2. **Agentes prosecretores:** Se han evaluado varios agentes prosecretores de acción luminal en pacientes con SII-E que han demostrado mejorar tanto el dolor abdominal como los síntomas de estreñimiento.[4,5] La lubiprostona es un activador de los canales de cloruro (ClC-2) que estimula la secreción de líquido intestinal y mejora los síntomas generales, intestinales y abdominales en pacientes con SII-E. En dos ensayos de fase III en los que participaron más de 1700 pacientes con SII-E, la lubiprostona de 8 mcg dos veces al día tuvo una probabilidad significativamente mayor de llevar a una mejoría clínica en comparación con el placebo (17.9 % frente a 10.1 %, P = 0,001).[8] Una dosis más alta de 24 mcg dos veces al día ha demostrado su eficacia en pacientes con estreñimiento idiopático crónico. Para limitar las náuseas que dependen de la dosis (que se informaron en el 8 % de los pacientes con 8 mcg y en el 33 % con la dosis de 24 mcg), la lubiprostona debe tomarse con alimentos. La linaclotida es un agonista de la guanilato ciclasa-C (GC-C) y aumenta la secreción intestinal de cloruro a través del regulador transmembrana de la fibrosis quística y reduce la activación de las fibras de dolor aferentes viscerales.[9] Múltiples ensayos clínicos aleatorizados han demostrado una eficacia significativa de la linaclotida para aliviar el dolor abdominal, los síntomas de estreñimiento y distención en comparación con el placebo en pacientes con SII-E.[10,11] Si bien el beneficio máximo para la frecuencia de las evacuaciones ocurre dentro de la semana de comenzar la terapia, el beneficio máximo para el dolor y distensión abdominal subjetiva puede demorar de ocho a 12 semanas. La dosis recomendada de linaclotida en el tratamiento del SII-E es de 290 mcg diarios tomados 30 minutos antes del desayuno. La plecanatida es un ligando natural del receptor GC-C que actúa de forma dependiente del pH. Los ensayos controlados aleatorios mostraron que la plecanatida alivió significativamente el dolor abdominal y los síntomas de estreñimiento en comparación con el placebo.[12] La dosis es de 3 mg una vez al día. El principal efecto secundario de ambos agonistas de GC-C es la diarrea. Tenapanor es un inhibidor mínimamente absorbido de la isoforma 3 del intercambiador de sodio/hidrógeno GI (NHE3, siglas en Inglés) que aumenta la excreción de sodio y agua en las heces. Tenapanor mejoró significativamente el dolor abdominal y los síntomas de estreñimiento y fue aprobado por la FDA para el SII-E en 2019, pero aún no se encuentra disponible.[13]

3. **Agentes procinéticos:** Se ha demostrado que el tegaserod, un agonista parcial selectivo de 5-HT_4, mejora significativamente los síntomas del SII-E en comparación con el placebo.[14] El tegaserod fue suspendido por la FDA en 2007 debido a la mayor incidencia de eventos cardiovasculares isquémicos en

pacientes en comparación con el placebo (0,11 % frente a 0,01 %). Sin embargo, en 2019, la FDA aprobó la reintroducción de tegaserod a una dosis de 6 mg dos veces al día para el tratamiento del SII-E en pacientes mujeres adultas <65 años con bajo riesgo cardiovascular. Tegaserod está contraindicado en pacientes con antecedentes de infarto de miocardio, accidente cerebrovascular, ataque isquémico transitorio, angina, colitis isquémica u otras formas de isquemia intestinal. La prucaloprida, agonista de 5-HT_4, posee propiedades procinéticas y ha demostrado ser más eficaz que el placebo para el tratamiento del estreñimiento idiopático crónico; sin embargo, hasta el momento no se han reportado estudios controlados aleatorios de alta calidad sobre el SII.[15]

4. **Terapia dirigida al eje cerebro-intestino (terapia cognitiva conductual):** La conducta de ir al baño del paciente en el trabajo, el aumento del aislamiento social y la ansiedad relacionada con los síntomas gastrointestinales pueden ser tratados con terapia cognitiva conductual administrada por un terapeuta conductual capacitado.[16]

Referencias

1. Mearin F, Lacy BE, Chang L, et al. Bowel Disorders. Gastroenterology 2016;150:1393-407.
2. Labus JS, Bolus R, Chang L, et al. The Visceral Sensitivity Index: development and validation of a gastrointestinal symptom-specific anxiety scale. Aliment Pharmacol Ther 2004;20:89-97.
3. Labus JS, Mayer EA, Chang L, Bolus R, Naliboff BD. The central role of gastrointestinal-specific anxiety in irritable bowel syndrome: Further validation of the visceral sensitivity index. Psychosomatic Medicine 2007;69:89-98.
4. Ford AC, Moayyedi P, Chey WD, et al. American College of Gastroenterology Monograph on Management of Irritable Bowel Syndrome. Am J Gastroenterol 2018;113:1-18.
5. Chang L, Lembo A, Sultan S. American Gastroenterological Association Institute Technical Review on the pharmacological management of irritable bowel syndrome. Gastroenterology 2014;147:1149-72 e2.
6. Chapman RW, Stanghellini V, Geraint M, Halphen M. Randomized clinical trial: macrogol/PEG 3350 plus electrolytes for treatment of patients with constipation associated with irritable bowel syndrome. Am J Gastroenterol 2013;108:1508-15.
7. Kamm MA, Mueller-Lissner S, Wald A, Richter E, Swallow R, Gessner U. Oral Bisacodyl Is Effective and Well-Tolerated in Patients With Chronic Constipation. Clinical Gastroenterology and Hepatology 2011;9:577-83.
8. Drossman DA, Chey WD, Johanson JF, et al. Clinical trial: lubiprostone in patients with constipation-associated irritable bowel syndrome—results of two randomized, placebo-controlled studies. Aliment Pharmacol Ther 2009;29:329-41.
9. Castro J, Harrington AM, Hughes PA, et al. Linaclotide inhibits colonic nociceptors and relieves abdominal pain via guanylate cyclase-C and extracellular cyclic guanosine 3',5'-monophosphate. Gastroenterology 2013;145:1334-46 e1-11.
10. Chey WD, Lembo AJ, Lavins BJ, et al. Linaclotide for irritable bowel syndrome with constipation: a 26-week, randomized, double-blind, placebo-controlled trial to evaluate efficacy and safety. Am J Gastroenterol 2012;107:1702-12.

11. Rao S, Lembo AJ, Shiff SJ, et al. A 12-week, randomized, controlled trial with a 4-week randomized withdrawal period to evaluate the efficacy and safety of linaclotide in irritable bowel syndrome with constipation. Am J Gastroenterol 2012;107:1714-24; quiz p 25.
12. Brenner DM, Fogel R, Dorn SD, et al. Efficacy, safety, and tolerability of plecanatide in patients with irritable bowel syndrome with constipation: results of two phase 3 randomized clinical trials. Am J Gastroenterol 2018;113:735-45.
13. Chey WD, Lembo AJ, Rosenbaum DP. Efficacy of Tenapanor in Treating Patients With Irritable Bowel Syndrome With Constipation: A 12-Week, Placebo-Controlled Phase 3 Trial (T3MPO-1). Am J Gastroenterol 2020;115:281-93.
14. Chey WD, Pare P, Viegas A, Ligozio G, Shetzline MA. Tegaserod for female patients suffering from IBS with mixed bowel habits or constipation: a randomized controlled trial. Am J Gastroenterol 2008;103:1217-25.
15. Ford AC, Moayyedi P, Lacy BE, et al. American College of Gastroenterology monograph on the management of irritable bowel syndrome and chronic idiopathic constipation. Am J Gastroenterol 2014;109 Suppl 1:S2-26; quiz S7.
16. Lackner JM, Jaccard J, Keefer L, et al. Improvement in Gastrointestinal Symptoms After Cognitive Behavior Therapy for Refractory Irritable Bowel Syndrome. Gastroenterology 2018;155:47-57.

3-3. SÍNDROME DE INTESTINO IRRITABLE CON ESTREÑIMIENTO (SII-E) Y DISPEPSIA FUNCIONAL (Severo) - Multicultural

Caso clínico

Una mujer polaca de 24 años abandonó hace seis meses un convento debido a una crisis religiosa personal. Después de dejar el convento, se mudó a un apartamento desocupado que heredó de su tía y ha vivido de las prestaciones sociales. Ella ha sufrido de dolor abdominal diario y estreñimiento durante más de cinco años, con esfuerzo al evacuar las heces cada dos o tres días. Cuando su dolor se vuelve más intenso, sus heces son más grumosas. Después de la evacuación, el dolor se alivia durante un breve período de tiempo, pero se asocia con una sensación de evacuación incompleta. También reporta distensión abdominal subjetiva severa y llenura posprandial diaria con saciedad temprana. Cambió su dieta y come menos debido a los síntomas relacionados con las comidas. Esto le ha llevado a una pérdida de peso de 5 kg en los últimos tres meses y se ha agravado su estreñimiento. No duerme bien y está cansada durante todo el día.

Sus síntomas han empeorado de manera significativa desde que decidió no ser monja. Ella cree que sus síntomas podrían ser un castigo por su decisión pecaminosa, lo que la lleva a sentimientos de culpa, inutilidad y sufrimiento. Su familia no acepta su decisión de abandonar el convento, por lo que se siente aislada y sin apoyo social. Ha comenzado a retirarse de las actividades sociales y se está deprimiendo cada vez más.

No hay antecedentes médicos familiares de interés. El examen físico es normal y el examen rectal no muestra evidencia de disinergia del piso pélvico. Los resultados de las pruebas de laboratorio de rutina (biometría hemática, PCR (proteína C reactiva), detección de enfermedad celíaca, TSH (hormona estimulante de la tiroides) y gastroscopia son normales (*H. pylori* negativo).

Categorías de PCMD

A. Diagnóstico Categórico: Síndrome de intestino irritable (SII), dispepsia funcional (DF)

B. Modificadores Clínicos: Superposición de los trastornos de la interacción intestino-cerebro TIIC (DGBI, siglas en Inglés), SII con estreñimiento (SII-E) y dispepsia funcional (síndrome de malestar posprandial [SDP]). Sueño pobre en calidad. Factores socioculturales que afectan al diagnóstico y tratamiento.

C. **Impacto en las Actividades Diarias:** Severo

D. **Modificadores Psicosociales:** Los sentimientos de culpa y de haber pecado por dejar el convento, la falta de apoyo familiar y el creciente aislamiento social han llevado a un sentimiento de tristeza y depresión.

E. **Características Fisiológicas y Biomarcadores conocidos:** Ninguno

Explicación de las Categorías de PCMD

A. **Diagnóstico Categórico:** Esta paciente cumple con los criterios diagnósticos de Roma IV para SII (subgrupo SII-E) y para DF (subgrupo SDP). Consulte el Apéndice A para conocer los criterios de diagnóstico.[1,2]

B. **Modificadores Clínicos:** Los principales síntomas intestinales, incluyendo el dolor asociado al estreñimiento, corresponden a SII con estreñimiento. La sensación de distensión abdominal subjetiva, no incluida en los criterios del SII, es una queja muy común, aunque inespecífica, en el SII. También se debe preguntar a los pacientes con SII sobre los síntomas anorrectales, como esfuerzo excesivo durante la defecación, urgencia defecadora y sensación de evacuación incompleta que podrían ser manifestaciones de hipersensibilidad visceral y también podrían hacer sospechar un trastorno de la evacuación que proviene del piso pélvico. La presencia de dos síntomas cardinales de dispepsia funcional, llenura posprandial crónica y saciedad precoz, apoyan el diagnóstico de DF con SDP. El *H. pylori* es negativo. Los síntomas relacionados con las comidas son característicos del SDP, pero a menudo también están presentes en los pacientes con SII. Se han reportado grupos de síntomas relacionados con gases que incluyen distensión abdominal subjetiva, llenura posprandial, eructos y flatulencia no solo en estudios asiáticos sino también en los Estados Unidos y Australia.[3-5] La superposición de TIIC, en este caso SII y DF, se asocia con una mayor severidad de la enfermedad, mayor reporte de síntomas (un indicador de somatización) y una calidad de vida reducida.[6]

C. **Impacto en las Actividades Diarias:** El impacto es severo. La paciente respondió como Severo a la pregunta: "En general, ¿en qué medida interfieren sus síntomas con sus actividades (trabajo, escuela, actividades sociales, autocuidado, concentración y rendimiento)?" Su actividad funcional diaria se encuentra significativamente alterada. Aunque el empeoramiento de sus síntomas es una causa de su retraimiento social, su aislamiento social también está relacionado con los factores socioculturales y la depresión (ver Sección D).

D. **Modificadores Psicosociales:** Habitualmente, los síntomas del SII y la DF están relacionados con el estrés, especialmente en pacientes con un impacto severo, que también reporta el paciente en cuestión. Un alto nivel de estrés asociado a una situación personal difícil es otro determinante importante de la expresión de los síntomas. Los factores psicosociales y culturales también pueden afectar significativamente la experiencia de los síntomas. Un sentimiento de culpa, baja autoestima y falta de aceptación y apoyo social pueden inducir creencias de enfermedad desadaptativas, como considerar que sus síntomas son una forma de castigo por el pecado. La depresión concomitante también puede agravar el curso clínico.[7] Si bien ha bloqueado todos los intentos por parte del convento de contactarla, es posible que eventualmente acepte la ayuda de alguna persona de confianza de su comunidad religiosa (por ejemplo, su confesor) que pueda ayudarla a comprender su crisis y distinguir las creencias religiosas de los conceptos erróneos con respecto a la enfermedad.

E. **Características Fisiológicas y Biomarcadores conocidos:** Ninguno. Los resultados de las pruebas de laboratorio de rutina excluyeron procesos inflamatorios, enfermedad celíaca, disfunción tiroidea e infección por *H. pylori*. La gastroscopia fue normal. La evaluación del piso pélvico fue negativa para disfunción del piso pélvico.

Evaluación General

Esta joven paciente sufre de TIIC superpuesto, es decir, SII y DF, lo que tiene un efecto negativo sobre la severidad de la enfermedad, el reporte de síntomas (somatización) y la calidad de vida. Factores socioculturales nocivos significativos, especialmente el contexto religioso en este caso, que contribuyen a la exacerbación de sus síntomas relacionados con el estrés, puede afectar la experiencia de los síntomas. En particular, el modelo explicativo de la enfermedad de la paciente[8] se ve muy afectado por su sentimiento de pecado o traición, ya que siente que sus síntomas son una manifestación de penitencia o castigo. Estos aspectos deben abordarse en cualquier plan de tratamiento acordado mutuamente.

Tratamiento

1. **Relación médico-paciente:** La relación médico-paciente debe basarse en la comprensión, el respeto y la empatía mutua. Es necesario tener en cuenta los elementos psicosociales al planificar enfoques diagnósticos y terapéuticos adecuados. El médico debe conocer el modelo explicativo de los síntomas del paciente. En este caso, la paciente parece considerar la enfermedad como una penitencia o un castigo por su decisión social y culturalmente "inaceptable". El contexto religioso en este caso podría ser esencial para entender adecuadamente el origen del estrés y la depresión del paciente.

2. **Tranquilizar y educar:** Se debe informar a la paciente sobre la naturaleza crónica pero benigna de sus síntomas, y se debe discutir con ella el impacto del estrés y la depresión en la expresión de los síntomas, incluyendo una explicación de la interacción intestino-cerebro, la hipersensibilidad visceral y el procesamiento central. Una explicación cuidadosa sobre el carácter recurrente de los síntomas puede ayudarla a lidiar con sus síntomas de manera más efectiva. El médico debe ayudarla a comprender que el objetivo del tratamiento es

reducir la carga de síntomas y mejorar la calidad de vida, ya que el trastorno en sí es crónico y no implica riesgo médico.

3. **Modificaciones en la dieta y el estilo de vida:** Debido a los síntomas relacionados con las comidas, la paciente modificó su dieta y limitó el tamaño de las comidas. Eso, junto con una posible pérdida de apetito relacionada con la depresión, podría contribuir a su pérdida de peso. Las principales recomendaciones para los pacientes con dispepsia incluyen comer despacio, porciones más pequeñas y evitar las bebidas carbonatadas y los alimentos grasos. En el tratamiento del SII-E, la suplementación con fibra soluble en la dieta es beneficiosa (cáscara de psyllium/ispaghula). Una parte importante del enfoque terapéutico es también la actividad física regular que podría aliviar no solo los síntomas gastrointestinales (GI), sino también reducir el estrés.

4. **Farmacoterapia:**
   a. **SII-E:** Si la intervención dietética es insuficiente, se pueden probar las siguientes estrategias:
      1) **Antibióticos:** La rifaximina puede ser útil para la distensión abdominal subjetiva y la flatulencia, que generalmente se recomienda en el SII sin estreñimiento, pero también puede brindar alivio en el SII-E con distensión abdominal subjetiva.[9]
      2) **Laxantes osmóticos:** Se podrían usar laxantes osmóticos como el polietilenglicol (PEG), posiblemente en combinación con magnesio líquido. La lactulosa podría agravar la distensión abdominal subjetiva y la flatulencia.
      3) **Otros tratamientos farmacológicos:** En el estreñimiento más severo se pueden considerar fármacos procinéticos y prosecretores (prucaloprida, lubiprostona, linaclotida o plecanatida).[10,11]
      4) **Manejo del dolor:** El tratamiento del dolor en el SII puede incluir antiespasmódicos, fármacos prosecretores y neuromoduladores.[12,13]

   b. **Dispepsia funcional:**
      1) **Inhibidores de la bomba de proteínas (IBP):** los resultados de una revisión sistemática para evaluar si la terapia con IBP brinda alivio sintomático en la Dispepsia Funcional (DF) llevó a la conclusión de que los IBP son efectivos para el tratamiento de la DF, independientemente de la dosis y la duración del tratamiento en comparación con el placebo.[14]
      2) **Agentes procinéticos:** El paciente puede beneficiarse de la prucaloprida o la itoprida, que es un procinético disponible en Asia y varios países de Europa central y oriental. La itoprida, como antagonista del receptor D_2 e inhibidor de la acetilcolinesterasa combinados, mejora el vaciamiento gástrico y también puede tener un efecto benéfico sobre la motilidad GI inferior.[15,16] Sin embargo, un análisis sistemático de 34 estudios no

logró demostrar una correlación entre la aceleración del vaciamiento gástrico y la mejoría de los síntomas.[17]

3) **Neuromoduladores:**

a) **Buspirona:** La buspirona, un agonista de 5-HT1A, relaja el estómago en función de la dosis y mejora la acomodación gástrica. En un estudio piloto, se demostró que el fármaco mejora los síntomas de dispepsia funcional.[18]

b) **Mirtazapina:** La mirtazapina puede ayudar con el aumento de peso en pacientes con SDP y el deseo de evitar los alimentos. Perteneciente a la clase de antidepresivos atípicos, combina la ventaja de ser un neuromodulador y un estimulante del apetito.[19] Sin embargo, uno de sus efectos secundarios es el estreñimiento. El inicio de su efecto antidepresivo parece más rápido que el de algunos inhibidores selectivos de la recaptación de serotonina (ISRS) y es similar al de los antidepresivos tricíclicos (ATC). La mirtazapina se usa a menudo en la depresión complicada con ansiedad o dificultad para dormir.

5. **Terapia dirigida al eje cerebro-intestino (tratamiento psicológico):** El estado mental del paciente, el aislamiento social y el modelo explicativo de la enfermedad indican la necesidad de tratamiento y apoyo psicológico. Este problema debe abordarse al comienzo del tratamiento para aliviar el círculo vicioso de hipersensibilidad e hipervigilancia[20] y como parte de un plan de incremento del tratamiento. Esto se relaciona con el efecto de aumento de las modalidades de tratamiento combinado, como dietético, farmacológico y no farmacológico. El contexto religioso en este caso requiere un enfoque delicado, sensible y empático. Es posible que la ayuda de una persona de confianza de su círculo religioso pueda ayudarla a comprender mejor su crisis y también a distinguir entre las creencias religiosas y los pensamientos desadaptativos sobre sus síntomas como una expresión de castigo por el pecado. Debido a estos patrones de pensamiento desadaptativos, la terapia cognitiva conductual podría ser una modalidad no farmacológica apropiada.[21,22]

Referencias

1. Lacy BE, Mearin F, Chang L, Chey WD, Lembo AJ, Simren M, et al. Bowel Disorders. Gastroenterology. 2016;150:1393-407.e5.
2. Stanghellini V, Chan FK, Hasler WL, Malagelada JR, Suzuki H, Tack J, et al. Gastroduodenal Disorders. Gastroenterology. 2016;150:1380-92.
3. Siah KTH, Gong X, Yang XJ, Whitehead WE, Chen M, Hou X, et al. Rome Foundation-Asian working team report: Asian functional gastrointestinal disorder symptom clusters. Gut. 2018;67:1071-7.
4. Clevers E, Whitehead WE, Palsson OS, Sperber AD, Tornblom H, Van Oudenhove L, et al. Factor Analysis Defines Distinct Upper and Lower Gastrointestinal Symptom Groups Compatible With Rome IV Criteria in a Population-based Study. Clin Gastroenterol Hepatol. 2018;16:1252-9 e5.

5. Siah KTH, Gwee KA. Rome IV Exploratory Model Closely Resemble Asian Functional Gastrointestinal Disorder Symptom Clusters. Clin Gastroenterol Hepatol. 2019;17:1002.
6. Aziz I, Palsson OS, Törnblom H, Sperber AD, Whitehead WE, Simrén M. The Prevalence and Impact of Overlapping Rome IV-Diagnosed Functional Gastrointestinal Disorders on Somatization, Quality of Life, and Healthcare Utilization: A Cross-Sectional General Population Study in Three Countries. American Journal of Gastroenterology. 2018;113:86-96.
7. Sperber AD, Francisconi C, Fang X, Fukudo S, Gerson M, Kang J, et al. Multicultural aspects of functional gastrointestinal disorders. In: Drossman DA, Chang L, Chey WD, Kellow J, Tack J, Whitehead WE, editors. Rome IV Functional Gastrointestinal Disorders – Disorders of Gut-Brain Interaction. 4th Edition, ed. Raleigh NC USA: Rome Foundation; 2016. p. 373-442.
8. Helman CG. Communication in primary care: The role of patient and practitioner explanatory models. Social Science and Medicine. 1985;20(9):923-31.
9. Pimentel M, Chang C, Chua KS, Mirocha J, DiBaise J, Rao S, et al. Antibiotic treatment of constipation-predominant irritable bowel syndrome. Dig Dis Sci. 2014;59:1278-85.
10. Moayyedi P, Mearin F, Azpiroz F, Andresen V, Barbara G, Corsetti M, et al. Irritable bowel syndrome diagnosis and management: A simplified algorithm for clinical practice. United European Gastroenterol J. 2017;5:773-88.
11. Thomas RH, Luthin DR. Current and emerging treatments for irritable bowel syndrome with constipation and chronic idiopathic constipation: focus on prosecretory agents. Pharmacotherapy. 2015;35(6):613-30.
12. Ford AC, Sperber AD, Corsetti M, Camilleri M. Irritable bowel syndrome. Lancet. 2020.
13. Drossman DA, Tack J, Ford AC, Szigethy E, Tornblom H, Van Oudenhove L. Neuromodulators for Functional Gastrointestinal Disorders (Disorders of Gut-Brain Interaction): A Rome Foundation Working Team Report. Gastroenterology. 2018;154:1140-71 e1.
14. Pinto-Sanchez MI, Yuan Y, Hassan A, Bercik P, Moayyedi P. Proton pump inhibitors for functional dyspepsia. Cochrane database of systematic reviews (Online). 2017;11:CD011194.
15. Talley NJ, Tack J, Ptak T, Gupta R, Giguere M. Itopride in functional dyspepsia: results of two phase III multicentre, randomised, double-blind, placebo-controlled trials. Gut. 2008;57:740-6.
16. Huang X, Lv B, Zhang S, Fan YH, Meng LN. Itopride therapy for functional dyspepsia: a meta-analysis. World J Gastroenterol. 2012;18:7371-7.
17. Vijayvargiya P, Jameie-Oskooei S, Camilleri M, Chedid V, Erwin PJ, Murad MH. Association between delayed gastric emptying and upper gastrointestinal symptoms: a systematic review and meta-analysis. Gut. 2019;68:804-13.
18. Tack J, Janssen P, Masaoka T, Farre R, Van Oudenhove L. Efficacy of buspirone, a fundus-relaxing drug, in patients with functional dyspepsia. Clin Gastroenterol Hepatol. 2012;10:1239-45.
19. Tack J, Ly HG, Carbone F, Vanheel H, Vanuytsel T, Holvoet L, et al. Efficacy of Mirtazapine in Patients With Functional Dyspepsia and Weight Loss. Clin Gastroenterol Hepatol. 2016;14:385-92 e4.

20. Posserud I, Svedlund J, Wallin J, Simren M. Hypervigilance in irritable bowel syndrome compared with organic gastrointestinal disease. J Psychosom Res. 2009;66:399-405.
21. Surdea-Blaga T, Baban A, Nedelcu L, Dumitrascu DL. Psychological Interventions for Irritable Bowel Syndrome. J Gastrointestin Liver Dis. 2016;25:359-66.
22. Radziwon CD, Lackner JM. Cognitive Behavioral Therapy for IBS: How Useful, How Often, and How Does It Work? Curr Gastroenterol Rep. 2017;19:49.

3-4. SÍNDROME DE INTESTINO IRRITABLE CON DIARREA (SII-D) (Leve)

Caso clínico

Una abogada de 36 años es atendida en una clínica de atención primaria con dolor abdominal que se alivia al evacuar deposiciones sueltas frecuentes (heces de tipo Bristol 5 o 6, hasta 3 evacuaciones por día) y sin estreñimiento. No hay síntomas nocturnos, ni sangre en las heces, ni incontinencia fecal. Sus síntomas comenzaron hace más de seis meses después de contraer una infección por *C. jejuni* mientras viajaba. No tiene antecedentes médicos ni quirúrgicos de interés y no toma medicamentos. Actualmente, los síntomas ocurren de seis a ocho veces al mes (es decir, uno o dos días a la semana), en especial después de comer comidas abundantes, en el momento de la menstruación y cuando está bajo estrés en su trabajo. Ella afirma que el impacto es leve. Cuando presenta síntomas, no acude a restaurantes. Los estudios de laboratorio de rutina como la biometría hemática y la PCR (proteína C reactiva), anticuerpos anti-transglutaminasa, coprocultivo y calprotectina fecal son normales.

Categorías de PCMD

A. **Diagnóstico Categórico:** Síndrome de intestino irritable (SII)

B. **Modificadores Clínicos:** Síndrome de intestino irritable posinfeccioso con diarrea (SII-D), síntomas posprandiales

C. **Impacto en las Actividades Diarias:** Leve

D. **Modificadores Psicosociales:** Ninguno conocido

E. **Características Fisiológicas y Biomarcadores:** Ninguno conocido

Explicación de las Categorías de PCMD

A. **Diagnóstico Categórico:** El diagnóstico de SII se logró al cumplir con los criterios de Roma IV y al presentar síntomas ≥ 1 día/semana, durante al menos seis meses.[1] Consulte el Apéndice A para conocer los criterios de diagnóstico. El estudio diagnóstico limitado fue normal. Si los síntomas no responden al tratamiento o si los síntomas empeoran, se puede considerar una colonoscopia con biopsias y pruebas para descartar diarrea por ácidos biliares.

B. **Modificadores Clínicos:** el SII-D posinfeccioso está respaldado por síntomas que ocurren en relación con una infección por *C. jejuni*, y su subtipo de SII-D es consistente con diarrea y sin antecedentes de estreñimiento. La paciente reporta síntomas posprandiales.

C. **Impacto en las Actividades Diarias:** Leve. Esto se basa en su respuesta a la pregunta de impacto, además de ser atendida en atención primaria, tener episodios poco frecuentes y no tener restricción de actividad. La paciente respondió Leve a la pregunta: "En general, ¿en qué medida interfieren sus síntomas con sus actividades (trabajo, escuela, actividades sociales, autocuidado, concentración y rendimiento)?"

D. **Modificadores Psicosociales:** Ninguno. No hay indicadores psicosociales ni registro de dificultades psicosociales de acuerdo con su propio reporte, observación del médico o especialista de salud mental.

E. **Características Fisiológicas y Biomarcadores:** Ninguno conocido.

Evaluación General

Esta mujer de 36 años tiene SII-D posinfeccioso leve con síntomas posprandiales.

Tratamiento

1. **Probióticos:** Los probióticos son microorganismos vivos que, cuando se administran en cantidades adecuadas, confieren un beneficio para la salud del huésped y, a menudo, incluyen lactobacilos y bifidobacterias solos o en mezcla. Los estudios sugieren un posible beneficio con respecto a la mejora de la hipersensibilidad visceral, la reducción de la dismotilidad, la reducción de la permeabilidad intestinal, la normalización de la función inmunológica y el restablecimiento de un equilibrio adecuado de bacterias que promueven la salud en el intestino.[2] En una revisión sistemática de ensayos de probióticos para el SII, las combinaciones particulares de probióticos, o especies y cepas específicas, parecieron tener efectos beneficiosos sobre los síntomas globales del SII y el dolor abdominal, pero no fue posible sacar conclusiones definitivas sobre su eficacia.[3] En general, los probióticos son seguros, de costo relativamente bajo y pueden ser de gran valor para pacientes como este que tienen síntomas más leves. Si se administran antibióticos inicialmente, el paciente puede continuar con los probióticos.

2. **Agonista opioide:** Las guías internacionales frecuentemente sugieren la loperamida como una opción de tratamiento de primera línea en pacientes con SII-D, tomada según sea necesario o regularmente.[4]

3. **Antiespasmódicos:** Los antiespasmódicos se usan comúnmente para tratar síntomas leves, generalmente en SII-D.[4] En los Estados Unidos, todos los antiespasmódicos pertenecen a la clase de los anticolinérgicos y han mostrado una eficacia limitada, y la reducción de la frecuencia de las evacuaciones puede deberse a un efecto anticolinérgico. En Europa y la región del Pacífico Asiático, existen varias clases de antiespasmódicos además de los anticolinérgicos que han demostrado cierta eficacia en el SII.[5]

4. **Neuromoduladores:** Un antidepresivo tricíclico (ATC) se utiliza para el dolor, así como para la diarrea asociada con el SII.[6,7] Este podría ser un medicamento a considerar, si la paciente desarrolla síntomas más frecuentes y dolorosos.[8]

5. **Antibiótico no absorbible:** La microflora alterada puede desempeñar un papel en el SII debido a una mayor sensibilidad al gas fermentado, una composición bacteriana alterada en el colon o una función inmunitaria alterada de la mucosa debido a ciertas bacterias. Los estudios han mostrado una mejoría clínica en el SII cuando se trata con un antibiótico no absorbible.[9,10] La rifaximina ha sido aprobada por la FDA para el tratamiento del SII-D. También se ha demostrado que repetir el tratamiento con rifaximina es eficaz y bien tolerado.[11]

6. **Opioides agonista/antagonista:** La eluxadolina, un agonista de los receptores de opioides-mu/antagonista de los receptores de opioides deltas, está aprobada para el tratamiento del SII-D en hombres y mujeres, y representa otra opción de tratamiento.[12]

7. **Antagonista de 5-HT3:** Alosetrón es un antagonista de 5-HT3 que ha demostrado ser eficaz en pacientes con SII sin estreñimiento.[13] Sin embargo, debido a ciertos riesgos de efectos adversos, específicamente complicaciones severas de estreñimiento y colitis isquémica,[14] este medicamento está restringido a mujeres que tienen SII-D severo. Por lo tanto, se consideraría solo si fallan los tratamientos de primera línea y tiene síntomas severos que incluyen dolor, diarrea y /o incontinencia. Ramosetron y ondansetron son otros antagonistas de 5-HT3 con efectos demostrados sobre los síntomas claves en pacientes con SII-D.[15-17]

8. **Agentes fijadores de ácidos biliares:** En pacientes que cumplen los criterios de diagnóstico para SII-D y diarrea funcional, la diarrea por ácidos biliares es frecuente, por lo que los agentes fijadores de ácidos biliares pueden probarse en pacientes con síntomas diarreicos dominantes, aunque no existan ensayos controlados aleatorios.[18,19]

Referencias

1. Lacy BE, Mearin F, Chang L, Chey WD, Lembo AJ, Simren M, Spiller R. Bowel Disorders. Gastroenterology 2016; 150:1393-1407
2. Simren M, Barbara G, Flint H, Spiegal B, Spiller R, Vanner S, et al. Intestinal microbiota in functional bowel disorders: a Rome Foundation working team report. Gut 2012 Jul 10.
3. Ford AC, Harris LA, Lacy BE, Quigley EMM, Moayyedi P. Systematic review with meta-analysis: the efficacy of prebiotics, probiotics, symbiotic and antibiotics in irritable bowel syndrome. Aliment Pharmacol Ther. 2018 Nov;48(10):1044-1060.
4. Simrén M, Törnblom H, Palsson OS, Whitehead WE. Management of the multiple symptoms of irritable bowel syndrome. Lancet Gastroenterol Hepatol. 2017 Feb;2(2):112-122.

5. Poynard T, Naveau S, Mory B, Chaput JC. Meta-analysis of smooth muscle relaxers in the treatment of irritable bowel syndrome. Alim Pharmacol and Ther 1994; 8:499-510.
6. Dekel R, Drossman DA, Sperber AD. The use of psychotropic drugs in irritable bowel syndrome. Expert Opin Investig Drugs 2013 Mar;22(3):329-39.
7. Longstreth GF, Drossman DA. Severe irritable bowel and functional abdominal pain syndromes: managing the patient and health care costs. Clin Gastroenterol Hepatol 2005; 3:397-400.
8. Drossman DA, Tack J, Ford AC, Szigethy E, Törnblom H, Van Oudenhove L. Neuromodulators for Functional Gastrointestinal Disorders (Disorders of Gut-Brain Interaction): A Rome Foundation Working Team Report Gastroenterology. 2018 Mar;154(4):1140-1171.e1.
9. Menees SB, Maneerattannaporn M, Kim HM, Chey WD. The efficacy and safety of rifaximin for the irritable bowel syndrome: a systematic review and meta-analysis. Am J Gastroenterol 2012 Jan;107(1):28-35.
10. Pimentel M, Lembo A, Chey WD, Zakko S, Ringel Y, Yu J, Mareya Sm, Shaw AL, Bortey E, Forbes WP, TARGET Study Group. Rifaximin therapy for patients with irritable bowel syndrome without constipation. N Engl J Med 2011 Jan 6;364(1):22-32.
11. Lembo A, Pimentel M, Rao SS, Schoenfeld P, Cash B, Weinstock LB, Paterson C, Bortey E, Forbes WP. Repeat Treatment with Rifaximin Is Safe and Effective in Patients with Diarrhea-Predominant Irritable Bowel Syndrome. Gastroenterology. 2016 Dec;151(6):1113-1121.
12. Lembo AJ, Lacy BE, Zuckerman MJ, Schey R, Dove LS, Andrae DA, Davenport JM, McIntyre G, Lopez R, Turner L, Covington PS. Eluxadoline for Irritable Bowel Syndrome with Diarrhea. N Engl J Med. 2016 Jan 21;374(3):242-53.
13. Ford AC, Brandt LJ, Young C, Chey WD, Foxx-Orenstein AE, Moayyedi P. Efficacy of 5-HT3 antagonists and 5-HT4 agonists in irritable bowel syndrome: systematic review and meta-analysis. Am J Gastroenterol 2009 Jul;104(7):1831-43.
14. Tong K, Nicandro JP, Shringarpure R, Chuang E, Chang L. A 9-year evaluation of temporal trends in alosetron post-marketing safety under the risk management program. Therapeutic Advances in Gastroenterology 2013;6(5):344-357.
15. Garsed K, Chernova J, Hastings M, Lam C, Marciani L, Singh G, Henry A, Hall I, Whorwell P, Spiller R. A randomized trial of ondansetron for the treatment of irritable bowel syndrome with diarrhea. Gut. 2014 Oct;63(10):1617-25.
16. Plasse TF, Barton G, Davidson E, Abramson D, Kalfus I, Fathi R, Raday G, Harris MS. Bimodal Release Ondansetron Improves Stool Consistency and Symptomatology in Diarrhea-Predominant Irritable Bowel Syndrome: A Randomized, Double-Blind, Trial. Am J Gastroenterol. 2020 Sep;115(9):1466-1473.
17. Qi Q, Zhang Y, Chen F, Zuo X, Li Y. Ramosetron for the treatment of irritable bowel syndrome with diarrhea: a systematic review and meta-analysis of randomized controlled trials. BMC Gastroenterol. 2018 Jan 8;18(1):5.
18. Shiha MG, Ashgar Z, Fraser EM, Kurien M, Aziz I. High prevalence of primary bile acid diarrhoea in patients with functional diarrhoea and irritable bowel syndrome-diarrhoea, based on Rome III and Rome IV criteria. EClinicalMedicine. 2020 Jul 15; 25:100465.
19. Walters JRF, Arasaradnam R, Andreyev HJN; UK Bile Acid Related Diarrhoea Network. Diagnosis and management of bile acid diarrhoea: a survey of UK expert opinion and practice. Frontline Gastroenterol. 2019 Sep. 11;11(5):358-363.

3-5. SÍNDROME DE INTESTINO IRRITABLE CON DIARREA (SII-D) (Leve) – Multicultural

Caso clínico

Siete años antes, una madre china de 27 años emigró a los Estados Unidos. Se queja de heces sueltas tres o cuatro veces al día con dolor epigástrico, y llenura epigástrica y flatulencia. Los síntomas han persistido durante seis años. La paciente reporta sus síntomas, en particular las heces sueltas, como síntomas de "resfriado". El dolor y la flatulencia se alivian con las evacuaciones, pero vuelven después de un tiempo variable. En el examen, hay sensibilidad leve en el cuadrante inferior izquierdo. Los análisis de sangre, incluyendo la serología para la enfermedad celíaca, y las pruebas de heces son normales.

Categorías de PCMD

A. **Diagnóstico Categórico:** Síndrome de intestino irritable (SII)

B. **Modificadores Clínicos:** Síndrome de intestino irritable con diarrea (SII-D). Influencias socioculturales que afectan el diagnóstico y el tratamiento.

C. **Impacto en las Actividades Diarias:** La paciente responde como Leve, sin ausentismo laboral y sin pérdida de la función diaria.

D. **Modificadores Psicosociales:** Ninguno descrito.

E. **Características Fisiológicas y Biomarcadores:** Ninguno. Las pruebas para el sobrecrecimiento bacteriano del intestino delgado (SBID) y la intolerancia a la lactosa son negativas.

Explicación de las Categorías de PCMD

A. **Diagnóstico Categórico:** La paciente cumple con los criterios de Roma IV para SII, basados en heces blandas frecuentes asociadas con dolor abdominal y llenura que se alivian con las evacuaciones.[1] Consulte el Apéndice A para conocer los criterios de diagnóstico.

B. **Modificadores Clínicos:** La paciente cumple con los criterios diagnósticos para SII-D basados en heces blandas o acuosas más del 25 % de las veces sin estreñimiento. El dolor epigástrico y la llenura después de las comidas son una queja frecuente entre los pacientes asiáticos y muchos son diagnosticados con dispepsia funcional, aunque la clara asociación del dolor con las evacuaciones es más indicativa de SII.[2,3] Esta paciente no cumple con los criterios diagnósticos de dispepsia funcional, por lo que en este caso las molestias epigástricas son en realidad parte del SII.

También hay influencias socioculturales que afectan el diagnóstico y el tratamiento.[4] La paciente atribuye su enfermedad a demasiado "frío". En la cultura China y en la medicina tradicional China (MTC), esto se relaciona con un desequilibrio entre los principios fríos y calientes y, como tal, clasifica las enfermedades y los alimentos en términos de sus características frías y calientes.

El efecto de la cultura sobre la salud y el cuidado de la salud puede manifestarse en las creencias sobre la enfermedad[5] y la expresión de los síntomas. Los modelos explicativos proporcionan una manera de comprender la perspectiva del paciente en los entornos de atención médica.[6] Los médicos que no están familiarizados con los modelos explicativos de pacientes de otras culturas pueden tener dificultades para comunicarse con ellos y tratarlos.

Los chinos (así como los hispanos e iraníes, entre otros) creen que las enfermedades pueden ser causadas por un desequilibrio entre los principios de frío y calor y, por lo tanto, clasifican las enfermedades y los alimentos en términos de sus características frías y calientes. La forma en que ella entiende sus síntomas es consistente con las creencias culturales de muchos chinos, que atribuyen la enfermedad a demasiado calor (estreñimiento) o demasiado frío (diarrea). Esto a menudo se relaciona con los tipos de alimentos, que se clasifican como "calientes" o "refrescantes". Los alimentos "calientes" pueden incluir cordero, carne de perro, pollo con huesos negros y camarones. Las verduras "calientes" incluyen ajo, cebolla, cilantro, perejil, pimiento rojo y cebollín. Las frutas "calientes" incluyen el lichi, el mango, el albaricoque, la mandarina (pero no la naranja), la yaca, las nueces, la cereza y la granada.

Dado que los síntomas comenzaron un año después de su llegada a los Estados Unidos, puede haber una asociación con el estrés relacionado con su condición de inmigrante, y cree que la aparición de los síntomas puede estar relacionada con probar comida de estilo occidental. El concepto de "frío" también puede relacionarse con condiciones de frío, como aire acondicionado fuerte que puede afectar la función abdominal e intestinal. La falta de agua hervida para el té en el trabajo podría percibirse como perjudicial para el intestino. La paciente trabaja en una oficina con aire acondicionado. Estas clasificaciones no guardan relación con la temperatura real, sino con las propiedades relacionadas. En la medicina tradicional china, las enfermedades se clasifican en cuatro síndromes principales, es decir, síndrome de frío, síndrome de calor, síndrome de deficiencia y síndrome de exceso. El patrón distintivo común para el SII con diarrea predominante es el estancamiento de Qi de Hígado y la deficiencia de Qi de Bazo, que se considera un síndrome de frio y deficiencia. El jengibre, un alimento subsidiario común en los países asiáticos, se considera que tiene una eficacia de calentamiento y, a menudo, se usa como suplemento de medicamentos recetados para afecciones que se cree que son causadas por demasiado "frío".[7] Una encuesta encontró que el 28 % de los pacientes chinos con SII beben sopa de jengibre cuando sus síntomas intestinales empeoran y el 43.5 % de ellos informaron que esto es efectivo para reducir los síntomas.[7]

C. **Impacto en las Actividades Diarias:** La paciente respondió Leve a la pregunta: "En general, ¿en qué medida interfieren sus síntomas con sus actividades (trabajo, escuela, actividades sociales, autocuidado, concentración y rendimiento)?" Esto se debió a que los síntomas son molestos, pero no afectan su función diaria en de forma significativa. Además, no reporto deterioro en sus actividades diarias debido a sus síntomas.

D. **Modificadores Psicosociales:** Ninguno

E. **Características Fisiológicas y Biomarcadores:** Ninguno.

Evaluación General

Esta paciente China, inmigrante reciente a los Estados Unidos, sufre de SII leve con diarrea predominante. Los síntomas son molestos y por lo tanto necesitan ser tratados, aunque no haya deterioro funcional. La clave para un tratamiento exitoso en este caso es comprender el modelo explicativo de la enfermedad del paciente, que se basa en su cultura y antecedentes. Además, podría explorarse la posible asociación entre los síntomas y la inmigración a un nuevo país con un idioma y una cultura diferente.

Tratamiento

1. **Relación médico-paciente:** Comprender el modelo explicativo del paciente puede facilitar la comunicación con un paciente que tiene síntomas médicos o síndromes funcionales inexplicables. En este caso, la paciente atribuye sus síntomas a las características de calor y frío, por lo que estas creencias deben ser abordadas por el médico para una comunicación y un tratamiento exitoso. Descartar el modelo explicativo del paciente porque puede no alinearse con la comprensión del proceso de la enfermedad por parte del médico es contraproducente. La legitimación del modelo explicativo del paciente puede permitirle al médico incorporar otros modos de terapia, si es necesario, en un plan de tratamiento integrado.

2. **Dieta:** Las recomendaciones para esta paciente deben formularse, en la medida de lo posible, dentro de su marco de referencia. En algunos casos, puede haber conflicto entre el asesoramiento dietético Chino tradicional y el asesoramiento nutricional occidental. Por ejemplo, las cebollas, las papayas, las cerezas y las granadas se consideran "picantes" y, por lo tanto, serían benéficas para esta paciente desde el punto de vista de la MTC, aunque su contenido de fibra podría exacerbar la diarrea. La mayoría de las frutas y verduras con alto contenido de fibra se consideran refrescantes, por ejemplo, melón, piña, naranjas,

plátano, espinaca, apio y brotes de bambú y, por lo tanto, tanto los médicos tradicionales chinos como los gastroenterólogos occidentales las considerarían adecuadas para pacientes con estreñimiento. Sin embargo, los gastroenterólogos occidentales pueden considerar que el contenido de fibra en los alimentos "calientes" como las cebollas, las papayas, las cerezas, las granadas y las mandarinas es beneficioso para el estreñimiento, mientras que las creencias tradicionales Chinas los considerarían perjudiciales para el estreñimiento debido a su propiedad de "calientes".

3. **Tranquilizar y educar:** Si bien esta paciente no parece tener ansiedad relacionada con el intestino, siempre es prudente identificar y disipar cualquier inquietud que pueda estar presente en relación con la severidad de los síntomas.

4. **Probióticos:** La paciente podría beneficiarse de una preparación probiótica, ya que existe evidencia de su efecto beneficioso en el SII, sin relación con los aspectos culturales específicos destacados en este caso.[8]

5. **Antiespasmódicos y anticolinérgicos:** Estos fármacos pueden tener un efecto positivo sobre la sensibilidad al dolor y sobre la motilidad intestinal[9,10] y han mostrado un beneficio moderado en pacientes con SII con diarrea[11] y en particular en relación con los síntomas posprandiales. Es más probable que estos medicamentos sean útiles en casos más leves de SII como este. Por lo tanto, en este caso no estarían indicados medicamentos de acción intestinal más potentes o antidepresivos tricíclicos.

6. **Medicina tradicional China:** La medicina tradicional China se puede integrar en el plan de tratamiento y facilitar que el paciente "acepte" el plan de tratamiento integral.[12] Este es especialmente el caso si hay un practicante de MTC a quien el médico conoce y con quien ha colaborado en el pasado.

Referencias

1. Mearin F, Lacy B, Chang L, Chey WD, Lembo A, Simrén M, Spiller R. Bowel disorders in Drossman DA, Chang L, Chey WD, Kellow J, Tack J, Whitehead WE (eds) Rome IV Functional Gastrointestinal Disorders – Disorders of Gut-Brain Interaction, 4th Edition, Raleigh NC USA Rome Foundation 2016; pp. 167-258.
2. Gwee KA, Lu CL, Ghoshal UC. Epidemiology of irritable bowel syndrome in Asia: something old, something new, something borrowed. J Gastroenterol Hepatol. 2009;24:1601-7.
3. Lu CL, Lang HC, Chang FY, Chen CY, Luo JC, Wang SS, Lee SD. Prevalence and health/social impacts of functional dyspepsia in Taiwan: a study based on the Rome criteria questionnaire survey assisted by endoscopic exclusion among a physical check-up population. Scand J Gastroenterol. 2005;40:402-11.
4. Sperber AD, Francisconi C, Fang X, Fukudo S, Gerson M, Kang J, Schmulson M. Multicultural aspects of functional gastrointestinal disorders in Drossman DA, Chang L, Chey WD, Kellow J, Tack J, Whitehead WE (eds) Rome IV Functional Gas-

trointestinal Disorders - Disorders of Gut-Brain Interaction, 4th Edition, Raleigh NC USA Rome Foundation 2016; pp. 373-442.
5. Rothschild SK. Cross-cultural issues in primary care medicine. Dis Mon. 1998;44:293-319.
6. Helman CG. Communication in primary care: The role of patient and practitioner explanatory models. Soc Sci Med. 1985;20(9):923-31.
7. Wang W, Fang X, Zhu L, Fei G, Wu D, Wang Z, et al. A survey on relationships between foods and symptoms of patients with irritable bowel syndrome [Chinese with English abstract]. Chin J Gastroenterol. 2012;17:110-4.
8. Moran C, Shanahan F. Editorial: probiotics and IBS - where are we now? Aliment Pharmacol Ther. 2014;40:318.
9. Snape WJ, Jr., Carlson GM, Cohen S. Colonic myoelectric activity in the irritable bowel syndrome. Gastroenterology. 1976;70:326-30.
10. Sullivan MA, Cohen S, Snape WJ, Jr. Colonic myoelectrical activity in irritable-bowel syndrome. Effect of eating and anticholinergics. N Engl J Med. 1978;298:878-83.
11. Ford AC, Talley NJ, Spiegel BM, Foxx-Orenstein AE, Schiller L, Quigley EM, Moayyedi P. Effect of fibre, antispasmodics, and peppermint oil in the treatment of irritable bowel syndrome: systematic review and meta-analysis. BMJ. 2008;337:1388-92.
12. Stuardi T, MacPherson H. Acupuncture for irritable bowel syndrome: diagnosis and treatment of patients in a pragmatic trial. J Altern Complement Med. 2012;18:1021-7.

3-6. SÍNDROME DE INTESTINO IRRITABLE CON DIARREA (SII-D) (Moderado)

Caso clínico

Recientemente una mujer de 25 años tomó un trabajo como árbitro laboral, lo que implicó turnos de trabajo con un cambio en el patrón de alimentación y ejercicio. Su dieta es rica en frutas, verduras y pan integral. Se queja de empeoramiento del dolor de dos años de evolución en el cuadrante superior izquierdo asociado con distensión abdominal subjetiva y evacuaciones blandas frecuentes (tipos 5 o 6 en la escala de Bristol, 2-3 veces al día) que ocurren alrededor de cinco días a la semana. Hay algo de alivio con la defecación. Niega heces duras y grumosas, así como síntomas nocturnos o sangre en las heces. A menudo siente una sensación de evacuación incompleta. Las pruebas de laboratorio de rutina como el hemograma completo y la PCR (proteína C reactiva), anticuerpos anti-transglutaminasa y calprotectina fecal son normales. No hay antecedentes psiquiátricos pasados o actuales. Ha descubierto que el dolor está interfiriendo con su trabajo y ha perdido dos días de trabajo al mes recientemente. Un médico local le recetó una dieta baja en FODMAP (siglas en Inglés para oligosacáridos, disacáridos, monosacáridos y polioles fermentables). Ella responde bien a esto con un efecto dramático sobre el dolor, la distensión abdominal subjetiva y los hábitos intestinales, sin embargo, lo encuentra bastante restrictivo socialmente.

Categorías de PCMD

A. **Diagnóstico Categórico:** Síndrome de intestino irritable (SII)

B. **Modificadores Clínicos:** SII con diarrea (SII-D), sensibilidad a FODMAP

C. **Impacto en las Actividades Diarias:** Moderado

D. **Modificadores Psicosociales:** Ninguno conocido

E. **Características Fisiológicas y Biomarcadores:** Ninguno conocido

Explicación de las Categorías de PCMD

A. **Diagnóstico Categórico:** Síndrome de intestino irritable. La paciente cumple con los criterios de Roma IV para SII, reporta dolor abdominal con alivio de la defecación y asociación con heces blandas durante ≥ 1 día por semana, con síntomas que duran ≥ 6 meses.[1] Consulte el Apéndice A para conocer los criterios de diagnóstico. Si los síntomas no responden al tratamiento o si los síntomas empeoran, se puede considerar una colonoscopia con biopsias y pruebas para la diarrea por ácidos biliares.

B. **Modificadores Clínicos:** Con un patrón de heces caracterizado por heces blandas cinco días a la semana y sin heces duras, los pacientes cumplen los criterios de Roma IV para SII con diarrea. Ella tiene sensibilidad a los FODMAP. Los FODMAP son carbohidratos de la dieta que se absorben mal y que, si se toman en cantidad suficiente, pueden causar síntomas como distensión abdominal subjetiva, flatulencia y molestias abdominales, tal como se confirmó en un ensayo doble ciego controlado con placebo.[2]

C. **Impacto en las Actividades Diarias:** Moderado; los síntomas afectan la productividad laboral y están asociados con ausencias al trabajo. La paciente respondió Moderado a la pregunta: "En general, ¿en qué medida interfieren sus síntomas con sus actividades (trabajo, escuela, actividades sociales, autocuidado, concentración y rendimiento)?" La paciente no acude al trabajo dos días al mes.

D. **Modificadores Psicosociales:** Ninguno conocido

E. **Características Fisiológicas y Biomarcadores:** Ninguno conocido

Evaluación General

Esta joven tiene síntomas gastrointestinales crónicos compatibles con un diagnóstico de SII-D. Ha adoptado una dieta rica en frutas, verduras y pan integral, lo que ha resultado en un aumento de los síntomas del SII de malestar y sensación de distensión abdominal subjetiva con heces blandas. El empeoramiento de los síntomas afecta las actividades diarias, incluyendo el trabajo. Sin embargo, sus síntomas responden bien a la exclusión dietética.

Tratamiento

1. **Dieta:** En la dieta baja en FODMAP, la exclusión selectiva de alimentos altamente fermentables, como ciertas frutas y verduras, puede ayudar a reducir los síntomas del paciente. Hay evidencia en ensayos controlados de que una dieta baja en FODMAP mejora los síntomas.[3-6] Para la dieta baja en FODMAP, una fase de restricción debe ir seguida de una fase de reintroducción, donde el paciente necesitaría orientación, preferiblemente de un dietista, para reintroducir alimentos FODMAP en su dieta con el objetivo de tener una dieta equilibrada a largo plazo.[7]

2. **Agonistas opioides:** La loperamida puede utilizarse además de la dieta y tomarse según sea necesario, por ejemplo, antes de viajar o de un evento en el que la defecación sería problemática. Varios estudios pequeños de larga data muestran beneficios con mejoría en la diarrea, pero no en el dolor.[8,9] Las recomendaciones internacionales frecuentemente proponen la loperamida como

opción de tratamiento de primera línea en pacientes con SII-D.[10] El uso regular de loperamida puede no ser una opción óptima en esta paciente con síntomas moderados de SII-D que ocurren cinco días a la semana, particularmente si el dolor abdominal es el síntoma predominante o más molesto. Sería una mejor opción en pacientes con síntomas más leves o menos frecuentes. La eluxadolina, un agonista del receptor opioide- mu/antagonista del receptor opioide delta, está aprobada para el tratamiento del SII-D en hombres y mujeres, y representa otra opción de tratamiento válida.[11] Sin embargo, el medicamento no se encuentra disponible en muchos países.

3. **Neuromoduladores:** Se ha demostrado que los antidepresivos tricíclicos (ATC) son eficaces en el tratamiento del SII. Poseen propiedades anticolinérgicas y actúan como neuromoduladores, y se ha demostrado que ejercen efectos benéficos sobre la diarrea y el dolor en pacientes con SII.[12,13]

4. **Antagonistas de 5-HT3:** Si ninguno de los regímenes anteriores ayuda, entonces se podría considerar el uso de antagonistas de los receptores de 5-HT3 disponibles (ramosetrón, alosetrón, ondansetrón). Un metaanálisis mostró beneficio con un NNT (número necesario a tratar) de 7 usando alosetrón 1 mg 2 veces al dia.[14] La dosis de 1 mg 2 veces al día puede ser excesiva ya que el 25 % sufre de estreñimiento, pero un estudio con 0,5 mg diaria mostró una menor incidencia de estreñimiento.[15] El uso de alosetrón se asocia con una incidencia del 0.1 % de colitis isquémica en el SII-D. Ramosetron utilizado en una dosis muy baja muestra beneficio con una menor incidencia de estreñimiento[16] La evidencia reciente muestra que el ondansetrón titulado/ajustado comenzando con 4 mg diarios y aumentando la dosis hasta 8 mg tres veces al día o disminuyendo la dosis hasta 4 mg en días alternos brinda un alivio satisfactorio en el 69 % en comparación con el 17 % con placebo, lo que brinda un NNT de 2.0.[17] La tasa de estreñimiento fue del 9 % y todos respondieron a la reducción de la dosis.

5. **Antibiótico no absorbible:** Los estudios han demostrado una mejoría clínica en el SII cuando se trata con un antibiótico no absorbible[18] La rifaximina ha sido aprobada por la FDA para el tratamiento del SII-D. También se ha demostrado que repetir el tratamiento con rifaximina es eficaz y bien tolerado.[19]

6. **Agentes fijadores de ácidos biliares:** Dado que la diarrea por ácidos biliares es un hallazgo común en pacientes con SII-D, los agentes fijadores de ácidos biliares pueden ser probados para tratar los síntomas de diarrea.[20,21] El colesevelam puede tolerarse mejor que la colestiramina y el colestipol, y podría ser de utilidad considerarlo si los efectos secundarios son un problema.

Referencias

1. Lacy BE, Mearin F, Chang L, Chey WD, Lembo AJ, Simren M, Spiller R. Bowel Disorders. Gastroenterology 2016; 150:1393-1407.

2. Shepherd SJ, Parker FC, Muir JG, Gibson PR. Dietary triggers of abdominal symptoms in patients with irritable bowel syndrome: randomized placebo-controlled evidence. Clin Gastroenterol Hepatol 2008; 6(7):765-771.
3. Halmos EP, Power VA, Shepherd SJ, et al. A diet low in FODMAPs reduces symptoms of irritable bowel syndrome. Gastroenterology 2014; 146:67-75.
4. Staudacher HM, Lomer MCE, Farquharson FM, Louis P, Fava F, Franciosi E, Scholz M, Tuohy KM, Lindsay JO, Irving PM, Whelan K. A Diet Low in FODMAPs Reduces Symptoms in Patients with Irritable Bowel Syndrome and A Probiotic Restores Bifidobacterium Species: A Randomized Controlled Trial. Gastroenterology. 2017 Oct;153(4):936-947.
5. Böhn L, Störsrud S, Liljebo T, Collin L, Lindfors P, Törnblom H, Simrén M. Diet low in FODMAPs reduces symptoms of irritable bowel syndrome as well as traditional dietary advice: a randomized controlled trial. Gastroenterology. 2015 Nov;149(6):1399-1407.e2.
6. Eswaran SL, Chey WD, Han-Markey T, Ball S, Jackson K. A Randomized Controlled Trial Comparing the Low FODMAP Diet vs. Modified NICE Guidelines in US Adults with IBS-D. Am J Gastroenterol. 2016 Dec;111(12):1824-1832.
7. Whelan K, Martin LD, Staudacher HM, Lomer MCE. The low FODMAP diet in the management of irritable bowel syndrome: an evidence-based review of FODMAP restriction, reintroduction, and personalisation in clinical practice. J Hum Nutr Diet. 2018 Apr;31(2):239-255.
8. Cann PA, Read NW, Holdsworth CD, Barends D. Role of loperamide and placebo in management of irritable bowel syndrome (IBS). Dig Dis Sci 1984; 29(3):239-247.
9. Efskind PS, Bernklev T, Vatn MH. A double-blind placebo-controlled trial with loperamide in irritable bowel syndrome. Scand J Gastroenterol 1996; 31(5):463-468.
10. Simrén M, Törnblom H, Palsson OS, Whitehead WE. Management of the multiple symptoms of irritable bowel syndrome. Lancet Gastroenterol Hepatol. 2017 Feb;2(2):112-122.
11. Lembo AJ, Lacy BE, Zuckerman MJ, Schey R, Dove LS, Andrae DA, Davenport JM, McIntyre G, Lopez R, Turner L, Covington PS. Eluxadoline for Irritable Bowel Syndrome with Diarrhea. N Engl J Med. 2016 Jan 21;374(3):242-5312.
12. Ford AC, Quigley EM, Lacy BE, et al. Effect of antidepressants and psychological therapies, including hypnotherapy, in irritable bowel syndrome: systematic review and meta-analysis. Am J Gastroenterol 2014; 109:1350-65; quiz 136615.
13. Drossman DA, Tack J, Ford AC, Szigethy E, Törnblom H, Van Oudenhove L. Neuromodulators for Functional Gastrointestinal Disorders (Disorders of Gut-Brain Interaction): A Rome Foundation Working Team Report Gastroenterology. 2018 Mar;154(4):1140-1171.e1.
14. Cremonini F, Delgado-Aros S, Camilleri M. Efficacy of alosetron in irritable bowel syndrome: a meta-analysis of randomized controlled trials. Neurogastroenterol Motil 2003; 15(1):79-86.
15. Cremonini F, Nicandro JP, Atkinson V, Shringarpure R, Chuang E, Lembo A. Randomized clinical trial: alosetron improves quality of life and reduces restriction of daily activities in women with severe diarrhoea-predominant IBS. Aliment Pharmacol Ther 2012; 36(5):437-448.
16. Qi Q, Zhang Y, Chen F, Zuo X, Li Y. Ramosetron for the treatment of irritable bowel syndrome with diarrhea: a systematic review and meta-analysis of randomized controlled trials. BMC Gastroenterol. 2018 Jan 8;18(1):5.

17. Garsed K, Chernova J, Hastings M, Lam C, Marciani L, Singh G, Henry A, Hall I, Whorwell P, Spiller R. A randomized trial of ondansetron for the treatment of irritable bowel syndrome with diarrhea. Gut 2014 Oct;63(10):1617-25.
18. Pimentel M, Lembo A, Chey WD, Zakko S, Ringel Y, Yu J, Mareya Sm, Shaw AL, Bortey E, Forbes WP, TARGET Study Group. Rifaximin therapy for patients with irritable bowel syndrome without constipation. N Engl J Med 2011 Jan 6;364(1):22-32.
19. Lembo A, Pimentel M, Rao SS, Schoenfeld P, Cash B, Weinstock LB, Paterson C, Bortey E, Forbes WP. Repeat Treatment with Rifaximin Is Safe and Effective in Patients with Diarrhea-Predominant Irritable Bowel Syndrome. Gastroenterology. 2016 Dec;151(6):1113-1121.
20. Shiha MG, Ashgar Z, Fraser EM, Kurien M, Aziz I. High prevalence of primary bile acid diarrhoea in patients with functional diarrhoea and irritable bowel syndrome-diarrhoea, based on Rome III and Rome IV criteria. EClinicalMedicine. 2020 Jul 15; 25:100465.
21. Walters JRF, Arasaradnam R, Andreyev HJN; UK Bile Acid Related Diarrhoea Network. Diagnosis and management of bile acid diarrhoea: a survey of UK expert opinion and practice. Frontline Gastroenterol. 2019 Sep 11;11(5):358-363.

3-7. SÍNDROME DE INTESTINO IRRITABLE CON DIARREA (SII-D) (Moderado)

Caso clínico

Un hombre de 66 años es un corredor de seguros jubilado que se queja de un patrón intestinal errático desde hace algunos años, que ha empeorado desde que le diagnosticaron un carcinoma de próstata y se sometió a radioterapia. Aproximadamente cuatro días a la semana, sus heces son sueltas y acuosas y "defeca" de cuatro a seis veces en estos días. En otras ocasiones, defeca solo una vez al día y las heces son normales. Describe dolor abdominal, distensión abdominal subjetiva, distensión abdominal visible y una sensación de evacuación incompleta. Puede esforzarse para evacuar, pero cuando las heces son acuosas, tiene una urgencia marcada. Tiene sobrepeso con un IMC de 34 kg/m^2 y, habiendo perdido algo de peso, ahora lo está recuperando. Se divorció hace algunos años, y su pareja actual tuvo un "ataque de nervios" recientemente, lo que hizo que este año fuera particularmente malo para él en cuanto al estrés. Tuvo una disminución de su productividad laboral secundaria a sus síntomas GI (gastrointestinales). Su empleador fue muy poco comprensivo con su reciente enfermedad, y se sometió a una batalla legal prolongada para obtener sus derechos de jubilación. El uso de un cuestionario autoadministrado, la Escala de Ansiedad y Depresión Hospitalaria (EADH/HADS), brinda apoyo para la ansiedad leve, pero sin síntomas depresivos. El examen físico es normal y la colonoscopia y la biopsia no muestran evidencia de proctitis por radiación o colitis microscópica. Calprotectina fecal, biometría hemática, PCR (proteína C reactiva) y los anticuerpos anti-transglutaminasa fueron todos normales. El paciente se pregunta si la dieta puede jugar un papel. Come varias porciones de fruta al día y piensa que esto puede estar agravando sus síntomas. Por lo general, toma el equivalente a dos pintas (2 tazas o 0.47 litros) de leche por día y le gusta el queso y el chocolate, y cuando esto se elimina de su dieta, los síntomas son menos severos, pero aún molestos. Su prueba de tolerancia a la lactosa fue positiva.

Categorías de PCMD

A. **Diagnóstico Categórico:** Síndrome de intestino irritable (SII)

B. **Modificadores Clínicos:** SII con diarrea (SII-D); intolerancia a la lactosa

C. **Impacto en las Actividades Diarias:** Moderado

D. **Modificadores Psicosociales:** Ansiedad clínica y malestar emocional asociada con múltiples factores estresantes

E. **Características Fisiológicas y Biomarcadores:** Prueba de tolerancia a la lactosa positiva

Explicación de las Categorías de PCMD

A. **Diagnóstico Categórico:** Síndrome de intestino irritable. El paciente cumple con los criterios de Roma IV para SII, reporta dolor abdominal con alivio con la evacuación y asociación con heces blandas durante ≥ 1 día por semana, con síntomas que duran ≥ 6 meses.[1] Consulte el Apéndice A para conocer los criterios de diagnóstico.

B. **Modificadores Clínicos:** El paciente cumple con los criterios de Roma IV para el SII con diarrea y reporta evacuaciones sueltas y frecuentes cuatro días a la semana. El paciente se pregunta si sus síntomas se deben a la intolerancia a la lactosa, y tuvo una prueba de tolerancia a la lactosa positiva. La malabsorción de lactosa puede inducir síntomas dependiendo de la dosis,[2] pero estos no se provocan de forma consistente (es decir, no mayores que el placebo) si la dosis es inferior a 240 ml de leche.[3] Este paciente cree que la leche podría estar causando sus síntomas y toma más del equivalente a 240 ml de leche, por lo que se realiza una prueba de aliento con hidrógeno de lactosa. La intolerancia a la lactosa se caracteriza por diarrea, dolor abdominal con flatulencia y distensión abdominal subjetiva de cero a tres horas después de ingerir lactosa.[4] La intolerancia a la lactosa adquirida en adultos es la norma en todo el mundo, pero una mutación en el gen de la lactasa que falla en detener/apagar la producción de lactasa después del destete[5] se originó en el norte de Europa y se ha extendido al sur y al este. La intolerancia a la lactosa adquirida en adultos se encuentra, como resultado, en el 10 % de los escoceses, el 40 % de los italianos y el 90 % de los descendientes de asiáticos.[6] El paciente tiene SII-D con intolerancia a la lactosa coexistente ya que todavía tiene síntomas, aunque más leves, cuando se elimina la lactosa de su dieta.

C. **Impacto en las Actividades Diarias:** Moderado. El paciente había estado pasando por dificultades en el trabajo asociadas con los síntomas del SII. El paciente respondió Moderado a la pregunta: "En general, ¿en qué medida interfieren sus síntomas con sus actividades (trabajo, escuela, actividades sociales, autocuidado, concentración y rendimiento)?"

D. **Modificadores Psicosociales:** El paciente tiene ansiedad clínica y malestar/estrés emocional asociada con múltiples factores estresantes. Su diagnóstico de cáncer reciente, junto con sus disputas legales y la enfermedad mental de su pareja, ha contribuido a su ansiedad.

E. **Características Fisiológicas y Biomarcadores:** Prueba de tolerancia a la lactosa positiva

Evaluación General

Este es un hombre de 66 años con síntomas de SII-D que ha recibido radioterapia por su reciente carcinoma de próstata pero no muestra evidencia de proctitis por radiación. También tiene intolerancia a la lactosa coexistente. Múltiples factores estresantes psicosociales contribuyen a su carga general de síntomas.

Tratamiento

1. **Dieta baja en lactosa:** El paciente tiene intolerancia a la lactosa que se asocia con síntomas gastrointestinales y, por lo tanto, se beneficiaría de limitar la ingesta de lactosa o tomar tabletas de lactasa al comer o beber productos lácteos.[4]

2. **Agentes antidiarreicos:** Si la dieta por sí sola no controla la diarrea, también se puede usar loperamida según sea necesario para garantizar el control. Varios estudios pequeños de larga data muestran beneficios con mejoría en la diarrea, pero no en el dolor.[7,8] Las recomendaciones internacionales frecuentemente proponen la loperamida como opción de tratamiento de primera línea en pacientes con SII-D.[9]

3. **Neuromoduladores:** Se puede usar una dosis baja de antidepresivo tricíclico (ATC) por la noche (amitriptilina 25-50 mg cada noche al acostarse) para los efectos reductores ansiolíticos, anticolinérgicos y analgésicos leves.[10] El ensayo más grande y convincente de los ATC usó una dosis mayor de un fármaco similar, desipramina 50-100 mg, que mostró algún beneficio en aquellos que podían tolerarlo.[11]

4. **Terapia dirigida al eje cerebro-intestino (tratamiento conductual):** El asesoramiento puede ser útil para ayudarlo a sobrellevar las múltiples tensiones psicológicas. La terapia cognitiva conductual (TCC) puede ser efectiva en el SII al ayudar a los pacientes a desarrollar estrategias de afrontamiento efectivas y mejorar el manejo de múltiples síntomas.[11,12]

5. **Otros fármacos:** Otros fármacos que se pueden considerar para tratar los síntomas intestinales son los antagonistas de los receptores 5-HT3 disponibles (ramosetron, alosetron, ondansetron),[13] fijadores de ácidos biliares,[14] eluxadolina[15] o rifaximina.[16]

Referencias

1. Lacy BE, Mearin F, Chang L, Chey WD, Lembo AJ, Simren M, Spiller R. Bowel Disorders. Gastroenterology 2016; 150:1393-1407.2.
2. Yang J, Deng Y, Chu H, Cong Y, Zhao J, Pohl D, Misselwitz B, Fried M, Dai N, Fox M. Prevalence and presentation of lactose intolerance, and effects on dairy product intake, in healthy subjects and patients with irritable bowel syndrome. Clin Gastroenterol Hepatol 2013 Mar;11(3):262-268.e1.

3. Suarez FL, Savaiano DA, Levitt MD. A comparison of symptoms after the consumption of milk or lactose-hydrolyzed milk by people with self-reported severe lactose intolerance. N Engl J Med 1995; 333:1-4.
4. Misselwitz B, Butter M, Verbeke K, Fox MR. Update on lactose malabsorption and intolerance: pathogenesis, diagnosis, and clinical management. Gut. 2019 Nov;68(11):2080-2091.
5. Swallow DM. Genetics of lactase persistence and lactose intolerance. Annu Rev Genet 2003; 37:197-219.
6. Simoons FJ. The geographic hypothesis and lactose malabsorption: a weighing of the evidence. Dig Dis Sci 1978; 23:963-979.
7. Cann PA, Read NW, Holdsworth CD, Barends D. Role of loperamide and placebo in management of irritable bowel syndrome (IBS). Dig Dis Sci 1984; 29(3):239-247.
8. Efskind PS, Bernklev T, Vatn MH. A double-blind placebo-controlled trial with loperamide in irritable bowel syndrome. Scand J Gastroenterol 1996; 31(5):463-468.
9. Simrén M, Törnblom H, Palsson OS, Whitehead WE. Management of the multiple symptoms of irritable bowel syndrome. Lancet Gastroenterol Hepatol. 2017 Feb;2(2):112-122.
10. Drossman DA, Tack J, Ford AC, Szigethy E, Törnblom H, Van Oudenhove L. Neuromodulators for Functional Gastrointestinal Disorders (Disorders of Gut-Brain Interaction): A Rome Foundation Working Team Report Gastroenterology. 2018 Mar;154(4):1140-1171.e1.
11. Drossman DA, Toner BB, Whitehead WE, Diamant NE, Dalton CB, Duncan S, Emmott S, Proffitt V, Akman D, Frusciante K, Le T, Meyer K, Bradshaw B, Mikula K, Morris CB, Blackman CJ, Hu Y, Jia H, Li JZ, Koch GG, Bangdiwala SI. Cognitive-behavioral therapy versus education and desipramine versus placebo for moderate to severe functional bowel disorders. Gastroenterology 2003; 125(1):19-31.
12. Palsson OS, Whitehead WE. Psychological treatments in functional gastrointestinal disorders: a primer for the gastroenterologist. Clin Gastroenterol Hepatol 2013; 11:208.
13. Zheng Y, Yu T, Tang Y, Xiong W, Shen X, Jiang L, Lin L. Efficacy, and safety of 5-hydroxytryptamine 3 receptor antagonists in irritable bowel syndrome: A systematic review and meta-analysis of randomized controlled trials. PLoS One. 2017 Mar 14;12(3): e0172846.
14. Walters JRF, Arasaradnam R, Andreyev HJN; UK Bile Acid Related Diarrhoea Network. Diagnosis and management of bile acid diarrhoea: a survey of UK expert opinion and practice. Frontline Gastroenterol. 2019 Sep 11;11(5):358-363.
15. Lembo AJ, Lacy BE, Zuckerman MJ, Schey R, Dove LS, Andrae DA, Davenport JM, McIntyre G, Lopez R, Turner L, Covington PS. Eluxadoline for Irritable Bowel Syndrome with Diarrhea. N Engl J Med. 2016 Jan 21;374(3):242-5316.
16. Pimentel M, Lembo A, Chey WD, Zakko S, Ringel Y, Yu J, Mareya Sm, Shaw AL, Bortey E, Forbes WP, TARGET Study Group. Rifaximin therapy for patients with irritable bowel syndrome without constipation. N Engl J Med 2011 Jan 6;364(1):22-32.

3-8. SÍNDROME DE INTESTINO IRRITABLE CON DIARREA (SII-D) (Severo)

Caso clínico

Una mujer de 32 años que trabaja medio tiempo como enfermera se presenta en una consulta externa de gastroenterología. Está casada y tiene tres hijos, de dos, cuatro y seis años. Ella ha sufrido de dolor abdominal, distensión abdominal subjetiva, distensión abdominal visible severa y heces blandas frecuentes desde sus primeros años de adolescencia. Ella reporta que siempre tiene de tres a cinco evacuaciones blandas y pastosas por día con urgencia severa; ella no recuerda haber tenido alguna vez heces normales. Ella sufre de dolor abdominal todos los días. El dolor se alivia parcialmente con el vaciado del intestino y es más intenso los días en que las heces son más blandas y frecuentes. Los síntomas se han deteriorado gradualmente durante los últimos dos años y ahora tiene problemas para salir de casa debido a sus síntomas. Ella con frecuencia se ausenta del trabajo por enfermedad. Sus síntomas también afectan negativamente la relación con su esposo, y evita reunirse con amigos cuando sus síntomas son severos (que por lo común lo son). Cuidar a sus hijos también es una lucha debido a los síntomas. Así mismo, sufre de múltiples síntomas no gastrointestinales (GI), que incluyen dolor de cabeza, dolor muscular y articular, disuria, fatiga, insomnio y problemas ginecológicos. Ha sido tratada por depresión durante varios años y actualmente está tomando un ISRS (inhibidor selectivo de la recaptación de serotonina), que ha mejorado su depresión, pero no los otros síntomas. Sus pruebas de laboratorio de rutina son normales, incluyendo hemoglobina, PCR (proteína C reactiva), anticuerpos contra la transglutaminasa y calprotectina fecal, y se ha sometido a endoscopias gastrointestinales superiores e inferiores, incluyendo biopsias, con resultados normales.

Categorías de PCMD

A. **Diagnóstico Categórico:** Síndrome de intestino irritable (SII)

B. **Modificadores Clínicos:** SII con diarrea (SII-D)

C. **Impacto en las Actividades Diarias:** Severo

D. **Modificadores Psicosociales:** Depresión, somatización/dolor crónico generalizado

E. **Características Fisiológicas y Biomarcadores:** Ninguno conocido

Explicación de las Categorías de PCMD

A. **Diagnóstico Categórico:** La paciente cumple con los criterios de Roma IV para el síndrome de intestino irritable. Con síntomas de dolor abdominal que se alivia parcialmente con el vaciado intestinal y relacionados con heces blandas, pastosas y frecuentes, el paciente cumple con los criterios diagnósticos de Roma IV para el síndrome de intestino irritable.[1] Consulte el Apéndice A para conocer los criterios de diagnóstico.

B. **Modificadores Clínicos:** La paciente tiene heces blandas y acuosas todos los días y urgencia, y nunca está estreñida, por lo que cumple con los criterios de Roma IV para SII con diarrea.[1]

C. **Impacto en las Actividades Diarias:** La paciente reporto un impacto severo de sus síntomas en su vida diaria, ya que los síntomas conducen al ausentismo laboral, le impiden salir del hogar e influyen en su relación con su esposo, amigos e hijos.

D. **Modificadores Psicosociales:** La paciente sufre de depresión, que actualmente se trata con un ISRS, y también reporta múltiples síntomas somáticos inexplicables compatibles con somatización o dolor crónico generalizado.

E. **Características Fisiológicas y Biomarcadores:** Ninguno conocido. Se debe considerar una prueba de malabsorción de ácidos biliares si se encuentra disponible.[2]

Evaluación General

Se trata de una mujer de 32 años con SII-D grave de larga evolución con depresión comórbida y múltiples síntomas somáticos no gastrointestinales.

Tratamiento

1. **Neuromoduladores:** Dado que la paciente presenta multitud de síntomas, no solo en el tracto GI, sino también síntomas depresivos, fatiga, insomnio y dolor crónico generalizado, sería recomendable un abordaje terapéutico que incluya neuromoduladores.[3,4] Dado que la paciente tiene dolor abdominal y diarrea (e insomnio), un antidepresivo tricíclico puede ser el tratamiento de primera línea más lógico y podría agregarse al ISRS si se considera que ese tratamiento es benéfico para su depresión. También se puede considerar el uso de otras clases de neuromoduladores y combinaciones según la respuesta terapéutica y los posibles efectos secundarios.

2. **Terapias cerebrales-intestinales (tratamiento psicológico):** Ya que la paciente tiene síntomas severos de SII, se superponen con síntomas psicológicos, así como también dolor crónico generalizado, se pueden considerar diferentes opciones de tratamiento conductual según la disponibilidad local. Se ha encontrado que la psicoterapia psicodinámica, la terapia cognitiva conductual

(TCC) y la hipnoterapia dirigida al intestino son efectivas en el SII, con la mayor cantidad de estudios para la TCC.[4,5]

3. **Antidiarreicos:** El agonista opioide periférico sintético loperamida retarda el tránsito intestinal, aumentando así la absorción intestinal de agua y iones. La loperamida mejora la frecuencia y consistencia de las heces, así como la urgencia en pacientes con diarrea.[6] Se puede tomar a demanda o en una dosis regular. Los efectos secundarios son poco comunes, excepto el estreñimiento. El efecto a menudo es limitado en pacientes con síntomas severos y solo influye en los síntomas diarreicos y no en el dolor u otros síntomas gastrointestinales.

4. **Fijadores de ácidos biliares:** La diarrea por ácidos biliares está presente en un subgrupo de pacientes con SII-D y en la diarrea funcional[7] y puede responder a la colestiramina, colestipol o colesevelam.[8] Si bien este enfoque puede mejorar las heces sueltas y frecuentes, no es probable que mejore los otros síntomas del paciente, como el dolor abdominal, la distensión abdominal subjetiva y la distensión abdominal visible, y no los síntomas extraintestinales.

5. **Antagonistas de 5-HT3:** Esta clase de agentes es eficaz para el SII con diarrea y mejora el dolor abdominal y la anormalidad del hábito intestinal y puede usarse según la disponibilidad (alosetron, ramosetron y ondansetron).[9]

6. **Antibiótico no absorbible:** El antibiótico no absorbible rifaximina mejora los síntomas claves del SII en pacientes con SII no estreñido, y la FDA aprobó la rifaximina para el tratamiento del SII-D.[10] También se ha demostrado que repetir el tratamiento con rifaximina es eficaz y bien tolerado.[11]

7. **Mezcla de agonistas opioides-mu/antagonistas opioides deltas:** La eluxadolina está aprobada por la FDA para tratar a hombres y mujeres con SII-D y es otra opción válida,[12] pero este fármaco no está disponible en gran parte del mundo. También tiene efectos secundarios que son raros, pero potencialmente serios, como pancreatitis y espasmo del esfínter de Oddi.[13]

8. **Dieta y probióticos:** El asesoramiento dietético centrado en restringir los carbohidratos complejos que se absorben de forma incompleta, como los FODMAP (siglas en inglés para los oligosacáridos, disacáridos, monosacáridos y polioles fermentables)[14] y los alimentos grasos[15] pueden ser benéficos, pero deben personalizarse y debe tenerse en cuenta los nutrientes adecuados. También se pueden considerar los probióticos,[16] aunque la experiencia clínica apunta hacia una menor eficacia en pacientes con SII con síntomas severos.

Referencias

1. Mearin F, Lacy B, Chang L, Chey WD, Lembo A, Simrén M, Spiller R. Bowel disorders in Drossman DA, Chang L, Chey WD, Kellow J, Tack J, Whitehead WE (eds) Rome IV Functional Gastrointestinal Disorders - Disorders of Gut-Brain Interaction, 4th Edition, Raleigh NC USA Rome Foundation 2016; pp. 167-258.

2. Vijayvargiya P, Camilleri M. Current Practice in the Diagnosis of Bile Acid Diarrhea. Gastroenterology. 2019 Apr;156(5):1233-1238.
3. Drossman DA, Tack J, Ford AC, Szigethy E, Törnblom H, Van Oudenhove L. Neuromodulators for Functional Gastrointestinal Disorders (Disorders of Gut-Brain Interaction): A Rome Foundation Working Team Report Gastroenterology. 2018 Mar;154(4):1140-1171.e1.
4. Ford AC, Lacy BE, Harris LA, Quigley EMM, Moayyedi P. Effect of Antidepressants and Psychological Therapies in Irritable Bowel Syndrome: An Updated Systematic Review and Meta-Analysis. Ford AC, Lacy BE, Harris LA, Quigley EMM, Moayyedi P. Am J Gastroenterology. 2019 Jan;114(1):21-39.
5. Keefer L, Palsson OS, Pandolfino JE. Best Practice Update: Incorporating Psychogastroenterology into Management of Digestive Disorders. Gastroenterology. 2018 Apr;154(5):1249-1257.
6. Palmer KR, Corbett CL, Holdsworth CD. Double-blind cross-over study comparing loperamide, codeine and diphenoxylate in the treatment of chronic diarrhea. Gastroenterology 1980; 79:1272-1275.
7. Shiha MG, Ashgar Z, Fraser EM, Kurien M, Aziz I. High prevalence of primary bile acid diarrhoea in patients with functional diarrhoea and irritable bowel syndrome-diarrhoea, based on Rome III and Rome IV criteria. E Clinical Medicine. 2020 Jul 15; 25:100465.
8. Walters JRF, Arasaradnam R, Andreyev HJN; UK Bile Acid Related Diarrhoea Network. Diagnosis and management of bile acid diarrhoea: a survey of UK expert opinion and practice. Frontline Gastroenterol. 2019 Sep 11;11(5):358-363.
9. Zheng Y, Yu T, Tang Y, Xiong W, Shen X, Jiang L, Lin L. Efficacy, and safety of 5-hydroxytryptamine 3 receptor antagonists in irritable bowel syndrome: A systematic review and meta-analysis of randomized controlled trials. PLoS One. 2017 Mar 14;12(3): e0172846.
10. Pimentel M, Lembo A, Chey WD, Zakko S, Ringel Y, Yu J, Mareya Sm, Shaw AL, Bortey E, Forbes WP, TARGET Study Group. Rifaximin therapy for patients with irritable bowel syndrome without constipation. N Engl J Med 2011 Jan 6;364(1):22-32.
11. Lembo A, Pimentel M, Rao SS, Schoenfeld P, Cash B, Weinstock LB, Paterson C, Bortey E, Forbes WP. Repeat Treatment with Rifaximin Is Safe and Effective in Patients with Diarrhea-Predominant Irritable Bowel Syndrome. Gastroenterology. 2016 Dec;151(6):1113-1121.
12. Lembo AJ, Lacy BE, Zuckerman MJ, Schey R, Dove LS, Andrae DA, Davenport JM, McIntyre G, Lopez R, Turner L, Covington PS. Eluxadoline for Irritable Bowel Syndrome with Diarrhea. N Engl J Med. 2016 Jan 21;374(3):242-53.
13. Harinstein L, Wu E, Brinker A. Post-marketing cases of eluxadoline-associated pancreatitis in patients with or without a gallbladder. Aliment Pharmacol Ther. 2018 Mar;47(6):809-815.
14. Whelan K, Martin LD, Staudacher HM, Lomer MCE. The low FODMAP diet in the management of irritable bowel syndrome: an evidence-based review of FODMAP restriction, reintroduction, and personalisation in clinical practice. J Hum Nutr Diet. 2018 Apr;31(2):239-255.
15. Feinle-Bisset C, Azpiroz F. Dietary lipids and FGIDs. Am J Gastroenterol 2013; 108:737-47.
16. Ford AC, Harris LA, Lacy BE, Quigley EMM, Moayyedi P. Systematic review with meta-analysis: the efficacy of prebiotics, probiotics, symbiotic and antibiotics in irritable bowel syndrome. Aliment Pharmacol Ther. 2018 Nov;48(10):1044-1060.

3-9. SÍNDROME DE INTESTINO IRRITABLE CON DIARREA (SII-D) Y COLITIS ULCERATIVA (Moderado)

Caso clínico

Mujer de 42 años con antecedentes de dolor abdominal recurrente y diarrea, diagnosticada hace dos años con colitis ulcerativa (CU) por colonoscopia y biopsia. Los síntomas se resolvieron inicialmente después del tratamiento y se le indicó un tratamiento de mantenimiento con mesalamina 800 mg tres veces al día, pero reaparecieron hace seis meses. Desde entonces, la paciente presenta dolor abdominal y una o dos deposiciones blandas (deposiciones tipo 5 o 6 de Bristol) con mucosidad al día, pero sin sangre. Los síntomas ocurren al menos un día a la semana, y particularmente en las mañanas después del desayuno; no hay síntomas nocturnos. No se detectaron signos de enfermedad de CU activa mediante colonoscopia, incluyendo las biopsias, hace tres meses, y los síntomas no respondieron a un aumento en el tratamiento con mesalamina, pero mejoraron en respuesta a los antiespasmódicos y la colestiramina. La PCR (proteína C reactiva) y la calprotectina fecal fueron normales. Estos síntomas la han hecho perder un día de trabajo casi todas las semanas durante los últimos tres meses. Además, canceló sus vacaciones familiares que había planeado con un año de anticipación.

Categorías de PCMD

A. **Diagnóstico Categórico:** Síndrome de intestino irritable (SII)

B. **Modificadores Clínicos:** SII con diarrea (SII-D), CU en remisión (EII [enfermedad inflamatoria Intestinal (siglas en Inglés, IBD)]-SII)

C. **Impacto en las Actividades Diarias:** Moderado

D. **Modificadores Psicosociales:** Ninguno conocido

E. **Características Fisiológicas y Biomarcadores:** Colonoscopia, PCR y calprotectina fecal normales

Explicación de las Categorías de PCMD

A. **Diagnóstico Categórico:** La paciente cumple con los criterios de SII de Roma IV de dolor abdominal con alivio con la evacuación y asociación con heces blandas durante ≥1 día por semana, con síntomas que duran ≥6 meses.[1] Consulte el Apéndice A para conocer los criterios de diagnóstico.

B. **Modificadores Clínicos:** La paciente cumple los criterios de Roma IV para

SII con diarrea, que en este caso es coexistente con un diagnóstico de colitis ulcerativa. La inflamación activa estaba ausente y, por lo tanto, no era responsable de los síntomas actuales. Algunos pacientes con enfermedad inflamatoria intestinal (EII) demostrada, a pesar de la buena resolución de la inflamación, continúan presentando síntomas clínicos[1,2] presumiblemente debidos a la sensibilización visceral de la inflamación previa, y claramente asociados con un bienestar psicológico reducido.[3] Los síntomas actuales en remisión son similares a los síntomas originales durante los brotes activos de EII, pero en ausencia de una causa orgánica, los síntomas cumplen con los criterios de Roma IV para SII-D. PCR, colonoscopia, biopsias y calprotectina normales indican que no hay inflamación activa.[4,5]

C. **Impacto en las Actividades Diarias:** Moderado. La paciente respondió Moderado a la pregunta: "En general, ¿en qué medida interfieren sus síntomas con sus actividades (trabajo, escuela, actividades sociales, autocuidado, concentración y rendimiento)?" Esta se basó en que falto varios días al trabajo y canceló unas vacaciones muy esperadas.

D. **Modificadores Psicosociales:** Ninguno conocido

E. **Características Fisiológicas y Biomarcadores:** La persistencia de síntomas gastrointestinales en ausencia de inflamación activa en la colonoscopia, así como PCR y calprotectina fecal normales son indicaciones de EII-SII.

Evaluación General

Esta es una mujer de mediana edad con CU que ahora presenta síntomas moderados de SII-D durante los últimos seis meses. Dado que los síntomas se encuentran presentes durante un período de CU en remisión sin signos de inflamación activa, son sugestivos de un origen funcional ("EII-SII").

Tratamiento

Los síntomas no son suficientes para requerir tratamiento adicional para la CU y cumplen con los criterios de Roma IV para SII-D; por lo tanto, el tratamiento se ajusta como corresponde, centrándose en el dolor abdominal y la diarrea.

1. **Antiespasmódicos:** Se ha demostrado que tienen cierta eficacia en el dolor abdominal.[6] Este grupo de medicamentos se encuentra ampliamente disponible. Su mecanismo de acción parece estar relacionado con su actividad antiespasmódica que relaja el músculo liso, sin embargo, no es claro si los efectos asociados, por ejemplo, la reducción regulatoria de los mecanismos sensoriales, pueden desempeñar un papel.

2. **Colestiramina:** Se ha demostrado que es eficaz para la diarrea en algunos pacientes con SII-D.[7] Su mecanismo de acción es el secuestro de ácidos biliares. Los ácidos biliares que escapan a la absorción ileal ejercen un efecto

estimulante sobre el colon. Este efecto parece exagerado en pacientes con SII-D y se han implicado varios mecanismos: hiperreactividad colónica a los ácidos biliares, aumento de la biosíntesis de ácidos biliares y diarrea por ácidos biliares. Se pueden considerar pruebas formales para la diarrea por ácidos biliares, si se encuentran disponibles.[8]

3. **Otros tratamientos:** Dado que esta paciente tuvo mejoría clínica con antiespasmódicos y colestiramina, no es necesario cambiar la medicación en esta etapa. Sin embargo, si los síntomas empeoran, se debe considerar un tratamiento adicional para su SII, de acuerdo con las recomendaciones internacionales.[9] Estos pueden incluir loperamida a demanda o en dosis regulares,[10,11] un antibiótico no absorbible,[12] antidepresivos tricíclicos en dosis bajas,[13] dieta baja en FODMAP (oligosacáridos, disacáridos, monosacáridos y polioles fermentables),[14] y eluxadolina.[15]

Referencias

1. Lacy BE, Mearin F, Chang L, Chey WD, Lembo AJ, Simren M, Spiller R. Bowel Disorders. Gastroenterology 2016; 150:1393-1407.
2. Jonefjall B, Strid H, Ohman L, Svedlund J, Bergstedt A, Simren M. Characterization of IBS-like symptoms in patients with ulcerative colitis in clinical remission. Neurogastroenterol Motil 2013 Sep;25(9):756-e578.
3. Jonefjäll B, Öhman L, Simrén M, Strid H. IBS-like Symptoms in Patients with Ulcerative Colitis in Deep Remission Are Associated with Increased Levels of Serum Cytokines and Poor Psychological Well-being. Inflamm Bowel Dis. 2016 Nov;22(11): 2630-2640.
4. Jelsness-Jorgensen LP, Bernklev T, Moum B. Calprotectin is a useful tool in distinguishing coexisting irritable bowel-like symptoms from that of occult inflammation among inflammatory bowel disease patients in remission. Gastroenterol Res Pract 2013; 2013:620707.
5. Grover M, Herfarth H, Drossman DA. The functional-organic dichotomy: postinfectious irritable bowel syndrome and inflammatory bowel disease-irritable bowel syndrome. Clin Gastroenterol Hepatol 2009 Jan;7(1):48-53.
6. Poynard T, Regimbeau C, Benhamou Y. Meta-analysis of smooth muscle relaxants in the treatment of irritable bowel syndrome. Aliment Pharmacol Ther 2001; 15:355-61.
7. Walters JRF, Arasaradnam R, Andreyev HJN; UK Bile Acid Related Diarrhoea Network. Diagnosis and management of bile acid diarrhoea: a survey of UK expert opinion and practice. Frontline Gastroenterol. 2019 Sep 11;11(5):358-363.
8. Vijayvargiya P, Camilleri M. Current Practice in the Diagnosis of Bile Acid Diarrhea. Gastroenterology. 2019 Apr;156(5):1233-1238.
9. Simrén M, Törnblom H, Palsson OS, Whitehead WE. Management of the multiple symptoms of irritable bowel syndrome. Lancet Gastroenterol Hepatol. 2017 Feb;2(2): 112-122.
10. Cann PA, Read NW, Holdsworth CD, Barends D. Role of loperamide and placebo in management of irritable bowel syndrome (IBS). Dig Dis Sci 1984; 29(3):239-247.
11. Efskind PS, Bernklev T, Vatn MH. A double-blind placebo-controlled trial with loperamide in irritable bowel syndrome. Scand J Gastroenterol 1996; 31(5):463-468.

12. Pimentel M, Lembo A, Chey WD, Zakko S, Ringel Y, Yu J, Mareya Sm, Shaw AL, Bortey E, Forbes WP, TARGET Study Group. Rifaximin therapy for patients with irritable bowel syndrome without constipation. N Engl J Med 2011 Jan 6;364(1):22-32.
13. Drossman DA, Tack J, Ford AC, Szigethy E, Törnblom H, Van Oudenhove L. Neuromodulators for Functional Gastrointestinal Disorders (Disorders of Gut-Brain Interaction): A Rome Foundation Working Team Report Gastroenterology. 2018 Mar;154(4):1140-1171.e1.
14. Whelan K, Martin LD, Staudacher HM, Lomer MCE. The low FODMAP diet in the management of irritable bowel syndrome: an evidence-based review of FODMAP restriction, reintroduction and personalisation in clinical practice. J Hum Nutr Diet. 2018 Apr;31(2):239-255.
15. Lembo AJ, Lacy BE, Zuckerman MJ, Schey R, Dove LS, Andrae DA, Davenport JM, McIntyre G, Lopez R, Turner L, Covington PS. Eluxadoline for Irritable Bowel Syndrome with Diarrhea. N Engl J Med. 2016 Jan 21;374(3):242-53.

3-10. SÍNDROME DE INTESTINO IRRITABLE CON DIARREA (SII-D) Y TRASTORNO POR ABSTENCIÓN/RESTRICCIÓN DE LA INGESTA DE ALIMENTOS - TARIA (ARFIT por sus siglas en inglés) (Moderado)

Caso clínico

Una contadora de 35 años es referida por su médico de cabecera para el manejo de dolor abdominal crónico y diarrea. Los síntomas han sido intermitentes durante más de 10 años, pero se han vuelto más frecuentes y molestos en los últimos dos años. Ella reporta molestias abdominales diarias y distensión abdominal subjetiva y cólicos en la parte baja del abdomen dos o tres días por semana. El dolor abdominal suele preceder a la necesidad de evacuar. Cuando es capaz de evacuar, siente cierto alivio del dolor y la incomodidad. En los días que no tiene dolor, tiene una o dos evacuaciones blandas por día. En los días que tiene dolor abdominal, evacua de tres a cuatro principalmente en la mañana, pero puede tener una evacuación adicional más tarde en el día. Sus heces son de consistencia normal inicialmente y se vuelven progresivamente blandas y acuosas. Alrededor del 75 % de las heces son blandas y acuosas. Rara vez tiene heces duras o sangre en las evacuaciones. El malestar abdominal, la distensión abdominal subjetiva y el dolor empeoran después de las comidas. Ella cree que su tracto gastrointestinal (GI) es demasiado sensible a productos alimenticios específicos porque comerlos le causa molestias. Su médico de atención primaria la refirió a un dietista que le recomendó una dieta baja en FODMAP (oligosacáridos, disacáridos, monosacáridos y polioles fermentables). Cumplía con esta dieta, pero solo sintió un alivio parcial de la distensión abdominal subjetiva y la incomodidad. Como resultado, siente que debe restringir aún más los productos lácteos, los alimentos ricos en grasas, las verduras, el gluten y los frijoles. Además, para obtener alivio, su dieta ahora consiste principalmente en arroz y pollo en pequeñas cantidades que han disminuido parcialmente su diarrea, pero no han mejorado el dolor abdominal. Cada vez que intentaba reintroducir una pequeña cantidad de cualquier otro tipo de alimento, presentaba fuertes dolores abdominales. Ella había perdido alrededor de 20 libras en los últimos 3 meses. Sus médicos han sugerido que, si no aumenta de peso, es posible que necesite alimentación por sonda enteral. Los exámenes de laboratorio de rutina previos, TSH (hormona estimulante de la tiroides), serologías para enfermedad celiaca (con gluten), calprotectina fecal y antígeno de Giardia fueron negativos. Los laboratorios recientes muestran deficiencias nutricionales que incluyen calcio y vitaminas D y B12 reducidos que están siendo tratadas por el dietista. Una colonoscopia con biopsias aleatorias fue normal sin evidencia de colitis microscópica. Ha probado antidiarreicos y un curso empírico de rifaximina sin un alivio sostenido de sus síntomas gastrointestinales. Sus síntomas empeoraron entre seis y 12 meses después de que comenzó su propio negocio de contaduría, en el que ha tenido dificultades financieras. Esto también se ha asociado con dificultades maritales. Está muy preocupada porque sus síntomas impredecibles y molestos han impactado progresivamente su productividad laboral y sus relaciones personales, y esto ha afectado su sueño. El examen físico revela signos vitales normales, un IMC de 17 kg/m^2 y dolor abdominal inferior izquierdo leve. Hay antecedentes familiares de problemas intestinales, pero no cree que tengan enfermedad inflamatoria intestinal, enfermedad celíaca o cáncer de colon.

Categorías de PCMD

A. **Diagnóstico Categórico:** Síndrome de intestino irritable (SII)

B. **Modificadores Clínicos:** SII con diarrea (SII-D), pérdida de peso

C. **Impacto en las Actividades Diarias:** Moderado

D. **Modificadores Psicosociales:** Ansiedad relacionada con los síntomas gastrointestinales, sitofobia, trastorno por abstención/restricción de la ingesta de alimentos (TARIA)

E. **Características Fisiológicas y Biomarcadores:** Ninguno conocido

Explicación de las Categorías de PCMD

A. **Diagnóstico Categórico:** La paciente cumplió con los criterios de Roma IV para síndrome de intestino irritable al tener dolor abdominal ≥ 1 día por semana en los últimos tres meses, junto con función intestinal alterada en forma de heces sueltas/acuosas y alivio del dolor con la evacuación.[1] Consulte el Apéndice A para conocer los criterios de diagnóstico.

B. **Modificadores Clínicos:** La paciente cumple con los criterios para SII con diarrea según los criterios de Roma IV.[1]

C. **Impacto en las Actividades Diarias:** Moderado. Esto se basa en síntomas que afectaron negativamente su productividad laboral, sus relaciones personales y su sueño. Además, la paciente respondió Moderado a la pregunta: "En general, ¿en que medida interfieren sus síntomas con sus actividades (trabajo, escuela, actividades sociales, autocuidado, concentración y rendimiento)?"

D. **Modificadores Psicosociales:** Moderados. Las preocupaciones e inquietudes relacionadas con los síntomas gastrointestinales (GI)[2,3] se asocian con pensamientos catastróficos. Sus síntomas relacionados con las comidas han resultado en el uso de múltiples dietas, una reducción significativa en la cantidad y variedad de alimentos debido a una respuesta negativa condicionada asociada con un aumento de los síntomas gastrointestinales posprandiales (sitofobia). Además, la restricción dietética ha ido más allá de las recomendaciones debido a la creencia de que se debe restringir un número aún mayor de alimentos para lograr un estado saludable. Paradójicamente, esto se ha asociado con una pérdida de peso significativa en un corto período de tiempo con un IMC bajo, deficiencias nutricionales y pérdida del funcionamiento diario. Su presentación es consistente con TARIA, que puede asociarse con afecciones GI, incluyendo el SII.[4] No ha sido evaluada por un especialista de salud mental.

E. **Características Fisiológicas y Biomarcadores:** Ninguno conocido. Los análisis de sangre y heces y la colonoscopia con biopsia fueron normales.

Evaluación General

Esta contadora de 35 años tiene SII-D caracterizado por dolor abdominal dos o tres días a la semana que se alivia con la evacuación, malestar abdominal frecuente y distensión abdominal subjetiva, y heces blandas y acuosas. Tiene síntomas de larga duración que se han vuelto más molestos en los últimos dos años y han afectado negativamente su trabajo, matrimonio y sueño. Sus principales enfoques de manejo han sido la dieta y un agente antidiarreico. Debido a las exacerbaciones percibidas de sus síntomas GI inducidas por la dieta, la dieta de la paciente se ha limitado severamente y esto está asociado con su pérdida de peso, deficiencias nutricionales y pérdida del funcionamiento diario. Su presentación cumple con los criterios de TARIA coexistente. Califica el impacto de sus síntomas en su calidad de vida como moderado.

Tratamiento

1. **Antidiarreicos:** Estos agentes se pueden utilizar para tratar o prevenir episodios de diarrea y urgencia en pacientes con SII-D con diarrea molesta. Disminuyen el tránsito colónico y aumentan la absorción de agua y iones, lo que mejora la consistencia y la frecuencia de las heces, así como una respuesta general subjetiva positiva.[5,6] Esta paciente ya ha probado antidiarreicos, pero no siente que alivian satisfactoriamente sus síntomas.

2. **Terapia dietética y de cerebro-intestino (terapia conductual):** Un componente clave además del tratamiento del SII es abordar el comportamiento desadaptativo de restringir en demasía su dieta bajo la falsa presunción de que esto mejorará su salud. Además, este paciente con SII puede beneficiarse de la terapia conductual que es eficaz para mejorar los síntomas del SII.[7] Tiene síntomas sensibles al estrés y ansiedad relacionada con síntomas gastrointestinales. Dado que la paciente tiene TARIA, se le debe referir a un dietista y/o especialista en salud del comportamiento con experiencia en trastornos de la alimentación para una nutrición de apoyo y atención psicológica cuando se presenten trastornos de la alimentación o alimentación desadaptativa.[4,8]

3. **Antiespasmódicos:** Se usan comúnmente para tratar el SII, incluido el SII-D, y parecen ser particularmente valiosos para los pacientes que tienen síntomas posprandiales, como es el caso de esta paciente.[1] Existen varias clases de

antiespasmódicos con cierta eficacia en el SII.[2] Un metaanálisis de 12 antiespasmódicos diferentes encontró un riesgo relativo de síntomas persistentes después del tratamiento de 0.68 (IC 95 %, 0.57-0.81) con un NNT para prevenir los síntomas de 5 (IC 4-9).[3]

4. **Secuestradores de ácidos biliares:** La malabsorción de ácidos biliares puede causar diarrea en pacientes con síntomas del SII.[8] Por lo tanto, los síntomas de diarrea en el SII pueden responder a un secuestrador de ácidos biliares, por lo que estos agentes pueden utilizarse empíricamente para tratar o prevenir episodios de diarrea. Hay varios secuestradores de ácidos biliares disponibles, incluidos la colestiramina, el colesevelam y el colestipol.

5. **Antibióticos:** La rifaximina es un antibiótico de amplio espectro generalmente no absorbido que ha demostrado aliviar los síntomas del SII-D después de un curso de dos semanas.[5] También ha demostrado ser eficaz y seguro al retratar SII-D hasta dos veces más[6] Sin embargo, los síntomas pueden reaparecer posteriormente.

6. **Neuromoduladores:** Un neuromodulador, como un antidepresivo tricíclico (ATC) en dosis bajas, es eficaz para aliviar los síntomas del SII, por ejemplo, diarrea y dolor abdominal.[9,10] Si se utiliza un ATC, una amina terciaria (p. ej., amitriptilina) es una buena opción, ya que tiene propiedades anticolinérgicas y antihistamínicas que pueden ayudar a mejorar la diarrea y el sueño, respectivamente. Los ATC de amina secundaria (p. ej., desipramina, nortriptilina) también son opciones y tienen menos propiedades anticolinérgicas y antihistamínicas, por lo que se asocian con menos estreñimiento, sedación y sequedad de boca.

7. **Eluxadolina:** Se ha demostrado que la eluxadolina, un agonista mixto de los receptores opioides μ y κ, y un antagonista de los receptores opioides δ, mejora los síntomas del SII-D. Mejoró la consistencia, frecuencia y urgencia de las heces con un efecto menos consistente sobre el dolor abdominal. Debido a un mayor riesgo asociado de pancreatitis, las contraindicaciones al uso de eluxadolina incluyen ausencia de vesícula biliar, obstrucción del conducto biliar conocida o sospechada, enfermedad del esfínter de Oddi, consumo de alcohol de más de 3 bebidas/día, antecedentes de pancreatitis y enfermedades estructurales del páncreas.[11]

8. **Alosetron:** El Alosetron es un antagonista de 5-HT_3 que mejoró significativamente el dolor abdominal, los síntomas de diarrea y la urgencia en pacientes con SII-D.[12] Está disponible bajo una estrategia de evaluación y mitigación de riesgos para mujeres con SII-D grave que no han respondido al tratamiento tradicional. Esta restricción se debe a la aparición de eventos adversos serios poco frecuentes relacionados con el tracto gastrointestinal, que incluyen colitis isquémica y complicaciones serias del estreñimiento (tasa de 1.1 y 0.66 por 1000 paciente -años, respectivamente).[13]

Referencias

1. Mearin F, Lacy BE, Chang L, et al. Bowel Disorders. Gastroenterology 2016;150:1393-407.
2. Labus JS, Bolus R, Chang L, et al. The Visceral Sensitivity Index: development and validation of a gastrointestinal symptom-specific anxiety scale. Aliment Pharmacol Ther 2004;20:89-97.
3. Labus JS, Mayer EA, Chang L, Bolus R, Naliboff BD. The central role of gastrointestinal-specific anxiety in irritable bowel syndrome: Further validation of the visceral sensitivity index. Psychosomatic Medicine 2007;69:89-98.
4. Chey WD, Keefer L, Whelan K, Gibson PR. Behavioral and Diet Therapies in Integrated Care for Patients With Irritable Bowel Syndrome. Gastroenterology 2021;160:47-62.
5. Pimentel M, Lembo A, Chey WD, et al. Rifaximin Therapy for Patients with Irritable Bowel Syndrome without Constipation. New England Journal of Medicine 2011;364:22-32.
6. Lembo A, Pimentel M, Rao SS, et al. Repeat Treatment With Rifaximin Is Safe and Effective in Patients With Diarrhea-Predominant Irritable Bowel Syndrome. Gastroenterology 2016;151:1113-21.
7. Lackner JM, Jaccard J, Keefer L, et al. Improvement in Gastrointestinal Symptoms After Cognitive Behavior Therapy for Refractory Irritable Bowel Syndrome. Gastroenterology 2018;155:47-57.
8. Scarlata K, Catsos P, Smith J. From a Dietitian's Perspective, Diets for Irritable Bowel Syndrome Are Not One Size Fits All. Clin Gastroenterol Hepatol 2020;18:543-5.
9. Ford AC, Moayyedi P, Chey WD, et al. American College of Gastroenterology Monograph on Management of Irritable Bowel Syndrome. Am J Gastroenterol 2018;113:1-18.
10. Chang L, Lembo A, Sultan S. American Gastroenterological Association Institute Technical Review on the pharmacological management of irritable bowel syndrome. Gastroenterology 2014;147:1149-72 e2.
11. Lembo A, Dove S, Andrae D, et al. Eluxadoline for the Treatment of Diarrhea-Predominant Irritable Bowel Syndrome: Results of 2 Randomized, Double-blind, Placebo-Controlled Phase 3 Clinical Trials of Efficacy and Safety. Gastroenterology 2014;146:S159-S.
12. Cremonini F, Delgado-Aros S, Camilleri M. Efficacy of alosetron in irritable bowel syndrome: a meta-analysis of randomized controlled trials. Neurogastroenterol Motil 2003;15:79-86.
13. Tong K, Nicandro JP, Shringarpure R, Chuang E, Chang L. A 9-year evaluation of temporal trends in alosetron postmarketing safety under the risk management program. Therap Adv Gastroenterol 2013;6:344-57.

3-11. SÍNDROME DEL INTESTINO IRRITABLE CON DIARREA (SII-D) POST-COVID-19 (Severo)

Caso clínico

Mujer de 45 años, casada, con un hijo, se presentó a los siete meses de ser contagiada de COVID-19, confirmada por rt-PCR (siglas en Inglés para la reacción en cadena de la polimerasa con transcripción reversa). Los síntomas de enfermedad aguda fueron fiebre, debilidad corporal, dolor corporal y diarrea leve. Además, presentó edema en los miembros inferiores, principalmente en el derecho. Se encontró elevación de IL-6 y dímero D, y se confirmó tromboflebitis en miembro inferior derecho, por lo que fue tratada con enoxaparina, y posteriormente con rivaroxabán y aspirina, los cuales toma hasta hoy en día. Además, se encontró una leve elevación de las enzimas hepáticas. Tiene sobrepeso y previamente se le realizó una anastomosis gastroyeyunal por obesidad. También tiene hipotiroidismo, controlado con reemplazo hormonal. Actualmente se queja de náuseas, eructos, dolor epigástrico, pérdida de apetito y pérdida de 6 kilogramos de peso. También, se encontraban presentes casi todos los días dolor abdominal, del tipo cólico, en la parte inferior del abdomen por lo menos tres veces por semana con distensión abdominal subjetiva y heces pastosas (heces de tipo 6 en la escala de Bristol). No había sangre en las heces, ni paso de comida no digerida, pero la mucosidad era común. El dolor abdominal mejoraba con las evacuaciones y estaba relacionada con la consistencia de las heces. Los estudios de laboratorio actuales revelaron enzimas hepáticas normales, función tiroidea controlada y heces negativas para óvulos y parásitos. Otras investigaciones incluyeron una TC corporal y la PET-TC, sin evidencia de enfermedades orgánicas que pudieran explicar sus síntomas actuales. La paciente reportó encontrarse muy ansiosa por no estar bien en general desde la infección viral aguda y calificó sus síntomas como severos y muy limitantes, sin querer ni siquiera viajar a su casa de playa. Una serie gastrointestinal (GI) superior confirmó la presencia de un remanente gástrico con la anastomosis gastroyeyunal, hernia de hiato y signos de reflujo gastroesofágico. A la paciente se le prescribió dexlansoprazol 60 mg al día y rifaximina 550 mg tres veces al día durante 14 días considerando la posible presencia de disbiosis intestinal por COVID-19 como explicación de sus síntomas gastrointestinales. Hubo poca mejoría con estas terapias. Se solicitó una prueba de calprotectina fecal y se encontraron niveles elevados: 220 mcg/g (normal ≤50 mg/g). Después, se realizó una endoscopia alta y una colonoscopia, que confirmaron una gran hernia hiatal, un estado posterior al bypass gástrico, un íleon terminal normal y un colon redundante sin alteraciones mucosas relevantes. Además, las biopsias no mostraron signos de enfermedad inflamatoria intestinal.

Categorías de PCMD

A. **Diagnóstico Categórico:** Síndrome de intestino irritable con diarrea (SII-D)

B. **Modificadores Clínicos:** Post-COVID-19, diarrea, distensión abdominal subjetiva y síntomas dispépticos

C. **Impacto en las Actividades Diarias:** Severo

D. **Modificadores Psicosociales:** Ansiedad

E. **Características Fisiológicas y Biomarcadores:** Calprotectina fecal elevada

Explicación de las Categorías de PCMP

A. **Diagnóstico Categórico:** La paciente cumple con los criterios de Roma IV para SII-D.[1] Consulte el Apéndice A para conocer los criterios de diagnóstico.

B. **Modificadores Clínicos:** La paciente cumple con los criterios propuestos recientemente para TIIC (trastornos de la interacción intestino-cerebro) posteriores al COVID-19 basados en los criterios de Roma IV.[2] Hay diarrea y sensación de distensión abdominal. Además, existen síntomas dispépticos (náuseas, eructos, dolor epigástrico) que podrían estar relacionados con el bypass gástrico previo. Sin embargo, estos síntomas también son recientes y surgieron después de la infección viral aguda.

C. **Impacto en las Actividades Diarias:** Severo. La paciente respondió Severo a la pregunta: "En general, ¿en qué medida interfieren sus síntomas con sus actividades (trabajo, escuela, actividades sociales, autocuidado, concentración y rendimiento)?"

D. **Modificadores Psicosociales:** Ansiedad

E. **Características Fisiológicas y Biomarcadores:** Calprotectina fecal elevada sin ningún hallazgo endoscópico o histológico de enfermedad inflamatoria intestinal (EII).

Evaluación General

Esta mujer desarrolló SII-D después de la resolución de la infección por COVID-19. Los síntomas aparecieron inmediatamente después de la infección viral aguda que se complicó con una IL-6 elevada y una calprotectina fecal elevada sin ningún hallazgo endoscópico o histológico de enfermedad inflamatoria intestinal. Ahora está claro que hasta una mitad de los pacientes con COVID-19 pueden presentar síntomas gastrointestinales durante el curso de la enfermedad aguda, o estos síntomas pueden ser la única manifestación de COVID-19.[3] Esto se encuentra relacionado con la alta expresión de la enzima convertidora de angiotensina-2 (ACE2), el principal receptor del virus SARS-CoV-2 en la célula humana.[3] Además, de manera similar a lo que se ha informado para otras enteritis causadas por otros virus,[4-6] uno podría esperar que los pacientes puedan desarrollar posinfección (PI) / TIIC posviral después de COVID-19. De hecho, hay varios mecanismos fisiopatológicos que se han descrito en el tracto gastrointestinal de estos pacientes después de la resolución de la infección por SARS-CoV-2 que pueden llevar a una disfunción GI persistente que se asemeja a ciertos aspectos de PI/ TIIC-posinflamatorio. Estos incluyen: a) infiltración de células plasmáticas y linfocitos en la lámina propia, y edema en estómago, duodeno y recto[7]; b) aumento de los niveles de calprotectina fecal,[8] como ocurrió en la paciente actual; c) niveles séricos elevados de IL-6 (encontrados en nuestro paciente) que se han relacionado con la tormenta de citocinas,[8] niveles fecales más altos de IL-8 y niveles más bajos del antiinflamatorio IL-10, en comparación con los controles no infectados[9]; y d) disbiosis intestinal con niveles disminuidos del comensal *Faecalibacterium prausnitzii* y otros Bacteroidetes.[10] De estos mecanismos, es importante mencionar que los niveles de calprotectina fecal se correlacionan significativamente con las concentraciones séricas de IL-6 proinflamatoria en pacientes con COVID-19.[8] Además, se han encontrado altos niveles de calprotectina fecal en presencia de síntomas del SII en pacientes con enfermedad inflamatoria intestinal (colitis ulcerativa, Crohn) en remisión clínica, lo que sugiere una inflamación oculta de bajo grado subyacente a los síntomas del SII.[11] Además, ahora se acepta que una disminución de *F. prausnitzii* es una parte importante de la disbiosis intestinal presente en el SII.[12] Teniendo en cuenta todo lo anterior, junto con la alta prevalencia de deterioro psicológico durante el COVID-19,[13] y el desarrollo del síndrome de estrés postraumático tras la infección viral,[14] parece razonable especular que esta combinación conduciría al desarrollo de TIIC Pos COVID-19.[2-3] Por lo tanto, hemos propuesto criterios diagnósticos para TIIC Pos COVID-19 que incluyen lo siguiente: 1) Llenar los criterios de Roma IV para cualquier TIIC en los últimos 3 meses, con inicio de síntomas al menos 6 meses antes del diagnóstico asociado con: a) Infección previa por COVID-19 confirmada por PCR en tiempo real de SARS-COV-2 realizada en Laboratorios Regionales de Referencia; b) Desarrollo de síntomas inmediatamente después de la resolución de la infección aguda por COVID-19. 2) No debe haber llenado criterios para TIIC antes del inicio de la enfermedad aguda.[2] Nuestra paciente cumple con los criterios de Roma IV para SII-D, sus síntomas se iniciaron siete meses antes de presentarse, y aparecieron inmediatamente después de la resolución de COVID-19 confirmada por PCR.

Tratamiento

1. **Tranquilizar y educar:** Es importante explicarle al paciente el mecanismo subyacente para el desarrollo de los síntomas de SII después de la COVID-19. La tranquilidad es el factor principal en el tratamiento de pacientes con SII; un estudio ha demostrado que puede mejorar de forma aguda la autopercepción del deterioro de sus actividades funcionales diarias, independientemente del nivel educativo del paciente. Esta autopercepción de deterioro funcional diario fue el factor que más impactó en la calidad de vida relacionada con la

salud (CVRS).[15] Sin embargo, ningún estudio ha evaluado aún el efecto de esta medida terapéutica en pacientes con TIIC Pos COVID-19.

2. **Modulación del microbiota:** Considerando la disbiosis intestinal con disminución de *F. prausnitzii* en pacientes con COVID-19, es plausible considerar que la modulación del microbiota puede ser una medida terapéutica en pacientes con SII Pos COVID-19. Aunque aún no se ha publicado ningún ensayo clínico en pacientes con TIIC posterior a COVID-19, se ha demostrado que la rifaximina, un antibiótico luminal, aumenta la abundancia de *Bifidobacterium*, *Faecalibacterium prausnitzii* y *Lactobacillus*, posiblemente en relación con la resistencia antimicrobiana de estos microorganismos.[16,17] Además, una revisión sistemática y un metaanálisis identificó cinco ensayos de diseño similar que utilizaron rifaximina en pacientes con SII sin estreñimiento, demostrando que era más eficaz que el placebo (RR de síntomas persistentes = 0,84; IC del 95 %: 0,79 -0,90).[18] Además, se ha demostrado que la calprotectina fecal se normaliza después de 2 y 4 semanas de tratamiento con rifaximina 550 mg tres veces al día en pacientes con SII-D,[19] lo que sugiere que puede apuntar a la inflamación de bajo grado y la activación inmune que se han reportado en el tracto gastrointestinal de pacientes con COVID-19. Además, combinaciones particulares de probióticos, o especies y cepas específicas, parecieron tener efectos benéficos sobre los síntomas globales del SII y el dolor abdominal, pero no fue posible sacar conclusiones definitivas. Por lo tanto, podría ser de utilidad probar en estos pacientes, cepas de *Bifidobacterium* y *Lactobacillus*, así como combinaciones como VSL#3.[18]

3. **Agentes antiinflamatorios de la mucosa:** Con base en la evidencia mencionada anteriormente de inflamación de bajo-grado y activación inmunológica que se han reportado en el tracto gastrointestinal de pacientes con COVID-19, y que pueden desencadenar TIIC posterior a COVID-19, es lógico considerar tratamientos dirigidos a estos factores. La mesalazina es otro tratamiento potencial; sin embargo, un metaanálisis no mostró que fuera superior al placebo para aliviar los síntomas clínicos de dolor abdominal, distensión abdominal subjetiva y bienestar general, y no existe ventaja alguna para reducir la frecuencia o la consistencia de las evacuaciones, ni en la infiltración celular inmune en comparación con el placebo.[20]

4. **Antiespasmódicos:** Se ha informado que los antiespasmódicos tienen una eficacia limítrofe en el SII con una relación de probabilidades (Odds ratio(OR), siglas en Inglés) de 1,455 (IC del 95 %: 1,17-1,81), para aliviar la distensión abdominal visible/distensión abdominal subjetiva.[21-23] Además, las combinaciones de antiespasmódicos con simeticona como el bromuro de pinaverio más simeticona en un ensayo de 12 semanas en SII (disponible en Europa y América Latina) demostraron reducir el dolor abdominal y la severidad de la distensión abdominal subjetiva en pacientes con SII.[24]

5. **Neuromoduladores (antidepresivos tricíclicos [ATC]):** Los ATC se han utilizado en el SII-D por sus propiedades antidiarreicas debido a su efecto anticolinérgico, así como por su efecto neuromodulador para tratar el dolor abdominal. Estos agentes incluyen amitriptilina, imipramina, desipramina, doxepina y trimipramina. Un metaanálisis publicado hace varios años de siete ensayos informó un riesgo relativo combinado de mejoría clínica con ATC de 1,93 (IC del 95 %: 1,44-2,6, p<0,0001). El tamaño del efecto de los ATC frente al placebo para el cambio medio en la puntuación del dolor abdominal entre dos estudios fue -44,15 (IC del 95 %: -53,27 a -35,04, p<0,0001). Se concluyó que los ATC en dosis bajas mostraron un control clínico y estadísticamente significativo de los síntomas del SII.[25] Un metaanálisis reciente de la red de tratamientos para el SII basado en un fracaso de la variable de desenlace para lograr una mejoría en los síntomas globales del SII entre cuatro y 12 semanas, clasificó a los antidepresivos tricíclicos en segundo lugar (0.66, 0.53-0.83, p = 0.77), después del aceite de menta. Por no lograr una mejoría en el dolor abdominal, los ATC ocuparon el primer lugar en eficacia (0,53, 0,34-0,83, p = 0,87); sin embargo, este resultado se basó en datos de solo cuatro ensayos controlados aleatorios con 92 pacientes. No obstante, los ATC tenían mayores probabilidades que el placebo de provocar eventos adversos (1,59, 1,26-2,06, p=0,16).[26]

Referencias

1. Mearin F, Lacy B, Chang L, et al. Bowel Disorders. In: Drossman DA, Chang L, Chey WD, Kellow J, Tack J, Whitehead WE, eds. Rome IV Functional Gastrointestinal Disorders – Disorders of Gut-Brain Interaction. Volume 2. Raleigh NC USA Rome Foundation, 2016:167-258.
2. Schmulson M, Ghoshal UC, Barbara G. Managing the Inevitable Surge of Post-COVID-19 Functional Gastrointestinal Disorders. Am J Gastroenterol 2021;116:4-7.
3. Schmulson M, Dávalos MF, Berumen J. Beware: Gastrointestinal symptoms can be a manifestation of COVID-19. Rev Gastroenterol Mex. 2020;85:282-287.
4. Marshall JK, Thabane M, Borgaonkar MR, et al. Postinfectious irritable bowel syndrome after a food-borne outbreak of acute gastroenteritis attributed to a viral pathogen. Clin Gastroenterol Hepatol 2007;5:457-60.
5. Zanini B, Ricci C, Bandera F, et al. Incidence of post-infectious irritable bowel syndrome and functional intestinal disorders following a water-borne viral gastroenteritis outbreak. Am J Gastroenterol 2012;107:891-9.
6. Saps M, Pensabene L, Turco R, et al. Rotavirus gastroenteritis: precursor of functional gastrointestinal disorders? J Pediatr Gastroenterol Nutr 2009;49:580-3.
7. Deshmukh V, Motwani R, Kumar A, et al. Histopathological observations in COVID-19: a systematic review. J Clin Pathol 2021;74:76-83.
8. Effenberger M, Grabherr F, Mayr L, et al. Faecal calprotectin indicates intestinal inflammation in COVID-19. Gut 2020;69:1543-1544.
9. Britton GJ, Chen-Liaw A, Cossarini F, et al. SARS-CoV-2-specific IgA and limited inflammatory cytokines are present in the stool of select patients with acute COVID-19. medRxiv 2020. https://www.medrxiv.org/content/10.1101/2020.09.03.20183947v1
10. Zuo T, Zhang F, Lui GCY, et al. Alterations in Gut Microbiota of Patients With COVID-19 During Time of Hospitalization. Gastroenterology 2020;159:944-955.e8.

11. Keohane J, O'Mahony C, O'Mahony L, et al. Irritable bowel syndrome-type symptoms in patients with inflammatory bowel disease: a real association or reflection of occult inflammation? Am J Gastroenterol 2010;105:1789-94; quiz 1795.
12. Pittayanon R, Lau JT, Yuan Y, et al. Gut Microbiota in Patients With Irritable Bowel Syndrome-A Systematic Review. Gastroenterology 2019;157:97-108.
13. Ren Z, Zhou Y, Liu Y. The psychological burden experienced by Chinese citizens during the COVID-19 outbreak: prevalence and determinants. BMC Public Health 2020;20:1617.
14. Tuteja AK, Talley NJ, Stoddard GJ, et al. Risk factors for upper and lower functional gastrointestinal disorders in Persian Gulf War Veterans during and post-deployment. Neurogastroenterol Motil 2019;31:e13533.
15. Schmulson MJ, Ortiz-Garrido OM, Hinojosa C, et al. A single session of reassurance can acutely improve the self-perception of impairment in patients with IBS. J Psychosom Res 2006;61:461-7.
16. Ponziani FR, Zocco MA, D'Aversa F, et al. Eubiotic properties of rifaximin: Disruption of the traditional concepts in gut microbiota modulation. World J Gastroenterol 2017;23:4491-4499.
17. Soldi S, Vasileiadis S, Uggeri F, et al. Modulation of the gut microbiota composition by rifaximin in non-constipated irritable bowel syndrome patients: a molecular approach. Clin Exp Gastroenterol 2015;8:309-25.
18. Ford AC, Harris LA, Lacy BE, et al. Systematic review with meta-analysis: the efficacy of prebiotics, probiotics, synbiotics and antibiotics in irritable bowel syndrome. Aliment Pharmacol Ther 2018;48:1044-1060.
19. Safwat E, Salah M, Hussein H. Faecal calprotectin levels after rifaximin treatment in patients with irritable bowel syndrome with diarrhoea: A single-center prospective study. Arab J Gastroenterol 2020;21:273-277.
20. Zhang FM, Li S, Ding L, et al. Effectiveness of mesalazine to treat irritable bowel syndrome: A meta-analysis. Medicine (Baltimore) 2019;98:e16297.
21. Martinez-Vazquez MA, Vazquez-Elizondo G, Gonzalez-Gonzalez JA, et al. Effect of antispasmodic agents, alone or in combination, in the treatment of Irritable Bowel Syndrome: systematic review and meta-analysis. Rev Gastroenterol Mex 2012; 77:82-90.
22. Cash BD, Epstein MS, Shah SM. A Novel Delivery System of Peppermint Oil Is an Effective Therapy for Irritable Bowel Syndrome Symptoms. Dig Dis Sci 2016;61: 560-71.
23. Clave P, Acalovschi M, Triantafillidis JK, et al. Randomised clinical trial: otilonium bromide improves frequency of abdominal pain, severity of distention and time to relapse in patients with irritable bowel syndrome. Aliment Pharmacol Ther 2011;34:432-42.
24. Schmulson MJ, Chiu-Ugalde J, Saez-Rios A, et al. Efficacy of the Combination of Pinaverium Bromide 100 mg Plus Simethicone 300 mg in Abdominal Pain and Bloating in Irritable Bowel Syndrome: A Randomized, Placebo-controlled Trial. J Clin Gastroenterol 2020;54:e30-e39.
25. Rahimi R, Nikfar S, Rezaie A, et al. Efficacy of tricyclic antidepressants in irritable bowel syndrome: a meta-analysis. World J Gastroenterol 2009;15:1548-53.
26. Black CJ, Yuan Y, Selinger CP, et al. Efficacy of soluble fibre, antispasmodic drugs, and gut-brain neuromodulators in irritable bowel syndrome: a systematic review and network meta-analysis. Lancet Gastroenterol Hepatol 2020;5:117-131.

3-12. SÍNDROME DE INTESTINO IRRITABLE CON HÁBITO INTESTINAL MIXTO (SII-M) (Moderado)

Caso clínico

Una ama de casa de 57 años se presenta con dolor abdominal difuso, distensión abdominal subjetiva y visible. Sus síntomas comenzaron hace aproximadamente cinco años y van y vienen, pero nunca desaparecen por más de cuatro o cinco días seguidos. Los hábitos intestinales de la paciente son muy irregulares y cambian de tres a cinco días consecutivos de heces duras en forma de gránulos y con esfuerzo al evacuar a heces sueltas y acuosas (tres o cuatro evacuaciones por día), principalmente en las primeras horas de la mañana, con cierta urgencia, con una duración de uno o dos días. En los días con hábitos intestinales anormales, las heces son duras y parecidas a gránulos en la mitad de las veces y sueltas/acuosas un tercio de las veces. El dolor está relacionado con la evacuación, con cierto alivio cuando está estreñida, pero a veces empeora los días con diarrea. Con frecuencia, después de las evacuaciones, una sensación de evacuación incompleta se presenta. No hay nada relevante en su historial médico anterior y no informa antecedentes familiares de estreñimiento, cáncer de intestino u otra enfermedad gastrointestinal. No toma medicamento y su historial dietético indica una ingesta de fibra de 15 a 20 g al día. El examen físico es negativo. Las hemorroides externas pequeñas son evidentes en la inspección anal, y un examen rectal digital revela solo heces duras. Durante la exploración anal, el tono del esfínter es normal y la evacuación simulada se acompaña de relajación del músculo puborrectal con descenso perineal normal. Los estudios de laboratorio, incluyendo biometría hemática, PCR (proteína C reactiva), perfil tiroideo, serología celíaca y calprotectina fecal fueron normales. Se le realizó una colonoscopia porque tiene más de 50 años, sin embargo, no se encontraron anomalías; las biopsias fueron normales. El tener dolor abdominal y hábitos intestinales impredecibles afectan moderadamente sus actividades familiares y sociales.

Categorías de PCMD

A. **Diagnóstico Categórico:** Síndrome de intestino irritable (SII)

B. **Modificadores Clínicos:** SII con hábitos intestinales mixtos (SII-M)

C. **Impacto en Actividades Diarias:** Moderado

D. **Psicosocial Modificadores:** Ninguno conocido

E. **Características Fisiológicas y Biomarcadores:** Ninguno conocido

Explicación de las Categorías de PCMD

A. **Diagnóstico Categórico:** La paciente cumple con los criterios diagnósticos de Roma IV para SII[1]; presenta dolor abdominal relacionado con la evacuación y alteraciones del hábito intestinal. El dolor está presente ≥1 día por semana, con síntomas que duran >6 meses. Ver Apéndice A para diagnóstico criterios.

B. **Modificadores Clínicos:** SII con hábito intestinal mixto. El subtipo de SII se establece según la consistencia de las heces, utilizando la escala de forma de heces de Bristol en los días con deposiciones anormales, y la paciente cumple los criterios de Roma IV para SII-M: >¼ (25 %) de deposiciones con heces tipo Bristol 1 o 2 y >¼ (25 %) deposiciones con heces de tipo Bristol 6 o 7. La forma de las heces de este paciente cambia con frecuencia de heces duras en forma de gránulos (tipo 1) a diarrea acuosa (tipo 7) sin el uso de medicamento, por lo que cumple con los criterios para SII-M.

C. **Impacto sobre las Actividades Diarias:** La paciente siente un deterioro moderado de las actividades familiares y sociales. Ella respondió Moderado a la pregunta: "En general, ¿en qué medida interfieren sus síntomas con sus actividades (trabajo, escuela, actividades sociales, autocuidado, concentración y rendimiento)?"

D. **Psicosocial Modificadores:** Ninguno conocido

E. **Características Fisiológicas y Biomarcadores:** Ninguno conocido

Evaluación General

Se trata de una mujer de mediana edad que padece SII-M con afectación moderada en las actividades diarias y sin modificadores psicosociales.

Tratamiento

Generalmente, los síntomas del SII-M son difíciles de tratar porque fluctúan del estreñimiento a la diarrea y viceversa, y los medicamentos dirigidos hacia uno u otro pueden empeorar el problema.

1. **Antiespasmódicos:** Se usan comúnmente para tratar el SII, incluido el SII-M, y parecen ser particularmente valiosos para los pacientes que tienen síntomas posprandiales.[2,3] Existen varias clases de antiespasmódicos con cierta eficacia en el SII. Los ensayos controlados con placebo han demostrado que las cápsulas de menta son eficaces para aliviar los síntomas generales del SII.[4,5]

2. **Laxantes:** Aunque comúnmente se recomiendan a pacientes con estreñimiento debido a su amplia disponibilidad, bajo costo y seguridad percibida, existen pocos ensayos clínicos en pacientes con SII irritable con estreñimiento (SII-E), e incluso menos en SII-M. Dos ensayos aleatorios controlados con placebo realizados en pacientes con SII-E, uno en adultos y otro en adolescentes,

mostraron los beneficios del polietilenglicol (PEG) para los hábitos intestinales, pero no para el dolor abdominal.[6,7]

3. **Antidiarreicos:** Otra opción para tratar o prevenir episodios de diarrea y urgencia en pacientes con SII-M con diarrea molesta es usar loperamida, que disminuye el tránsito colónico y aumenta la absorción de agua y iones, lo que mejora la consistencia y frecuencia de las heces, así como una respuesta general subjetiva positiva.[2,3] Se puede desarrollar estreñimiento y, por lo tanto, solo se recomienda su uso ocasional y cuidadoso en pacientes con SII-M.

4. **Antibióticos:** La rifaximina es un antibiótico de amplio espectro y mínima absorción que está aprobado para el tratamiento del síndrome de intestino irritable con diarrea (SII-D). Sin embargo, en dos grandes ensayos clínicos, dos semanas de tratamiento con 550 mg de rifaximina tres veces al día en pacientes con SII sin estreñimiento dieron como resultado que un número significativamente mayor de pacientes informaran un alivio adecuado de los síntomas del SII durante las primeras cuatro semanas de seguimiento.[8] La mejoría en los síntomas persistió durante el período de seguimiento de 10 semanas, aunque los síntomas pueden regresar con el tiempo después del tratamiento (p. ej., dentro de 3 a 6 meses). La rifaximina generalmente se tolera bien.

5. **Neuromoduladores:** Si la mejora en las alteraciones del hábito intestinal del paciente no ayuda a reducir suficientemente el dolor abdominal, considere iniciar un neuromodulador, como un antidepresivo tricíclico (ATC) de baja dosis o un inhibidor de la recaptación de serotonina-norepinefrina (IRSN). Los ATC son eficaces en pacientes con SII.[2,3] Sin embargo, ambos agentes pueden provocar un empeoramiento del estreñimiento, aunque este efecto es mayor con un ATC. Si se utiliza un ATC, se preferirían los ATC de amina secundaria (p. ej., desipramina, nortriptilina) ya que tienen menos propiedades anticolinérgicas. Los IRSN (p. ej., duloxetina) tienen efectos benéficos en los trastornos de dolor crónico, pero no se han estudiado bien en el SII, aunque también pueden reducir el dolor abdominal en estos pacientes.[9]

Referencias

1. Mearin F, Lacy BE, Chang L, et al. Bowel Disorders. Gastroenterology 2016; 150:1393-407.
2. Ford AC, Moayyedi P, Chey WD, et al. American College of Gastroenterology Monograph on Management of Irritable Bowel Syndrome. Am J Gastroenterol 2018; 113:1-18.
3. Chang L, Lembo A, Sultan S. American Gastroenterological Association Institute Technical Review on the pharmacological management of irritable bowel syndrome. Gastroenterology 2014; 147:1149-72 e2.
4. Cash BD, Epstein MS, Shah SM. A Novel Delivery System of Peppermint Oil Is an Effective Therapy for Irritable Bowel Syndrome Symptoms. Dig Dis Sci 2016; 61:560-71.

5. Black CJ, Yuan Y, Selinger CP, et al. Efficacy of soluble fiber, antispasmodic drugs, and gut-brain neuromodulators in irritable bowel syndrome: a systematic review and network meta-analysis. Lancet Gastroenterol Hepatol 2020; 5:117-31.
6. Chapman RW, Stanghellini V, Geraint M, Halphen M. Randomized clinical trial: macrogol/PEG 3350 plus electrolytes for treatment of patients with constipation associated with irritable bowel syndrome. Am J Gastroenterol 2013; 108:1508-15.
7. Khoshoo V, Armstead C, Landry L. Effect of a laxative with and without tegaserod in adolescents with constipation predominant irritable bowel syndrome. Alimentary Pharmacology & Therapeutics 2006; 23:191-6.
8. Pimentel M, Lembo A, Chey WD, et al. Rifaximin Therapy for Patients with Irritable Bowel Syndrome without Constipation. New England Journal of Medicine 2011; 364:22-32.
9. Drossman DA, Tack J, Ford AC, Szigethy E, Tornblom H, Van Oudenhove L. Neuromodulators for Functional Gastrointestinal Disorders (Disorders of Gut-Brain Interaction): A Rome Foundation Working Team Report. Gastroenterology 2018; 154:1140-71 e1.

3-13. SÍNDROME DE INTESTINO IRRITABLE CON HÁBITO INTESTINAL MIXTO (SII-M) Y ENFERMEDAD CELIACA COMÓRBIDA (Moderado) - Multicultural

Caso clínico

Mujer uruguaya de 25 años de edad, con antecedentes de anemia ferropénica, diagnosticada hace10 años con enfermedad celíaca (EC) y desde entonces con dieta sin gluten (DSG), con corrección de la deficiencia de hierro. Su serología celíaca es consistentemente negativa cuando esta con DSG, pero hace 5 años, cuando se mudó del campo a Montevideo para estudiar en la universidad, comenzó a quejarse de dolor abdominal inferior y superior de leve a moderado, distensión abdominal subjetiva y evacuaciones irregulares. El dolor y la distensión abdominal subjetiva se alivian parcialmente con la evacuación y el paso de gases. Su hábito intestinal alterna de tres a cuatro días consecutivos con heces duras (heces de tipo 1 o 2 en la escala de Bristol) a dos o tres días de heces acuosas (heces de tipo 5 o 6 en la escala de Bristol), con tres o cuatro evacuaciones por día. Mientras se preparaba para los exámenes, sufría de una ansiedad considerable con exacerbación de los síntomas. A pesar de la serología celíaca negativa, ella cree que sus síntomas son causados únicamente por la EC y ha redoblado el control dietético siguiendo una DSG extremadamente estricta desarrollada por ella misma, consumiendo solo alimentos caseros. Como resultado, evita salir a comer incluso con amigos y evita todos los eventos sociales. Sus síntomas tienen un impacto de moderado a severo en la función y la calidad de vida.

No hay antecedentes familiares de cáncer de intestino u otras enfermedades gastrointestinales (GI). Ella no toma ningún medicamento. El examen físico es normal con IMC de 19 kg/m^2. Los estudios de laboratorio, incluyendo biometría hemática, PCR (proteína C reactiva) y perfil tiroideo, son normales. La calprotectina fecal es negativa. La serología celíaca (IgA TTG [anticuerpos tisulares transglutaminasa] + IgA EmA [anticuerpos anti-endomisiales]) es normal, al igual que su última endoscopia alta y biopsias duodenales realizadas hace dos años. La colonoscopia realizada hace 5 años fue normal.

Categorías de PCMD

A. **Diagnóstico Categórico:** Síndrome de intestino irritable (SII) y comorbilidad con enfermedad celiaca.

B. **Modificadores Clínicos:** SII con hábito intestinal mixto (SII-M)

C. **Impacto en las Actividades Diarias:** Moderado

D. **Modificadores Psicosociales:** Ansiedad

E. **Características Fisiológicas y Biomarcadores:** Biometría, serología celíaca y biopsias duodenales normales. Marcadores inflamatorios normales (PCR, calprotectina fecal).

Explicación de las Categorías de PCMD

A. **Diagnóstico Categórico:** Síndrome de intestino irritable. La paciente cumple con los criterios de Roma IV para SII[1,] refiriendo dolor abdominal con alivio con la evacuación y asociación con alteración del hábito intestinal ≥ 1 día a la semana, con duración de los síntomas ≥ 6 meses. Consulte el Apéndice A para conocer los criterios de diagnóstico. Se ha confirmado EC en remisión serológica e histológica.

B. **Modificadores Clínicos:** El hábito intestinal de la paciente alternan entre heces sueltas y heces duras y son consistentes con los criterios de subclasificación de Roma IV para SII-M.

C. **Impacto en las Actividades Diarias:** La paciente respondió de Moderado a severo a la pregunta: "En general, ¿en qué medida interfieren sus síntomas en sus actividades?"

D. **Modificadores Psicosociales:** La paciente menciona tener ansiedad relacionada con la dinámica de sus síntomas. Evitar el gluten es fundamental para las personas con EC, pero esta paciente está extremadamente alerta y mantiene una dieta libre de gluten estricta que va más allá de las recomendaciones dietéticas reales para la EC. Esto provoca aislamiento social y está relacionado con cogniciones y comportamientos desadaptativos. Su modelo explicativo de la enfermedad es que la EC es la única causa de sus síntomas. Tiene una falta de conocimiento del componente de SII en su experiencia con la enfermedad. La transición de las condiciones de vida rurales a las urbanas y la condición de estudiante generan dificultades económicas con una familia que no es capaz de brindar apoyo financiero.

E. **Características Fisiológicas y Biomarcadores:** Paciente celíaca en dieta libre de gluten estricta, serología celíaca negativa, así como biopsias duodenales y biometría normales.

Evaluación General

Esta es una mujer joven con EC con una dieta libre de gluten estricta. A pesar de serología celíaca negativa e histología duodenal normal, presenta síntomas moderados desde hace 5 años compatibles con un diagnóstico de SII-M con ansiedad coexistente, y características de hipervigilancia, perfeccionismo y necesidad de control. Hay discordancia entre la atribución de los síntomas a la EC y los hallazgos objetivos de que la EC está en remisión total[2] No acepta el SII como explicación de sus síntomas y niega el estrés y la ansiedad como factores moduladores. Esto ha llevado al autotratamiento mediante restricciones dietéticas más allá de las de una dieta libre de gluten normal con implicaciones sociales negativas.[3] Incluso si la paciente únicamente tuviera EC, sin un diagnóstico de SII, en pacientes que acuden a un centro de referencia de EC, los factores psicosociales afectan más fuertemente el estado de salud y los síntomas gastrointestinales que las medidas de actividad de la enfermedad.[4] En los casos de EC comórbida con SII, estos factores adquieren una importancia aún mayor. Los resultados de otro estudio de síntomas similares al SII en 1000 adultos alemanes con EC confirmada mostraron que estos síntomas similares al SII en pacientes adultos con EC pueden explicarse a través de una interacción de mecanismos clínicos y sociopsicológicos.[5] Un estudio reciente mostró un aumento en la respuesta inflamatoria (IL-6, IL-8 e IL-12/23 p40) y una disminución en el componente mental de la CdV (Calidad de Vida) en pacientes con EC y SII en comparación con cualquiera de los pacientes con pacientes con EC sin SII, o controles, lo que indica que los síntomas del SII están asociados con un proceso diferente al que es relevante para la EC.[6] Por lo tanto, abordar sus cogniciones desadaptativas debería ser un objetivo central del tratamiento.

Tratamiento

1. **Relación paciente-médico:** Comunicación efectiva: se reconoce que la relación paciente-médico tiene un efecto terapéutico importante, independientemente de cualquier intervención física o farmacológica. Se asocia con numerosos beneficios, que incluyen mejores resultados de salud, mayor cumplimiento de la terapia, mayor satisfacción del paciente y mayor eficiencia de la atención. Se propone un enfoque gradual, multicomponente, sin prejuicios, con una mente abierta a las quejas, temores, preocupaciones y comportamiento médico de esta paciente.[7]

2. **Tranquilizar y educar:** Es esencial una explicación de la naturaleza del SII e información sobre el efecto de la comorbilidad con la EC, junto con tranquilizar y aconsejar de forma empática. Tranquilizar y educar al paciente pueden tener un impacto positivo en el deterioro de la función diaria en pacientes con SII.[8] En el presente caso, también es importante que la paciente reconozca que los síntomas del SII no son secundarios a la EC y que una mayor restricción de la dieta libre de gluten no es una opción terapéutica relevante dada la ausencia de evidencia de EC activa.

3. **Cambios en el estilo de vida:** En general, la actividad física probablemente esté relacionada con alivio del estrés. El estrés y la ansiedad pueden desencadenar o empeorar los síntomas del SII, lo que puede explicarse por la interacción intestino-cerebro. El ejercicio y las técnicas de relajación tienen un efecto positivo en ambos. La actividad física regular puede:

a. Aumentar la eliminación de gases.
b. Mejorar la capacidad de deshacerse del gas. Esto podría disminuir la distensión abdominal subjetiva, junto con el dolor y la incomodidad que la acompañan.
c. Promover los movimientos intestinales. El ejercicio también puede promover los movimientos intestinales.
d. Mejorar la sensación de bienestar.

La actividad física está indicada en esta paciente.[9]

4. **Modificaciones dietéticas:** En esta paciente celíaca se debe fomentar la adherencia a una dieta libre de gluten estricta, pero un nutricionista debe trabajar con ella los elementos excesivos de su dieta relacionados con la ansiedad, la vigilancia extrema, y su modelo explicativo de la enfermedad en el que los síntomas se atribuyen únicamente a la EC. Como se concluyó en un estudio: Existen posibles consecuencias negativas de la hipervigilancia a una dieta estricta sin gluten. Los médicos deben considerar la importancia de promover simultáneamente tanto la adherencia a la dieta como el bienestar social y emocional de las personas con EC.[3] Un eje microbiota-intestino-cerebro desregulado puede provocar una motilidad intestinal alterada, una reacción inmune intestinal o una permeabilidad intestinal que puede provocar respuestas inflamatorias que pueden contribuir a la hipersensibilidad visceral. La fibra modula la microbiota intestinal y la producción de metabolitos, aumenta el volumen fecal al aumentar la biomasa microbiana o mediante la retención de agua, y regula la motilidad intestinal. La fibra soluble mejora significativamente los síntomas globales del SII. El psyllium no se fermenta en el intestino, lo que proporciona un efecto dicotómico como normalizador de las heces, suaviza las heces duras en el estreñimiento (heces más blandas y voluminosas que son más fáciles de evacuar, mayor tasa de tránsito, mejor frecuencia de las evacuaciones) y mejora la consistencia de las heces sueltas/líquidas en la diarrea (heces formadas, tasa de tránsito más lenta, disminución de la urgencia, evacuaciones intestinales menos frecuentes). Diez miligramos por día de psyllium podrían ayudar a esta paciente a normalizar sus movimientos intestinales irregulares y reducir su dolor.

5. **Terapia intestino-cerebro (tratamiento psicológico):** Existen varias opciones de tratamiento psicoterapéutico basadas en la evidencia,[10,11] como la psicoeducación, la autoayuda, la terapia cognitivo conductual (TCC), la psicoterapia psicodinámica, la hipnoterapia, la terapia basada en la atención plena y la terapia de relajación que podrían ayudar a este paciente. La TCC podría ser especialmente eficaz en esta paciente debido a sus cogniciones y comportamientos desadaptativos y la falta de aceptación del SII como causa de sus síntomas. La TCC también puede abordar su ansiedad y necesidad de control, y esta última también puede tratarse mediante el aumento de un neuromodulador.[12]

6. **Farmacoterapia:** La terapia no farmacológica a menudo se complementa con un enfoque farmacológico, especialmente en casos de impacto moderado a severo. El SII-M generalmente es difícil de tratar porque los síntomas fluctúan desde el estreñimiento hasta la diarrea, y los medicamentos dirigidos hacia uno pueden empeorar el otro.
   a. **Antiespasmódicos:** La justificación del uso de antiespasmódicos es atenuar la contractilidad intestinal posprandial y basal aumentada que se observa en pacientes con SII.[13] Los antiespasmódicos de uso común que han demostrado ser efectivos son la mebeverina, el cimetropio, el pinaverio, la hioscina y el otilonio. Estos no están disponibles en todos los países.
   b. **Laxantes:** Las sales inorgánicas (p. ej., sales de magnesio y laxantes a base de polietilenglicol) actúan como laxantes osmóticos y son eficaces y bien tolerados.
   c. **Antidiarreicos:** La loperamida reduce la diarrea en pacientes con SII, pero tiene poco efecto sobre el dolor abdominal. La taquifilaxia no se desarrolla con la dosificación crónica.
   d. **Neuromoduladores**[14]: En este caso, considere aumentar el beneficio con un neuromodulador debido al impacto de su trastorno y la presencia de ansiedad e hipervigilancia. Se podría considerar un antidepresivo tricíclico (ATC) como nortriptilina o desipramina o un ISRS (inhibidor selectivo de la recaptación de serotonina) como escitalopram o paroxetina, o una combinación de estas clases.[10] Los medicamentos ATC son particularmente efectivos para el dolor y la diarrea, mientras que los ISRS pueden tener un efecto positivo sobre el estreñimiento y pueden ser particularmente efectivos cuando los síntomas son provocados por la ansiedad.

Referencias

1. Lacy BE, Mearin F, Chang L, Chey WD, Lembo AJ, Simren M, et al. Bowel Disorders. Gastroenterology. 2016; 150:1393-407.e5.
2. Sainsbury A, Sanders DS, Ford AC. Prevalence of irritable bowel syndrome-type symptoms in patients with celiac disease: a meta-analysis. Clin Gastroenterol Hepatol. 2013; 11:359-65 e1.
3. Wolf RL, Lebwohl B, Lee AR, Zybert P, Reilly NR, Cadenhead J, et al. Hypervigilance to a Gluten-Free Diet and Decreased Quality of Life in Teenagers and Adults with Celiac Disease. Dig Dis Sci. 2018; 63:1438-48.
4. Dorn SD, Hernandez L, Minaya MT, Morris CB, Hu Y, Lewis S, et al. Psychosocial factors are more important than disease activity in determining gastrointestinal symptoms and health status in adults at a celiac disease referral center. Digestive Diseases and Sciences. 2010; 55:3154-63.
5. Hauser W, Musial F, Caspary WF, Stein J, Stallmach A. Predictors of irritable bowel-type symptoms and healthcare-seeking behavior among adults with celiac disease. Psychosomatic Medicine. 2007; 69:370-6.
6. Olano C, Lopez V, Freire T, Rodriguez X, Pontet Y, Aleman A, et al. irritable bowel syndrome in celiac disease – relationships to celiac disease antibodies and levels of pro-inflammatory cytokines. Rev Gastroenterol Peru. 2020; 40:127-35.

7. Drossman DA, Thompson WG. The irritable bowel syndrome: review and a graduated multicomponent treatment approach. Annals of Internal Medicine. 1992; 116:1009-16.
8. Schmulson MJ, Ortiz-Garrido OM, Hinojosa C, Arcila D. A single session of reassurance can acutely improve the self-perception of impairment in patients with IBS. Journal of Psychosomatic Research. 2006;61(4):461-7.
9. Johannesson E, Simren M, Strid H, Bajor A, Sadik R. Physical activity improves symptoms in irritable bowel syndrome: a randomized controlled trial. Am J Gastroenterol. 2011;106(5):915-22.
10. Ford AC, Luthra P, Tack J, Boeckxstaens GE, Moayyedi P, Talley NJ. Efficacy of psychotropic drugs in functional dyspepsia: systematic review and meta-analysis. Gut. 2017;66(3):411-20.
11. Keefer L. Behavioral medicine and gastrointestinal disorders: the promise of positive psychology. Nat Rev Gastroenterol Hepatol. 2018;15(6):378-86.
12. Drossman DA, Toner BB, Whitehead WE, Diamant NE, Dalton CB, Duncan S, et al. Cognitive-behavioral therapy versus education and desipramine versus placebo for moderate to severe functional bowel disorders. Gastroenterology. 2003; 125:19-31.
13. Ford AC, Talley NJ, Spiegel BM, Foxx-Orenstein AE, Schiller L, Quigley EM, et al. Effect of fiber, antispasmodics, and peppermint oil in the treatment of irritable bowel syndrome: systematic review and meta-analysis. BMJ. 2008;337: a2313.
14. Drossman DA, Tack J, Ford AC, Szigethy E, Tornblom H, Van Oudenhove L. Neuromodulators for Functional Gastrointestinal Disorders (Disorders of Gut-Brain Interaction): A Rome Foundation Working Team Report. Gastroenterology. 2018; 154:1140-71 e1.

3-14. SÍNDROME DE INTESTINO IRRITABLE CON HÁBITO INTESTINAL MIXTO (SII-M) (Severo)

Caso clínico

Una mujer de 50 años con antecedentes de fibromialgia es remitida a una clínica gastrointestinal (GI) de nivel terciario con dolor abdominal crónico asociado con diarrea y estreñimiento durante muchos años. Los síntomas intestinales han empeorado en los últimos años. El estreñimiento se describe como la falta de evacuación intestinal durante varios días, esfuerzo y aumento del dolor abdominal y distensión abdominal subjetiva antes de presentar heces duras. A esto le sigue un día de calambres abdominales con evacuaciones blandas que alivian los calambres y se asocian con fatiga. Los laboratorios de diagnóstico biometría hemática y PCR (proteína C reactiva) y la colonoscopia fueron normales. Sus síntomas de fibromialgia comenzaron después de un accidente automovilístico cuando tenía 30 años. Toma un antidepresivo tricíclico (ATC) en dosis bajas y está en fisioterapia. Esto ha mejorado su sueño, que ha sido deficiente en el pasado, pero el dolor y la fatiga aún afectan su calidad de vida y recibe beneficios por discapacidad. De hecho, no puede trabajar debido a sus síntomas debilitantes. La paciente ha tenido ansiedad y depresión desde los veinte años y está siendo tratada con psicoterapia y un ISRS (inhibidor selectivo de la recaptación de serotonina).

Categorías de PCMD

A. **Diagnóstico Categórico:** Síndrome de intestino irritable (SII)

B. **Modificadores Clínicos:** SII con hábito intestinal mixto (SII-M), fibromialgia, fatiga

C. **Impacto en las Actividades Diarias:** Severo

D. **Modificadores Psicosociales:** Ansiedad y depresión moderada

E. **Características Fisiológicas y Biomarcadores:** Ninguno conocido

Explicación de las Categorías de PCMD

A. **Diagnóstico Categórico:** Los síntomas de la paciente cumplen con los criterios basados en síntomas de Roma IV para el diagnóstico de SII.[1] Tiene antecedentes de dolor abdominal crónico asociado a alteración del hábito intestinal. Consulte el Apéndice A para conocer los criterios de diagnóstico.

B. **Modificadores Clínicos:** Los hábitos intestinales de la paciente alternan entre heces sueltas y heces duras y son consistentes con los criterios de subclasificación de Roma IV para SII-M. La paciente ha sido diagnosticada con fibromialgia, que puede coexistir con SII. La fatiga y la falta de sueño son síntomas asociados con el SII y la fibromialgia.[2]

C. **Impacto en las Actividades Diarias:** La paciente presenta síntomas severos de SII y recibe beneficios por discapacidad debido a sus síntomas gastrointestinales y no gastrointestinales. Los estudios han demostrado que la calidad de vida relacionada con la salud disminuye en el SII. Una mayor severidad del SII se asocia con un peor estado de salud. La paciente respondió Severo a la pregunta: En general, ¿en qué medida interfieren sus síntomas con sus actividades (trabajo, escuela, actividades sociales, autocuidado, concentración y rendimiento)?

D. **Modificadores Psicosociales:** Los diagnósticos de ansiedad y depresión fueron realizados por un médico psiquiatra. La ansiedad y la depresión comórbidas se han asociado tanto con el SII como con la fibromialgia y su prevalencia aumenta con una mayor severidad de la enfermedad y una peor calidad de vida.

E. **Características Fisiológicas y Biomarcadores:** Ninguno conocido.

Evaluación General

Esta paciente tiene SII severo con hábito intestinal mixto y fibromialgia, ansiedad y depresión coexistentes. Sus síntomas han afectado severamente su calidad de vida.

Tratamiento

1. **Tratamiento sintomático para hábito intestinal alterado:** No existen suficientes datos sobre tratamientos eficaces para el SII-M. Podría ser útil llevar un diario durante 2-3 semanas para identificar cualquier patrón fluctuante de los síntomas gastrointestinales (p. ej., varios días de heces duras o ausencia de heces seguidas de 1-2 días de diarrea). El psyllium se puede recomendar para tratar los síntomas del estreñimiento en un esfuerzo por reducir las fluctuaciones entre el estreñimiento y los episodios de diarrea subsiguientes. Si el psyllium no es suficientemente eficaz, el paciente puede intentar utilizar laxantes durante los períodos de estreñimiento.

2. **Neuromoduladores:** Si la mejoría en sus hábitos intestinales no ayuda a reducir suficientemente el dolor abdominal, considere aumentar la dosis de ATC, que tiene un beneficio sintomático tanto para el SII como para la fibromialgia. Esto debe hacerse después de tratar los síntomas del estreñimiento, ya que aumentar la dosis de un ATC puede empeorar el estreñimiento. La evidencia respalda el rol de los ATC en la modulación central del dolor.[3] Los ATC, desipramina o nortriptilina, pueden preferirse en el SII-M, ya que tienen efectos anticolinérgicos relativamente menores que la amitriptilina o la imipramina.[4]

Debido a que las dosis bajas de ATC no tratarán de manera efectiva los trastornos del estado de ánimo, el paciente debe continuar con el ISRS u otro agente psicotrópico para la ansiedad y la depresión. Los inhibidores selectivos de la recaptación de serotonina se pueden utilizar para aumentar el efecto analgésico de los ATC debido a su efecto sobre la ansiedad y la depresión.[4] Los ATC y los ISRS pueden retardar o acelerar el tránsito colónico, respectivamente.[5] Es necesario monitorear los efectos de estos sobre los hábitos intestinales para detectar un posible empeoramiento de los síntomas. Si el paciente no tolera una dosis más alta de un ATC o no es eficaz, entonces podrá cambiar el uso de un ISRS a un inhibidor de la recaptación de serotonina y norepinefrina (IRSN), que ha mostrado efectos beneficiosos en la fibromialgia y, en menor medida, en el SII y puede también reducir el dolor abdominal y mejorar el estado de ánimo.[4] Existe alguna evidencia de que el alivio del dolor se logra en el dolor asociado con síntomas depresivos.[6]

3. **Terapia cognitiva conductual (TCC) u otras terapias dirigidas al eje cerebro-intestino:** Aunque el paciente ha recibido psicoterapia para la ansiedad y la depresión, se debe considerar la TCC en esta paciente porque puede ser eficaz en el SII al ayudar a los pacientes a desarrollar estrategias de afrontamiento eficaces y a mejorar el manejo de múltiples síntomas.[3,8]

Referencias

1. Mearin F, Lacy BE, Chang L, et al. Bowel Disorders. Gastroenterology 2016;150:1393-407.
2. Kim SE, Chang L. Overlap between functional GI disorders and other functional syndromes: what are the underlying mechanisms? Neurogastroenterology and motility: the official journal of the European Gastrointestinal Motility Society 2012;24:895-913.
3. Drossman DA, Toner BB, Whitehead WE, et al. Cognitive-behavioral therapy versus education and desipramine versus placebo for moderate to severe functional bowel disorders. Gastroenterology 2003;125:19-31.
4. Drossman DA, Tack J, Ford AC, Szigethy E, Tornblom H, Van Oudenhove L. Neuromodulators for Functional Gastrointestinal Disorders (Disorders of Gut-Brain Interaction): A Rome Foundation Working Team Report. Gastroenterology 2018;154:1140-71 e1.
5. Gorard DA, Libby GW, Farthing MJ. Influence of antidepressants on whole gut and orocaecal transit times in health and irritable bowel syndrome. Aliment Pharmacol Ther 1994;8:159-66.
6. Lunn MP, Hughes RA, Wiffen PJ. Duloxetine for treating painful neuropathy, chronic pain or fibromyalgia. The Cochrane database of systematic reviews 2014:CD007115.
7. Van Oudenhove L, Crowell MD, Drossman DA, et al. Biopsychosocial Aspects of Functional Gastrointestinal Disorders. Gastroenterology 2016.
8. Lackner JM, Jaccard J, Keefer L, et al. Improvement in Gastrointestinal Symptoms After Cognitive Behavior Therapy for Refractory Irritable Bowel Syndrome. Gastroenterology 2018;155:47-57.

3-15. ESTREÑIMIENTO FUNCIONAL (Leve)

Caso clínico

La paciente es una maestra de 45 años que se queja de estreñimiento. Es referida después de haber sido vista previamente por un cirujano que ordenó una defecografía que mostró un rectocele pequeño (2 cm) pero con evacuación normal. Su función intestinal había sido normal hasta que se sometió a una histerectomía hace cinco años. Refiere heces pequeñas, duras y poco frecuentes que son difíciles de expulsar; sin embargo, la presión vaginal permite una defecación más fácil. Se siente ansiosa y temerosa de que las cosas empeoren a medida que envejezca. También describe distensión abdominal subjetiva y, en ocasiones, malestar abdominal leve que se alivia parcialmente con la evacuación y también tiene múltiples síntomas somáticos con dolores de cabeza, dificultad para respirar, dismenorrea, mareos y letargo sin causa aparente. Ella duerme mal. Se realizaron pruebas psicológicas y obtuvo una puntuación de 13 en la Escala de Ansiedad y Depresión Hospitalaria (HAD) escala de ansiedad (elevada) y 5 para depresión (límite superior de normalidad 7). Su Cuestionario de Salud del Paciente 12 puntuación de Síntomas Somáticos es 12 (límite superior de normalidad 4). El examen físico es normal excepto por un pequeño rectocele en el examen.

Categorías de PCMD

A. **Diagnóstico Categórico:** Estreñimiento funcional

B. **Modificadores Clínicos:** Mejora con digitopresión perineal, rectocele pequeño

C. **Impacto en las Actividades Diarias:** Leve

D. **Modificadores Psicosociales:** Ansiedad clínica y posible trastorno de síntomas somáticos

E. **Características Fisiológicas y Biomarcadores:** Ninguno

Explicación de las Categorías de PCMD

A. **Diagnóstico Categórico:** La paciente cumple con los criterios de Roma IV para estreñimiento funcional.[1] El malestar se encuentra ocasionalmente presente pero no es un síntoma predominante, y las heces a menudo son duras y difíciles de expulsar. Es bien sabido que es difícil separar el estreñimiento funcional del síndrome del intestino irritable con estreñimiento (SII-E), y dentro de los criterios de Roma IV se reconoce que estas dos entidades pueden considerarse como un espectro de trastornos fisiopatológicos. Esta paciente tiene malestar abdominal y no dolor; por lo tanto, no cumple con los criterios para SII-E. Con base en el defecografía, no hay evidencia de anormalidad significativa en la evacuación y el rectocele es probablemente de poca importancia clínica. Consulte el Apéndice A para conocer los criterios de diagnóstico.

B. **Modificadores Clínicos:** El estreñimiento funcional se alivia con digitopresión perineal. El uso de presión digital por vagina para facilitar la evacuación se realiza comúnmente en mujeres con evacuación disinérgica, rectocele o dificultad para vaciar el recto en general. El uso de maniobras manuales en al menos el 25 % de las evacuaciones es uno de los criterios de estreñimiento funcional.[1] En este paciente, la defecografía mostró una evacuación normal, lo que descartó una evacuación disinérgica. El pequeño rectocele no se consideró clínicamente significativo. Muchas mujeres tienen rectoceles tan pequeños sin síntomas ni evidencia de retención fecal que la reparación de rectoceles más grandes (>4 cm) se asocia con una buena respuesta en dos tercios de los pacientes,[2] los rectoceles más grandes también pueden mostrar una buena respuesta a la biorretroalimentación, digitalización de la vagina y terapia médica sin necesidad de cirugía.[3]

C. **Impacto en las Actividades Diarias:** Leve. La paciente no reporta interrupción de las actividades normales. La paciente respondió Leve a la pregunta: "En general, ¿en qué medida interfieren sus síntomas con sus actividades (trabajo, escuela, actividades sociales, autocuidado, concentración y desempeño)?"

D. **Modificadores Psicosociales:** Ansiedad clínica y preocupación por síntomas somáticos. Una puntuación de 13 en la HAD es consistente con ansiedad clínica; además, el reporte de múltiples síntomas asociados con preocupación por problemas de salud es consistente con la somatización. Esto puede ser consistente con el trastorno de síntomas somáticos (MDE-5 [Manual diagnóstico y estadístico de los trastornos mentales, quinta edición]-300.82) que se caracteriza por uno o más síntomas que son angustiantes y perturbadores para la vida diaria. Sin embargo, el grado de trastorno no está determinado.

E. **Características Fisiológicas y Biomarcadores:** Ninguno

Evaluación General

Esta mujer de 45 años tiene estreñimiento funcional leve con un pequeño rectocele, que no justifica la cirugía. Su consulta se debe principalmente a la ansiedad relacionada con los síntomas. Rara vez siente molestias abdominales leves y el dolor no es un síntoma predominante; por lo tanto, sus síntomas no cumplen con los criterios de diagnóstico del SII-E.

Tratamiento

1. **Tranquilizar y educar:** Explicarle a la paciente el significado de su rectocele y asegurarle que no va a necesitar cirugía es una parte importante del

tratamiento. Si los síntomas persisten, el tratamiento farmacológico adicional puede ser útil como se indica a continuación.

2. **Laxante osmótico (lactulosa, polietilenglicol [PEG]):** Tanto la lactulosa como el PEG son laxantes osmóticos que atrapan agua dentro del intestino delgado y aumentan el suministro de agua al colon ascendente,[4] suavizando las heces y mejorando el estreñimiento crónico (EC).[5,6] Ambos aceleran el tránsito por el colon,[7] y la lactulosa induce movimientos en masa.[8] Dado que la paciente no tiene SII, es probable que estos medicamentos sean bien tolerados.

3. **Agentes procinéticos (p. ej., prucaloprida 1-2 mg diarios):** Varios ensayos controlados aleatorizados de alta calidad muestran beneficios en el estreñimiento funcional[9-13] con un NNT (número necesario a tratar) de 5-10. Las evacuaciones generalmente ocurren en cuestión de horas después de la ingesta y es obvio el beneficio general dentro de las primeras 1-2 semanas.

4. **Activadores de los canales de cloruro (p. ej., lubiprostona 24 mcg dos veces al día, linaclotida 145 ug al día):** Varios estudios amplios y bien realizados de linaclotida muestran un beneficio de alrededor del 50 % con un NNT de 6.2 a 6.8[14] según el criterio de valoración.[15-17] El beneficio es de inicio rápido, con un aumento de evacuaciones espontáneas completas, dentro de 1-2 semanas. La lubiprostona aumenta de manera similar las evacuaciones intestinales espontáneas[18] y da como resultado una mayor tasa de respuesta que el placebo con un NNT de 13.[19]

5. **Neuromodulador (inhibidor selectivo de la recaptación de serotonina en dosis bajas):** Un ISRS (inhibidor selectivo de la recaptación de serotonina) puede ser benéfico en esta paciente para su ansiedad y la carga de síntomas somáticos.

Referencias

1. Mearin F, Lacy B, Chang L, Chey WD, Lembo A, Simrén M, Spiller R. Bowel disorders in Drossman DA, Chang L, Chey WD, Kellow J, Tack J, Whitehead WE (eds) Rome IV Functional Gastrointestinal Disorders - Disorders of Gut-Brain Interaction, 4th Edition, Raleigh NC USA Rome Foundation 2016; pp. 967-1058.
2. Hubner M, Hetzer F, Weishaupt D, Hahnloser D, Clavien PA, Demartines N. A prospective comparison between clinical outcome and open-configuration magnetic resonance defecography findings before and after surgery for symptomatic rectocele. Colorectal Dis 2006; 8(7):605-611.
3. Hicks CW, Weinstein M, Wakamatsu M, Savitt L, Pulliam S, Bordeianou L. In patients with rectoceles and obstructed defecation syndrome, surgery should be the option of last resort. Surgery 2014; 155(4):659-667.
4. Hebden JM, Gilchrist PJ, Perkins AC, Wilson CG, Spiller RC. Stool water content and colonic drug absorption: contrasting effects of lactulose and codeine. Pharm Res 1999; 16(8):1254-1259.
5. Savino F, Viola S, Erasmo M, Di NG, Oliva S, Cucchiara S. Efficacy, and tolerability of peg-only laxative on faecal impaction and chronic constipation in children. A con-

trolled double blind randomized study vs a standard peg-electrolyte laxative. BMC Pediatr 2012; 12:178.
6. Candy DC, Edwards D, Geraint M. Treatment of faecal impaction with polyethylene glycol plus electrolytes (PGE + E) followed by a double-blind comparison of PEG + E versus lactulose as maintenance therapy. J Pediatr Gastroenterol Nutr 2006; 43(1):65-70.
7. Fritz E, Hammer HF, Lipp RW, Hogenauer C, Stauber R, Hammer J. Effects of lactulose and polyethylene glycol on colonic transit. Aliment Pharmacol Ther 2005; 21(3):259-268.
8. Barrow L, Steed KP, Spiller RC, Watts PJ, Melia CD, Davies MC, Wilson CG. Scintigraphic demonstration of lactulose-induced accelerated proximal colon transit. Gastroenterology 1992; 103(4):1167-1173.
9. Coremans G, Kerstens R, De Pauw M, Stevens M. A double-blind, placebo-controlled trial to evaluate the efficacy and safety of prucalopride in patients with severe chronic constipation. Gut 2000; 45(Suppl V).
10. Coremans G, Kerstens R, De PM, Stevens M. Prucalopride is effective in patients with severe chronic constipation in whom laxatives fail to provide adequate relief. Results of a double-blind, placebo-controlled clinical trial. Digestion 2003; 67(1-2):82-89.
11. Camilleri M, Kerstens R, Rykx A, Vandeplassche L. A placebo-controlled trial of prucalopride for severe chronic constipation. N Engl J Med 2008; 358(22):2344-2354.
12. Quigley EM, Vandeplassche L, Kerstens R, Ausma J. Clinical trial: the efficacy, impact on quality of life, and safety and tolerability of prucalopride in severe chronic constipation—a 12-week, randomized, double-blind, placebo-controlled study. Aliment Pharmacol Ther 2009; 29(3):315-328.
13. Tack J, van Outyrve M, Beyens G, Kerstens R, Vandeplassche L. Prucalopride (Resolor) in the treatment of severe chronic constipation in patients dissatisfied with laxatives. Gut 2009; 58(3):357-365.
14. Lembo AJ, Schneier HA, Shiff SJ, Kurtz CB, MacDougall JE, Jia XD, Shao JZ, Lavins BJ, Currie MG, Fitch DA, Jeglinski BI, Eng P, Fox SM, Johnston JM. Two randomized trials of linaclotide for chronic constipation. N Engl J Med 2011; 365(6):527-536.
15. Quigley EM, Tack J, Chey WD, Rao SS, Fortea J, Falques M, Diaz C, Shiff SJ, Currie MG, Johnson JM. Randomized clinical trials: linaclotide phase 3 studies in IBS-C – a prespecified further analysis based on European Medicines Agency-specified endpoints. Aliment Pharmacol Ther 2013; 37(1):49-61.
16. Chey WD, Lembo AJ, Lavins BJ, Shiff SJ, Kurtz CB, Currie MG, MacDougall JE, Jia XD, Shao JZ, Fitch DA, Baird MJ, Schneider HA, Johnston JM. Linaclotide for irritable bowel syndrome with constipation: a 26-week, randomized, double-blind, placebo-controlled trial to evaluate efficacy and safety. Am J Gastroenterol 2012; 107(11):1702-1712.
17. Rao S, Lembo AJ, Shiff SJ, Lavins BJ, Currie MG, Jia XD, Shi K, MacDougall JE, Shao JZ, Eng P, Fox SM, Schneier HA, Kurtz CB, Johnston JM. A 12-week, randomized, controlled trial with a 4-week randomized withdrawal period to evaluate the efficacy and safety of linaclotide in irritable bowel syndrome with constipation. Am J Gastroenterol 2012; 107(11):1714-1724.
18. Johanson JF, Morton D, Geenen J, Ueno R. Multicenter, 4-week, double-blind, randomized, placebo-controlled trial of lubiprostone, a locally acting type-2 chloride channel activator, in patients with chronic constipation. Am J Gastroenterol 2008; 103(1):170-177.

19. Drossman DA, Chey WD, Johanson JF, Fass R, Scott C, Panas R, Ueno R. Clinical trial: lubiprostone in patients with constipation-associated irritable bowel syndrome—results of two randomized, placebo-controlled studies. Aliment Pharmacol Ther 2009; 29(3):329-341.

3-16. ESTREÑIMIENTO FUNCIONAL Y TRASTORNO FUNCIONAL DE LA DEFECACIÓN (Leve)

Caso clínico

Una estudiante de 19 años se presenta con una historial de dos años de evolución de estreñimiento resistente al tratamiento, con dos o tres evacuaciones a la semana asistidas por laxantes, y esfuerzo excesivo para evacuar. Su historial incluye abuso sexual (manoseo inapropiado, pero sin relaciones sexuales). Informa que tiene pocas limitaciones sociales debido a su condición y no pierde clases en la escuela. El tacto rectal revela un tono anal en reposo y contractilidad durante la contracción anal normales. La evacuación simulada se acompañó de contracción paradójica del músculo puborrectal y del esfínter anal y ausencia de descenso perineal. La evaluación del tiempo de tránsito colónico mediante marcadores radiopacos demostró un tránsito lento generalizado. La manometría anorrectal mostró contracción paradójica del esfínter externo al pujar y disminución de la sensibilidad rectal; lo demás es normal. Ella también tenía una prueba de expulsión del balón alterada.

Categorías de PCMD

A. **Diagnóstico Categórico:** Estreñimiento funcional y trastorno funcional de la defecación

B. **Modificadores Clínicos:** Evacuación disinérgica y posible estreñimiento de tránsito lento

C. **Impacto en las Actividades Diarias:** Leve

D. **Modificadores Psicosociales:** Abuso sexual

E. **Características Fisiológicas y Biomarcadores:** Trastorno de la defecación, tránsito intestinal completo retrasado

Explicación de las Categorías de PCMD

A. **Diagnóstico Categórico:** La paciente cumple con los criterios de Roma IV para estreñimiento funcional ya que presenta dos síntomas de estreñimiento crónico con inicio de síntomas desde hace más de seis meses.[1] Consulte el Apéndice A para conocer los criterios de diagnóstico. Sin embargo, para llegar a este diagnóstico, también se deben excluir las causas secundarias de estreñimiento por efecto secundario de la medicación (p. ej., estreñimiento inducido por opioides), obstrucción del intestino delgado o grueso, o restricción calórica severa. Además, también tiene un trastorno funcional de la defecación con características de alteración de la evacuación según sus estudios fisiológicos [2] Consulte el Apéndice A para conocer los criterios de diagnóstico.

B. **Modificadores Clínicos:** Trastorno funcional de la defecación- subtipo defecación disinérgica-además de posible estreñimiento de tránsito lento. En el sistema de clasificación de Roma IV para los trastornos de la interacción intestino-cerebro, el trastorno funcional de la defecación (que se refiere a la dificultad para evacuar las heces del recto) y el estreñimiento de tránsito lento (que se refiere al tránsito anormalmente lento de residuos de alimentos a través del intestino delgado y/o grueso) son ambos subtipos de estreñimiento funcional.[2] El trastorno funcional de la defecación se divide además en dos subtipos: defecación disinérgica (que se refiere a la falla de los músculos estriados del piso pélvico para relajarse o contracción paradójica de esos músculos cuando se esfuerzan por defecar, lo que obstruye la evacuación) y propulsión defecatoria inadecuada (que se refiere a una incapacidad de aumentar la presión intraabdominal y rectal en al menos 45 mm Hg al hacer fuerza para evacuar). Estos subtipos de estreñimiento funcional se distinguen entre sí, ya que tienen diferentes tratamientos específicos. Esta paciente cumple con los criterios para un trastorno funcional de la defecación según los criterios de Roma IV[2] y las pautas del Colegio Americano de Gastroenterología[2] ya que: 1) cumple los criterios para el estreñimiento funcional, 2) presenta una contracción paradójica de los músculos estriados del piso pélvico cuando se esfuerza para evacuar, y 3) no logra evacuar heces simuladas (balón lleno de agua que se utiliza en una prueba de expulsión del balón). Esta paciente también cumple con los criterios de diagnóstico para el estreñimiento de tránsito lento porque todo su tránsito intestinal se retrasó. Sin embargo, el tránsito intestinal completo retardado puede ocurrir como consecuencia de un trastorno de evacuación;[3] y así, no se realizaría un diagnóstico de estreñimiento primario de tránsito lento hasta que la paciente haya sido tratada con éxito por su trastorno funcional de la defecación (defecación disinérgica) y continue demostrando retraso en el tránsito intestinal completo. Consulte el Apéndice A para conocer los criterios de diagnóstico.

C. **Impacto en las Actividades Diarias:** Leve. Los síntomas de estreñimiento de esta paciente se consideran leves porque no se presenta evidencia de que estos síntomas interfieran significativamente en su rendimiento escolar o sus actividades sociales. La paciente respondió Leve a la pregunta: "En general, ¿en qué medida interfieren sus síntomas con sus actividades (trabajo, escuela, actividades sociales, autocuidado, concentración y rendimiento)?"

D. **Modificadores Psicosociales:** Abuso. El abuso sexual severo (violación e incesto) es más común entre los pacientes con SII que en la población general, y predice una mayor severidad de los síntomas del SII y una peor respuesta al tratamiento.[4-6] Algunos investigadores han informado una fuerte asociación entre la defecación disinérgica y el abuso sexual.[7] Es menos probable que las formas más leves de abuso sexual, como el contacto físico no deseado, tengan un impacto en la severidad de los síntomas intestinales y los síntomas psicológicos.[8] Esta paciente reporta una forma más leve de abuso (manoseo no deseado pero sin coito). Esto alertaría al médico para explorar si tiene síntomas psicológicos y físicos relacionados con la experiencia de abuso, pero esto no llevaría automáticamente a referir a la paciente a tratamiento psicológico.

E. **Características Fisiológicas y Biomarcadores:** Evacuación disinérgica y tiempo de tránsito intestinal completo retardado. Consulte la Sección B anterior. El hallazgo en la manometría anorrectal de una contracción paradójica de los músculos del piso pélvico al hacer fuerza para evacuar y la prueba de evacuación con balón que muestra incapacidad para evacuar un balón lleno de agua, cuando se combina con un historial de más de seis meses de esfuerzo y evacuaciones poco frecuentes, respalda el diagnóstico de un trastorno funcional de la defecación, subtipo de defecación disinérgica. El hallazgo de un tiempo de tránsito intestinal retardado es insuficiente para diagnosticar estreñimiento de tránsito lento; sin embargo, si el retardo en el tránsito persiste después de la resolución de la defecación disinérgica, sería apropiado un diagnóstico de estreñimiento por tránsito lento.

Evaluación General

Los síntomas de esta paciente de estreñimiento y trastorno funcional de la defecación están asociados con la defecación disinérgica y el tránsito intestinal retardado. La gravedad es leve, según su calificación y porque no informa una interferencia significativa con la escuela, el trabajo o las actividades sociales.

Tratamiento

1. **Biorretroalimentación:** Para el trastorno funcional de la defecación, el tratamiento preferido es la biorretroalimentación para enseñar la relajación del piso pélvico durante el pujo al evacuar y/o la contracción de los músculos de la pared abdominal para aumentar la propulsión defecatoria. Se ha demostrado que este tipo de biorretroalimentación es superior a los laxantes y otros tratamientos para el trastorno funcional de la defecación.[2,9] Es importante volver a evaluar el tiempo de tránsito después de que el paciente aprenda a relajar el piso pélvico cuando hace fuerza. La literatura actual sugiere que aproximadamente dos tercios de los pacientes que presentan disinergia en la evacuación y retraso en el tránsito intestinal completo normalizarán el tránsito cuando su disinergia se trate de manera efectiva con biorretroalimentación.[9] En consecuencia, el protocolo de diagnóstico actual es volver a evaluar el tránsito intestinal completo si el paciente sigue siendo sintomático con estreñimiento después de una biorretroalimentación anorrectal exitosa para la relajación del piso pélvico.

2. **Agentes prosecretores, fármacos procinéticos o laxantes:** El médico debe realizar un ensayo sistemático y agresivo de terapia con medicamentos para el estreñimiento utilizando un agente prosecretor como lubiprostona, linaclotida o plecanatida, un medicamento procinético como prucaloprida o un laxante osmótico como la solución PEG (polietilenglicol). También se debe tener en cuenta que el éxito con la biorretroalimentación para la defecación disinérgica a veces puede disminuir o eliminar el estreñimiento de tránsito lento.[9]

3. **Terapia dirigida al eje cerebro-intestino (asesoramiento psicológico):** El reporte de la paciente sobre un historial de abuso sexual lleva a la consideración de un posible asesoramiento psicológico. Esto se recomendaría únicamente si la paciente presenta síntomas clínicamente significativos de ansiedad generalizada o trastorno de estrés postraumático o si la paciente busca asesoria para este problema. El tratamiento de un trastorno de ansiedad o un trastorno de estrés postraumático normalmente implicaría remitir a la paciente a un psicólogo o psiquiatra.

Referencias

1. Mearin F, Lacy BE, Chang L, et al. Bowel Disorders. Gastroenterology 2016;150: 1393-1407.
2. Rao SS, Bharucha AE, Chiarioni G, et al. Functional Anorectal Disorders. Gastroenterology 2016.
3. Wald A, Bharucha AE, Cosman BC, et al. ACG clinical guideline: management of benign anorectal disorders. Am J Gastroenterol 2014;109:1141-57; (Quiz) 1058.
4. Drossman DA, Leserman J, Nachman G, et al. Sexual and physical abuse in women with functional or organic gastrointestinal disorders. Ann Intern Med 1990;113: 828-33.
5. Drossman DA, Li ZM, Leserman J, et al. Health status by gastrointestinal diagnosis and abuse history. Gastroenterology 1996;110:999-1007.
6. Bradford K, Shih W, Videlock EJ, et al. Association Between Early Adverse Life Events and Irritable Bowel Syndrome. Clinical Gastroenterology and Hepatology 2012;10:385-U159.
7. Leroi AM, Bernier C, Watier A, et al. Prevalence of Sexual Abuse among Patients with Functional-Disorders of the Lower Gastrointestinal-Tract. International Journal of Colorectal Disease 1995;10:200-206.
8. Leserman J, Drossman DA, Li ZM, et al. Sexual and physical abuse history in gastroenterology practice: How types of abuse impact health status. Psychosomatic Medicine 1996;58:4-15.
9. Chiarioni G, Salandini L, Whitehead WE. Biofeedback benefits only patients with outlet dysfunction, not patients with isolated slow transit constipation. Gastroenterology 2005;129:86-97.

3-17. ESTREÑIMIENTO FUNCIONAL Y SÍNDROME DE DOLOR ABDOMINAL MEDIADO CENTRALMENTE (SDAC) (Severo)

Caso clínico

Un hombre judío ultraortodoxo de 65 años es remitido a una clínica GI (gastrointestinal) con heces duras, esfuerzo al defecar y la necesidad de volver al baño repetidas veces durante largos períodos de tiempo, y temprano en la mañana. No ha tenido una evacuación intestinal espontánea durante años y, a menudo, usa enemas de agua. También ha sufrido durante los últimos años de dolor abdominal y distensión abdominal subjetiva y una sensación constante de que su abdomen se encuentra apretado y contraído. Esta sensación no se alivia con las evacuaciones. Su vida gira en torno a la oración y los estudios religiosos. Sus síntomas interfieren con estas actividades ya que pasa de dos a tres horas al día en el baño. Como resultado, vive con un estrés muy significativo al comienzo del día y, a menudo, esto marca la pauta para el resto del día. El paciente también reporta falta de sueño y fatiga diurna. En el examen, hay sensibilidad abdominal difusa sin rigidez. Durante el examen rectal realizado por un médico hombre, hay un tono anal normal en reposo, pero ausencia de relajación del esfínter anal externo. El paciente se niega a un estudio del piso pélvico ya que no permite que una enfermera y/o un técnico lo examinen o realicen pruebas. Los análisis de sangre que incluyen calcio y TSH (hormona estimulante de la tiroides) son normales.

Categorías de PCMD

A. **Diagnóstico Categórico:** Estreñimiento funcional, síndrome de dolor abdominal mediado centralmente (SDAC)

B. **Modificadores Clínicos:** Se puede considerar el trastorno funcional de la defecación, pero no se puede evaluar. Falta de sueño y fatiga. Factores socioculturales que influyen en el diagnóstico y tratamiento. Las manifestaciones clínicas de este paciente están significativamente afectadas por sus creencias religiosas/culturales.

C. **Impacto en las Actividades Diarias:** Severo

D. **Modificadores Psicosociales:** Posible comportamiento obsesivo-compulsivo

E. **Características Fisiológicas y Biomarcadores:** No se pueden determinar debido a la negativa del paciente a someterse a pruebas

Explicación de las Categorías de PCMD

A. **Diagnóstico Categórico:** El paciente tiene cuatro de los seis criterios diagnósticos para el estreñimiento funcional, según los criterios de Roma IV: menos de tres deposiciones por semana, heces duras, esfuerzo para evacuar y sensación de evacuación incompleta.[1] El dolor abdominal constante no asociado con las deposiciones también cumple con los criterios de Roma IV para el síndrome de dolor abdominal mediado centralmente.[2] El Intestino irritable no es una consideración ya que no existe una asociación entre la evacuación y el alivio del dolor. Consulte el Apéndice A para conocer los criterios de diagnóstico.

B. **Modificadores Clínicos:** Influencias socioculturales en la toma de decisiones diagnósticas.[3] Sus creencias religiosas hacen que el paciente se niegue a someterse a pruebas del piso pélvico para identificar o descartar un trastorno funcional de la defecación, como la defecación disinérgica. Los modificadores religiosos/culturales son centrales en este caso. De acuerdo con sus creencias religiosas, la limpieza del intestino es esencial antes de comenzar las oraciones diarias. Fuentes judías enfatizan que se deben evacuar los intestinos y eliminar agua antes de la oración.[4] La percepción del paciente de que sus intestinos deben limpiarse antes del comienzo de las oraciones de la mañana tiene sus raíces en una interpretación religiosa rígida y el entorno cultural que la ha fomentado. Junto con su incapacidad para tener una evacuación intestinal espontánea, sus mañanas se han vuelto insoportables y esto afecta el resto de su día.

C. **Impacto en las Actividades Diarias:** El impacto en las actividades diarias es severo según informa el paciente, especialmente con respecto a las actividades religiosas, que son fundamentales para la vida del paciente. El paciente respondió Severo a la pregunta: "En general, ¿en qué medida interfieren sus síntomas con sus actividades (trabajo, escuela, actividades sociales, autocuidado, concentración y rendimiento)?"

D. **Modificadores Psicosociales:** Con su día comenzando bajo un gran estrés en relación con su necesidad percibida de limpiar sus intestinos, se ha desarrollado una obsesión en torno al tema de lograr una evacuación intestinal matutina, lo que significa viajes frecuentes al baño que ocupan una gran parte del día. Esto es una mala adaptación y lleva a un círculo vicioso de presión, ansiedad y esfuerzo excesivo infructuoso. Se vuelve importante considerar si esta conducta se explica totalmente por las influencias socioculturales o además existe un trastorno obsesivo-compulsivo, que podría ser modificado por medicamentos psicofarmacológicos o tratamiento psicológico.

E. **Características Fisiológicas y Biomarcadores:** Ninguno conocido debido a la negativa del paciente a someterse a pruebas por motivos religiosos

Evaluación General

El paciente tiene síntomas severos debido al estreñimiento funcional y su efecto en sus creencias religiosas y entorno cultural. El diagnóstico categórico final es calificado debido a que rehúsa a someterse a pruebas por motivos religiosos. Existe una situación de "huevo o gallina" en la que es difícil diferenciar entre la primacía de la manifestación fisiológica del estreñimiento y el efecto de las creencias religiosas, los imperativos culturales y las consecuencias psicológicas.

Tratamiento

1. **Relación médico-paciente:** La clave para un tratamiento efectivo en este difícil escenario clínico es lograr una relación médico-paciente óptima basada en la comprensión mutua y el respeto de las creencias culturales del paciente.[5,6] Este paciente no puede ser manejado sin que el médico este consciente de los elementos psicosociales que afectan los síntomas, el reporte de los síntomas, el diagnóstico y el tratamiento. El paciente puede asumir que el médico entiende los componentes religiosos del problema y no mencionarlos o puede sentirse reacio a discutirlos. Una vez que los problemas se abordan con comprensión mutua, puede ser posible desarrollar una camaradería terapéutica multimodal.

2. **Referido para biorretroalimentación anorrectal:** Aunque podría haber un trastorno funcional de la defecación y la biorretroalimentación podría ser benéfica[7] el paciente se ha negado a someterse a la prueba por motivos religiosos. Por la misma razón, sería difícil organizar el tratamiento incluso si la prueba fuera positiva. Sin embargo, la comprensión de este problema que es delicado podría llevar a que el paciente sea remitido a un enfermero, técnico o médico para realizar las pruebas y a un terapeuta masculino para el tratamiento, si se confirma un trastorno funcional de la defecación.

3. **Tratamiento del estreñimiento:** Los laxantes no han sido efectivos en este paciente en el pasado. Algunos fármacos relativamente nuevos que incluyen activadores de los canales de cloro (p. ej., lubiprostona y linaclotida), procinéticos (p. ej., prucaloprida), y un análogo de uroguanilina (plecanatida) han demostrado eficacia en el estreñimiento crónico.[8-11] Estas son todas las opciones en este paciente, aunque no están disponibles en todos los países.

4. **Terapia dirigida al eje cerebro-intestino (tratamiento psicológico):** Este paciente podría beneficiarse de la hipnoterapia y/o la terapia cognitivo-conductual, ambas de probada eficacia en casos como este.[12,13] Muy a menudo, esta terapia puede complementarse con antidepresivos.

5. **Neuromoduladores:** Los antidepresivos son una buena opción terapéutica para este paciente.[14] Entre los antidepresivos tricíclicos (ATC), se prefiere un ATC de tipo amina secundaria, como la desipramina o la nortriptilina, en lugar de un ATC de amina terciaria, como la imipramina o la amitriptilina, que provocan más estreñimiento. Otra opción es un inhibidor de la

recaptación de serotonina y norepinefrina (IRSN) debido a sus efectos analgésicos centrales además de sus efectos antidepresivos. Un inhibidor selectivo de la recaptación de serotonina (ISRS), como escitalopram o citalopram, también podría ser eficaz cuando la ansiedad es un componente impulsor del dolor y la distensión, y por su beneficio potencial en el tratamiento de las tendencias obsesivo-compulsivas.

Referencias

1. Lacy BE, Mearin F, Chang L, et al. Bowel Disorders. Gastroenterology 2016;150:1393-1407.e5.
2. Whorwell P, Keefer L, Drossman DA, et al. Centrally mediated disorders of gastrointestinal pain. In: Drossman DA, Chang L, Chey WD, Kellow J, Tack J, Whitehead WE, eds. Rome IV Functional Gastrointestinal Disorders – Disorders of Gut-Brain Interaction. 4th Edition ed. Raleigh NC USA: Rome Foundation, 2016:259-316.
3. Sperber AD, Francisconi C, Fang X, et al. Multicultural aspects of functional gastrointestinal disorders. In: Drossman DA, Chang L, Chey WD, Kellow J, Tack J, Whitehead WE, eds. Rome IV Functional Gastrointestinal Disorders – Disorders of Gut-Brain Interaction. 4th Edition, ed. Raleigh NC USA: Rome Foundation, 2016:373-442.
4. Jacobs B. Religion and the individual. A Jewish perspective. Cambridge, UK: Cambridge University Press, 1992.
5. Drossman DA. Challenges in the physician-patient relationship: feeling "drained". Gastroenterology 2001;121:1037-1038.
6. Sperber A. Treating IBS patients: the science of the art of medicine. US Gastroenterology Review 2006:73-75.
7. Chiarioni G, Whitehead WE, Pezza V, et al. Biofeedback is superior to laxatives for normal transit constipation due to pelvic floor dyssynergia. Gastroenterology 2006;130:657-664.
8. Johanson JF, Morton D, Geenen J, et al. Multicenter, 4-week, double-blind, randomized, placebo-controlled trial of lubiprostone, a locally-acting type-2 chloride channel activator, in patients with chronic constipation. Am J Gastroenterol 2008;103:170-177.
9. Lembo AJ, Kurtz CB, Macdougall JE, et al. Efficacy of linaclotide for patients with chronic constipation. Gastroenterology 2010;138:886-895.
10. Brenner DM, Fogel R, Dorn SD, et al. Efficacy, safety, and tolerability of plecanatide in patients with irritable bowel syndrome with constipation: results of two phase 3 randomized clinical trials. Am J Gastroenterol 2018;113:735-745.
11. Camilleri M, Kerstens R, Rykx A, et al. A placebo-controlled trial of prucalopride for severe chronic constipation. N Engl J Med 2008;358:2344-2354.
12. Miller V, Carruthers HR, Morris J, et al. Hypnotherapy for irritable bowel syndrome: an audit of one thousand adult patients. Aliment Pharmacol Ther 2015;41:844-855.
13. Drossman DA, Toner BB, Whitehead WE, et al. Cognitive-behavioral therapy versus education and desipramine versus placebo for moderate to severe functional bowel disorders. Gastroenterology 2003;125:19-31.
14. Tornblom H, Drossman DA. Centrally targeted pharmacotherapy for chronic abdominal pain. Neurogastroenterol Motil 2015;27:455-467.

3-18. DIARREA FUNCIONAL (Moderada)

Caso clínico

Un director de escuela secundaria de sexo masculino de 42 años es remitido a un gastroenterólogo por su médico de atención primaria por quejas de diarrea. Sus síntomas han estado presentes durante "varios años", pero parecen estar empeorando con el tiempo. Describe pasar de una a tres evacuaciones por día. La mayoría de los días tiene una evacuación bien formada por la mañana y después es suelta a medida que avanza el día. En los días "malos", que ocurren varios días a la semana, tiene dos o tres evacuaciones sueltas o acuosas, generalmente después de una comida (seis a nueve evacuaciones por día). Cuando tiene heces sueltas, evacúa cantidades variables de heces que van desde cantidades muy pequeñas a moderadas. Le molesta especialmente la sensación de urgencia, lo que hace que tenga que encontrar un baño de inmediato. Niega diarrea nocturna, incontinencia fecal, dolor abdominal o sensación de distensión abdominal. Admite que su trabajo se ha vuelto cada vez más estresante y que es más propenso a desarrollar problemas cuando está estresado o ansioso. Él siente que los síntomas son disruptivos y vergonzosos en el trabajo e interfieren con su capacidad para funcionar. Por consejo de su médico de atención primaria, intentó ensayos terapéuticos con aumento de fibra, loperamida (según sea necesario), así como una dieta libre de lactosa y gluten durante "un par de semanas", sin embargo, estas intervenciones no fueron efectivas o causaron efectos secundarios. Por lo demás, goza de buena salud y, aparte de un suplemento vitamínico, no toma medicamentos con regularidad. No hay viajes recientes fuera de los Estados Unidos y no hay antecedentes de gastroenteritis aguda o uso de antibióticos. Los estudios de laboratorio de rutina, incluyendo biometría hemática, serologías para enfermedad celíaca, PCR (proteína C reactiva), colonoscopia y biopsias, fueron todos normales. El cultivo de heces y la calprotectina fecal fueron negativos.

Categorías de PCMD

A. **Diagnóstico Categórico:** Diarrea funcional

B. **Modificadores Clínicos:** Síntomas posprandiales

C. **Impacto en las Actividades Diarias:** Moderado

D. **Modificadores Psicosociales:** Ansiedad y ansiedad anticipatoria asociada con síntomas gastrointestinales (GI)

E. **Características Fisiológicas y Biomarcadores:** Ninguno conocido

Explicación de las Categorías de PCMD

A. **Diagnóstico Categórico:** Los síntomas del paciente cumplen con los criterios diagnósticos de Roma IV para la diarrea funcional, definida como heces sueltas o acuosas, sin dolor abdominal predominante o sensación de distensión abdominal molesta, que se presenta en más del 25 % de las heces.[1] Consulte el Apéndice A para conocer los criterios de diagnóstico.

B. **Modificadores Clínicos:** El paciente reporta síntomas posprandiales, particularmente en los días "malos". Sería útil una historia cuidadosa para comprender la relación entre las comidas y sus síntomas.

C. **Impacto en las Actividades Diarias:** Moderado. Esto se basa en el curso progresivo, la interrupción en el trabajo y la necesidad de ser referido a un gastroenterólogo. El paciente respondió Moderado a la pregunta: "En general, ¿en qué medida interfieren sus síntomas con sus actividades (trabajo, escuela, actividades sociales, autocuidado, concentración y rendimiento)?"

D. **Modificadores Psicosociales:** El paciente tiene un trabajo muy estresante. Tiene que manejar varias interacciones, a menudo complejas, con profesores, personal administrativo y estudiantes. Ha notado una relación entre el aumento del estrés o la ansiedad y sus síntomas, y esto está interfiriendo con su trabajo. Debido a que sus síntomas gastrointestinales se pueden encender sin previo aviso, desarrolla ansiedad anticipatoria asociada con sus síntomas.

E. **Características Fisiológicas y Biomarcadores:** Ninguno conocido. Una evaluación médica responsable no ha revelado evidencia de condiciones estructurales o inflamatorias que pudieran ser la base de sus síntomas. No se ha realizado una prueba AHCTSe (ácido homocólico-taurino marcado con selenio) para descartar diarrea por ácidos biliares, pero podría considerarse, si se encuentra disponible. Las estrategias diagnósticas alternativas para diagnosticar la diarrea por ácidos biliares incluyen el C4 sérico y la evaluación de los ácidos biliares fecales.[2,3]

Evaluación General

Este es un hombre de 42 años con diarrea funcional moderadamente severa y empeoramiento progresivo. Los modificadores clínicos incluyen el empeoramiento después de comer y el estrés o la ansiedad. La diarrea está afectando su capacidad para funcionar en el trabajo. Las pruebas de diagnóstico han sido negativas; se deben considerar pruebas adicionales para la diarrea por ácidos biliares.

Tratamiento

1. **Dieta:** Dada la asociación entre las comidas y los síntomas del paciente, llevar un diario de su dieta y sus síntomas durante 1 o 2 semanas podría brindar información sobre la asociación entre alimentos específicos (grasas, carbohidratos de absorción deficiente como la lactosa, fructosa o fructanos) y

los síntomas del paciente. Una prueba con restricción dietética de FODMAP (siglas en Inglés para oligosacáridos, disacáridos, monosacáridos y polioles fermentables) sería una opción razonable. La ingestión de FODMAP en exceso puede crear una carga osmótica, la producción de gas H2 y/o CH4 y alteraciones en el microbioma, lo que podría provocar una variedad de síntomas gastrointestinales.[4] Aunque la dieta baja en FODMAP no se ha evaluado formalmente en pacientes con diarrea funcional, los datos de estudios en pacientes con síndrome del intestino irritable (SII) han demostrado beneficios para una amplia variedad de síntomas gastrointestinales.[5,6] Aquellos que responden bien a la dieta baja en FODMAP deben someterse a una reintroducción estructurada de alimentos que contengan FODMAP para determinar el nivel de restricción necesario para mantener la respuesta sintomática.[7] La exploración de una asociación entre los síntomas y la ingestión de alimentos grasos o grasosos también podría ser valiosa dados los efectos de estos alimentos en la respuesta gastrocolónica.[8]

2. **Probióticos:** Los probióticos se definen como microorganismos vivos que, cuando se administran en cantidades adecuadas, confieren un beneficio para la salud del huésped.[9,10] Si bien los estudios en pacientes con diarrea aguda han demostrado beneficios claros en la frecuencia y consistencia de las heces,[9] hay pocos datos de alta calidad sobre la eficacia de los probióticos en pacientes con diarrea crónica. Hay una serie de estudios en pacientes con SII que sugieren beneficios para los síntomas individuales generales y seleccionados, aunque los probióticos específicos y las dosis que son más efectivas, así como la durabilidad de la respuesta, siguen sin estar bien definidos.[10]

3. **Agentes Antidiarreicos:** Los antidiarreicos como la loperamida y el difenoxilato pueden brindar beneficios a los pacientes con diarrea. Se prefiere la loperamida sobre el difenoxilato, ya que no cruza la barrera hematoencefálica y, por lo tanto, tiene poco riesgo de volverse habitual, incluso cuando se usa de forma crónica. También se ha demostrado que la loperamida es más eficaz y tiene menos efectos secundarios que el difenoxilato.[11] La loperamida se puede utilizar en dosis que oscilan entre 2 y 12 mg al día. Algunos pacientes pueden tener resultados impredecibles con la loperamida y el estreñimiento dependiente de la dosis puede resultar problemático. Este paciente ha probado la loperamida según lo necesitaba durante un período corto de tiempo y no encontró que fuera eficaz. Podría usar loperamida de manera más constante, aunque puede que no sea tan benéfica en pacientes con diarrea moderada.

4. **Resinas fijadoras de ácidos biliares:** Los ácidos biliares estimulan la secreción y la motilidad en el colon y, por lo tanto, pueden llevar al desarrollo de diarrea. El aumento de los ácidos biliares colónicos proporciona una causa importante de diarrea después de la colecistectomía o la resección del íleon terminal. Los medicamentos como la colestiramina, el colesevelam y el colestipol, que se unen a los ácidos biliares, pueden mejorar la diarrea relacionada con el

aumento de los ácidos biliares del colon.[12] Es probable que estos medicamentos también ejerzan efectos antidiarreicos, que son independientes de sus efectos sobre los ácidos biliares del colon.

5. **Neuromoduladores:** Los antidepresivos tricíclicos (ATC) poseen propiedades anticolinérgicas y se ha demostrado que ejercen efectos beneficiosos sobre la diarrea en pacientes con SII.[13] Aunque los ATC no son los agentes más efectivos para la ansiedad, especialmente en dosis bajas, pueden ser benéficos para la agitación o el insomnio del paciente. Si se siente que el estrés o la ansiedad aumentan al nivel de requerir una terapia médica específica, otra consideración podría ser un inhibidor selectivo de la recaptación de norepinefrina como la venlafaxina o la duloxetina, que pueden causar estreñimiento en algunos pacientes.[14]

6. **Terapia dirigida al eje cerebro-intestino (tratamientos conductuales):** Para este paciente con una ocupación muy estresante y posible ansiedad, otra vía a considerar es la terapia conductual. Se ha demostrado que la terapia cognitiva conductual, la hipnosis y la psicoterapia psicodinámica interpersonal benefician los síntomas en pacientes con SII.[15,16] Si uno cree que la activación autonómica podría desempeñar un papel en la función motora GI, incluida la respuesta gastrocolónica, es razonable suponer que las terapias conductuales podrían ser un complemento valioso para el plan de tratamiento de este paciente. El estigma percibido, el acceso limitado a terapeutas debidamente capacitados y la cobertura de seguro limitada para las terapias psicológicas sigue siendo una barrera para el uso de estos tratamientos en la práctica clínica.[17]

Referencias

1. Lacy BE, Mearin F, Chang L, Chey WD, Lembo AJ, Simren M, Spiller R. Bowel Disorders. Gastroenterology. 2016; 150:1393-14072.
2. Vijayvargiya P, Camilleri M. Current Practice in the Diagnosis of Bile Acid Diarrhea. Gastroenterology. 2019 Apr;156(5):1233-1238.
3. Vijayvargiya P, Camilleri M, Taylor A, Busciglio I, Loftus EV Jr, Donato LJ. Combined Fasting Serum C4 and Primary Bile Acids from a Single Stool Sample Diagnose Bile Acid Diarrhea. Gastroenterology. 2020 Jul 6: S0016-5085(20)34914-3.
4. Staudacher HM, Irving PM, Lomer MC, Whelan K. Mechanisms and efficacy of dietary FODMAP restriction in IBS. Nat Rev Gastroenterol Hepatol 2014; 11:256-266.
5. Halmos EP, Power VA, Shepherd SJ, Gibson PR, Muir JG. A diet low in FODMAPs reduces symptoms of IBS. Gastroenterology 2014; 146:67.
6. Böhn L, Störsrud S, Liljebo T, Collin L, Lindfors P, Törnblom H, Simrén M. Diet low in FODMAPs reduces symptoms of irritable bowel syndrome as well as traditional dietary advice: a randomized controlled trial. Gastroenterology. 2015 Nov; 149(6):1399-1407.e2.
7. Whelan K, Martin LD, Staudacher HM, Lomer MCE. The low FODMAP diet in the management of irritable bowel syndrome: an evidence-based review of FODMAP restriction, reintroduction and personalisation in clinical practice. J Hum Nutr Diet. 2018 Apr;31(2):239-255.

8. Feinle-Bisset C, Azpiroz F. Dietary lipids and FGIDs. Am J Gastroenterol 2013; 108:737-47.
9. Guandalini S. Probiotics for prevention and treatment of diarrhea. J Clin Gastroenterol 2011;45(suppl):S149-S153.
10. Ford AC, Harris LA, Lacy BE, Quigley EMM, Moayyedi P. Systematic review with meta-analysis: the efficacy of prebiotics, probiotics, symbiotic and antibiotics in irritable bowel syndrome. Aliment Pharmacol Ther. 2018 Nov;48(10):1044-1060.
11. Palmer KR, Corbett CL, Holdsworth CD. Double-blind cross-over study comparing loperamide, codeine and diphenoxylate in the treatment of chronic diarrhea. Gastroenterology 1980; 79:1272-1275.
12. Wong BS, Camilleri M, Carlson PJ, et al. Pharmacogenetics of the effects of colesevelam on colonic transit in irritable bowel syndrome with diarrhea. Dig Dis Sci 2012; 57: 1222-6.
13. Drossman DA, Tack J, Ford AC, Szigethy E, Törnblom H, Van Oudenhove L. Neuromodulators for Functional Gastrointestinal Disorders (Disorders of Gut-Brain Interaction): A Rome Foundation Working Team Report Gastroenterology. 2018 Mar;154(4):1140-1171.e1.
14. Ford AC, Quigley EM, Lacy BE, Lembo AJ, Saito YA, Schiller LR, Soffer EE, Spiegel BM, Moayyedi P. Effect of antidepressants and psychological therapies, including hypnotherapy, in irritable bowel syndrome: systematic review and meta-analysis. Am J Gastroenterol 2014; 109:1350-65.
15. Drossman DA, Toner BB, Whitehead WE, Diamant NE, Dalton CB, Duncan S, Emmott S, Proffitt V, Akman D, Frusciante K, Le T, Meyer K, Bradshaw B, Mikula K, Morris CB, Blackman CJ, Hu Y, Jia H, Li JZ, Koch GG, Bangdiwala SI. Cognitive-behavioral therapy versus education and desipramine versus placebo for moderate to severe functional bowel disorders. Gastroenterology 2003; 125:19.
16. Palsson OS, Whitehead WE. Psychological treatments in functional gastrointestinal disorders: a primer for the gastroenterologist. Clin Gastroenterol Hepatol. 2013 Mar;11(3):208-16.
17. Drossman DA. Beyond tricyclics: new ideas for treating patients with painful and refractory FGIDs. Am J Gastroenterol 2009; 104:2897-2902.

3-19. DIARREA FUNCIONAL (Severa)

Caso clínico

Un hombre de 58 años diagnosticado hace tres años con diabetes mellitus tipo II ha estado bien controlado con metformina sin complicaciones conocidas. También recibe tratamiento para la hipertensión con un bloqueador de calcio, una estatina para la hiperlipidemia y tiene un ligero sobrepeso (IMC 28 kg/m^2). Durante muchos años (>10-15 años), ha sufrido problemas severos debido a heces sueltas (tipos de heces de 6 a 7 en la escala de Bristol), frecuentes (4-8 veces al día) y urgencia. Casi nunca ha tenido heces formadas. Rara vez siente dolor abdominal, pero ocasionalmente puede tener síntomas leves de distensión abdominal subjetiva sin distensión abdominal visible. Tiene que correr al baño para vaciar sus intestinos, pero niega incontinencia fecal. No ha tenido sangre en las heces y no ha perdido peso. Interrumpir una semana la ingesta de metformina no resolvió la diarrea. Debido a su diarrea severa, no puede trabajar ("no es posible trabajar cuando tienes que ir al baño todo el tiempo"). Anteriormente trabajaba como obrero de la construcción, pero después de largos períodos de ausencia laboral por enfermedad debido a sus síntomas gastrointestinales (GI), ahora tiene una pensión de invalidez. Niega tener síntomas psicológicos y afirma: "Es extraño que no esté deprimido cuando tengo estos síntomas tan graves que me arruinan la vida..." Se ha sometido a numerosas pruebas diagnósticas con resultados negativos: una amplia gama de exámenes de laboratorio, endoscopia alta y baja con biopsias, tomografía computarizada de abdomen, elastasa fecal, pruebas de aliento de glucosa y lactosa hidrógeno, prueba de[5,7] AHCTSe (ácido homocólico-taurina marcado con selenio), parásitos y óvulos fecales, entre otros.

Categorías de PCMD

A. Diagnóstico Categórico: Diarrea funcional

B. Modificadores Clínicos: Diabetes, tratamiento con metformina, sobrepeso

C. Impacto en las Actividades Diarias: Severo

D. Modificadores Psicosociales: Ninguno

E. Características Fisiológicas y Biomarcadores: Ninguno conocido

Explicación de las Categorías de PCMD

A. **Diagnóstico Categórico:** El paciente cumple con los criterios diagnósticos de Roma IV para diarrea funcional (heces blandas o acuosas > 25 % de las heces sin dolor abdominal predominante o sensación de distensión abdominal molesta).[1] Consulte el Apéndice A para conocer los criterios de diagnóstico. Normalmente, se recomienda un estudio más extenso para pacientes con diarrea crónica severa antes de que se pueda hacer un diagnóstico de diarrea funcional, en comparación con otros síntomas compatibles con un trastorno funcional intestinal. Este paciente se ha sometido a extensos estudios diagnósticos con resultados negativos, excluyendo otros diagnósticos diferenciales importantes.

B. **Modificadores Clínicos:** Tiene diabetes tipo II, tratado con metformina. La diarrea es un síntoma frecuente entre los pacientes con diabetes.[2] Además, se encuentra bajo tratamiento con metformina, y los efectos secundarios gastrointestinales de la metformina son comunes, en particular diarrea.[3] Sin embargo, una semana de interrupción del tratamiento con metformina no resolvió la diarrea. El paciente tiene sobrepeso leve y los síntomas gastrointestinales están sobrerepresentados en sujetos con sobrepeso, y la diarrea es uno de los síntomas asociados con el sobrepeso.[4,5] Los mecanismos subyacentes no están del todo claros.

C. **Impacto en las Actividades Diarias:** Afirma que los síntomas gastrointestinales le han arruinado la vida y tiene una pensión de invalidez debido a su diarrea crónica, por lo que el impacto en sus actividades diarias es severo.

D. **Modificadores Psicosociales:** Ninguno. Niega síntomas psicológicos e incluso comenta que se sorprende que no esté deprimido a pesar de tener síntomas gastrointestinales muy severos e incapacitantes.

E. **Características Fisiológicas y Biomarcadores:** Ninguno conocido

Evaluación General

Paciente con diarrea funcional grave, diagnosticado tras un extenso estudio diagnóstico con resultado negativo. La diabetes, el sobrepeso leve y el tratamiento con metformina pueden influir en los síntomas, pero no es probable que sean la única causa, ya que los síntomas de la diarrea comenzaron muchos años antes de la aparición de la diabetes y del tratamiento con metformina.

Tratamiento

1. **Dieta:** El control glicémico optimizado puede mejorar los síntomas gastrointestinales relacionados con la diabetes, y la reducción de peso también puede ser benéfico.[3,4] Sería interesante considerar incluir a un dietista o nutricionista en el manejo. Sin embargo, su diabetes está bien controlada, lo cual es un argumento en contra del papel importante que tiene el control glicémico

deficiente para explicar sus síntomas gastrointestinales. Deben identificarse los desencadenantes dietéticos y evaluarse la relación con la ingesta de carbohidratos, ya que la intolerancia a los carbohidratos es una causa frecuente o un factor de empeoramiento en los pacientes con diarrea.[6] Se podrían considerar pruebas formales para la malabsorción de fructosa y/o sorbitol. Se podría considerar una dieta que excluya los carbohidratos, incluida la dieta baja en FODMAP (oligo, disacáridos, monosacáridos y polioles fermentables),[7] aunque faltan ensayos formales en diarrea funcional. Además, la exploración de una asociación entre la diarrea y la ingestión de alimentos grasos también podría ser valiosa dados los efectos de estos en la respuesta gastrocolónica.[8]

2. **Agentes antidiarreicos:** El agonista opioide periférico sintético loperamida reduce el tránsito intestinal aumentando así la absorción intestinal de agua y iones. La loperamida mejora la frecuencia y consistencia de las heces, así como la urgencia en pacientes con diarrea.[9] Se puede tomar a demanda o en una dosis regular. Los efectos secundarios son poco comunes, excepto el estreñimiento.

3. **Antagonistas de 5-HT_3:** Alosetrón, ramosetrón y ondansetrón son todos antagonistas de 5-HT_3 que mejoran la consistencia de las heces, la frecuencia de las heces y reducen la urgencia en pacientes con síndrome de intestino irritable (SII) con diarrea.[10] Ninguno de estos ha sido probado formalmente en pacientes con diarrea funcional, ni en diabéticos.

4. **Resinas fijadoras de ácidos biliares:** La diarrea de ácidos biliares es común en pacientes con diarrea crónica,[11] y, por lo tanto, el tratamiento con agentes fijadores de ácidos biliares es una opción de tratamiento lógica en pacientes con diarrea crónica. Incluso en ausencia de malabsorción comprobada de ácidos biliares, las resinas fijadoras de ácidos biliares pueden mejorar la diarrea.[12,13] El colesevelam puede tolerarse mejor que la colestiramina y el colestipol, y podría ser valioso considerarlo si los efectos secundarios son un problema.[14]

5. **Rifaximina:** El antibiótico no absorbible rifaximina ha sido aprobado para el SII sin estreñimiento.[15] No existen ensayos sobre diarrea funcional, pero en casos refractarios al tratamiento, se puede considerar un tratamiento de dos semanas con rifaximina, ya que la composición alterada del microbiota intestinal podría ser una causa plausible.[16]

6. **Clonidina:** Existe evidencia que sugiere que la clonidina, un agonista del receptor alfa 2-adrenérgico con efectos sobre la absorción de líquidos y electrolitos y el tiempo de tránsito intestinal, puede ser eficaz en el tratamiento de la diarrea refractaria a otras terapias.[17] Por lo tanto, si otros tratamientos no tienen éxito en un paciente con diarrea severa, se puede probar la clonidina (la dosis mediana en los ensayos incluidos en una revisión sistemática fue de 300 µg/día).

Referencias

1. Mearin F, Lacy B, Chang L, Chey WD, Lembo A, Simrén M, Spiller R. Bowel disorders in Drossman DA, Chang L, Chey WD, Kellow J, Tack J, Whitehead WE (eds) Rome IV Functional Gastrointestinal Disorders – Disorders of Gut-Brain Interaction, 4th Edition, Raleigh NC USA Rome Foundation 2016; pp. 167-258.
2. Du YT, Rayner CK, Jones KL, Talley NJ, Horowitz M. Gastrointestinal Symptoms in Diabetes: Prevalence, Assessment, Pathogenesis, and Management. Diabetes Care. 2018 Mar;41(3):627-637.
3. Florez H, Luo J, Castillo-Florez S, Mitsi G, Hanna J, Tamariz L, Palacio A, Nagendran S, Hagan M. Impact of metformin-induced gastrointestinal symptoms on quality of life and adherence in patients with type 2 diabetes. Postgrad Med. 2010 Mar;122(2):112-20.
4. Emerenziani S, Guarino MPL, Trillo Asensio LM, Altomare A, Ribolsi M, Balestrieri P, Cicala M. Role of Overweight and Obesity in Gastrointestinal Disease. Nutrients. 2019 Dec 31;12(1):111.
5. Delgado-Aros S, Locke GR 3rd, Camilleri M, Talley NJ, Fett S, Zinsmeister AR, Melton LJ 3rd. Obesity is associated with increased risk of gastrointestinal symptoms: a population-based study. Am J Gastroenterol. 2004 Sep;99(9):1801-6.
6. Fernández-Bañares F, Esteve M, Salas A, Alsina M, Farré C, González C, Buxeda M, Forné M, Rosinach M, Espinós JC, Maria Viver J. Systematic evaluation of the causes of chronic watery diarrhea with functional characteristics. Am J Gastroenterol. 2007 Nov;102(11):2520-8.
7. Whelan K, Martin LD, Staudacher HM, Lomer MCE. The low FODMAP diet in the management of irritable bowel syndrome: an evidence-based review of FODMAP restriction, reintroduction, and personalisation in clinical practice. J Hum Nutr Diet. 2018 Apr;31(2):239-255.
8. Feinle-Bisset C, Azpiroz F. Dietary lipids and FGIDs. Am J Gastroenterol 2013; 108:737-47.
9. Palmer KR, Corbett CL, Holdsworth CD. Double-blind cross-over study comparing loperamide, codeine and diphenoxylate in the treatment of chronic diarrhea. Gastroenterology 1980; 79:1272-1275.
10. Zheng Y, Yu T, Tang Y, Xiong W, Shen X, Jiang L, Lin L. Efficacy, and safety of 5-hydroxytryptamine 3 receptor antagonists in irritable bowel syndrome: A systematic review and meta-analysis of randomized controlled trials. PLoS One. 2017 Mar 14;12(3): e0172846.
11. Müller M, Willén R, Stotzer PO. Colonoscopy and SeHCAT for investigation of chronic diarrhea. Digestion. 2004;69(4):211-8.
12. Kurien M, Evans KE, Leeds JS, Hopper AD, Harris A, Sanders DS. Bile acid malabsorption: an under-investigated differential diagnosis in patients presenting with diarrhea predominant irritable bowel syndrome type symptoms. Scand J Gastroenterol. 2011 Jul;46(7-8):818-22.
13. Lee KJ. Pharmacologic Agents for Chronic Diarrhea. Intest Res. 2015 Oct;13(4):306-12.
14. Wong BS, Camilleri M, Carlson PJ, et al. Pharmacogenetics of the effects of colesevelam on colonic transit in irritable bowel syndrome with diarrhea. Dig Dis Sci 2012; 57: 1222-6.

15. Pimentel M, Lembo A, Chey WD, Zakko S, Ringel Y, Yu J, Mareya Sm, Shaw AL, Bortey E, Forbes WP, TARGET Study Group. Rifaximin therapy for patients with irritable bowel syndrome without constipation. N Engl J Med 2011 Jan 6;364(1):22-32.
16. Mars RAT, Frith M, Kashyap PC. Functional Gastrointestinal Disorders and the Microbiome: What is the best strategy for moving microbiome-based therapies for functional gastrointestinal disorders into the clinic? Gastroenterology. 2020 Nov 27 Online ahead of print.
17. Fragkos KC, Zarate-Lopez N, Frangos CC. What about clonidine for diarrhoea? A systematic review and meta-analysis of its effect in humans. Therap Adv Gastroenterol 2016; 9:282-301.

3-20. DISTENSIÓN ABDOMINAL FUNCIONAL (Leve)

Caso clínico

Una estudiante universitaria de 22 años vive con sus padres en México. Consulta a través de telemedicina por distensión posprandial a la que se refiere como "inflamación" y distensión visible del bajo vientre que inició desde marzo de 2020 cuando se declaró la pandemia de COVID-19 en este país. Los síntomas de distensión abdominal subjetiva / visible ocurren al menos 2 veces por semana y no hay dolor abdominal. También refiere tener diarrea ocasional, que son heces más blandas de lo normal pero no acuosas (tipos 5 a 6 en la escala de Bristol) y no están relacionadas con la distensión abdominal subjetiva / visible. También se queja de una sensación de "reflujo" que se manifiesta como ardor en la garganta, especialmente después de las comidas. Está en cuarentena desde finales de marzo y está tomando clases por videoconferencia. No ha socializado desde entonces y no sale de casa en absoluto debido a que sus amigos no se cuidan (no utilizan tapabocas), y esto le ha causado ansiedad. Este estado emocional puede aumentar sus síntomas de distensión abdominal subjetiva y visible. Actualmente está consultando a un dietista por telemedicina para intentar encontrar una dieta que mejore sus síntomas, pero no se ha identificado ningún alimento específico como desencadenante. El Pantoprazol mejora la sensación de ardor en su garganta, pero no la sensación de distensión abdominal subjetiva y visible. A pesar de la situación actual y de sus síntomas, considera que sus síntomas son leves. Se tranquilizó a la paciente al explicarle sobre la naturaleza crónica pero benigna de sus síntomas, y un solo ciclo de rifaximina 550 mg tres veces al día durante 14 días mejoró la consistencia de las heces, pero no la distensión abdominal subjetiva y visible. Por lo tanto, se recetó *Bifidobacterium infantis* 35628, además de tratar de evitar los inhibidores de la bomba de protones (pantoprazol) que podrían empeorar la distensión abdominal subjetiva y las heces blandas. También se recomendó ejercicio aeróbico moderado. La distensión abdominal subjetiva y visible mejoraron con estas medidas. No se recomendaron más investigaciones.

Categorías de PCMD

A. **Diagnóstico Categórico:** Distensión abdominal funcional

B. **Modificadores Clínicos:** Diarrea (ocasional), posible pirosis funcional

C. **Impacto en las Actividades Diarias:** Leve

D. **Modificadores Psicosociales:** Ansiedad debido a la cuarentena pandémica

E. **Características Fisiológicas y Biomarcadores:** Ninguno

Explicación de las Categorías de PCMD

A. **Diagnóstico Categórico:** La paciente cumple con los criterios de Roma IV para la distensión abdominal funcional.[1] Consulte el Apéndice A para conocer los criterios de diagnóstico.

B. **Modificadores Clínicos:** Heces más blandas ocasionales que pueden estar relacionadas con el uso de pantoprazol, posible pirosis funcional

C. **Impacto en las Actividades Diarias:** Leve. La paciente respondió Leve a la pregunta: "En general, ¿en qué medida interfieren a sus síntomas con sus actividades (trabajo, escuela, actividades sociales, autocuidado, concentración y rendimiento)?"

D. **Modificadores Psicosociales:** Ansiedad debido a la pandemia actual de COVID-19 y no poder asistir a la escuela o socializar debido a la cuarentena

E. **Características Fisiológicas y Biomarcadores:** Ninguno

Evaluación General

Esta es una joven estudiante universitaria que ha estado en cuarentena sin poder asistir a la escuela ni socializar desde marzo de 2020 debido a la pandemia actual. Presenta distensión abdominal subjetiva a la que se refiere como "inflamación" (ya que no existe un término en español para este síntoma) así como distensión visible en el bajo vientre. Estos síntomas comenzaron al inicio de la pandemia hace 8 meses. Además, refiere disminución de la consistencia de sus heces, aunque sin diarrea real, y sensación de quemazón en la garganta que podría ser manifestación de reflujo extraesofágico posprandial o pirosis funcional. Para ello ha estado tomando pantoprazol que mejora la sensación de ardor, pero no la distensión abdominal subjetiva o la visible. El uso prolongado de inhibidores de la bomba de protones (IBP) se ha relacionado con la distensión abdominal subjetiva / visible, así como con síntomas de diarrea, lo que podría estar empeorando la distensión abdominal subjetiva y la visible y podría ser el motivo de la consistencia más blanda de las heces. Un ciclo de rifaximina no modificó la distensión abdominal subjetiva / visible, pero sí mejoró la consistencia de las heces. Considerando la posibilidad de distensión abdominal subjetiva / visible relacionada con disbiosis intestinal o sobrecrecimiento bacteriano del intestino delgado (SIBO por sus siglas en inglés) secundario al uso de IBP,[2] se recomendó el uso de *B. infantis* 35624, que mejoró la distensión abdominal subjetiva / visible. Además, el tranquilizar a la paciente sobre la naturaleza crónica pero benigna de sus síntomas y la recomendación de hacer ejercicios aeróbicos moderados, como caminar al aire libre con precaución, también ayudaron, posiblemente al tener un efecto sobre su ansiedad debido a la cuarentena de COVID-19.

Tratamiento

1. **Tranquilizar y educar:** La distensión abdominal funcional es un trastorno común de la interacción intestino-cerebro (TIIC). Según el reciente Estudio Global de la Fundación de Roma, tiene una prevalencia global del 3.5 % (IC 95 %: 3.3-3.6)[3] y en México, donde consultaba esta paciente, del 3.4 % (2.6-4.2)[3] Es posible que la ansiedad por la cuarentena en curso desencadenó los síntomas de la paciente. De hecho, en una encuesta actual entre miembros de la Sociedad Latinoamericana de Neurogastroenterología, un tercio de los médicos encuestados reportaron tener más consultas por TIIC, durante la pandemia.[4] Le explicamos a la paciente el curso benigno de este trastorno, su origen como parte de una anomalía en el eje intestino-cerebro y la posibilidad de que la ansiedad esté relacionada con la cuarentena.

2. **Dieta:** Se encontró presencia de malabsorción de lactosa y/o fructosa más sorbitol en el 72 % de los pacientes con Distensión Abdominal Funcional por Roma II. Recibieron dietas sin azúcares mal absorbidos y el 81 % mostró mejoría clínica en la visita del mes, que se mantuvo a los 12 meses en el 67 % de ellos.[5] La deficiencia de sacarosa-isomaltasa, es otra afección que promueve la diarrea, distensión abdominal subjetiva y flatulencia por disacáridos no digeridos y mal absorbidos y sigue sin diagnosticarse.[6] Por lo tanto, es importante considerar esta actividad enzimática ausente o reducida en el diagnóstico diferencial de pacientes con distensión abdominal subjetiva y heces blandas.[6] Se ha demostrado que una dieta baja en FODMAP (oligosacáridos, disacáridos, monosacáridos y polioles fermentables) disminuye el porcentaje de pacientes con síndrome de intestino irritable (SII) que se quejan de distensión abdominal subjetiva y/o visible y ahora se ha vuelto un tratamiento de primera línea en estos pacientes, a pesar de la dificultad de los pacientes para seguir esta dieta y el riesgo de desnutrición, requiriendo la orientación de un dietista.[7] El efecto de los FODMAP está relacionado con la producción de gas después de la fermentación de carbohidratos y la producción de gas con la subsiguiente distensión luminal. Otros componentes de los alimentos, como los lípidos, pueden inhibir la motilidad, produciendo retención de gases y distensión luminal; y el gluten parece desencadenar una activación inmune que estimula los quimiorreceptores, lo que induce la distensión abdominal subjetiva.[8] A pesar de todo lo anterior, esta paciente había recibido consejo alimenticio sin mejorar la distensión abdominal subjetiva / visible.

3. **Sustancias reductoras de gases:** Varios agentes de esta categoría se han utilizado para tratar la distensión abdominal subjetiva; sin embargo, los resultados de eficacia no son conclusivos. Éstos incluyen simeticona y α-galactosidasa.[9]

4. **Antiespasmódicos:** Un metaanálisis de antiespasmódicos solos o en combinación (p. ej., con simeticona) en el SII ha demostrado una eficacia limítrofe para aliviar la distensión abdominal subjetiva/visible en pacientes con SII.[10,11] Sin

embargo, la mayoría de los estudios han evaluado el efecto de los antiespasmódicos sobre la distensión abdominal subjetiva/visible como variable secundaria de desenlace en ensayos clínicos en pacientes con SII.[10,12] Una revisión reciente sobre el manejo de la distensión abdominal subjetiva y visible consideró a los antiespasmódicos como una opción de tratamiento si estos síntomas se presentan debido a una distensión gaseosa del tracto gastrointestinal.[13]

5. **Prebióticos, probióticos, simbióticos:** Un metaanálisis reportó el efecto de los probióticos en el SII y concluyó que determinadas combinaciones de probióticos, o especies y cepas específicas, parecían tener efectos benéficos sobre los síntomas globales del SII y el dolor abdominal, pero no fue posible sacar conclusiones definitivas sobre su eficacia.[14] Hubo una tendencia hacia una reducción en las puntuaciones para la distensión abdominal subjetiva con probióticos combinados y una tendencia con *Bifidobacterium*.[14]

6. **Antibióticos luminales:** En el mismo metaanálisis mencionado anteriormente, la rifaximina utilizada en ciclos de 14 días en dosis de 550 mg tres veces al día, fue más efectiva que el placebo en pacientes con SII no estreñidos.[14] Específicamente, la rifaximina fue superior en mejorar la distensión abdominal subjetiva al menos en 2 de las primeras 4 semanas de tratamiento en comparación con el placebo en esos pacientes. Por lo tanto, debido al corto período de tratamiento, la rifaximina también se puede usar como tratamiento de primera línea para la distensión abdominal subjetiva y visible.[15] La rifaximina también se utiliza para tratar el SIBO.[16] Además, encontramos que en pacientes con distensión abdominal subjetiva/visible y diarrea relacionada con el uso crónico de IBP, la rifaximina fue calificada como el tratamiento más satisfactorio para estos síntomas en comparación con los antiespasmódicos, procinéticos y antiflatulentos.[2] Por lo tanto, se probó un tratamiento con rifaximina en esta paciente; sin embargo, la distensión abdominal subjetiva / visible no mejoró.

7. **Procinéticos:** Los procinéticos se pueden utilizar para tratar la distensión abdominal subjetiva / visible en pacientes sin diarrea. Estos incluyen principalmente tegaserod y prucaloprida. Como ocurre con la mayoría de los tratamientos para la distensión abdominal subjetiva y visible, los ensayos se han realizado en SII o en estreñimiento crónico.[13] En la paciente actual no están indicados ya que pueden empeorar la diarrea.

8. **Secretagogos:** Este grupo incluye lubiprostone, linaclotide, plecanatide para la distensión abdominal subjetiva y visible en pacientes con estreñimiento funcional y tenapanor en el síndrome de intestino irritable con estreñimiento (SII-E). También se consideran tratamientos de segunda línea. Sin embargo, no están indicados en la paciente actual que se queja de "diarrea" ocasional.[13]

Referencias

1. Mearin F, Lacy B, Chang L, et al. Bowel Disorders. In: Drossman DA, Chang L, Chey WD, Kellow J, Tack J, Whitehead WE, eds. Rome IV Functional Gastrointestinal Disorders – Disorders of Gut-Brain Interaction. Volume 2. Raleigh NC USA Rome Foundation, 2016:167-258.
2. Schmulson MJ, Frati-Munari AC. Bowel symptoms in patients that receive proton pump inhibitors. Results of a multicenter survey in Mexico. Rev Gastroenterol Mex 2019; 84:44-51.
3. Sperber AD, Bangdiwala SI, Drossman DA, et al. Worldwide Prevalence and Burden of Functional Gastrointestinal Disorders, Results of Rome Foundation Global Study. Gastroenterology 2020.
4. Schmulson M, Gudiño-Zayas M, Hani A, et al. The impact of COVID-19 pandemic on neurogastroenterologists in Latin America. Results of an online survey. J Clin Gastroenterol 2020; In press.
5. Fernández-Bañares F, Rosinach M, Esteve M, et al. Sugar malabsorption in functional abdominal bloating: a pilot study on the long-term effect of dietary treatment. Clin Nutr 2006; 25:824-31.
6. Boney A, Elser HE, Silver HJ. Relationships among Dietary Intakes and Persistent Gastrointestinal Symptoms in Patients Receiving Enzyme Treatment for Genetic Sucrase-Isomaltase Deficiency. J Acad Nutr Diet 2018; 118:440-447.
7. Staudacher HM, Whelan K, Irving PM, et al. Comparison of symptom response following advice for a diet low in fermentable carbohydrates (FODMAPs) versus standard dietary advice in patients with irritable bowel syndrome. J Hum Nutr Diet 2011; 24:487-95.
8. De Giorgio R, Volta U, Gibson PR. Sensitivity to wheat, gluten and FODMAPs in IBS: facts or fiction? Gut 2016; 65:169-78.
9. Tuck CJ, Taylor KM, Gibson PR, et al. Increasing Symptoms in Irritable Bowel Symptoms with Ingestion of Galacto-Oligosaccharides Are Mitigated by alpha-Galactosidase Treatment. Am J Gastroenterol 2018; 113:124-134.
10. Martinez-Vazquez MA, Vazquez-Elizondo G, Gonzalez-Gonzalez JA, et al. Effect of antispasmodic agents, alone or in combination, in the treatment of irritable bowel syndrome: systematic review and meta-analysis. Rev Gastroenterol Mex 2012; 77:82-90.
11. Schmulson MJ, Chiu-Ugalde J, Saez-Rios A, et al. Efficacy of the Combination of Pinaverium Bromide 100 mg Plus Simethicone 300 mg in Abdominal Pain and Bloating in Irritable Bowel Syndrome: A Randomized, Placebo-controlled Trial. J Clin Gastroenterol 2020;54: e30-e39.
12. Schmulson M, Chang L. Review article: the treatment of functional abdominal bloating and distension. Aliment Pharmacol Ther 2011; 33:1071-86.
13. Lacy BE, Cangemi D, Vazquez-Roque M. Management of Chronic Abdominal Distension and Bloating. Clin Gastroenterol Hepatol 2020.
14. Ford AC, Harris LA, Lacy BE, et al. Systematic review with meta-analysis: the efficacy of prebiotics, probiotics, symbiotic and antibiotics in irritable bowel syndrome. Aliment Pharmacol Ther 2018; 48:1044-1060.
15. Yoon K, Kim N, Lee JY, et al. Clinical Response of Rifaximin Treatment in Patients with Abdominal Bloating. Korean J Gastroenterol 2018; 72:121-127.
16. Rao SSC, Bhagatwala J. Small Intestinal Bacterial Overgrowth: Clinical Features and Therapeutic Management. Clin Transl Gastroenterol 2019;10: e00078.

3-21. DISTENSIÓN ABDOMINAL FUNCIONAL (Moderada)

Caso clínico

Una mujer de 40 años, casada, ingeniera química con dos hijos reporta una historia de 12 meses de "inflamación" abdominal (la sensación de tener un globo dentro de su abdomen, es decir, distensión abdominal subjetiva [sin distensión abdominal visible]). Esto comenzó cuando se mudó de Argentina a la Ciudad de México para convertirse en Directora Ejecutiva de una gran empresa, un evento que generó un estrés significativo debido a sus nuevas responsabilidades laborales. La distensión abdominal subjetiva se presenta principalmente después de las comidas, aunque no puede relacionarla con ningún alimento específico y no tiene relación con sus hábitos intestinales. Además, no tiene eructos repetitivos ni ardor retroesternal y niega tener diarrea o estreñimiento. Refiere flatos excesivos. Ha descubierto que masticar chicle sin azúcar (sorbitol) aumenta la distensión abdominal subjetiva. Considera que la gravedad de los síntomas es moderada, ya que no puede concentrarse en su trabajo debido a sus síntomas, y esto le genera malestar emocional. Los resultados de una evaluación médica que incluyó una biometría hemática, heces para huevos y parásitos, química sanguínea, endoscopia alta con biopsias duodenales y colonoscopia con biopsias fueron todos negativos. Las serologías celíacas también fueron negativas y probó una dieta sin gluten que solo fue ligeramente útil. Una prueba de rifaximina solo brindó una leve mejoría y, finalmente, la remitieron a un dietista para que probara una dieta baja en FODMAP (siglas en Inglés para oligosacáridos, disacáridos, monosacáridos y polioles fermentables). Esto llevó a una mejora significativa en su distensión abdominal subjetiva ("ha cambiado mi vida"). Progresivamente, se reintrodujeron los alimentos que contenían FODMAP, y ella trabajó con un dietista para identificar los alimentos desencadenantes que podrían prevenir la distensión abdominal subjetiva.

Categorías de PCMD

A. **Diagnóstico Categórico:** Distensión abdominal funcional

B. **Modificadores Clínicos:** Posprandial; sensible a FODMAP; influencias socioculturales que afectan el diagnóstico y el tratamiento

C. **Impacto en las Actividades Diarias:** Moderado

D. **Modificadores Psicosociales:** Distrés emocional

E. **Características Fisiológicas y Biomarcadores:** Ninguno conocido

Explicación de las Categorías de PCMD

A. **Diagnóstico Categórico:** La paciente cumple con los criterios de Roma IV para distensión abdominal funcional.[1] Consulte el Apéndice A para conocer los criterios de diagnóstico. Tenga en cuenta que no existe una palabra para "bloating" en español y la paciente se refirió a este síntoma como "inflamación"abdominal, que es la expresión más utilizada en español latinoamericano para "bloating" o distensión abdominal subjetiva en el léxico médico.[2] También es importante que notará sensación de distensión abdominal subjetiva sin distensión abdominal visible, y los médicos deben diferenciar la distensión abdominal subjetiva o "inflamación" de la distensión visible en su evaluación. Esto debe destacarse ya que el síntoma de distensión abdominal subjetiva solo se ha asociado con hipersensibilidad visceral, mientras que la distensión abdominal visible se ha asociado con hiposensibilidad, retraso en el tránsito del intestino delgado y grueso y estreñimiento.[3] El tratamiento de estos dos trastornos, que con frecuencia se superponen, puede ser diferente. En esta paciente, se realizó un estudio clínico extenso y resultó negativo, excluyendo causas orgánicas de los síntomas. Cabe señalar, sin embargo, que el estudio clínico en esta paciente fue más extenso que el que normalmente se recomienda/necesita para un paciente con esta constelación de síntomas.

B. **Modificadores Clínicos:** 1) Influencias socioculturales que afectan el diagnóstico y el tratamiento. Como se señaló, el concepto de "bloating" (distensión abdominal subjetiva) no existe en español y los médicos deben apreciar las diferencias culturales en el informe de síntomas para un diagnóstico adecuado. 2) Síntomas posprandiales y sensibilidad a FODMAP. La paciente reportó que la distensión abdominal subjetiva o "inflamación" abdominal empeoraba después de las comidas y al masticar chicle que contenía sorbitol. El sorbitol es un poliol asociado con la clase de alimentos FODMAP, y la observación anterior llevó a una prueba de una dieta baja en FODMAP.

C. **Impacto en las Actividades Diarias:** La paciente respondió Moderado a la pregunta: «En general, ¿en qué medida interfieren sus síntomas con sus actividades (trabajo, escuela, actividades sociales, autocuidado, concentración y rendimiento)?" De hecho, la distensión abdominal subjetivo afectó a la paciente en el trabajo hasta llegar al punto de que no podía concentrarse.

D. **Modificadores Psicosociales:** El cambio de vida al mudarse a una ciudad grande y tomar un trabajo de alta presión con mayor responsabilidad se asocia temporalmente con sus síntomas.

E. **Características Fisiológicas y Biomarcadores:** Ninguno conocido

Evaluación General

Se trata de una mujer de 41 años con distensión abdominal funcional moderada que probablemente se desencadenó por acontecimientos vitales estresantes recientes. La distensión abdominal subjetiva tiene un impacto negativo en sus actividades diarias y responde a una dieta baja en FODMAP.

Tratamiento

1. **Dieta:** Los oligosacáridos, disacáridos, monosacáridos y polioles fermentables incluyen todos los carbohidratos de cadena corta que se absorben mal en el intestino delgado. Llegan al colon donde se convierten en sustratos para la fermentación bacteriana colónica, lo que resulta en una rápida producción de gas y de distensión abdominal subjetiva y visible. Además, la hipersensibilidad a los FODMAP puede estar relacionada con la generación de síntomas. Se ha demostrado que una dieta baja en FODMAP reduce el porcentaje de pacientes con síndrome de intestino irritable (SII) que reportan sensación de distensión, así como también reduce la severidad de la distensión abdominal subjetiva.[4] La sensibilidad al gluten no celíaca puede ser otra causa de sensación de distensión, aunque esto se ha estudiado principalmente en el SII. Por consiguiente, un ensayo de reto con gluten en el SII ha demostrado que la ingesta de gluten aumenta la severidad de la distensión abdominal subjetiva, la cual disminuye significativamente con las dietas sin gluten.[5] Se necesitan estudios controlados con dietas bajas en FODMAP y sin gluten en pacientes con distensión abdominal funcional. No obstante, una dieta baja en FODMAP puede ser una tarea difícil de seguir para los pacientes. Por un lado, es una dieta muy restrictiva y conlleva riesgos de insuficiencia nutricional y puede fomentar patrones alimentarios desordenados. Por otro lado, es costoso y existe una dificultad para enseñar y mantener la dieta. Por lo tanto, se requiere la participación de un nutricionista capacitado para explicar claramente las diferentes fases de esta dieta (es decir, primero, una reducción estricta de todos los carbohidratos de cadena corta [FODMAP] de absorción lenta o no digeribles); y en segundo lugar, la reintroducción de FODMAP específicos según la tolerancia), y asegurar una nutrición adecuada y el cumplimiento nutricional.[6] De hecho, hay datos limitados sobre la eficacia y la seguridad a largo plazo de la dieta baja en FODMAP y los predictores de respuesta siguen bajo investigación.

2. **Prebióticos, probióticos, simbióticos:** Hay datos que sugieren que algunos suplementos probióticos, como *Bifidobacterium infantis* 35624 (en SII con diarrea [SII-D]) y *Bifidobacterium animalis / lactis* (DN-173 010 en SII con estreñimiento [SII-E]), pueden mejorar la distensión abdominal subjetiva, pero hay pocos estudios que hayan evaluado específicamente la eficacia de dichos probióticos únicamente en la distensión abdominal funcional. Una revisión sistemática y metaanálisis de Ford et al, para examinar la eficacia de los prebióticos, probióticos, simbióticos y antibióticos en el SII, encontró una tendencia hacia una reducción en las puntuaciones de la distensión abdominal subjetiva con la combinación de probióticos, pero no hay evidencia de ningún beneficio de *Bifidobacterium*, *Saccharomyces* o *Lactobacillus*.[7] A pesar de los resultados anteriores, una frecuencia significativamente mayor de pacientes con SII

reportaron una excelente/buena respuesta en la mejoría de la distensión abdominal subjetiva con *Lactobacillus plantarum* 299v (DSM 9843).[8] Además, *Saccharomyces cerevisiae* I- 3856 fue significativamente superior al placebo en la mejoría de las puntuaciones de la distensión abdominal subjetiva en pacientes con SII-E.[9] En cuanto a los prebióticos y simbióticos, la revisión de Ford et al informó que los datos sobre prebióticos y simbióticos eran escasos, por lo que no se pueden hacer recomendaciones para estos agentes en el tratamiento de la distensión abdominal subjetiva.

3. **Antibióticos:** La rifaximina no se ha estudiado específicamente en pacientes con distensión abdominal funcional, excepto en pacientes con distensión abdominal subjetiva y flatulencia usando 400 mg dos veces al día, encontrando que fue significativamente superior al placebo en el porcentaje de pacientes que reportaron mejoría. En el subgrupo de pacientes que cumplían con los criterios de Roma II para SII, los resultados fueron similares.[10] Además, la rifaximina utilizada en dosis de 550 mg tres veces al día durante 14 días fue superior al placebo en el alivio adecuado de la distensión abdominal subjetiva relacionada con el SII-No E. En pacientes con SII-D que respondieron al tratamiento inicial, se demostró que, al recaer dentro de las 18 semanas de seguimiento, hasta dos retratamientos fueron tan efectivos como el tratamiento inicial.[11]

4. **Antiespasmódicos:** Se ha demostrado que el bromuro de otilonio reduce la severidad de la distensión abdominal subjetiva en el SII.[12] Combinaciones como citrato de alverina más simeticona bajo demanda durante seis meses, así como el uso de bromuro de pinaverio más simeticona (disponible en Europa y América Latina) en un ensayo de 12 semanas en SII, redujeron significativamente la gravedad de la distensión abdominal subjetiva en comparación con placebo.[13] Estas opciones se pueden utilizar como tratamientos de primera línea.

5. **Otros tratamientos:** La mayoría de las recomendaciones de tratamiento para la distensión abdominal subjetiva y visible vienen de estudios sobre el SII y el estreñimiento crónico (EC) en lugar de estudios sobre la distensión abdominal funcional. Por lo tanto, se requiere de resultados específicos reportados por los propios pacientes para la distensión abdominal subjetiva y visible, así como ensayos clínicos realizados específicamente en pacientes con distensión abdominal funcional. No obstante, se pueden intentar otros tratamientos en trastornos gastrointestinales funcionales específicos si los pacientes tienen distensión abdominal subjetiva y/o visible. Estos agentes incluyen procinéticos como tegaserod en SII-E; secretagogos como lubiprostona y linaclotida en SII -E, EC y estreñimiento inducido por opioides; plecanatida para SII-E y EC y tenapanor en SII-E.[14] De hecho, un ensayo multicéntrico estudió el efecto de la linaclotida sobre la severidad del dolor abdominal y la distensión abdominal subjetiva como resultados primarios en pacientes con SII-E. Se encontró una reducción significativa en la puntuación de severidad de la distensión

abdominal subjetiva.[15] Es difícil decidir cuál de estos medicamentos utilizar en términos de su eficacia sobre la distensión abdominal subjetiva, ya que no existen comparaciones directas. Sin embargo, una revisión sistemática reciente y un metaanálisis en red sobre la eficacia de los secretagogos en el SII-E encontraron que todos eran superiores al placebo, no obstante, tenapanor se clasificó como el más eficaz.[16] La eluxadolina para el SII-D disminuyó las puntuaciones medias semanales de distensión abdominal subjetiva en comparación con la basal, más que con el placebo.[17] Finalmente, la hipnoterapia por una hora a la semana durante 12 semanas puede mejorar la distensión abdominal subjetiva en pacientes con SII por un año.[18]

Referencias

1. Mearin F, Lacy B, Chang L, et al. Bowel Disorders. In: Drossman DA, Chang L, Chey WD, Kellow J, Tack J, Whitehead WE, eds. Rome IV Functional Gastrointestinal Disorders – Disorders of Gut-Brain Interaction. Volume 2. Raleigh NC USA Rome Foundation, 2016:167-258.
2. Sperber AD, Francisconi C, Fukudo S, et al. Multicultural aspects of functional gastrointestinal disorders. In: Drossman DA, Chang L, Chey WD, Kellow J, Tack J, Whitehead WE, and the Rome IV Committees, eds. Rome IV Functional Gastrointestinal Disorders-Disorders of Gut-Brain Interaction. Volume 1. Raleigh NC USA Rome Foundation 2016:373-442.
3. Agrawal A, Houghton LA, Lea R, et al. Bloating and distention in irritable bowel syndrome: the role of visceral sensation. Gastroenterology 2008;134:1882-9.
4. Halmos EP, Power VA, Shepherd SJ, et al. A diet low in FODMAPs reduces symptoms of irritable bowel syndrome. Gastroenterology 2014;146:67-75 e5.
5. Carroccio A, Mansueto P, Iacono G, et al. Non-celiac wheat sensitivity diagnosed by double-blind placebo-controlled challenge: exploring a new clinical entity. Am J Gastroenterol 2012;107:1898-906; quiz 1907.
6. Bellini M, Tonarelli S. Low FODMAP Diet: Evidence, Doubts, and Hopes. 2020;12.
7. Ford AC, Harris LA, Lacy BE, et al. Systematic review with meta-analysis: the efficacy of prebiotics, probiotics, synbiotics and antibiotics in irritable bowel syndrome. Aliment Pharmacol Ther 2018;48:1044-1060.
8. Ducrotté P, Sawant P, Jayanthi V. Clinical trial: Lactobacillus plantarum 299v (DSM 9843) improves symptoms of irritable bowel syndrome. World J Gastroenterol 2012;18:4012-8.
9. Spiller R, Pélerin F, Cayzeele Decherf A, et al. Randomized double blind placebo-controlled trial of Saccharomyces cerevisiae CNCM I-3856 in irritable bowel syndrome: improvement in abdominal pain and bloating in those with predominant constipation. United European Gastroenterol J 2016;4:353-62.
10. Sharara AI, Aoun E, Abdul-Baki H, et al. A randomized double-blind placebo-controlled trial of rifaximin in patients with abdominal bloating and flatulence. Am J Gastroenterol 2006;101:326-33.
11. Lembo A, Pimentel M, Rao SS, et al. Repeat Treatment With Rifaximin Is Safe and Effective in Patients With Diarrhea-Predominant Irritable Bowel Syndrome. Gastroenterology 2016;151:1113-1121.
12. Clave P, Acalovschi M, Triantafillidis JK, et al. Randomised clinical trial: otilonium bromide improves frequency of abdominal pain, severity of distention and

time to relapse in patients with irritable bowel syndrome. Aliment Pharmacol Ther 2011;34:432-42.
13. Schmulson MJ, Chiu-Ugalde J, Saez-Rios A, et al. Efficacy of the Combination of Pinaverium Bromide 100 mg Plus Simethicone 300 mg in Abdominal Pain and Bloating in Irritable Bowel Syndrome: A Randomized, Placebo-controlled Trial. J Clin Gastroenterol 2020;54:e30-e39.
14. Lacy BE, Cangemi D, Vazquez-Roque M. Management of Chronic Abdominal Distension and Bloating. Clin Gastroenterol Hepatol 2020.
15. Pohl D, Fried M, Lawrance D, et al. Multicentre, non-interventional study of the efficacy and tolerability of linaclotide in the treatment of irritable bowel syndrome with constipation in primary, secondary and tertiary centres: the Alpine study. BMJ Open 2019;9:e025627.
16. Black CJ, Burr NE, Quigley EMM, et al. Efficacy of Secretagogues in Patients With Irritable Bowel Syndrome With Constipation: Systematic Review and Network Meta-analysis. Gastroenterology 2018;155:1753-1763.
17. Brenner DM, Dove LS, Andrae DA, et al. Radar plots: A novel modality for displaying disparate data on the efficacy of eluxadoline for the treatment of irritable bowel syndrome with diarrhea. Neurogastroenterol Motil 2018:e13331.
18. Lindfors P, Unge P, Nyhlin H, et al. Long-term effects of hypnotherapy in patients with refractory irritable bowel syndrome. Scand J Gastroenterol 2012;47:414-20.

3-22. DISTENSIÓN ABDOMINAL FUNCIONAL (Disinergia Abdomino-frénica) (Moderada)

Caso clínico

Una mujer de 51 años consulta al médico por distensión abdominal subjetiva y visible. Los síntomas comenzaron hace 10 años, ocurren de manera intermitente al menos una vez por semana y son de duración variable. Como es característico, la distensión empeora a medida que avanza el día y luego se resuelve después de dormir durante la noche. Siente que la distensión también empeora después de algunas comidas. No hay dolor abdominal asociado, sin embargo, puede haber molestias al final del día. No hay náuseas ni vómitos. No tiene eructos repetitivos ni flatos excesivos. Normalmente, tiene una evacuación diaria, pero tres a cuatro veces al año, en especial cuando viaja, puede tener períodos de estreñimiento. Durante estos períodos, la distensión se vuelve más severa después de tres días sin evacuar. Sin embargo, la distensión abdominal subjetiva y visible aún se encuentran presentes, incluso cuando su patrón intestinal es normal. Se realizó endoscopia alta y baja con biopsias hace dos años y fueron normales. Las radiografías simples de abdomen realizadas durante los episodios de distensión abdominal severo no mostraron exceso de gas abdominal ni otras anomalías. Los estudios de laboratorio recientes, incluyendo biometría hemática, PCR (proteína C reactiva) y serología celíaca, fueron normales. La paciente califica el impacto de sus síntomas como moderado. Ha probado muchas dietas diferentes y exclusiones de alimentos a lo largo de los años, incluyendo una dieta baja en lactosa, una dieta sin gluten, una dieta sin salicilatos y una dieta baja en fructosa, pero ninguna ha resultado significativamente benéfica. Recientemente vio a un dietista para probar la dieta baja en FODMAP (siglas en inglés para oligo, di y mono- sacáridos y polioles fermentables), pero no ha habido mejoría después de dos meses de seguir esta dieta. Se entreno a la paciente para que pudiera hacer respiración diafragmática y se le prescribió duloxetina.

Categorías de PCMD

A. **Diagnóstico Categórico:** Distensión abdominal funcional

B. **Modificadores Clínicos:** Estreñimiento (ocasional)

C. **Impacto en las Actividades Diarias:** Moderado

D. **Modificadores Psicosociales:** Ninguno conocido

E. **Características Fisiológicas y Biomarcadores:** Redistribución caudo-ventral del contenido abdominal

Explicación de las Categorías de PCMD

A. **Diagnóstico Categórico:** La paciente cumple con los criterios de Roma IV para distensión abdominal funcional.[1] Consulte el Apéndice A para conocer los criterios de diagnóstico.

B. **Modificadores Clínicos:** Estreñimiento. Los síntomas de la paciente empeoran durante sus episodios ocasionales de estreñimiento. Aunque esto posiblemente podría estar relacionado con la retención de heces, sus síntomas también están presentes cuando su patrón intestinal es normal.

C. **Impacto en las Actividades Diarias:** Moderado. La paciente respondió Moderado a la pregunta: "En general, ¿en qué medida interfieren sus síntomas con sus actividades (trabajo, escuela, actividades sociales, autocuidado, concentración y rendimiento)?"

D. **Modificadores Psicosociales:** Ninguno informado

E. **Características Fisiológicas y Biomarcadores:** En individuos sanos, en respuesta a la distensión del intestino con gas, hay una contracción de los músculos abdominales anteriores y relajación del diafragma. Mediante esta maniobra refleja, se aumenta la capacidad total de la cavidad abdominal sin protrusión del abdomen (sin distensión abdominal visible).[2] Sin embargo, un grupo de Barcelona ha demostrado que los pacientes que se quejan de distensión abdominal subjetiva ("bloating" en Inglés) y visible, activan una respuesta viscero-somática diferente que resulta en la contracción del diafragma con expansión torácica y la relajación de los músculos oblicuos inferiores de la pared abdominal. Este comportamiento remodela la cavidad abdominal y redistribuye su contenido, lo que da como resultado una protrusión de la pared anterior y una distensión visible. Sin embargo, el volumen intraabdominal muestra solo un modesto aumento.[3,4] Este reflejo anormal se denomina disinergia abdomino-frénica (DAF) y puede ser una respuesta conductual desencadenada por la percepción de síntomas posprandiales.[3] La forma estricta de documentar esta respuesta de comportamiento anormal es un procedimiento complejo que implica la medición de la circunferencia abdominal con una cinta métrica, la actividad electromiográfica de los músculos abdominales anteriores, a través de cuatro pares de electrodos de superficie, y del diafragma a través de seis electrodos en anillo, sobre una sonda ubicado en el hiato esofágico. En la clínica, la correlación de la distensión abdominal visible se puede evaluar mediante una radiografía simple de abdomen o una TAC. A la paciente se le debe realizar la radiografía o la TAC cuando presente un episodio de distensión abdominal visible severo para determinar si hay un aumento de gas abdominal o no (DAF), como fue el caso de nuestra paciente.[3]

Evaluación General

Esta mujer de edad media presenta distensión abdominal subjetiva y visible moderada. La paciente también tiene episodios ocasionales de estreñimiento, que parecerían estar asociados con un aumento de la distensión abdominal. El hecho de que no se haya observado evidencia de aumento de gas abdominal en el exámen de rayos X durante episodios severos de distensión, sugiere la presencia de DFA.

Tratamiento

1. **Tranquilizar y educar:** La condición es común y benigna. Es difícil de tratar, pero no pone en peligro la vida.

2. **Antiespasmódicos:** Un metaanálisis de antiespasmódicos solos o en combinación (p. ej., con simeticona) en el síndrome del intestino irritable (SII), encontró una eficacia limítrofe con un OR de 1.455 (IC del 95 %, 1.17-1.81), con una tendencia consistente de antiespasmódicos como grupo para aliviar la distensión abdominal visible/subjetiva.[5] Se ha mostrado que el aceite de menta disminuye la distensión abdominal subjetiva y visible en el SII,[6] mientras que se ha mostrado que el bromuro de otilonio reduce la severidad de la distensión abdominal subjetiva.[7] En cuanto a las combinaciones, en un ensayo de 12 semanas en SII, el bromuro de pinaverio más simeticona (disponible en Europa y América Latina) también redujo la severidad de la distensión abdominal subjetiva pero no la distensión abdominal visible,[8] y lo mismo se demostró con el citrato de alverina más simeticona, según necesidad durante seis meses.[9] Por lo tanto, estos tratamientos pueden ser útiles en estos casos.

3. **Prebióticos, probióticos, simbióticos:** Una revisión sistemática y un metaanálisis reciente de probióticos en el SII encontraron una reducción significativa de las puntuaciones de sensación de distensión (SMD= -0.15, IC del 95 %, -0.27 a -0.03, p=0.01), (SMD= – 0.15; IC del 95 % -0.27 al -0.03).[10] Sin embargo, la cepa óptima de bacterias, la dosis, la frecuencia y la duración del uso de probióticos continúan sin ser claros. Otro metanálisis de 24 ensayos separados, que realizó 26 comparaciones y contó con 2256 pacientes, reportó el efecto de los probióticos sobre la distensión abdominal subjetiva. Hubo una tendencia hacia una reducción en las puntuaciones de distensión abdominal subjetiva con la combinación de probióticos (SMD= −0.135; IC del 95 %, −0.34 a −0.01, p=0.07), pero no se encontró evidencia de ningún beneficio de *Bifidobacterium*, *Saccharomyces* o *Lactobacillus*.[11] No obstante, considerando que esta paciente presenta episodios ocasionales de estreñimiento, cabe mencionar que *Saccharomyces cerevisiae* I-3856, en dosis de 1000 mg, $8x10^9$ UFC/g, durante 12 semanas, mostró un efecto significativo del tratamiento sobre la distensión abdominal subjetiva solo en pacientes con SII-E (SII con estreñimiento) pero no SII-D (SII con diarrea) o SII-M (SII con hábitos intestinales mixtos), en un análisis post-hoc según subtipos de SII.[12] En cuanto a los simbióticos, parecen tener un efecto benéfico sobre el estreñimiento crónico, aunque no se encontró

ningún efecto sobre la hinchazón.[13] Además, es importante mencionar que los componentes prebióticos de los simbióticos, los fructo -oligosacáridos, al ser FODMAP, pueden empeorar la distensión abdominal subjetiva.

4. **Sustancias reductoras de gases:** Se han utilizado varios agentes "reductores de gases" para tratar la distensión abdominal subjetiva. Sin embargo, la mayoría de los estudios de casos son viejos, mal diseñados, con pocos pacientes incluidos y con resultados clínicos decepcionantes. Se informó que la simeticona mejora la frecuencia y la severidad de los gases, la distensión visible y la distensión abdominal subjetiva en un estudio pequeño en el que participaron 41 pacientes con síntomas gastrointestinales superiores.[14] La alfa-galactosidasa, derivada del *moho Aspergillus niger*, actúa para descomponer los oligosacáridos no absorbibles antes de que sean metabolizados por las bacterias del colon. En voluntarios sanos alimentados con una comida rica en oligosacáridos, la α-galactosidasa mejoró los síntomas de gases y distensión abdominal subjetiva.[15] En un estudio de pacientes con SII que presentaban galacto-oligosacáridos (GOS), una enzima dietética de dosis completa sensible a FODMAP (300 GALU [unidades galactosídicas]), redujo significativamente las puntuaciones de distensión abdominal subjetiva.[16] Además, el bajo contenido intestinal de α- y β-galactosidasa está relacionado con la mala digestión de la lactosa y los carbohidratos complejos, que son intolerancias alimentarias comunes. Una galactosidasa α más β con cubierta entérica (DDM Galactosidasa®) redujo significativamente la distensión abdominal subjetiva en comparación con el tratamiento de control, además que tener una dieta sin alimentos dañinos.[17]

5. **Laxantes:** Medidas para reducir la consistencia de las heces, como fibra o azúcares fermentables, aumentan el volumen fecal y/o la producción de gas en el colon, y ambos pueden empeorar la distensión abdominal subjetiva y el malestar. También podrían considerarse agentes prosecretores. En dos estudios de fase III en pacientes con SII-E, la sensación de distensión abdominal mejoró significativamente con lubiprostona (8 mcg dos veces al día) en comparación con el placebo.[18] La linaclotida también mejoró los síntomas de distensión abdominal subjetiva en pacientes con estreñimiento idiopático crónico[19] y SII-E.[20]

6. **Antibióticos luminales.** La rifaximina utilizada en períodos de tratamiento cortos de 14 días ha mostrado una tasa de respuesta más alta en comparación con el placebo en la mejoría de la distensión abdominal subjetiva en pacientes con SII-no-E. Por lo tanto, debido al corto período de tratamiento, la rifaximina también se puede utilizar como tratamiento de primera línea.[21,22] Sin embargo, puede no ser efectivo durante los períodos de estreñimiento.

7. **Neuromoduladores:** La DFA se desencadena por un reflejo viscero-somático anormal, por lo que es plausible considerar los neuromoduladores en el tratamiento de estos pacientes. Hay pocos datos sobre este grupo de medicamentos

para el tratamiento de la distensión abdominal funcional. Por ejemplo, la fluoxetina, un inhibidor selectivo de la recaptación de serotonina (ISRS), en dosis de 20 mg diarios, demostró una disminución significativa en la proporción de pacientes que reportaron que la distensión abdominal subjetiva interfería con sus actividades diarias.[23] En un pequeño estudio aleatorizado de diseño cruzado en pacientes con SII sin depresión, seis semanas de tratamiento con citalopram (20 mg durante tres semanas, 40 mg durante tres semanas) disminuyó significativamente el número de días con distensión abdominal subjetiva después de 3 y 6 semanas de tratamiento, así como la severidad de la distensión abdominal subjetiva en comparación con el placebo.[24] Con base en la literatura sobre el SII y el dolor GI (gastrointestinal) crónico, el Equipo de Trabajo de la Fundación de Roma sobre Neuromoduladores para Trastornos Gastrointestinales Funcionales (Trastornos de la Interacción Intestino-Cerebro) ha emitido estas recomendaciones generales:[25] a) Regímenes de dosis bajas a moderadas de antidepresivos tricíclicos (ATC) tienen la evidencia más convincente de beneficio para tratar el dolor crónico gastrointestinal. En el SII, son especialmente útiles en pacientes con SII-D, en particular la amitriptilina y la imipramina, ya que pueden reducir la diarrea y también mejorar la mala calidad del sueño (en el paciente en referencia que se queja de episodios de estreñimiento, los ATC pueden estar contraindicados). b) Los inhibidores de la recaptación de serotonina y noradrenalina (IRSN), como la duloxetina, la venlafaxina o el milnaciprán, pueden tener al menos el mismo beneficio que los ATC según los datos de otros trastornos dolorosos crónicos. Por lo tanto, tienen el potencial de mejorar el componente de dolor del SII y tienen menos efectos secundarios que los ATC; pero estos agentes no se han estudiado adecuadamente en el SII y otros trastornos de dolor GI crónico. c) Los inhibidores selectivos de la recaptación de serotonina (ISRS) se pueden considerar en el SII si hay ansiedad y el dolor abdominal y la diarrea no son las características clínicas dominantes. En base a lo anterior, los ISRS y los IRSN serían buenas opciones en este paciente.[25]

8. **Dieta:** Se ha demostrado que una dieta baja en FODMAP reduce el porcentaje de pacientes con SII que reportan distensión abdominal subjetiva,[26] así como también reduce la severidad de la distensión abdominal subjetiva.[27] Además, un ensayo de dieta libre de gluten en el SII ha demostrado que la ingestión de gluten aumenta la severidad de la distensión abdominal subjetiva, que disminuye significativamente con las dietas sin gluten.[28] Se necesitan estudios controlados con dietas bajas en FODMAP y sin gluten en pacientes con distensión funcional/distensión visible. Sin embargo, en esta paciente, ya se han probado varios enfoques dietéticos sin beneficio.

9. **Terapia dirigida al eje cerebro-intestino (tratamientos conductuales):** Se ha informado que los tratamientos conductuales, como la biorretroalimentación, son benéficos en pacientes con DFA. La biorretroalimentación se realiza bajo

un registro electromiográfico del diafragma con electrodo intraesofágico y de la pared abdomino-torácica con electrodos de superficie, similar a la técnica descrita anteriormente. Bajo el control visual de las grabaciones de electromiografía (EMG) que se muestran en un monitor, se entrena a los pacientes para coordinar la actividad de sus músculos abdomino-torácicos. Específicamente, se les informa que la distensión abdominal puede encontrarse relacionada con su actividad muscular abdomino-torácica y se les indica que voluntariamente reduzcan la actividad de los músculos intercostales y del diafragma, mientras aumentan la actividad de los músculos abdominales anteriores, particularmente durante la espiración. Cada sesión tiene una duración de 40 minutos.[29] En un ensayo aleatorizado controlado con placebo en pacientes con trastornos intestinales funcionales y distensión abdominal visible, 3 sesiones durante un período de 10 días frente a placebo mostraron que los pacientes en el grupo de biorretroalimentación aprendieron efectivamente a reducir la actividad intercostal, pero no los pacientes en el grupo de placebo. Además, los pacientes del grupo de biorretroalimentación aprendieron a aumentar la actividad de los músculos de la pared anterior. La biorretroalimentación resultó en una reducción significativa de la distensión abdominal en comparación con el placebo.[30] La biorretroalimentación solo está disponible en centros muy especializados; como un enfoque alternativo de respiración diafragmática es fácil de hacer y aprender. (https://www.youtube.com/watch?reload=9&v=UB3tSaiEbNY)

Referencias

1. Mearin F, Lacy B, Chang L, et al. Bowel Disorders. In: Drossman DA, Chang L, Chey WD, Kellow J, Tack J, Whitehead WE, eds. Rome IV Functional Gastrointestinal Disorders - Disorders of Gut-Brain Interaction. Volume 2. Raleigh NC USA Rome Foundation, 2016:167-258.
2. Villoria A, Azpiroz F, Soldevilla A, et al. Abdominal accommodation: a coordinated adaptation of the abdominal wall to its content. Am J Gastroenterol 2008;103:2807-15.
3. Villoria A, Azpiroz F, Burri E, et al. Abdomino-phrenic dyssynergia in patients with abdominal bloating and distension. Am J Gastroenterol 2011;106:815-9.
4. Accarino A, Perez F, Azpiroz F, et al. Abdominal distention results from caudo-ventral redistribution of contents. Gastroenterology 2009;136:1544-51.
5. Martinez-Vazquez MA, Vazquez-Elizondo G, Gonzalez-Gonzalez JA, et al. Effect of antispasmodic agents, alone or in combination, in the treatment of Irritable Bowel Syndrome: systematic review and meta-analysis. Rev Gastroenterol Mex 2012;77: 82-90.
6. Cash BD, Epstein MS, Shah SM. A Novel Delivery System of Peppermint Oil Is an Effective Therapy for Irritable Bowel Syndrome Symptoms. Dig Dis Sci 2016; 61:560-71.
7. Clave P, Acalovschi M, Triantafillidis JK, et al. Randomised clinical trial: otilonium bromide improves frequency of abdominal pain, severity of distention and time to relapse in patients with irritable bowel syndrome. Aliment Pharmacol Ther 2011;34:432-42.
8. Schmulson MJ, Chiu-Ugalde J, Saez-Rios A, et al. Efficacy of the Combination of Pinaverium Bromide 100 mg Plus Simethicone 300 mg in Abdominal Pain and Bloat-

ing in Irritable Bowel Syndrome: A Randomized, Placebo-controlled Trial. J Clin Gastroenterol 2020;54:e30-e39.
9. Ducrotte P, Grimaud JC, Dapoigny M, et al. On-demand treatment with alverine citrate/simeticone compared with standard treatments for irritable bowel syndrome: results of a randomised pragmatic study. Int J Clin Pract 2014;68:245-54.
10. Niu HL, Xiao JY. The efficacy and safety of probiotics in patients with irritable bowel syndrome: Evidence based on 35 randomized controlled trials. Int J Surg 2020;75: 116-127.
11. Ford AC, Harris LA, Lacy BE, et al. Systematic review with meta-analysis: the efficacy of prebiotics, probiotics, synbiotics and antibiotics in irritable bowel syndrome. Aliment Pharmacol Ther 2018;48:1044-1060.
12. Spiller R, Pélerin F, Cayzeele Decherf A, et al. Randomized double blind placebo-controlled trial of Saccharomyces cerevisiae CNCM I-3856 in irritable bowel syndrome: improvement in abdominal pain and bloating in those with predominant constipation. United European Gastroenterol J 2016;4:353-62.
13. Fateh R, Iravani S, Frootan M, et al. Synbiotic preparation in men suffering from functional constipation: a randomised controlled trial. Swiss Med Wkly 2011;141: w13239.
14. Bernstein JE, Kasich AM. A double-blind trial of simethicone in functional disease of the upper gastrointestinal tract. J Clin Pharmacol 1974;14:617-23.
15. Di Stefano M, Miceli E, Gotti S, et al. The effect of oral alpha-galactosidase on intestinal gas production and gas-related symptoms. Dig Dis Sci 2007;52:78-83.
16. Tuck CJ, Taylor KM, Gibson PR, et al. Increasing Symptoms in Irritable Bowel Symptoms With Ingestion of Galacto-Oligosaccharides Are Mitigated by alpha-Galactosidase Treatment. Am J Gastroenterol 2018;113:124-134.
17. Di Pierro F, Bertuccioli A, Marini E, et al. A pilot trial on subjects with lactose and/or oligosaccharides intolerance treated with a fixed mixture of pure and enteric-coated alpha- and beta-galactosidase. Clin Exp Gastroenterol 2015;8:95-100.
18. Drossman DA, Chey WD, Johanson JF, et al. Clinical trial: lubiprostone in patients with constipation-associated irritable bowel syndrome—results of two randomized, placebo-controlled studies. Aliment Pharmacol Ther 2009;29:329-41.
19. Lacy BE, Schey R, Shiff SJ, et al. Linaclotide in Chronic Idiopathic Constipation Patients with Moderate to Severe Abdominal Bloating: A Randomized, Controlled Trial. PLoS One 2015;10:e0134349.
20. Chey WD, Lembo AJ, Lavins BJ, et al. Linaclotide for irritable bowel syndrome with constipation: a 26-week, randomized, double-blind, placebo-controlled trial to evaluate efficacy and safety. Am J Gastroenterol 2012;107:1702-12.
21. Yoon K, Kim N, Lee JY, et al. Clinical Response of Rifaximin Treatment in Patients with Abdominal Bloating. Korean J Gastroenterol 2018;72:121-127.
22. Pimentel M, Lembo A, Chey WD, et al. Rifaximin therapy for patients with irritable bowel syndrome without constipation. N Engl J Med 2011;364:22-32.
23. Vahedi H, Merat S, Rashidioon A, et al. The effect of fluoxetine in patients with pain and constipation-predominant irritable bowel syndrome: a double-blind randomized-controlled study. Aliment Pharmacol Ther 2005;22:381-5.
24. Tack J, Broekaert D, Fischler B, et al. A controlled crossover study of the selective serotonin reuptake inhibitor citalopram in irritable bowel syndrome. Gut 2006;55: 1095-103.

25. Drossman DA, Tack J, Ford AC, et al. Neuromodulators for Functional Gastrointestinal Disorders (Disorders of Gut-Brain Interaction): A Rome Foundation Working Team Report. Gastroenterology 2018;154:1140-1171 e1.
26. Staudacher HM, Whelan K, Irving PM, et al. Comparison of symptom response following advice for a diet low in fermentable carbohydrates (FODMAPs) versus standard dietary advice in patients with irritable bowel syndrome. J Hum Nutr Diet 2011;24:487-95.
27. Halmos EP, Power VA, Shepherd SJ, et al. A diet low in FODMAPs reduces symptoms of irritable bowel syndrome. Gastroenterology 2014;146:67-75 e5.
28. Carroccio A, Mansueto P, Iacono G, et al. Non-celiac wheat sensitivity diagnosed by double-blind placebo-controlled challenge: exploring a new clinical entity. Am J Gastroenterol 2012;107:1898-906; quiz 1907.
29. Barba E, Burri E, Accarino A, et al. Abdominothoracic mechanisms of functional abdominal distension and correction by biofeedback. Gastroenterology 2015;148:732-9.
30. Barba E, Accarino A, Azpiroz F. Correction of Abdominal Distention by Biofeedback-Guided Control of Abdominothoracic Muscular Activity in a Randomized, Placebo-Controlled Trial. Clin Gastroenterol Hepatol 2017;15:1922-1929.

3-23. DISTENSIÓN ABDOMINAL FUNCIONAL (Severa)

Caso clínico

Una mujer de 40 años, divorciada hace 3 años, sin hijos, que vive sola, trabaja en el área de relaciones públicas para una empresa grande, teniendo mucho éxito. Su trabajo se basa en reuniones de desayuno y almuerzo en restaurantes con representantes de otras corporaciones. Consulta en septiembre de 2020, en plena pandemia del COVID-19. Tiene cierta actitud agresiva, y el primer comentario que hace es "eres el undécimo gastroenterólogo que consulto por mis síntomas". La paciente refiere tener distensión abdominal visible como síntoma principal, sin dolor abdominal, y en ocasiones acompañada de distensión abdominal subjetiva o "inflamación" abdominal. En el pasado, sufría de estreñimiento, que actualmente puede ocurrir ocasionalmente, pero en general, sus evacuaciones intestinales son del tipo 3 a 4 de la escala de Bristol. Además, la paciente se queja de eructos y flatulencia. Su distensión abdominal visible y distensión abdominal subjetiva no mejoran con las evacuaciones, pero sí mejoran cuando expulsa gases. Califica el impacto de sus síntomas de severo y muy limitante, considerando que sus reuniones se dan en restaurantes y nunca puede pedir nada de comer pues todo la hace sentir distensión abdominal subjetiva y visible. Además, nunca puede salir a restaurantes como diversión ni comer en casa de sus familiares. De hecho, considera que durante la pandemia de COVID-19 está mejor porque todas sus reuniones son por videoconferencias y no tiene que ir a restaurantes. Los estudios de laboratorio recientes, incluyendo biometría hemática, PCR (proteína C reactiva) y serología celíaca, fueron normales. Una radiografía de RUV (riñón, uréter, vejiga) mostró algo de gas en el colon. Ha probado muchas dietas diferentes, probióticos, antiespasmódicos, incluso inhibidores de la bomba de protones (IBP) durante largos períodos de tiempo, que han sido recetados por los diferentes médicos con los que ha consultado.

Categorías de PCMD

A. **Diagnóstico Categórico:** Distensión abdominal funcional

B. **Modificadores Clínicos:** Estreñimiento (ocasional), flatulencia, eructos

C. **Impacto en las Actividades Diarias:** Severo

D. **Modificadores Psicosociales:** Ninguno conocido

E. **Características Fisiológicas y Biomarcadores:** No hay hallazgos importantes en la Radiografía simple de abdomen.

Explicación de las Categorías de PCMD

A. **Diagnóstico Categórico:** La paciente cumple con los criterios de Roma IV para distensión abdominal funcional.[1] Consulte el Apéndice A para conocer los criterios de diagnóstico.

B. **Modificadores Clínicos:** Estreñimiento, eructos, flatulencia. El estreñimiento es ocasional y no se relaciona con la gravedad de la distensión abdominal. Los eructos son frecuentes pero no mejoran la distensión, mientras que el paso de gas sí la mejora.

C. **Impacto en las Actividades Diarias:** Severo. La paciente respondió Severo a la pregunta: "En general, ¿en qué medida interfieren sus síntomas con sus actividades (trabajo, escuela, actividades sociales, autocuidado, concentración y rendimiento)?"

D. **Modificadores Psicosociales:** Ninguno informado

E. **Características Fisiológicas y Biomarcadores:** La radiografía de RUV muestra cierta distensión del colon.[2]

Evaluación General

Esta exitosa mujer de relaciones públicas presenta distensión abdominal subjetiva y visible severa. La paciente también tiene episodios ocasionales de estreñimiento, que no parecen estar asociados con un aumento de la distensión abdominal visible. Sin embargo, se queja de eructos y flatulencias, estos últimos aliviando su distensión. El hecho de que haya evidencia de cierta distensión del colon en el examen de rayos X, ayuda a descartar disinergia abdomino-frénica (DAF) con confianza.[2] Aunque en la radiografía simple de abdomen no se observó distensión de asas de intestino delgado, ni se realizó prueba de aliento para descartar sobrecrecimiento bacteriano del intestino delgado (SIBO), el hecho de que la paciente se queja de eructos y los largos períodos de tratamiento con IBP, sugieren que un componente SIBO puede estar presente.

Tratamiento

1. **Tranquilizar y educar:** La condición es común y benigna. Es difícil de tratar, pero no pone en peligro la vida. Le explicamos ampliamente a la paciente el origen de la distensión abdominal subjetiva/visible como parte de una anomalía en el eje intestino-cerebro, y también establecimos un objetivo de tratamiento más realista de mejorar los síntomas, pero no curarlos. La paciente se sintió muy aliviada cuando entendió el mecanismo subyacente de este trastorno y dijo que yo había sido el primer médico en explicar que esta es una condición que puede mejorar pero que no es curable. Salió de la clínica con una actitud muy positiva contraria a la que tenía al iniciar la consulta y muy esperanzada en que mejoraría. Aunque la tranquilidad no se ha evaluado en

pacientes con distensión abdominal subjetiva y objetiva, hace varios años se evaluó el efecto agudo de tranquilizar y darle una explicación detallada de la enfermedad durante la primera consulta médica a pacientes con SII (síndrome de intestino irritable) y mostró que en los pacientes significativamente mejoró la autopercepción del deterioro de las funciones diarias ($p = 0.003$), independientemente del nivel educativo del paciente. La autopercepción de deterioro de la función diaria fue el factor que más impactó en la calidad de vida relacionada con la salud.[3] Este efecto muy agudo de que los pacientes le den menor importancia al deterioro en el funcionamiento diario inmediatamente después de la primera consulta médica puede indicar un cambio en los sentimientos, pensamientos y creencias subjetivas, o en otras palabras, una comprensión de que este deterioro está en relación directa con una enfermedad real como el SII (o en nuestro caso, distensión abdominal subjetiva y visible), la cual solo se mencionó después de la explicación del médico.[3]

2. **Antiespasmódicos:** Un metaanálisis de antiespasmódicos solos o en combinación (p. ej., con simeticona) en el SII encontró una eficacia limítrofe con una razón de momios (RM) de 1.455 (IC del 95 %: 1.17-1.81), con una tendencia constante de los antiespasmódicos como grupo para aliviar la distensión abdominal visible/ distensión abdominal subjetiva.[4] Se ha demostrado que el aceite de menta disminuye la distensión y la distensión abdominal subjetiva y la visible en el SII, mientras que se ha mostrado que el bromuro de otilonio reduce la severidad de la distensión abdominal subjetiva.

3. **Prebióticos, probióticos, simbióticos:** Una revisión sistemática reciente y un metaanálisis de probióticos en el SII encontraron una reducción significativa de las puntuaciones de distensión abdominal subjetiva.[5] Teniendo en cuenta que esta paciente tiene episodios ocasionales de estreñimiento, se puede utilizar *Saccharomyces cerevisiae* I-3856, ya que se ha mostrado que tiene un efecto significativo sobre la distensión abdominal subjetiva solo en pacientes con SII con estreñimiento (SII-E).[6]

4. **Sustancias reductoras de gases:** Se han utilizado varios agentes "reductores de gases" para tratar la distensión abdominal subjetiva; sin embargo, los resultados son decepcionantes. Se informó que la simeticona mejora la frecuencia y la severidad de los gases, la distensión abdominal visible y la distensión abdominal subjetiva. La α- galactosidasa, en voluntarios con una dieta rica en oligosacáridos, mejoró los síntomas de gases y la distensión abdominal subjetiva, así como en los pacientes con SII que eran sensibles a los galacto-oligosacáridos (GOS).[7]

5. **Antibióticos luminales:** La rifaximina utilizada en periodos de tratamiento cortos de 14 días en una dosis de 550 mg tres veces al día ha mostrado una mayor tasa de respuesta para mejorar la distensión abdominal subjetiva en al menos 2 de las primeras 4 semanas de tratamiento en comparación con el

placebo en pacientes con SII-No E. Así, debido al corto período de tratamiento, la rifaximina también puede utilizarse como tratamiento de primera línea, incluso considerando el estreñimiento ocasional que refiere la paciente.[8] La rifaximina también se utiliza para tratar SBID,[9] por lo tanto, el hecho de que este paciente reportará eructos y flatulencia junto con distensión abdominal visible y distensión abdominal subjetiva, sugirió que es de valor considerar un ensayo con rifaximina.

6. **Procinéticos:** Los pacientes con distensión abdominal funcional y SII tienen una depuración de gas alterada del colon proximal pero una acomodación colónica normal a la infusión de gas. Teniendo en cuenta que la paciente actual informó distensión abdominal verdaderamente visible y mostró acumulación de gas en el colon en el Radiografía RUV, un procinético es otra opción de tratamiento. En general, la distensión abdominal subjetiva y/o visible se evaluaron como criterios de valoración secundarios o como síntomas individuales como parte de una puntuación compuesta en lugar de criterios de valoración primarios en ensayos clínicos con procinéticos.[10,11] Por ejemplo, el tegaserod, un agonista de 5-HT4, en una dosis de 6 mg dos veces al día demostró ser superior al placebo en la proporción de pacientes con SII-E que informaron una mejoría en la distensión abdominal subjetiva. En dos ensayos multicéntricos idénticos, doble ciego, aleatorizados, controlados con placebo entre mujeres con dispepsia funcional, tegaserod 6 mg dos veces al día mejoró significativamente la severidad de la distensión abdominal subjetiva.[12] La prucaloprida, un agonista selectivo de 5-HT4 de alta afinidad, demostró en cuatro estudios aleatorizados controlados con placebo en mujeres con estreñimiento crónico (EC), reducir los síntomas de distensión abdominal subjetiva con 2 mg al día.[13] Se encontró que la misma dosis es efectiva para mejorar las puntuaciones de distensión abdominal subjetiva / visible en pacientes con gastroparesia después de 4 semanas de tratamiento. El efecto de la itoprida, un antagonista del receptor de dopamina D2 y el inhibidor de la acetilcolinesterasa se probó en pacientes diabéticos de la India con motilidad gastrointestinal reducida y que mantenían el control glucémico.[14] Después de 4 semanas, se redujo el número de pacientes que presentaron distensión abdominal subjetiva y ninguno presentó síntomas graves.[14] Por lo tanto, seria valioso probar la itoprida para la distensión abdominal subjetiva alta y otros síntomas relacionados, como se hizo con esta paciente. Está disponible en Asia, hasta cierto punto en Europa del Este y en México. La acotiamida, un autorreceptor muscarínico presináptico mixto e inhibidor de la colinesterasa, que mejoró tanto la contractilidad gástrica como la acomodación en modelos preclínicos, mostró superioridad sobre el placebo en la distensión abdominal subjetivo superior en un estudio en Japón.[15]

7. **Secretagogos:** Se podrían considerar agentes prosecretores en pacientes con estreñimiento funcional y SII-E con distensión abdominal subjetiva y visible

como lubiprostona, linaclotida, plecanatida en EC y tenapanor en SII-E. En una revisión sistemática y un metaanálisis en red sobre el SII-E, la lubiprostona (8 mg dos veces al día), la linaclotida (290 mcg una vez al día) y el tenapanor (50 mg dos veces al día) fueron todos superiores al placebo para reducir la distensión abdominal subjetiva, con tenapanor clasificando de primero.[16]

8. **Dieta:** Se ha mostrado que una dieta baja en FODMAP (oligo, disacáridos, monosacáridos y polioles fermentables) disminuye el porcentaje de pacientes que se quejan de distensión abdominal subjetiva; sin embargo, estos estudios se han realizado en el SII como con la mayoría de los tratamientos para la distensión abdominal subjetiva y/o visible. Por lo tanto, son necesarios estudios controlados bajos en FODMAP y otros como dietas sin gluten en pacientes con distensión abdominal funcional. Sin embargo, en esta paciente ya se habían probado varios tratamientos dietéticos sin beneficio.

9. **Terapia dirigida al eje cerebro-intestino (tratamientos conductuales):** Se ha informado que la biorretroalimentación para entrenar a los pacientes a coordinar la actividad de sus músculos abdominotorácicos es beneficiosa en pacientes con disinergia abdomino-frénica DAF. Sin embargo, como sugieren las imágenes de abdomen simple, este no parece ser el caso en esta paciente.

Referencias

1. Mearin F, Lacy B, Chang L, et al. Bowel Disorders. In: Drossman DA, Chang L, Chey WD, Kellow J, Tack J, Whitehead WE, eds. Rome IV Functional Gastrointestinal Disorders – Disorders of Gut-Brain Interaction. Volume 2. Raleigh NC USA Rome Foundation, 2016:167-258.
2. Villoria A, Azpiroz F, Burri E, et al. Abdomino-phrenic dyssynergia in patients with abdominal bloating and distension. Am J Gastroenterol 2011;106:815-9.
3. Schmulson MJ, Ortiz-Garrido OM, Hinojosa C, et al. A single session of reassurance can acutely improve the self-perception of impairment in patients with IBS. J Psychosom Res 2006;61:461-7.
4. Martinez-Vazquez MA, Vazquez-Elizondo G, Gonzalez-Gonzalez JA, et al. Effect of antispasmodic agents, alone or in combination, in the treatment of Irritable Bowel Syndrome: systematic review and meta-analysis. Rev Gastroenterol Mex 2012;77:82-90.
5. Niu HL, Xiao JY. The efficacy and safety of probiotics in patients with irritable bowel syndrome: Evidence based on 35 randomized controlled trials. Int J Surg 2020;75:116-127.
6. Spiller R, Pélerin F, Cayzeele Decherf A, et al. Randomized double blind placebo-controlled trial of Saccharomyces cerevisiae CNCM I-3856 in irritable bowel syndrome: improvement in abdominal pain and bloating in those with predominant constipation. United European Gastroenterol J 2016;4:353-62.
7. Tuck CJ, Taylor KM, Gibson PR, et al. Increasing Symptoms in Irritable Bowel Symptoms With Ingestion of Galacto-Oligosaccharides Are Mitigated by alpha-Galactosidase Treatment. Am J Gastroenterol 2018;113:124-134.
8. Pimentel M, Lembo A, Chey WD, et al. Rifaximin therapy for patients with irritable bowel syndrome without constipation. N Engl J Med 2011;364:22-32.

9. Rao SSC, Bhagatwala J. Small Intestinal Bacterial Overgrowth: Clinical Features and Therapeutic Management. Clin Transl Gastroenterol 2019;10:e00078.
10. Schmulson M, Chang L. Review article: the treatment of functional abdominal bloating and distension. Aliment Pharmacol Ther 2011;33:1071-86.
11. Lacy BE, Cangemi D, Vazquez-Roque M. Management of Chronic Abdominal Distension and Bloating. Clin Gastroenterol Hepatol 2020.
12. Vakil N, Laine L, Talley NJ, et al. Tegaserod treatment for dysmotility-like functional dyspepsia: results of two randomized, controlled trials. Am J Gastroenterol 2008;103:1906-19.
13. Ke M, Tack J, Quigley EM, et al. Effect of Prucalopride in the Treatment of Chronic Constipation in Asian and Non-Asian Women: A Pooled Analysis of 4 Randomized, Placebo-controlled Studies. J Neurogastroenterol Motil 2014;20:458-68.
14. Rai RR, Choubal CC, Agarwal M, et al. A Prospective Multicentric Postmarketing Observational Study to Characterize the Patient Population with Reduced Gastrointestinal Motility among Indian Diabetic Patients Receiving Itopride: The Progress Study. Int J Appl Basic Med Res 2019;9:148-153.
15. Matsueda K, Hongo M, Tack J, et al. A placebo-controlled trial of acotiamide for meal-related symptoms of functional dyspepsia. Gut 2012;61:821-8.
16. Black CJ, Burr NE, Quigley EMM, et al. Efficacy of Secretagogues in Patients With Irritable Bowel Syndrome With Constipation: Systematic Review and Network Meta-analysis. Gastroenterology 2018;155:1753-1763.

3-24. ESTREÑIMIENTO INDUCIDO POR OPIOIDES (EIO) (Moderado)

Caso clínico

Un hombre de 72 años con una larga historia de enfermedad pulmonar obstructiva crónica tratada con corticosteroides frecuentes, que se complicó con una fractura por compresión de L1 hace aproximadamente siete meses que provocó un dolor significativo, recibe tratamiento con oxicodona 5 mg y acetaminofén 325 mg cada seis a ocho horas según sea necesario. Desde que comenzó con la oxicodona, informa heces duras que son difíciles de evacuar, tiempo excesivo en el baño, esfuerzo para evacuar, distensión abdominal subjetiva, ardor retroesternal, saciedad temprana y náuseas. Su última evacuación intestinal fue hace cinco días y, en general, solo ha tenido una o dos evacuaciones por semana. Antes de iniciar la terapia con opiáceos, negó tener molestias intestinales. Comenzó con suplementos de fibra y ablandadores de heces cuando inicio con el agonista opioide, pero sus síntomas han progresado a pesar de estos tratamientos. Recientemente se ha saltado deliberadamente una o dos dosis de su opioide, lo que le provoca un dolor de espalda intenso y debilitante, en un intento por aliviar sus síntomas intestinales. Con el esfuerzo, ha visto algo de sangre en el inodoro, aunque informa que se ha realizado una colonoscopia en el último año que solo mostró hemorroides internas. Ha tenido síntomas similares de hemorroides en el pasado.

Categorías de PCMD

A. **Diagnóstico Categórico:** Estreñimiento inducido por opioides (EIO)

B. **Modificadores Clínicos:** Distensión abdominal subjetiva, náuseas, ardor retroesternal

C. **Impacto en las Actividades Diarias:** Moderado

D. **Modificadores Psicosociales:** Ninguno conocido

E. **Características Fisiológicas y Biomarcadores:** Ninguno conocido

Explicación de las Categorías de PCMD

A. **Diagnóstico Categórico:** Este paciente cumple con los criterios de Roma IV para el estreñimiento inducido por opioides (EIO).[1] No reporta estreñimiento significativo u otros problemas intestinales antes de comenzar a tomar un opioide para el dolor crónico, pero desde entonces ha desarrollado un cambio en los hábitos intestinales y el patrón de evacuación de base. Sus síntomas incluyen <3 deposiciones por semana, heces duras y sensación de evacuación incompleta durante al menos el 25 % de las defecaciones, con aparición de síntomas tras el inicio de analgésicos opioides. Consulte el Apéndice A para conocer los criterios de diagnóstico.

B. **Modificadores Clínicos:** EIO es parte de un espectro de síntomas que se incluyen en la categoría general de trastorno intestinal inducido por opioides. Otros síntomas del trastorno intestinal inducido por opioides[1] incluyen distensión abdominal subjetiva, náuseas, saciedad temprana y ardor retroesternal que comienza después del inicio de los analgésicos opioides.

C. **Impacto en las Actividades Diarias:** Moderado. El impacto de sus síntomas es moderado, ya que le han hecho reducir el uso de su medicamento para el dolor, lo que a su vez le ha causado un dolor de espalda intenso, lo que limita su movilidad y calidad de vida. El paciente respondió Moderado a la pregunta: "En general, ¿en qué medida interfieren sus síntomas con sus actividades (trabajo, escuela, actividades sociales, autocuidado, concentración y rendimiento)?"

D. **Modificadores Psicosociales:** Ninguno conocido. No hay banderas rojas psicosociales, y no hay registro de dificultades psicosociales por informe propio del paciente, ni ha habido un comportamiento de búsqueda de drogas o evidencia de abuso de medicamentos como lo demuestra la voluntad del paciente de suspender voluntariamente su opioide en forma temporal para defecar.

E. **Características Fisiológicas y Biomarcadores:** Ninguno conocido

Evaluación General

Este paciente tiene estreñimiento inducido por opioides. Su dolor es causado por una fractura por compresión de L1, y sin opioides siente un dolor debilitante que limita su movilidad. Además de sus molestias intestinales y defecatorias, también tiene una serie de síntomas abdominales que incluyen distensión abdominal subjetiva, ardor retroesternal y náuseas. No ha respondido a una prueba de fibra y ablandador de heces y ha recurrido a omitir dosis de su medicamento para el dolor debido a sus molestias gastrointestinales.

Tratamiento

En general, los tratamientos conservadores deben utilizarse como tratamiento de primera línea, seguidos de tratamientos más novedosos y costosos, aunque el tratamiento, de forma individual o combinada, dependerá de las características del paciente y de la respuesta terapéutica a los tratamientos previos.

1. **Ablandadores de heces y laxantes:** No existen ensayos controlados de estos enfoques en EIO, pero debido al bajo costo y la disponibilidad, es razonable probarlos como terapia de primera línea. La Guía AGA (siglas en Inglés

para la Asociación Americana de Gastroenterología) sobre el manejo del estreñimiento inducido por opioides se publicó en 2019.[2] Esta guía práctica recomienda el uso de laxantes como agentes de primera línea en pacientes con EIO. Los laxantes que han demostrado eficacia en los ensayos de EIO y estreñimiento idiopático crónico incluyen PEG (polietilenglicol), un laxante osmótico, bisacodilo y picosulfato de sodio, que son laxantes estimulantes. Sin embargo, faltan ensayos controlados aleatorios de alta calidad que evalúen estos agentes en pacientes con EIO. Hay un ensayo controlado aleatorizado que muestra la eficacia del laxante osmótico polietilenglicol en pacientes con estreñimiento inducido por metadona.[7]

2. **Antagonistas periféricos del receptor opioide mu (PAMORAs por sus siglas en inglés):** En ensayos controlados aleatorios, varios antagonistas opioides mu periféricos han demostrado ser efectivos para el EIO sin afectar negativamente las propiedades analgésicas de los opiáceos. Varios PAMORAs ahora están aprobados para el tratamiento de EIO en varios países del mundo. La metilnaltrexona está disponible en formulaciones subcutáneas y orales. Se ha demostrado que mejora la EIO en pacientes sin cáncer que usan terapia crónica con opiáceos.[8,9] Se ha demostrado que el naloxegol, una formulación oral de naloxona pegilado, mejora el EIO en pacientes sin cáncer que usan analgésicos opiáceos crónicos. En ensayos de fase III metodológicamente rigurosos, el naloxegol mejoró la EIO en la población general del estudio y en pacientes que no habían respondido previamente a las terapias laxantes estándar.[10,11] La naldemedina es otro PAMORA oral que ha mostrado su eficacia para el EIO en pacientes con dolor crónico no relacionado con el cáncer en múltiples ensayos clínicos aleatorios controlados con placebo.[12-14] En pacientes con EIO refractario a laxantes, la guía AGA recomienda naldemedina.[2] Los efectos secundarios más comunes con PAMORA son de origen gastrointestinal, siendo los más comunes el dolor abdominal, la diarrea y las náuseas.

3. **Agentes prosecretores:** La lubiprostona es una prostona de acción luminal derivada de la prostaglandina E1 que activa selectivamente los canales ClC-2 ubicados en la superficie apical de los enterocitos, provocando una secreción neta de agua en la luz del intestino. La lubiprostona ha sido aprobada para el tratamiento de adultos con estreñimiento inducido por opioides (24 µg dos veces al día) según dos estudios aleatorios controlados.[15,16] Los efectos adversos más frecuentes fueron náuseas y diarrea. La linaclotida y la plecanatida son agonistas y secretagogos del guanilato ciclasa C que están aprobados para el tratamiento del estreñimiento idiopático crónico, pero no se han informado ensayos en EIO.

4. **Procinéticos:** La prucaloprida es un agonista del receptor 5-HT_4 que está aprobado en dosis de 1 y 2 mg para el estreñimiento idiopático crónico. Un pequeño ensayo controlado aleatorizado ha demostrado la eficacia potencial del agonista 5-HT_4 prucaloprida en el tratamiento del estreñimiento inducido

por opioides.[17] El ensayo evaluó placebo y prucaloprida 2 mg o 4 mg al día durante cuatro semanas; solo se obtuvo significación estadística en la primera semana para la dosis de 4 mg.

5. **Combinación de dosis fija de liberación prolongada de oxicodona/naloxona:** Una combinación de dosis fija de oxicodona y el antagonista opioide no selectivo naloxona está disponible en varios países. La liberación prolongada se elige para permitir un gran primer paso de la naloxona en el hígado, lo que contrarresta los efectos del estreñimiento inducido por los opioides en el intestino mientras se preservan los efectos analgésicos centrales de la oxicodona mediante una exposición sistémica baja. En ensayos controlados que compararon la preparación combinada con la oxicodona por si sola, se observó una eficacia analgésica similar y menos deterioro de la función intestinal.[18,19] Sin embargo, este enfoque solo está disponible en combinación de dosis fija con oxicodona, y no con otros opioides. Además, hay una serie de reportes de pérdida de la eficacia analgésica y signos de abstinencia de opioides con la primera dosis, la dosis alta o el triturado de las tabletas de la preparación combinada, o cuando la tableta se usa incorrectamente para la administración parenteral.[20]

Referencias

1. Mearin FL, B.E.; Chang, L.; Chey, W.D.; Lembo, A.J.; Simren, M. Functional Bowel Disorders. In: Drossman Dea, ed. Rome IV2016.
2. Crockett SD, Greer KB, Heidelbaugh JJ, et al. American Gastroenterological Association Institute Guideline on the Medical Management of Opioid-Induced Constipation. Gastroenterology 2019;156:218-26.
3. Kumar L, Barker C, Emmanuel A. Opioid-induced constipation: pathophysiology, clinical consequences, and management. Gastroenterology research and practice 2014;2014:141737.
4. Nelson AD, Camilleri M. Chronic opioid induced constipation in patients with nonmalignant pain: challenges and opportunities. Therap Adv Gastroenterol 2015; 8:206-20.
5. McMillan SC, Tofthagen C, Small B, Karver S, Craig D. Trajectory of medication-induced constipation in patients with cancer. Oncol Nurs Forum 2013;40:E92-E100.
6. Coyne KS, LoCasale RJ, Datto CJ, Sexton CC, Yeomans K, Tack J. Opioid-induced constipation in patients with chronic noncancer pain in the USA, Canada, Germany, and the UK: descriptive analysis of baseline patient-reported outcomes and retrospective chart review. Clinicoecon Outcomes Res 2014;6:269-81.
7. Freedman MD, Schwartz HJ, Roby R, Fleisher S. Tolerance and efficacy of polyethylene glycol 3350/electrolyte solution versus lactulose in relieving opiate induced constipation: a double-blinded placebo-controlled trial. J Clin Pharmacol 1997;37:904-7.
8. Thomas J, Karver S, Cooney GA, et al. Methylnaltrexone for opioid-induced constipation in advanced illness. N Engl J Med 2008;358:2332-43.
9. Rauck R, Slatkin NE, Stambler N, Harper JR, Israel RJ. Randomized, Double-Blind Trial of Oral Methylnaltrexone for the Treatment of Opioid-Induced Constipation in Patients with Chronic Noncancer Pain. Pain Pract 2017;17:820-8.

10. Chey WD, Webster L, Sostek M, Lappalainen J, Barker PN, Tack J. Naloxegol for opioid-induced constipation in patients with noncancer pain. N Engl J Med 2014;370: 2387-96.
11. Webster L, Chey WD, Tack J, Lappalainen J, Diva U, Sostek M. Randomised clinical trial: the long-term safety and tolerability of naloxegol in patients with pain and opioid-induced constipation. Aliment Pharmacol Ther 2014;40:771-9.
12. Webster LR, Yamada T, Arjona Ferreira JC. A Phase 2b, Randomized, Double-Blind Placebo-Controlled Study to Evaluate the Efficacy and Safety of Naldemedine for the Treatment of Opioid-Induced Constipation in Patients with Chronic Noncancer Pain. Pain Med 2017;18:2350-60.
13. Webster LR, Nalamachu S, Morlion B, et al. Long-term use of naldemedine in the treatment of opioid-induced constipation in patients with chronic noncancer pain: a randomized, double-blind, placebo-controlled phase 3 study. Pain 2018;159:987-94.
14. Wild J, Webster L, Yamada T, Hale M. Safety and Efficacy of Naldemedine for the Treatment of Opioid-Induced Constipation in Patients with Chronic Non-Cancer Pain Receiving Opioid Therapy: A Subgroup Analysis of Patients >/= 65 Years of Age. Drugs Aging 2020;37:271-9.
15. Cryer B, Katz S, Vallejo R, Popescu A, Ueno R. A randomized study of lubiprostone for opioid-induced constipation in patients with chronic noncancer pain. Pain Med 2014;15:1825-34.
16. Jamal MM, Adams AB, Jansen JP, Webster LR. A randomized, placebo-controlled trial of lubiprostone for opioid-induced constipation in chronic noncancer pain. Am J Gastroenterol 2015;110:725-32.
17. Sloots CE, Rykx A, Cools M, Kerstens R, De Pauw M. Efficacy and safety of prucalopride in patients with chronic noncancer pain suffering from opioid-induced constipation. Dig Dis Sci 2010;55:2912-21.
18. Lowenstein O, Leyendecker P, Lux EA, et al. Efficacy and safety of combined prolonged-release oxycodone and naloxone in the management of moderate/severe chronic non-malignant pain: results of a prospectively designed pooled analysis of two randomised, double-blind clinical trials. BMC Clin Pharmacol 2010;10:12.
19. Blagden M, Hafer J, Duerr H, Hopp M, Bosse B. Long-term evaluation of combined prolonged-release oxycodone and naloxone in patients with moderate-to-severe chronic pain: pooled analysis of extension phases of two Phase III trials. Neurogastroenterol Motil 2014;26:1792-801.
20. Wong A, Macleod D, Robinson J, Koutsogiannis Z, Graudins A, Greene SL. Oxycodone/naloxone preparation can cause acute withdrawal symptoms when misused parenterally or taken orally. Clin Toxicol (Phila) 2015;53:815-8.

4. Trastornos de Dolor Gastrointestinal Mediados Centralmente

4-1. SÍNDROME DE DOLOR ABDOMINAL MEDIADO CENTRALMENTE (SDAC) (Moderado)

Caso clínico

Una mujer de 37 años había tenido síntomas leves de síndrome de intestino irritable con predominio de estreñimiento (SII-E) desde su adolescencia. Vivió una infancia feliz y no tuvo problemas psicológicos aparentes, aunque admitió que se preocupaba en exceso. Al cumplir poco más de 20 años, desarrolló un episodio de dolor abdominal intenso en el cuadrante inferior derecho, lo que la llevó a someterse a una apendicectomía por un absceso apendicular. Continuó sintiendo dolor abdominal del lado derecho y se le hizo una ecografía abdominal que reveló algunos quistes en el ovario derecho. Posteriormente, se sometió a una ooforectomía derecha, pero este procedimiento no logró aliviar el dolor y pareció empeorarlo. Notó que el dolor ya no estaba asociado con las evacuaciones, sino que empeoraba al comer y como consecuencia, restringió su dieta, lo que resultó en una pérdida de peso de 5 kg. Se pensó que el dolor continuo se debía a las adherencias. Se sometió a una laparoscopia con adherenciolisis, pero esta operación tampoco logró reducir sus síntomas. Comenzó con codeína 30 mg tres veces al día, que solo ayudó un poco con el dolor, pero empeoró su estreñimiento. La relación con su novio se volvió problemática debido a que su dolor empeoraba con cualquier forma de actividad sexual. Continúa manteniendo su trabajo como contadora, pero ha tenido que ausentarse del trabajo dos o tres días durante los últimos meses. Durante este tiempo, se volvió pesimista y sintió más frustración, pensando que nunca mejoraría.

Categorías de PCMD

A. **Diagnóstico Categórico:** Síndrome de dolor abdominal mediado centralmente (SDAC)

B. **Modificadores Clínicos:** Múltiples intervenciones quirúrgicas abdominales

C. **Impacto en las Actividades Diarias:** Moderado

D. **Modificadores Psicosociales:** Aislamiento social y depresión

E. **Características Fisiológicas y Biomarcadores:** Ninguno

Explicación de las Categorías de PCMD

A. **Diagnóstico Categórico:** Síndrome de dolor abdominal mediado centralmente. Esta paciente cumple con los criterios de Roma IV para SDAC, ya que el dolor no asociado con las evacuaciones era la característica predominante y su disfunción intestinal fue relativamente leve hasta que comenzó a tomar codeína.[1,2] Consulte el Apéndice A para conocer los criterios de diagnóstico.

B. **Modificadores Clínicos:** Múltiples intervenciones quirúrgicas abdominales. Después de la apendicitis, su dolor se atribuyó erróneamente a una serie de condiciones que se creía que respondían a la corrección quirúrgica (quistes ováricos y adherencias). Es bien sabido que una proporción de individuos que se someten a una variedad de procedimientos quirúrgicos desarrollan dolor crónico después de la cirugía, y el dolor abdominal no es una excepción.[3] Los síntomas comenzaron como SII, pero gradualmente con cada intervención quirúrgica, se produjo una sensibilización visceral. Posteriormente, al continuar el dolor visceral, se volvió más constante y menos relacionado con las características clínicas del SII. Aunque la paciente todavía padecía de estreñimiento, no se correlacionó con dolor abdominal crónico. La cronicidad del dolor puede deberse a un cambio de la sensibilización visceral a la central. Esto, con el tiempo refleja un aporte más significativo de la desinhibición del SNC sobre el aumento de la señalización intestinal.[1,4]

C. **Impacto en las Actividades Diarias:** Moderado. La paciente ha podido mantener su trabajo como contadora, pero ha tenido que faltar en varias ocasiones. La paciente respondió Moderado a la pregunta: "En general, ¿en qué medida interfieren sus síntomas con sus actividades (trabajo, escuela, actividades sociales, autocuidado, concentración y rendimiento)?" Con frecuencia, múltiples procedimientos quirúrgicos pueden llevar a síndromes de dolor postoperatorio, que a menudo son difíciles de manejar. También puede dar lugar a intervenciones farmacológicas excesivas, incluyendo los opioides.

D. **Modificadores Psicosociales:** Estaba deprimida. Las dificultades sexuales, algunas ausencias laborales debido a su enfermedad y la dificultad de comer debido al dolor, trastornaron aún más su estado de ánimo. Esto la llevó a sentir que nunca mejoraría.

E. **Características Fisiológicas y Biomarcadores:** Ninguno conocido.

Evaluación General

Esta paciente tenía antecedentes tempranos de SII-E, que progresó a un síndrome de dolor abdominal mediado centralmente. Su dolor se vio agravado por varios factores: preocupación por sus síntomas, depresión y consumo de codeína.

Tratamiento

1. **Educar y tranquilizar:** La educación consistiría en darle una explicación completa del SDAC. Esto incluiría una discusión sobre el eje cerebro-intestino y la transición de la hipersensibilidad visceral a la hipersensibilidad central. Una explicación del eje cerebro-intestino en relación con el dolor crónico se

encuentra en el siguiente enlace: https://romedross.video/3b8jcVz. Los centros de control del dolor del cerebro tienen una falla en la regulación a la baja en las señales viscerales entrantes de forma adecuada. También sería esencial discutir qué se puede y qué no se puede lograr con el tratamiento. El tranquilizar al paciente mediante una explicación adecuada sería señalar que, aunque no se puede lograr llegar a una cura, la paciente debería ser capaz de controlar sus síntomas.[4] Como mínimo, esto significaría una reducción de la discapacidad por el dolor y cierto alivio del dolor con el tratamiento adecuado.

2. **Neuromoduladores:** Dado el grado de dolor abdominal crónico del paciente y la necesidad de suspender los opioides, el enfoque recomendado sería recetar un antidepresivo tricíclico (ATC) o un inhibidor de la recaptación de serotonina-noradrenalina (IRSN) para la analgesia central además de los beneficios sobre la depresión.[5] Estas dos clases de antidepresivos son preferibles a los inhibidores selectivos de la recaptación de serotonina (ISRS) ya que tienen actividad noradrenérgica y serotoninérgica, que es más eficaz para las afecciones dolorosas crónicas.[4,5] Debido a que los ATC pueden producir estreñimiento como efecto secundario, inicialmente un agente IRSN sería la opción preferida.[6]

3. **Interrumpir la codeína:** Se motiva a la paciente a reducir el consumo de codeína e intentar retirar este fármaco por completo. Además, existe evidencia de que recetar un antidepresivo también puede aumentar el proceso de desintoxicación debido al efecto de la medicación en la reducción de la actividad del receptor tipo toll (TLR-4) de las células gliales, el mecanismo asociado con SIN (síndrome de intestino narcótico).[7]

4. **Tratar el estreñimiento:** Tratar el estreñimiento puede reducir su aporte al dolor. Por lo general, esto se puede lograr mediante el uso de un laxante tradicional como la solución de PEG (polietilenglicol) en cualquier dosis que se adapte al paciente. Estos laxantes se deben utilizar de forma continua en una paciente como esta, en la que el estreñimiento es de larga duración. De lo contrario, se puede probar uno de los medicamentos de reciente introducción, como la linaclotida o la plecanatida, ya que existe cierta evidencia de que podrían tener un efecto benéfico sobre el dolor abdominal.[8,9]

5. **Tratamientos conductuales y dirigidos al eje cerebro-intestino:** Existe evidencia de que la terapia cognitivo-conductual y la hipnoterapia centrada en el intestino son tratamientos efectivos para los trastornos dolorosos crónicos y que los efectos benéficos generalmente continúan durante varios años.[10] Esta paciente también puede verse beneficiada de la reformulación de los pensamientos desadaptativos y pesimistas, si no mejora. Estos tratamientos también tienen la ventaja de reducir el dolor y los múltiples síntomas somáticos que suelen padecer estos pacientes. Además, tiene beneficios psicológicos inconfundibles, ya que puede reducir la ansiedad y la depresión y minimizar

las cogniciones desadaptativas.[11] A la mayoría de los pacientes con SDAC se les receta un antidepresivo, y la combinación de un antidepresivo y un tratamiento de terapia dirigida al eje cerebro-intestino puede ser más eficaz que cualquiera de ellos por sí solo.[11]

Referencias

1. Whorwell P, Keefer L, Drossman DA, et al. Centrally Mediated Disorders of Gastrointestinal Pain. In: Drossman DA, Chang L, Chey WD, Kellow J, Tack J, Whitehead WE, eds. Rome IV Functional Gastrointestinal Disorders – Disorders of Gut-Brain Interaction. 4th ed. Raleigh, NC: Rome Foundation, 2016:259-316.
2. Keefer L, Drossman DA, Guthrie E, et al. Centrally Mediated Disorders of Gastrointestinal Pain. Gastroenterology 2016; 150:1408-1419.
3. Sperber AD, Morris CB, Greemberg L, et al. Development of abdominal pain and IBS following gynecological surgery: A prospective, controlled study. Gastroenterology 2008; 134:75-84.
4. Drossman DA, Ruddy J. Gut Feelings: Disorders of Gut-Brain (DGBI) Interaction and the Patient-Doctor Relationship. Chapel Hill, NC: DrossmanCare, 2021.
5. Drossman DA, Tack J, Ford AC, et al. Neuromodulators for Functional GI Disorders (Disorders of Gut-Brain Interaction): A Rome Foundation Working Team Report. Gastroenterology 2018; 154:1140-1171.
6. Sobin WH, Heinrich TW, Drossman DA. Central Neuromodulators for Treating Functional GI Disorders: A Primer. American Journal of Gastroenterology 2017; 112:693-701.
7. Hutchinson MR, Loram LC, Zhang Y, et al. Evidence that tricyclic small molecules may possess toll-like receptor and myeloid differentiation protein 2 activity. Neuroscience 2010; 168:551-563.
8. Black CJ, Burr NE, Quigley EMM, et al. Efficacy of Secretagogues in Patients with Irritable Bowel Syndrome with Constipation: Systematic Review and Network Meta-analysis. Gastroenterology 2018; 155:1753-1763.
9. Rao SS, Quigley EM, Shiff SJ, et al. Effect of linaclotide on severe abdominal symptoms in patients with irritable bowel syndrome with constipation. Clin. Gastroenterol. Hepatol 2014; 12:616-623.
10. Keefer L, Palsson OS, Pandolfino JE. Best Practice Update: Incorporating Psychogastroenterology into Management of Digestive Disorders. Gastroenterology 2018; 154:1249-1257.
11. Levy RL, Crowell MD, Drossman DA, et al. Biopsychosocial Aspects of Functional Gastrointestinal Disorders: How Central and Environmental Processes Contribute to the Development and Expression of FGIDs. In: Drossman DA, Chang L, Chey WD, Kellow J, Tack J, Whitehead WE, eds. Rome IV Functional Gastrointestinal Disorders – Disorders of Gut-Brain Interaction. 4th ed. Raleigh, NC: Rome Foundation, 2016:443-560.

4-2. SÍNDROME DE DOLOR ABDOMINAL MEDIADO CENTRALMENTE (SDAC) (Moderado) – Multicultural

Caso clínico

Un sacerdote católico de 66 años, nacido en Europa vive desde hace más de 30 años en Brasil. Tiene una historia de 40 años de dolor abdominal, distensión abdominal subjetiva y "fatiga abdominal". El dolor fluctúa en intensidad pero está presente todos los días y no se asocia con las evacuaciones. También refiere dolor articular, mareos, dolores de cabeza y dificultad para dormir por lo que ha consultado con especialistas. Limita su alimentación en la creencia de que la comida lo enferma, aunque no existe una asociación clara entre su dolor y la alimentación. El examen físico muestra dolor abdominal difuso sin signos de irritación peritoneal. El signo de Carnett es negativo. Las pruebas diagnósticas a lo largo de los años han sido normales. El sacerdote come en un comedor comunal en lugares establecidos. Su compañero de mesa tuvo cáncer de lengua, lo que dificultaba mucho la comunicación a la hora de comer; los síntomas abdominales del paciente aumentaron cuando se diagnosticó la malignidad. Han circulado rumores en el monasterio sobre abuso sexual en su infancia, pero el sacerdote se ha negado a hablar de ello. Aunque se ha sentido deprimido, no quiso ser referido para una evaluación psicológica o psiquiátrica. Se siente solo tras la pérdida de algunos de sus viejos amigos, no mantiene contacto con su familia y trata de evitar "quejarse" porque no se considera un comportamiento aceptable en la orden. Teme que lo envíen a un retiro donde se atiende a miembros ancianos y enfermos de su orden. Por lo tanto, es sumiso ante sus superiores y siente que ellos no se dan cuenta de su sufrimiento o necesidades en relación con los síntomas.

Categorías de PCMD

A. **Diagnóstico Categórico**: Síndrome de dolor abdominal mediado centralmente (SDAC)

B. **Modificadores Clínicos:** Síndromes somáticos funcionales. Sueño perturbado. Influencias socioculturales que afectan el diagnóstico y el tratamiento.

C. **Impacto en las Actividades Diarias:** Moderado

D. **Modificadores Psicosociales:** Ansiedad y síntomas depresivos y posibles antecedentes de abuso sexual

E. **Características Fisiológicas y Biomarcadores:** Ninguno

Explicación de las Categorías de PCMD

A. **Diagnóstico Categórico:** Este paciente cumple con los criterios de Roma IV para SDAC.[1] Consulte el Apéndice A para conocer los criterios de diagnóstico. SDAC se reconoce principalmente como un trastorno central de la interacción intestino-cerebro con asociación de dolor con procesamiento central alterado y reducción de la inhibición de las señales periféricas nociceptivas. No tiene síndrome de intestino irritable (SII), ya que tiene dolor abdominal constante no asociado con las evacuaciones o los alimentos, y deterioro en el funcionamiento de sus actividades diarias. No hay evidencia de que esté fingiendo estar enfermo.

B. **Modificadores Clínicos:** Presenta múltiples síntomas médicos inexplicables y trastornos del sueño. La presencia de otros síntomas extra gastrointestinales y síndromes funcionales en un paciente con SII o SDAC lleva a un mayor deterioro de su calidad de vida y la función relacionadas con la salud que cualquiera de los síndromes por sí solo.[2,3] Existen factores psicosociales significativos que afectan la historia clínica y la evolución de este paciente que están relacionados con su infancia, creencias religiosas y vocación, apoyo social y habilidades para afrontar situaciones que se presentan en su vida.[4] Las influencias socioculturales se relacionan con su posición relativamente baja en la orden religiosa y su temor a una reubicación desfavorable; también rechaza la ayuda psiquiátrica y evita mencionar su sufrimiento con demasiada frecuencia. Los procesos diagnósticos y terapéuticos han sido limitados. Las explicaciones psicológicas y el tratamiento psiquiátrico no son bien aceptados. Una amenaza latente que le preocupa en especial es el temor a ser trasladado a un lugar reservado para miembros de la orden que sean ancianos o padezcan enfermedades graves. La cultura de un comportamiento sumiso y obediencia incondicional que prevalece en la orden es habitual en entornos religiosos y militares y es fundamental en la vida de estas personas. No se abre con su médico, colegas y superiores sobre sus relaciones interpersonales o su capacidad de describir síntomas y quejas. Los miembros de órdenes religiosas a menudo pierden el contacto con sus familias y pasan sus últimos años solos con otros colegas ancianos/seniles que son extraños, aunque hayan vivido en la misma comunidad.

C. **Impacto en las Actividades Diarias:** Los síntomas del paciente han tenido poco impacto en sus responsabilidades profesionales, que son muy limitadas a esta edad, sin embargo, han reducido su horario de oración y han tenido un impacto nocivo de larga duración en su calidad de vida, actividades social y en la relación con sus compañeros. Está muy limitado en su capacidad de disfrutar la vida y pasa cada vez más tiempo solo en su habitación.

D. **Modificadores Psicosociales:** Este paciente exhibe y reporta ansiedad y síntomas depresivos por temor a ser removido del monasterio. Existe un problema potencial de abuso sexual infantil reprimido. Su red de apoyo social es débil y su habilidad de afrontar situaciones del diario es limitada.

E. **Características Fisiológicas y Biomarcadores:** Ninguno conocido

Evaluación General

Este paciente tiene una larga historia de molestias y síntomas gastrointestinales, descritos como "fatiga abdominal". Existen asociaciones presuntas con factores psicosociales y culturales relacionados con su crianza y afiliación a una orden religiosa con su estilo rígido de vida. Sus percepciones de las posibles consecuencias al buscar atención médica le han impedido hacerlo la mayor parte del tiempo, y carece de las habilidades para negociar un proceso de atención médica que satisfaga tanto sus propias necesidades como las de la comunidad en la que vive y se desempeña.

Tratamiento

1. **Relación médico-paciente:** El tratamiento del SDAC, que siempre es desafiante, se dificulta porque el paciente ha percibido nociones sobre lo que puede y no puede decir en su relación terapéutica con el médico tratante. Por lo tanto, el médico puede sentir presión (verdadera o falsamente percibida) de los niveles más altos de la jerarquía de la orden para deslegitimar las quejas del paciente. La presencia de una posible comorbilidad psiquiátrica, como la hipocondría, puede aumentar la dificultad de establecer una asociación terapéutica exitosa con el médico tratante. La clave de la atención es encontrar una manera de superar estas barreras y permitir que el paciente reciba tratamiento mientras se disipan los temores que a menudo se derivan de los patrones de pensamiento desadaptativos. Por ejemplo, las preocupaciones del paciente acerca de ser enviado a un centro para miembros ancianos y enfermos de la orden pueden estar totalmente fuera de lugar en este caso porque su condición médica no justificaría tal acción. Una discusión abierta podría llevar a un tratamiento más efectivo y una mejoría clínica. La jerarquía de la orden podría llegar a involucrarse de alguna manera para confirmar que este miedo es injustificado. La base de cualquier estrategia terapéutica es la relación médico-paciente, basada en la comprensión y compasión por el sufrimiento asociado a esta condición dolorosa (legitimación del dolor).[5-8] Se debe ayudar al paciente a comprender que es mejor enfrentar su enfermedad de forma individual, teniendo en cuenta los factores psicológicos, sociales y culturales.

2. **Tratamiento médico de los síntomas:** Los medicamentos de acción periférica, como los antiespasmódicos y el aceite de menta, se han utilizado en el tratamiento de trastornos gastrointestinales funcionales. Directrices recientes sugieren que, como grupo de fármacos, son eficaces para controlar el dolor.[9] Sin embargo, dado que los SDAC son un trastorno central, su posible efectividad está significativamente limitada en este caso.

3. **Neuromoduladores:** Los agentes antidepresivos, en particular aquellos que son efectivos en los síndromes de dolor, como los antidepresivos tricíclicos (ATC), pueden ser útiles. Otra opción es un inhibidor de la recaptación de serotonina y norepinefrina (IRSN) por su efecto analgésico central, además de su efecto antidepresivo.[10] Un inhibidor selectivo de la recaptación de serotonina (ISRS), como el escitalopram o el citalopram, también podría ser eficaz para la ansiedad y la hipocondriasis, pero es menos eficaz para el dolor, ya que carece de una acción inhibidora de la recaptación de norepinefrina.

4. **Terapia dirigida al eje cerebro-intestino (tratamiento psicológico):** El paciente no accedió a ser referido a una consulta de psicología. El médico puede enfrentar este problema brindando información relevante sobre todos los aspectos del trastorno y explicando que, si bien existen componentes psicológicos, no es una enfermedad psiquiátrica. Además, hay opciones disponibles de tratamiento no farmacológicas menos amenazantes, pero efectivas, como se discutió anteriormente, que pueden relacionarse, en particular, con las cogniciones desadaptativas que expresa el paciente. Entre estos se encuentran la terapia cognitivo-conductual[11] y la hipnoterapia.[12] Estos a menudo se combinan, como terapia de "aumento", con antidepresivos.

Referencias

1. Whorwell P, Keefer L, Drossman DA, Guthrie E, Olden K, Simrén M, Tillisch K. Centrally mediated disorders of gastrointestinal pain in Drossman DA, Chang L, Chey WD, Kellow J, Tack J, Whitehead WE (eds) Rome IV Functional Gastrointestinal Disorders - Disorders of Gut-Brain Interaction, 4th Edition, Raleigh NC USA Rome Foundation 2016; pp. 259-316.
2. Sperber AD, Atzmon Y, Neumann L, Weisberg I, Shalit Y, Abu-Shakrah M, et al. Fibromyalgia in the irritable bowel syndrome: studies of prevalence and clinical implications. Am J Gastroenterol. 1999;94:3541-6.
3. Sperber AD, Dekel R. Irritable Bowel Syndrome and Co-morbid Gastrointestinal and Extra-gastrointestinal Functional Syndromes. Journal of neurogastroenterology and motility. 2010;16:113-9.
4. Whorwell P, Keefer L, Drossman DA, Guthrie E, Olden K, Simrén M, Tillisch K. Centrally mediated disorders of gastrointestinal pain in Drossman DA, Chang L, Chey WD, Kellow J, Tack J, Whitehead WE (eds) Rome IV Functional Gastrointestinal Disorders - Disorders of Gut-Brain Interaction, 4th Edition, Raleigh NC USA Rome Foundation 2016; pp. 259-316.
5. 5.Drossman DA. The problem patient: evaluation and care of medical patients with psychosocial disturbances. Ann Intern Med. 1978;88:366-72.
6. Sperber AD, Drossman DA. Review article: the functional abdominal pain syndrome. Aliment Pharmacol Ther. 2011;33:514-24.
7. Sperber AD, Drossman DA. Functional abdominal pain syndrome: constant or frequently recurring abdominal pain. Am J Gastroenterol. 2010;105:770-4.
8. Sperber A. Treating IBS patients: the science of the art of medicine. US Gastroenterology Review. 2006:73-5.
9. Ford AC, Moayyedi P, Lacy BE, Lembo AJ, Saito YA, Schiller LR, Soffer EE, Spiegel BM, Quigley EM. American College of Gastroenterology monograph on the manage-

ment of irritable bowel syndrome and chronic idiopathic constipation. Am J Gastroenterol. 2014;109 (Suppl 1):S2-26.
10. Drossman DA. Beyond tricyclics: new ideas for treating patients with painful and refractory functional gastrointestinal symptoms. Am J Gastroenterol. 2009;104: 2897-902.
11. Toner BB, Segal CV, Emmott SD, Myran D. Cognitive-Behavioral Treatment of Irritable Bowel Syndrome. New York, NY: Guilford Publications, Inc.; 1999.
12. Miller V, Carruthers HR, Morris J, Hasan SS, Archbold S, Whorwell PJ. Hypnotherapy for irritable bowel syndrome: an audit of one thousand adult patients. Aliment Pharmacol Ther. 2015;41:844-55.

4-3. SÍNDROME DE DOLOR ABDOMINAL MEDIADO CENTRALMENTE (SDAC) (Severo)

Caso clínico

Una mujer de 42 años, ingeniera, es referida a un gastroenterólogo para una segunda opinión debido a un dolor abdominal crónico severo durante los últimos dos años. Ha consultado con varios médicos por sus síntomas constantes y así mismo en varias ocasiones tuvo que ir a urgencias del hospital. Los extensos estudios de laboratorio, la ecografía, la resonancia magnética y la tomografía computarizada del abdomen, y la endoscopia GI (gastrointestinal) alta y colonoscopía fueron negativas. No refiere síntomas de alarma y no ha perdido peso. Los síntomas comenzaron gradualmente hace varios años con "ataques" recurrentes de dolor abdominal y distensión abdominal subjetiva asociados con heces duras e infrecuentes, y fue diagnosticada con síndrome de intestino irritable con estreñimiento (SII-E). Con el paso de los años, el dolor abdominal se hizo más intenso y no desaparecía por completo entre los "ataques". Esto sucedió a mismo tiempo en que se divorció y desarrolló síntomas depresivos. Durante los últimos dos años, el dolor se ha vuelto continuo. Ocasionalmente, tiene heces duras, pero no lo considera un problema, excepto cuando toma opioides. El tratamiento de las heces duras con laxantes no mejoró su dolor abdominal. Durante el último año, ha estado sin opioides, ya que "de igual manera no me ayudan y solo me dan náuseas y estreñimiento". El dolor abdominal es constante, se localiza en medio del abdomen y no está relacionado con el ejercicio, la alimentación y las evacuaciones. La paciente no ha podido trabajar debido al dolor, durante un año. Actualmente está siendo tratada con citalopram por un psiquiatra para la depresión. También toma acetaminofén o AINE (medicamentos antiinflamatorios no esteroideos) ocasionalmente para el dolor abdominal con eficacia limitada.

Categorías de PCMD

A. **Diagnóstico Categórico:** Síndrome de dolor abdominal mediado centralmente (SDAC)

B. **Modificadores Clínicos:** Estreñimiento

C. **Impacto en las Actividades Diarias:** Severo

D. **Modificadores Psicosociales:** Depresión

E. **Características Fisiológicas y Biomarcadores:** Ninguno conocido

Explicación de las Categorías de PCMD

A. **Diagnóstico Categórico:** La paciente cumple con los criterios de Roma IV para SDAC.[1] Consulte el Apéndice A para conocer los criterios de diagnóstico. También ha completado una evaluación diagnóstica exhaustiva excluyendo enfermedad orgánica con una certeza razonable, y no hay síntomas de alarma. Los síntomas comenzaron como SII, pero gradualmente el dolor se volvió más constante y sin relación con eventos fisiológicos. A pesar de que la paciente todavía tiene heces duras, este no es un síntoma molesto y no está relacionado con su dolor abdominal crónico. El SDAC ocasionalmente se desarrolla gradualmente a partir de síntomas más "típicos" del SII. Aún así, en este caso, el dolor abdominal se vuelve crónico y constante, y la alteración del hábito intestinal se vuelve menos prominente y sin relación con el dolor abdominal. La cronicidad del dolor puede deberse a un cambio de la sensibilización visceral a la central. Esto refleja una aportación más significativa de la desinhibición del SNC sobre el aumento de la señalización intestinal.[1,2]

B. **Modificadores Clínicos:** Estreñimiento. La paciente todavía tiene heces duras, lo que empeora cuando recibe tratamiento con opioides y también puede influir en otras opciones de tratamiento. Sin embargo, en comparación con las evacuaciones anteriores, las heces duras ahora son menos molestas para la paciente y no están temporalmente relacionadas con su dolor abdominal; por lo tanto, ya no tiene SII-E.

C. **Impacto en las Actividades Diarias:** Severo. Debido a su dolor abdominal constante, no puede trabajar. La paciente respondió Severo a la pregunta: "En general, ¿en qué medida interfieren sus síntomas con sus actividades (trabajo, escuela, actividades sociales, autocuidado, concentración y rendimiento)?"

D. **Modificadores Psicosociales:** Depresión. Su psiquiatra la trata con un ISRS para la depresión. Los síntomas depresivos comenzaron en asociación con un divorcio y probablemente estén influenciados por el dolor crónico.

E. **Características Fisiológicas y Biomarcadores:** Ninguno conocido

Evaluación General

Se trata de una mujer de 42 años con un historial prolongado de SII-E, que gradualmente se convirtió en SDAC severo en combinación con depresión, lo que la incapacita para trabajar.

Tratamiento

1. **Neuromoduladores antidepresivos para el dolor:** Existen pruebas sólidas que respaldan los antidepresivos tricíclicos (ATC) en dosis bajas en los trastornos funcionales gastrointestinales dolorosos.[3,4] Las dosis de ATC que se utilizan suelen ser más bajas que cuando se usan para el tratamiento de la depresión. La dosis se aumenta gradualmente en el transcurso de varias semanas según

la respuesta al tratamiento y los efectos secundarios.[5] Esta paciente está tomando citalopram, que es un ISRS. Las dosis bajas de ISRS se pueden usar en combinación con los ATC para ayudar a reducir la ansiedad y tratar las comorbilidades psiquiátricas coexistentes, como la depresión.[3] Los inhibidores selectivos de la recaptación de serotonina (ISRS) son los medicamentos más utilizados para tratar la ansiedad y la depresión, aunque es posible que no sean tan útiles para el dolor abdominal.[5] Los inhibidores de la recaptación de serotonina y norepinefrina (IRSN) también se pueden considerar en lugar de un ATC, provocan menos estreñimiento y se usan en varios estados de dolor crónico diferentes.[3] Sus efectos noradrenérgicos los convierten en analgésicos más potentes que los ISRS y no tienen el mismo grado de efectos secundarios antihistamínicos o anticolinérgicos que los ATC. Si bien todavía hay pocos datos sobre la eficacia de los IRSN en los trastornos de la interacción intestino-cerebro (TIIC), un equipo de trabajo de Roma recomienda los IRSN para este trastorno después de revisar su valor en otras afecciones dolorosas.[3] Si el paciente tiene síntomas depresivos coexistentes, la justificación para usar estos medicamentos es especialmente evidente.

2. **Otros neuromoduladores:** También hay otros neuromoduladores a considerar. La quetiapina, un antipsicótico atípico, se ha utilizado en dosis más bajas para el tratamiento de pacientes médicos con ansiedad, trastornos del sueño, síntomas comórbidos psicológicos asociados y tratamiento de refuerzo con trastornos dolorosos.[3,6,7] La olanzapina, otro antipsicótico atípico, parece aumentar los beneficios de los ATC o los IRSN en pacientes que no tienen una respuesta clínica adecuada.[8] La buspirona es un agente ansiolítico no benzodiacepínico que se utiliza en psiquiatría para aumentar el efecto de los antidepresivos en la depresión, y también tiene efectos agonistas de 5-HT1.[8]

3. **Agentes ligandos/agonistas alfa-2 delta:** La gabapentina y la pregabalina se utilizan ampliamente en diferentes trastornos de dolor crónico,[9] y se ha descubierto que la pregabalina reduce los umbrales de dolor rectal en la hipersensibilidad visceral de los pacientes con SII. Además, la pregabalina también rectifica la química cerebral anómala, la conectividad y la respuesta funcional en pacientes con dolor crónico.[11] Existen pocos estudios formales sobre su eficacia clínica en TIIC, aunque a menudo se utilizan para tratar el dolor somático y GI.[12] Un ensayo controlado en 85 pacientes mostró cierta eficacia de la pregabalina para mejorar el dolor, la distensión abdominal subjetiva y la diarrea en el SII.[14] Sin embargo, debe reconocerse que estos agentes pueden empeorar el estreñimiento.

4. **Terapia dirigida al eje cerebro-intestino (TCC, terapias basadas en atención plena/aceptación, hipnoterapia):** Dado que el eje cerebro-intestino desempeña un papel fundamental en la regulación del dolor abdominal visceral, las terapias psicológicas cerebro-intestino conocidas por dirigirse al eje cerebro-intestino, incluidos la terapia cognitiva-conductual (TCC), la hipnoterapia y

las terapias basadas en la atención plena/aceptación tienen un lugar importante en el tratamiento de los SDAC. Estos pueden usarse solos o en combinación con las opciones de tratamiento farmacológico anteriores. Desafortunadamente, la evidencia directa de su utilidad específicamente en pacientes con SDAC es limitada, pero el respaldo científico de su beneficio proviene de estudios en varios estados de dolor crónico GI y no GI similares.[15-17]

Referencias

1. Whorwell P, Keefer L, Drossman DA, et al. Centrally Mediated Disorders of Gastrointestinal Pain. In: Drossman DA, Chang L, Chey WD, Kellow J, Tack J, Whitehead WE, eds. Rome IV Functional Gastrointestinal Disorders – Disorders of Gut-Brain Interaction. 4th ed. Raleigh, NC: Rome Foundation, 2016:259-316.
2. Drossman DA, Ruddy J. Gut Feelings: Disorders of Gut-Brain (DGBI) Interaction and the Patient-Doctor Relationship. Chapel Hill, NC: DrossmanCare, 2021.
3. Drossman DA, Tack J, Ford AC, et al. Neuromodulators for Functional GI Disorders (Disorders of Gut-Brain Interaction): A Rome Foundation Working Team Report. Gastroenterology 2018; 154:1140-1171.
4. Sobin WH, Heinrich TW, Drossman DA. Central Neuromodulators for Treating Functional GI Disorders: A Primer. American Journal of Gastroenterology 2017; 112:693-701.
5. Tornblom H, Drossman DA. Centrally Targeted Pharmacotherapy for Chronic Abdominal Pain: Understanding and Management. Gastrointestinal Pharmacology. 1 ed. Oklahoma City, OK, 2017:417-440.
6. Albert U, Carmassi C, Cosci F, et al. Role and clinical implications of atypical antipsychotics in anxiety disorders, obsessive-compulsive disorder, trauma-related, and somatic symptom disorders: a systematized review. Int. Clin. Psychopharmacol 2016; 31:249-258.
7. Grover M, Dorn SD, Weinland SR, et al. Atypical antipsychotic Quetiapine in the management of severe, refractory functional gastrointestinal disorders. Digestive Diseases and Sciences 2009; 54:1284-1291.
8. Trivedi MH, Fava M, Wisniewski SR, et al. Medication augmentation after the failure of SSRIs for depression. The New England Journal of Medicine 2006; 354:1243-1252.
9. Clarke H, Bonin RP, Orser BA, et al. The prevention of chronic postsurgical pain using gabapentin and pregabalin: a combined systematic review and meta-analysis. Anesth. Analg 2012; 115:428-442.
10. Houghton LA, Fell C, Whorwell PJ, et al. Effect of a second-generation alpha2delta ligand (pregabalin) on visceral sensation in hypersensitive patients with irritable bowel syndrome. Gut 2007; 56:1218-1225.
11. Harris RE, Napadow V, Huggins JP, et al. Pregabalin rectifies aberrant brain chemistry, connectivity, and functional response in chronic pain patients. Anesthesiology 2013; 119:1453-1464.
12. Farmer AD, Aziz Q. Mechanisms, and management of functional abdominal pain. J. R. Soc. Med 2014; 107:347-354.
13. Speer LM, Mushkbar S, Erbele T. Chronic Pelvic Pain in Women. Am. Fam. Physician 2016; 93:380-387.
14. Saito YA, Almazar AE, Tilkes KE, Choung RS, Van Norstrand MD, Schleck CD, Zinsmeister AR, Talley NJ. Randomised clinical trial: pregabalin vs placebo for irritable bowel syndrome. Aliment Pharmacol Ther. 2019 Feb;49(4):389-397.

15. Keefer L, Palsson OS, Pandolfino JE. Best Practice Update: Incorporating Psychogastroenterology into Management of Digestive Disorders. Gastroenterology 2018; 154:1249-1257.
16. Lackner JM, Jaccard J, Keefer L, et al. Improvement in Gastrointestinal Symptoms After Cognitive Behavior Therapy for Refractory Irritable Bowel Syndrome. Gastroenterology 2018; 155:47-57.
17. Drossman DA, Keefer L. Biopsychosocial issues in gastroenterology. In: Feldman M, Friedman LS, Brandt LJ, eds. Sleisenger and Fordtrans's Gastrointestinal and Liver Disease. 11 ed. Philadelphia: Saunders Elsevier, 2020:324-339.

4-4. SÍNDROME DE DOLOR ABDOMINAL MEDIADO CENTRALMENTE (SDAC), SÍNDROME DE INTESTINO NARCÓTICO (SIN) Y ESTREÑIMIENTO INDUCIDO POR OPIOIDES (EIO) (Severo)

Caso clínico

Una mujer de 53 años de edad, administradora, es referida a un programa de atención terciaria GI (gastrointestinal) por padecer años de dolor abdominal constante, heces duras e infrecuentes y diarrea con algunas fugas fecales. Una radiografía abdominal (RUV) muestra heces en todo el colon. La manometría anorrectal muestra presión de contracción normal, coordinación recto anal y es capaz de expulsar un balón rectal. Los síntomas se han encontrado presentes durante 35 años. No puede trabajar y busca una indemnización por discapacidad. Hay antecedentes de abuso físico/sexual infantil y tiene un diagnóstico psiquiátrico de trastorno de estrés postraumático (TEPT) con pensamientos suicidas. Durante el último año, el uso de oxicodona se ha vuelto más frecuente y aumentó de 30 mg a más de 100 mg/día. Sin embargo, este aumento ha empeorado el dolor y el estreñimiento. El estreñimiento se asocia con heces duras aproximadamente una vez por semana y, en ocasiones, la paciente necesita desimpactar las heces manualmente. La fuga fecal parece ocurrir cuando se encuentra más estreñida. Por lo demás, los estudios de diagnóstico por imágenes y de laboratorio son negativos.

Categorías de PCMD

A. **Diagnóstico Categórico:** Síndrome de dolor abdominal mediado centralmente (SDAC), síndrome de intestino narcótico (SIN), estreñimiento inducido por opioides (EIO)

B. **Modificadores Clínicos:** Incontinencia fecal

C. **Impacto en las Actividades Diarias:** Severo

D. **Modificadores Psicosociales:** TEPT, antecedentes de abuso, pensamientos suicidas

E. **Características Fisiológicas y Biomarcadores:** Ninguno conocido

Explicación de las Categorías de PCMD

A. **Diagnóstico Categórico:** Se logró el diagnóstico de SDAC al cumplir con los criterios de Roma IV y tener síntomas constantes durante muchos años.[1,2]

El SIN es un estado paradójico de hiperalgesia central inducida por opioides asociada con un aumento paradójico del dolor abdominal relacionado con una progresión de dosis más altas y más frecuentes de narcóticos.[3,4] El EIO está presente de acuerdo a los criterios y se relaciona con una mayor activación por parte de los opioides de los receptores opioides mu en el colon, lo que produce estreñimiento.[5] Consulte el Apéndice A para conocer los criterios de diagnóstico de Roma IV de las tres entidades.

B. **Modificadores Clínicos:** La incontinencia fecal parece estar relacionada con la diarrea por rebosamiento debido al estreñimiento de tránsito lento como lo evidencía la retención fecal en la radiografía. La diarrea ocurre principalmente cuando está más estreñida. La motilidad anorrectal es normal.

C. **Impacto en las Actividades Diarias:** Severo. Esto se basa en su propio reporte y una larga historia de dolor intenso, comorbilidades psicosociales graves e incapacidad para trabajar. La paciente respondió Severo a la pregunta: "En general, ¿en qué medida interfieren a sus síntomas con sus actividades (trabajo, escuela, actividades sociales, autocuidado, concentración y rendimiento)?"

D. **Modificadores Psicosociales:** Hay un reporte propio de abuso físico y sexual con pensamientos suicidas y un diagnóstico psiquiátrico de TEPT que se suma a la intensidad del dolor y el mal estado de salud.[6,7]

E. **Características Fisiológicas y Biomarcadores:** Ninguno conocido. Hay antecedentes de incontinencia fecal presuntamente debida a la retención fecal que provoca la fuga por rebosamiento de heces líquidas. Los estudios de motilidad anorrectal no muestran reducción de la presión de reposo o de contracción, ni evidencia alguna de contracción paradójica del piso pélvico, y ella es capaz de expulsar el balón rectal.

Evaluación General

Esta mujer de mediana edad tiene una historia de 35 años de dolor abdominal crónico que la llevo a un mayor uso de opioides, que también produjo SIN y EIO. Esto se ha complicado por las dificultades psiquiátricas de la historia de abuso y TEPT. La incontinencia fecal se relaciona con la retención fecal, como se muestra en la radiografía. Todo esto ha llevado a su incapacidad para trabajar y la discapacidad.

Tratamiento

1. **Desintoxicarse de narcóticos:** La desintoxicación de opioides es el tratamiento lógico para SIN y EIO. No hay evidencia de que el uso continuo de opioides sea benéfico[4] para esta paciente con dolor crónico no maligno, y hay estudios recientes que muestran daños por el uso a largo plazo, incluida la muerte prematura.[8-10] Si bien existen tratamientos emergentes para EIO,[11] actualmente el único tratamiento reconocido para SIN sería la desintoxicación, y esto puede ser particularmente benéfico para esta paciente dado el aumento del dolor a

pesar del mayor uso de analgésicos opioides.[12] Después de la desintoxicación utilizando un protocolo recomendado,[12] el médico puede volver a evaluar el grado de dolor y estreñimiento que puede requerir tratamiento adicional.

2. **Obtenga un consultor para comorbilidades psiquiátricas:** Esta paciente tiene morbilidades psicosociales notables que afectan su estado de salud, incluidos antecedentes de abuso temprano, TEPT e ideas suicidas.[13] Se necesita una consulta psiquiátrica para evaluar las opciones de tratamiento psicofarmacológico y psicológico para optimizar su tratamiento general.

3. **Prescribir un neuromodulador central para el dolor:** Dado el dolor abdominal intenso de la paciente y la necesidad de suspender los opioides, el enfoque recomendado sería recetar un antidepresivo tricíclico (ATC) o un inhibidor de la recaptación de serotonina y noradrenalina (IRSN) para la analgesia central. Estas dos clases de medicamentos se prefieren más que a los inhibidores selectivos de la recaptación de serotonina (ISRS) porque tienen actividad tanto noradrenérgica como serotoninérgica, que es más eficaz para las afecciones dolorosas crónicas.[14] Debido a que los ATC pueden producir estreñimiento como efecto secundario, un agente IRSN inicialmente sería la opción preferida en este caso.

4. **Lavado colónico para el estreñimiento y la retención fecal:** Dado el historial de uso de opioides y la radiografía que muestra retención fecal, la experiencia clínica dicta que el primer enfoque sería purgar el colon de las heces usando una preparación estándar para colonoscopia (p. ej., PEG [polietilenglicol] solución de preparación intestinal). La instrucción subsiguiente de un régimen intestinal a menudo da como resultado una mejora en la regularidad y una reducción de accidentes fecales.

Referencias

1. Whorwell P, Keefer L, Drossman DA, et al. Centrally Mediated Disorders of Gastrointestinal Pain. In: Drossman DA, Chang L, Chey WD, Kellow J, Tack J, Whitehead WE, eds. Rome IV Functional Gastrointestinal Disorders - Disorders of Gut-Brain Interaction. 4th ed. Raleigh, NC: Rome Foundation, 2016:259-316.
2. Keefer L, Drossman DA, Guthrie E, et al. Centrally Mediated Disorders of Gastrointestinal Pain. Gastroenterology 2016;148:1408-1419.
3. Drossman DA, Szigethy E. The narcotic bowel syndrome: A recent update. American Journal of Gastroenterology Suppl 2014;2:22-30.
4. Szigethy E, Knisley M, Drossman D. Opioid Misuse in Gastroenterology and Non-opioid Management of Abdominal Pain. Nature Reviews Gastroenterology and Hepatology 2018;15:168-180.
5. Lacy BE, Mearin F, Chang L, et al. Bowel Disorders. Gastroenterology 2016;150:1393-1407.
6. Drossman DA, Li Z, Leserman J, et al. Health status by gastrointestinal diagnosis and abuse history. Gastroenterol 1996;110:999-1007.
7. Drossman DA. Abuse, trauma and GI illness: Is there a link? Amer J Gastroenterol 2011;106:14-25.

8. Lichtenstein GR, Feagan BG, Cohen RD, et al. Serious infection and mortality in patients with Crohn's disease: more than 5 years of follow-up in the TREAT registry. Am J Gastroenterol 2012;107:1409-1422.
9. Malekzadeh MM, Khademi H, Pourshams A, et al. Opium use and risk of mortality from digestive diseases: a prospective cohort study. Am J Gastroenterol 2013;108:1757-1765.
10. Manchikanti L, Fellows B, Ailinani H, et al. Therapeutic use, abuse, and nonmedical use of opioids: a ten-year perspective. Pain Physician 2010;13:401-435.
11. Ford AC, Brenner DM, Schoenfeld PS. Efficacy of Pharmacological Therapies for the Treatment of Opioid-Induced Constipation: Systematic Review and Meta-Analysis. Am J Gastroenterol 2013;108:1566-1574.
12. Drossman DA, Morris CB, Wrennall CE, et al. Diagnosis, characterization, and 3-month outcome after detoxification of 39 patients With Narcotic Bowel Syndrome. American Journal of Gastroenterology 2012;107:1426-1440.
13. Levy RL, Crowell MD, Drossman DA, et al. Biopsychosocial Aspects of Functional Gastrointestinal Disorders: How Central and Environmental Processes Contribute to the Development and Expression of FGIDs. In: Drossman DA, Chang L, Chey WD, Kellow J, Tack J, Whitehead WE, eds. Rome IV Functional Gastrointestinal Disorders - Disorders of Gut-Brain Interaction. 4th ed. Raleigh, NC: Rome Foundation, 2016:443-560.
14. Drossman DA, Tack J, Ford AC, et al. Neuromodulators for Functional GI Disorders (Disorders of Gut-Brain Interaction): A Rome Foundation Working Team Report. Gastroenterology 2018;154:1140-1171.

4-5. SÍNDROME DE DOLOR ABDOMINAL CENTRALMENTE MEDIADO (SDAC), SÍNDROME DE INTESTINO NARCÓTICO (SIN), ESTREÑIMIENTO INDUCIDO POR OPIOIDES (EIO) Y SÍNTOMAS SOMÁTICOS MÚLTIPLES (Severo)

Caso clínico

Una mujer de 43 años, maestra, es referida a un especialista GI (gastrointestinal) debido a 10 años de dolor abdominal que se volvió particularmente severo en el último año, lo que provocó que la paciente tuviera que visitar urgencias del hospital en tres ocasiones y a varios ingresos hospitalarios. Todas las investigaciones dieron negativo. Ha consultado con varios gastroenterólogos diferentes desde que comenzó su dolor y le han hecho tres colonoscopias, todas normales, la última hace dos años. Ella describe su dolor en la parte media del abdomen como quemazón, de cualidad constante, y no puede tolerar que nadie le toque el vientre. Hace un año le colocaron parches de fentanilo y, a pesar de algunos beneficios iniciales, el dolor empeoró y la dosis aumentó progresivamente a parches de 100 mcg por hora cada 48 horas. Debido a la falta de beneficio, se le recetó oxicodona 5-10 mg hasta tres veces al día para el dolor espontaneo, sin beneficio. Esto se asoció con una reducción de la frecuencia de las evacuaciones a una o dos veces por semana con evacuaciones duras y con protuberancias, esfuerzo y evacuación incompleta. También reporta sensibilidad a una amplia gama de alimentos que le provocan náuseas y aumentan el dolor. Refiere antecedentes de epilepsia y asma. Ella usa una plantilla de zapatos y utiliza un bastón para caminar, afirmando que su pierna derecha es más corta que la izquierda. No ha podido trabajar durante más de tres meses debido a sus problemas de salud. Niega problemas psicológicos o emocionales. Su historial médico indica que una evaluación de "ataques" hace 15 años la llevó a tomar medicamentos anticonvulsivos. Aunque finalmente se descartó la epilepsia, ha continuado con este medicamento. Las notas también revelan que en su adolescencia, los cirujanos ortopédicos la evaluaron por debilidad en la pierna derecha. No se encontró la causa de la debilidad, las piernas tenían una longitud similar y fue remitida para fisioterapia. Las cartas de los cirujanos ortopédicos también informan que había sufrido un trastorno alimentario en su adolescencia y que su médico de cabecera la había tratado con fluoxetina por "episodios frecuentes de depresión" cuando tenía poco más de 20 años. Se sometió a una histerectomía a los 29 años por dolor pélvico causado por una posible endometriosis. Fue tratada por dolor de espalda a los 20 años con tramadol y codeína. Actualmente está siendo evaluada por síncope.

Categorías de PCMD

A. **Diagnóstico Categórico:** Síndrome de dolor abdominal mediado centralmente (SDAC), síndrome de intestino narcótico (SIN) y estreñimiento inducido por opioides (EIO)

B. **Modificadores Clínicos:** Convulsiones no epilépticas psicógenas ("pseudo-convulsiones"). Asma. Síncope.

C. **Impacto en las Actividades Diarias:** Severo

D. **Modificadores Psicosociales:** Historia de un trastorno alimentario, eventos de vida traumáticos y trastorno depresivo mayor; trastorno de síntomas somáticos.[1,2]

E. **Características Fisiológicas y Biomarcadores:** Ninguno conocido.

Explicación de las Categorías de PCMD

A. **Diagnóstico Categórico:** Se diagnostica el SDAC al cumplir con los criterios de Roma IV y tener síntomas constantes durante muchos años.[3,4] La paciente también cumple con los criterios de Roma IV para EIO,[4] que generalmente comienza después de iniciar o aumentar los opioides y se asocia con heces duras e infrecuentes, esfuerzo y evacuación incompleta. Consulte el Apéndice A para conocer los criterios de diagnóstico. Esto se relaciona con una mayor activación de los receptores opioides mu en el colon que produce estreñimiento. Además, el aumento progresivo del dolor abdominal asociado con la adición de parches de fentanilo a dosis altas y oxicodona de rescate sería suficiente para diagnosticar el SIN.[4]

B. **Modificadores Clínicos:** También hay varios modificadores clínicos no gastrointestinales. Estos incluyen convulsiones psicógenas no epilépticas, también llamadas pseudo-convulsiones, que son una manifestación somática de estrés y trauma temprano, donde la evaluación neurológica es negativa.[1] Además refiere asma y síncope.

C. **Impacto en las Actividades Diarias:** Severo. La paciente respondió Severo a la pregunta: "En general, ¿en qué medida interfieren sus síntomas con sus actividades (trabajo, escuela, actividades sociales, autocuidado, concentración y rendimiento)?" Ella no puede trabajar. También informa que su dolor interfiere con su capacidad para salir, comprar, socializar, leer, concentrarse, hacer las tareas del hogar y tener una relación sexual con su esposo.

D. **Modificadores Psicosociales:** Aunque la propia paciente no reporta ningún síntoma psicológico, las notas se refieren a antecedentes de un trastorno alimentario, trauma temprano y depresión. Además, hay evidencia de un trastorno de síntomas somáticos (DSM-5 [Manual diagnóstico y estadístico de los trastornos mentales, quinta edición]) con varios síntomas inexplicables y una tendencia conductual a enaltecer sus comportamientos sintomáticos.[2] No hay información suficiente de la carta o las notas de remisión para establecer la validez del diagnóstico de asma, la causa probable de su síncope y la necesidad clínica de su histerectomía. También será necesario evaluar la dependencia de los opioides.

E. **Características Fisiológicas y Biomarcadores:** Ninguno conocido

Evaluación General

Esta mujer de mediana edad tiene una historia de 10 años de dolor abdominal crónico compatible con SDAC en el contexto de problemas psiquiátricos tempranos, seguido de otras quejas sintomáticas que sugieren un trastorno de síntomas somáticos. En el último año, ha aumentado su uso de opioides, lo que le ha llevado a EIO y SIN. Todos estos problemas la han llevado a la discapacidad.

Tratamiento

1. **Desarrolle un plan de tratamiento multidimensional:** Este enfoque debe involucrar al paciente y a todo su equipo médico. El objetivo de esto es establecer una comunicación constante entre los especialistas para optimizar el tratamiento adecuado y descontinuar terapias potencialmente dañinas. Cambie el pensamiento de "cura" a "manejo"- esta paciente espera una cura para sus problemas, y esto es poco probable dada la duración del dolor más los otros problemas de salud adicionales que ha tenido desde una edad temprana.[4,5] Su equipo de atención debe seguir comprometido a limitar la polifarmacia, prevenir el restablecimiento de los opioides y minimizar la referencia a especialistas para más investigaciones y tratamientos. También debe ser reevaluada por ortopedia con respecto a sus síntomas musculoesqueléticos.
2. **Desintoxicación de opioides:** La mejor opción para reducir el dolor y el estreñimiento sería alentar a la paciente a que se desintoxice de los opioides. Esto se logra de una mejor forma en un entorno hospitalario.[6] Será necesario explicar cuidadosamente la justificación de este enfoque de tratamiento para involucrar al paciente en un objetivo terapéutico mutuo.
3. **Referencia de salud mental y neurología:** Refiera a un psiquiatra que se especialice en psicosomática y medicina biopsicosocial. Esta mujer tiene antecedentes de problemas psicosociales, un trastorno de síntomas somáticos actual y continuo y dependencia de opiáceos. La referencia al especialista de salud mental deberá realizarse con sensibilidad y deberá asegurarse de que el equipo médico cree que su dolor es real. Una vez involucrado, el profesional de salud mental brindará tratamiento pero también ayudará a coordinar su atención. Es probable que haya otros problemas psicológicos que aún no se han revelado. El tratamiento psicológico puede tener un impacto en muchas otras quejas de sus síntomas. Considere también una referencia a un neurólogo para

revisión del tratamiento anticonvulsivo. Dada la falta histórica de evidencia de un problema neurológico, la intención de la referencia sería reducir y suspender cualquier medicamento que no sea necesario.

4. **Neuromoduladores:** Dado el dolor intenso del paciente y la necesidad de suspender los opioides, se puede recetar un antidepresivo noradrenérgico como un inhibidor de la recaptación de serotonina y norepinefrina (IRSN) o un antidepresivo tricíclico (ATC) como analgesia central para el control del dolor. Debido a que se encuentra estreñida, es probable que un IRSN tenga menos efectos secundarios.[7]

5. **Tratar el estreñimiento:** Si el paciente no es apto para la desintoxicación, es necesario tratar el estreñimiento. Con la retención fecal, se debe usar un lavado de colon para aliviar la retención fecal en el colon. El tratamiento del EIO se puede realizar prescribiendo un secretagogo o un antagonista periférico del receptor opioide mu (APROM) que bloquea el receptor que causa el estreñimiento.[8]

Referencias

1. Popkirov S, Asadi-Pooya AA, Duncan R, et al. The aetiology of psychogenic non-epileptic seizures: risk factors and comorbidities. Epileptic Disord 2019;21:529-547.
2. Dimsdale JE. Research on Somatization and Somatic Symptom Disorders: Ars longa, vita brevis. Psychosom. Med 2017;79:971-973.
3. Keefer L, Drossman DA, Guthrie E, et al. Centrally Mediated Disorders of Gastrointestinal Pain. Gastroenterology 2016;148:1408-1419.
4. Whorwell P, Keefer L, Drossman DA, et al. Centrally Mediated Disorders of Gastrointestinal Pain. In: Drossman DA, Chang L, Chey WD, Kellow J, Tack J, Whitehead WE, eds. Rome IV Functional Gastrointestinal Disorders – Disorders of Gut-Brain Interaction. 4th ed. Raleigh, NC: Rome Foundation, 2016:259-316.
5. Drossman DA, Ruddy J. Gut Feelings: Disorders of Gut-Brain (DGBI) Interaction and the Patient-Doctor Relationship. Chapel Hill, NC: DrossmanCare, 2021.
6. Drossman DA, Morris CB, Wrennall CE, et al. Diagnosis, characterization, and 3-month outcome after detoxification of 39 patients With Narcotic Bowel Syndrome. American Journal of Gastroenterology 2012;107:1426-1440.
7. Drossman DA, Tack J, Ford AC, et al. Neuromodulators for Functional GI Disorders (Disorders of Gut-Brain Interaction): A Rome Foundation Working Team Report. Gastroenterology 2018;154:1140-1171.
8. Szigethy E, Schwartz M, Drossman D. Narcotic Bowel Syndrome and Opiod Induced Constipation. Current Gastroenterology Reports 2014;16:410-422.

4-6. SÍNDROME DE INTESTINO NARCÓTICO (SIN) Y ESTREÑIMIENTO INDUCIDO POR OPIOIDES (EIO) EN UN PACIENTE CON ENFERMEDAD DE CROHN (Severo)

Caso clínico

Un profesor de secundaria de 35 años se presentó a los 18 años con obstrucción intestinal y se le diagnosticó ileítis estenosante de Crohn sin fenotipo perianal. El íleon tenía un segmento fibrótico corto. El paciente no era fumador. Tuvo una resección ileocecal con una anastomosis termino-lateral de íleo-colon ascendente. Un año después de su cirugía, se le realizó una colonoscopia que no demostró recurrencia en la anastomosis en estadio i0 de Rutgeerts. El paciente estuvo bien durante unos 10 años, excepto por un dolor abdominal intermitente parecido a un calambre después de las comidas asociado con pequeños episodios de diarrea. Una enterografía por TC durante este período mostró un íleon neoterminal normal sin formación de estenosis. Una cápsula endoscópica mostró solo unas pocas (dos o tres) ulceraciones aftosas dispersas en los 5 cm por encima de la anastomosis. Durante los siguientes años, se le administraron dosis altas y múltiples de prednisolona durante tres o cuatro semanas para el dolor abdominal que se suponía era una enfermedad activa, aunque no se visualizó actividad endoscópica. Se le recetó adalimumab por presunta enfermedad activa, pero el dolor continuó. A los 32 años, comenzó a acudir a urgencias por episodios de dolor abdominal, diarrea y náuseas sin vómitos ni fiebre. Una colonoscopia en este momento mostró pequeñas aftas (tres o cuatro en total) en el íleon neoterminal con mucosa intermedia normal y sin marcadores serológicos de inflamación (anastomosis en estadio i1 de Rutgeert). Durante las visitas a urgencias, generalmente se le trató con esteroides y opioides intravenosos para el dolor y se le dio de alta para que lo atendiera su médico de atención primaria, quien lo mantuvo con dosis bajas de prednisolona (10 mg una vez al día) y acetaminofén, con tabletas de oxicodona según fuera necesario hasta cuatro veces al día. A pesar de la enfermedad mínima y el tratamiento con adalimumab, el dolor abdominal empeoró y su patrón intestinal cambió de diarrea a estreñimiento caracterizado por movimientos intestinales infrecuentes y heces duras. En los últimos dos años, empeoro el dolor y estreñimiento, y las visitas a urgencias y al médico aumentaron a una o dos veces al mes. En varias ocasiones, las radiografías de abdomen no mostraron evidencia de obstrucción intestinal, y hubo una marcada retención fecal colónica. Durante el último año, su requerimiento de opioides aumentó a un parche de fentanilo de 100 mcg complementado con 10 mg de oxicodona tres veces al día para el tratamiento del dolor. El paciente informa sentirse moderadamente deprimido con trastornos del sueño y fatiga, pérdida de peso de 10 libras debido a la falta de apetito y pérdida de interés en el trabajo u otras actividades; ya no puede trabajar como maestro y busca una indemnización por discapacidad. En este momento, el médico de atención primaria consulta a un cirujano que programa al paciente para una resección ileal por presunta enfermedad de Crohn ileal activa que no responde al tratamiento biológico. Preoperatoriamente, es consultado por el especialista en gastroenterología, quien realiza una colonoscopia que muestra solo tres o cuatro aftas en el íleon neoterminal y una anastomosis no estenosada (etapa i1 de Rutgeerts). Los estudios de laboratorio que incluyen biometría, tasa de sedimentación y albúmina sérica son normales. Después de una discusión adicional entre los consultores, sin evidencia de actividad significativa de la enfermedad o anormalidad estructural, se canceló la cirugía y se recomendó tratamiento médico.

Categorías de PCMD

A. **Diagnóstico Categórico:** Síndrome de intestino narcótico/hiperalgesia gastrointestinal inducida por opioides (SIN), estreñimiento inducido por opioides (EIO)

B. **Modificadores Clínicos:** Enfermedad de Crohn, enfermedad inflamatoria intestinal (EII)-síndrome de intestino irritable (SII)

C. **Impacto en las Actividades Diarias:** Severo

D. **Modificadores Psicosociales:** Trastorno depresivo mayor

E. **Características Fisiológicas y Biomarcadores:** Ninguno conocido

Explicación de las Categorías de PCMD

A. **Diagnóstico Categórico:** Se ha desarrollado SIN en este paciente con enfermedad de Crohn. El SIN es un estado paradójico de hiperalgesia central inducida por opioides asociada con un aumento del dolor abdominal relacionado con una progresión de dosis más altas de narcóticos.[1] El dolor que va en aumento de este paciente, asociado con dosis en aumento de opioides, es consistente con los criterios de Roma IV para SIN.[2] Esta presentación clínica es cada vez más frecuente en pacientes con EII debido al creciente uso de opioides para este y otros trastornos gastrointestinales dolorosos no malignos.[3] Este paciente comenzó con diarrea. Sin embargo, en los últimos años su diarrea se transformó en EIO. Esto ocurre debido a una mayor activación de los receptores opioides mu en el colon que retarda la motilidad y disminuye la secreción, lo que produce estreñimiento.[4-6] Consulte el Apéndice A para conocer los criterios de diagnóstico.

B. **Modificadores Clínicos:** La enfermedad de Crohn ha estado presente durante la mayor parte de su vida adulta. Aunque este diagnóstico podría contribuir potencialmente al dolor, a lo largo de los años no ha habido evidencia objetiva de progresión de la enfermedad, formación de abscesos, fístula u obstrucción intestinal que pueda explicar el aumento del dolor abdominal. Diez años después de su cirugía, es más probable que el dolor intermitente y la diarrea que se desarrollaron estén relacionados con la EII-SII,[7,8] con o sin la presencia de una enteropatía de sales biliares por la resección ileal.

C. **Impacto en las Actividades Diarias:** Severo. Esto se basa en una mala calidad de vida, dolor intenso con visitas frecuentes para atención de su salud e incapacidad para trabajar. El paciente respondió Severo a la pregunta: "En general, ¿en qué medida interfieren sus síntomas con sus actividades (trabajo, escuela, actividades sociales, autocuidado, concentración y rendimiento)?"

D. **Modificadores Psicosociales:** El complejo sintomático reciente de sentimientos depresivos asociados con trastornos del sueño, anhedonia y pérdida de peso en ausencia de otra enfermedad conocida sería consistente con un trastorno depresivo mayor según el criterio DSM-5 (Manual diagnóstico y estadístico de los trastornos mentales, quinta edición).[9]

E. **Características Fisiológicas y Biomarcadores:** Ninguno conocido

Evaluación General

Este hombre de 35 años padece enfermedad de Crohn y se encuentra en estado posterior a la resección ileal a los 18 años. A lo largo de los años, tuvo episodios de malestar abdominal y diarrea mientras recibía tratamiento con adalimumab. Estos síntomas progresaron en los últimos años a un dolor abdominal más intenso con estreñimiento en relación con la prescripción de dosis en aumento de medicamentos opioides. La evaluación diagnóstica no mostró progresión de la enfermedad de Crohn y, de hecho, mostró remisión endoscópica. Los síntomas probablemente se explicaron por el desarrollo de SIN y EIO en el contexto de enfermedad de Crohn estable y no progresiva, considerada como EII-SII.

Tratamiento

1. **Desintoxicación de narcóticos:** La desintoxicación de opioides es el tratamiento lógico para el SIN, particularmente porque no hay evidencia de que el uso continuo de opioides sea benéfico[10] para este paciente, y estudios recientes muestran daños por el uso a largo plazo, incluida la muerte prematura.[11-13] Si bien existen tratamientos emergentes para el EIO,[14] actualmente el único tratamiento reconocido para SIN sería la desintoxicación, y esto puede ser particularmente benéfico para este paciente dado el aumento del dolor a pesar del mayor uso de analgésicos opioides.[15] Después de que ocurre la desintoxicación utilizando un protocolo recomendado,[15] el médico puede volver a evaluar el grado en que los síntomas relacionados con la enfermedad de Crohn o la EII-SII pueden requerir tratamiento adicional. De hecho, los narcóticos están asociados con una mayor mortalidad en la enfermedad de Crohn.[16]

2. **Obtenga una consulta de salud mental por depresión:** Este paciente tiene síntomas consistentes con una depresión mayor. Se puede obtener una consulta psiquiátrica para evaluar las opciones de tratamiento psicofarmacológico y psicológico con el fin de optimizar su atención.

3. **Prescribir un neuromodulador para el dolor:** Dado el dolor abdominal intenso del paciente y la necesidad de suspender los opioides, el enfoque recomendado sería prescribir un antidepresivo tricíclico (ATC) o un inhibidor de la recaptación de serotonina-noradrenalina (IRSN) para la analgesia central además de los beneficios sobre la depresión. Estas dos clases de medicamentos se prefieren más que a los inhibidores selectivos de la recaptación de serotonina (ISRS) porque tienen actividad tanto noradrenérgica como serotoninérgica, que es más eficaz para las afecciones dolorosas crónicas.[17,18] También existe evidencia de que la prescripción de un antidepresivo puede aumentar el proceso de desintoxicación debido al efecto del medicamento en la reducción de la actividad del receptor tipo toll (TLR-4) de las células gliales, el mecanismo asociado con el SIN.[19] Debido a que los ATC pueden producir estreñimiento como efecto secundario, inicialmente un agente IRSN sería la opción preferida.

4. **Lavado colónico para el estreñimiento y la retención fecal:** Dado el historial de uso de opioides y la radiografía que muestra retención fecal, la experiencia clínica dicta que el primer enfoque sería purgar el colon de las heces usando una preparación estándar para colonoscopia (es decir, polietilenglicol-PEG solución de preparación intestinal). La implementación subsiguiente de un régimen intestinal ha menudo se encuentra con una mejora en la regularidad y una reducción en los accidentes fecales.

5. **Reevaluación después del inicio del tratamiento:** Cualquier consideración de modificar su tratamiento para la enfermedad de Crohn debe detenerse, pendiente de la evaluación de su respuesta clínica después de iniciar los tratamientos anteriores. Su evaluación desde la perspectiva de la enfermedad de Crohn ha demostrado remisión endoscópica, por lo que no está indicado alterar su tratamiento biológico en este momento.

Referencias

1. Grunkemeier DMS, Cassara JE, Dalton CB, et al. The narcotic bowel syndrome: Clinical features, pathophysiology, and management. Clin Gastroenterol Hepatol 2007;5:1126-1139.
2. Whorwell P, Keefer L, Drossman DA, et al. Centrally Mediated Disorders of Gastrointestinal Pain. In: Drossman DA, Chang L, Chey WD, Kellow J, Tack J, Whitehead WE, eds. Rome IV Functional Gastrointestinal Disorders – Disorders of Gut-Brain Interaction. 4th ed. Raleigh, NC: Rome Foundation, 2016:259-316.
3. Long MD, Barnes EL, Herfarth HH, et al. Narcotic use for inflammatory bowel disease and risk factors during hospitalization. Inflammatory Bowel Disease 2011.
4. Gaertner J, Siemens W, Camilleri M, et al. Definitions and outcome measures of clinical trials regarding opioid-induced constipation: a systematic review. J Clin Gastroenterol 2015;49:9-16.

5. Szigethy E, Schwartz M, Drossman D. Narcotic Bowel Syndrome and Opiod Induced Constipation. Current Gastroenterology Reports 2014;16:410-422.
6. Camilleri M, Drossman DA, Becker G, et al. Emerging Treatments in Neurogastroenterology: A Multidisciplinary Working Group Consensus Statement on Opioid-Induced Constipation. Neurogastroenterology & Motility 2014;26:1386-1395.
7. Long MD, Drossman DA. Inflammatory bowel disease, irritable bowel syndrome or what? A challenge to the functional-organic dichotomy. Amer J Gastroenterol 2010;105:1796-1798.
8. Grover M, Herfarth H, Drossman DA. The functional-organic dichotomy: Post-infectious irritable bowel syndrome and inflammatory bowel disease-irritable bowel syndrome. Clinical Gastroenterology and Hepatology 2009;7:48-53.
9. Association AP. Diagnostic and Statistical Manual of Mental Disorders – DSM-IV. Washington, D.C.: American Psychiatric Association, 1994.
10. Sperber AD, Drossman DA. Review article: The functional abdominal pain syndrome. Alimentary Pharmacology and Therapeutics 2011;33:514-524.
11. Lichtenstein GR, Feagan BG, Cohen RD, et al. Serious infection and mortality in patients with Crohn's disease: more than 5 years of follow-up in the TREAT registry. Am J Gastroenterol 2012;107:1409-1422.
12. Manchikanti L, Fellows B, Ailinani H, et al. Therapeutic use, abuse, and nonmedical use of opioids: a ten-year perspective. Pain Physician 2010;13:401-435.
13. Malekzadeh MM, Khademi H, Pourshams A, et al. Opium use and risk of mortality from digestive diseases: a prospective cohort study. Am J Gastroenterol 2013;108: 1757-1765.
14. Ford AC, Brenner DM, Schoenfeld PS. Efficacy of Pharmacological Therapies for the Treatment of Opioid-Induced Constipation: Systematic Review and Meta-Analysis. Am J Gastroenterol 2013;108:1566-1574.
15. Drossman DA, Morris CB, Wrennall CE, et al. Diagnosis, characterization, and 3-month outcome after detoxification of 39 patients With Narcotic Bowel Syndrome. American Journal of Gastroenterology 2012;107:1426-1440.
16. Lichtenstein GR, Feagan BG, Cohen RD, et al. Drug Therapies and the Risk of Malignancy in Crohn's Disease: Results From the TREAT Registry. Am. J. Gastroenterol 2014;109:212-223.
17. Dekel R, Drossman DA, Sperber AD. The use of psychotropic drugs in irritable bowel syndrome. Expert. Opin. Investig. Drugs 2013;22:329-339.
18. Grover M, Drossman DA. Centrally acting therapies for irritable bowel syndrome. Gastroenterology Clinics of North America 2011;40:183-206.
19. Hutchinson MR, Loram LC, Zhang Y, et al. Evidence that tricyclic small molecules may possess toll-like receptor and myeloid differentiation protein 2 activity. Neuroscience 2010;168:551-563.

5. Trastornos de la Vesícula Biliar y el Esfínter de Oddi (EO)

5-1. TRASTORNO FUNCIONAL DE LA VESÍCULA BILIAR (Moderado)

Caso clínico

Una maestra de 45 años se quejó de seis meses de episodios molestos de dolor abdominal en el cuadrante superior derecho, compatible con un origen biliar (el dolor aumentó hasta un llegar a un nivel constante, durando más de 30 minutos, fue moderadamente intenso y no se vio afectado por cambios posturales, evacuaciones, ni mejoraba con antiácidos). Había tenido tres episodios en los últimos dos meses; el último episodio había sido el más grave y se asoció con náuseas y vómitos. Su patrón intestinal es normal. Su madre tuvo síntomas similares, que se aliviaron con una colecistectomía por cálculos en la vesícula biliar. Por lo demás, la paciente era sana y no tenía sobrepeso, no tenía otros síntomas abdominales y no tomaba medicamentos. El examen físico reveló solo dolor leve en el cuadrante superior derecho. No parecía padecer de ansiedad ni depresión en exceso, pero esto no se evaluó formalmente. La bioquímica hepática estándar y la lipasa sérica estaban dentro de los límites normales. Parecía probable un diagnóstico de cálculos biliares, pero el estudio de ultrasonido transabdominal fue negativo. La endoscopia alta tampoco reveló anomalías. La paciente buscó una segunda opinión; sin embargo, una nueva ecografía, una tomografía computarizada y una ecoendoscopia fueron negativas. El dolor persistió y consultó con un cirujano. Los síntomas le parecieron convincentes y ordenó un escaneo con ácido iminodiacético 2.6 -diisopropilacetanilido (AIDDIS). La fracción de eyección de la vesícula biliar fue solo del 25 % (normalmente se toma > 40 %).[1]

Categorías de PCMD

A. **Diagnóstico Categórico:** Trastorno funcional de la vesícula biliar

B. **Modificadores Clínicos:** Ninguno conocido

C. **Impacto en las Actividades Diarias:** Moderado

D. **Modificadores Psicosociales:** Ninguno conocido

E. **Características Fisiológicas y Biomarcadores:** Fracción de eyección vesicular baja

Explicación de las Categorías de PCMD

A. **Diagnóstico Categórico:** La paciente cumple con los criterios de Roma IV para el trastorno funcional de la vesícula biliar.[2] Consulte el Apéndice A para conocer los criterios de diagnóstico. Este diagnóstico se hace si un paciente tiene dolor biliar típico, sin hallazgos anormales en las investigaciones estándar, que incluyen al menos ecografía transabdominal y pruebas de enzimas hepáticas y pancreáticas que no se encuentran elevadas en relación con el dolor. La mayoría de los médicos agregarían una TC o RM (Resonancia Magnética) y ultrasonido endoscópico. Una fracción de eyección reducida en la colescintigrafía (escaneo AIDDIS) es evidencia que apoya el diagnóstico. Otros criterios de apoyo para el dolor biliar incluyen: asociación del dolor con náuseas y vómitos, radiación del dolor a la espalda y/o región infraescapular derecha y dolor que despierta al paciente en la noche.

B. **Modificadores Clínicos:** Ninguno conocido

C. **Impacto en las Actividades Diarias:** Moderado. La paciente respondió Moderado a la pregunta: "En general, ¿en qué medida interfieren sus síntomas con sus actividades (trabajo, escuela, actividades sociales, autocuidado, concentración y rendimiento)?" Esto podría medirse utilizando el instrumento RAPID para medir la carga o impacto que produce el dolor.[3]

D. **Modificadores Psicosociales:** Ninguno conocido

E. **Características Fisiológicas y Biomarcadores:** La disfunción de la vesícula biliar suele evaluarse midiendo el grado con el que se vacía después de la estimulación. Lo más común es mediante exploración de medicina nuclear con AIDDIS y con estimulación de colecistoquinina (CCQ), pero también se puede estudiar con ecografía, tomografía computarizada y resonancia magnética, y con CCQ o estimulación con comidas grasas. La precisión de estas pruebas para predecir el resultado de la colecistectomía es controversial y necesita de mayores estudios.[1,4,5]

Evaluación General

Esta mujer de 45 años reporto haber padecido seis meses de dolor abdominal en el cuadrante superior derecho consistente con dolor biliar. Los síntomas eran similares a los que vivió su madre, a quien le diagnosticaron cálculos en la vesícula biliar y se sometió a una colecistectomía. Después de someterse a más pruebas, la TC y la ecografía fueron negativas y, finalmente, se realizó una exploración con AIDDIS que resultó anormal con una fracción de eyección del 25 %. Se le diagnosticó un trastorno funcional de la vesícula biliar moderadamente severa.

Tratamiento

1. **Tratamiento conservador:** Dado que este trastorno no pone en peligro la vida, es poco probable que empeore y puede mejorar espontáneamente, por lo que existe evidencia clara hacia el manejo conservador. Las pruebas negativas podrian proporcionar una tranquilidad para el paciente, y es posible que algunos cambios en la dieta y medicamentos simples (antiespasmódicos o neuromoduladores) sean útiles.

2. **Colecistectomía:** En los EE. UU., esta paciente seria sometida a una colecistectomía; de hecho, la sospecha de trastorno funcional de la vesícula biliar ahora representa alrededor del 20 % de todas estas cirugías.[6] La literatura sugiere que al menos el 80 % de los pacientes se beneficiarán. Sin embargo, los estudios publicados son en su mayoría de mala calidad, de diseño retrospectivo y con un seguimiento incompleto (y subjetivo).[6] Solo existe un pequeño ensayo aleatorizado.[7] El escepticismo sobre la existencia o prevalencia de este trastorno se ve apoyado por el hecho de que se reconoce con menos frecuencia fuera de los EE. UU.,[8] y que muchos de estos pacientes parecen curarse de sus síntomas con el tiempo y utilizando un tratamiento médico conservador.[6] El valor predictivo de una fracción de eyección reducida en la exploración con AIDDIS sigue siendo controversial. Existen varias razones para la disfunción de la vesícula biliar, y un panel multidisciplinario recomendó recientemente un ensayo formal y estricto utilizando un protocolo estándar.[1] De preferencia, esto formaría parte de un ensayo controlado simulado más grande para evaluar el rol de la cirugía, así como la prueba con AIDDIS. Se recomendará la colecistectomía si la situación no mejora, y el paciente probablemente estará de acuerdo, reconociendo que puede no ser eficaz y que existen riesgos.

Referencias

1. DiBaise JK, Richmond BK, Ziessman HA, Everson GT, Fanelli RD, Maurer AH, Ouyang A, Shamamian P, Simons RJ, Wall LA, Weida TJ, Tulchinsky M. Cholecystokinin-cholescintigraphy in adults: consensus recommendations of an interdisciplinary panel. Clin Nucl Med. 2012 Jan;37(1):63-70.
2. Elta GH, Cotton PB, Carter CR, Corazziari ES, Pasricha PJ. Gallbladder and sphincter of Oddi disorders in Drossman DA, Chang L, Chey WD, Kellow J, Tack J, Whitehead WE (eds) Rome IV Functional Gastrointestinal Disorders – Disorders of Gut-Brain Interaction, 4th Edition, Raleigh NC USA Rome Foundation 2016; pp. 317-378.
3. Durkalski V, Stewart W, MacDougall P, Mauldin P, Romagnuolo J, Brawman-Minzter O, Cotton P. Measuring episodic abdominal pain and disability in suspected sphincter of Oddi dysfunction. World J Gastroenterol 2010;16:4416-21.
4. Fidler JL, Knudsen JM, Collins DA, McGee KP, Lahr B, Thistle JL, Topazian M. Prospective assessment of dynamic CT and MR cholangiography in functional biliary pain. AJR Am J Roentgenol. 2013 Aug;201(2):W271-82.
5. DiBaise JK, Oleynikov D. Does gallbladder ejection fraction predict outcome after cholecystectomy for suspected chronic acalculous gallbladder dysfunction? A systematic review. Am J Gastroenterol. 2003 Dec;98(12):2605-11.

6. Bielefeldt K, Saligram S, Zickmund SL, Dudekula A, Olyaee M, Yadav D. Cholecystectomy for biliary dyskinesia: how did we get there? Dig Dis Sci. 2014 Sep 6. Bielefeldt K. The rising tide of cholecystectomy for biliary dyskinesia. Aliment Pharmacol Ther. 2013 Jan;37(1):98-106.
7. Yap L, Wycherley AG, Morphett AD, Toouli J. Acalculous biliary pain: cholecystectomy alleviates symptoms in patients with abnormal cholescintigraphy. Gastroenterology. 1991 Sep;101(3):786-93.
8. Preston JF, Diggs BDS, Dolan JP, Gilbert EW, Schein M, Hunter JG Biliary dyskinesia: A surgical disease rarely found outside the United States. Am J Surg. 2015, in press.

5-2. TRASTORNO FUNCIONAL DEL ESFÍNTER DE ODDI (Moderado)

Caso clínico

Una enfermera de 41 años de edad es referida a un gastroenterólogo con seis episodios de dolor abdominal superior moderadamente severo, que ocurrieron durante un período de 18 meses, tres episodios de los cuales requirieron tratamiento en urgencias. En cada ocasión, el dolor se localizaba en el epigastrio y/o en el cuadrante superior derecho, se irradiaba a la región subescapular derecha, aumentaba a un nivel constante, duraba 60 minutos o más y se asociaba con náuseas y vómitos. El dolor no se aliviaba con las evacuaciones, el cambio de postura o los antiácidos y era lo suficientemente intenso como para interrumpir sus actividades diarias. Dos episodios ocurrieron dentro de los primeros 40 minutos después de una comida, mientras que unepisodio la despertó. Había sido intervenida de colecistectomía por múltiples cálculos biliares con episodios de cólico biliar hace cinco años. El dolor es muy similar al dolor que se produjo antes de la extirpación de la vesícula biliar. El examen físico pertinente es negativo. La evaluación psicosocial utilizando el cuestionario Escala de Ansiedad y Depresión Hospitalaria (EADH) no revela evidencia de ansiedad o depresión clínicamente significativa. En tres ocasiones se observaron elevaciones de AST (aspartato aminotransferasa) y ALT (alanina aminotransferasa) séricas (3 veces lo normal) dentro de las 24 horas posteriores al dolor, con niveles normales de amilasa y lipasa séricas. Los niveles séricos elevados de AST y ALT volvieron a sus niveles normales en cuatro días. En general, afirma que el impacto que produce el trastorno es moderadamente grave. Se siente cada vez más frustrada por los ataques de dolor recurrentes e impredecibles y la falta de un diagnóstico o tratamiento firme. La ecografía abdominal revela que el conducto biliar tiene un diámetro de 6 mm, sin ninguna otra anomalía. También se realizó una ecoendoscopia para excluir pequeños cálculos en la vía biliar y esta fue negativa. La manometría del esfínter de Oddi (EO), con registros obtenidos solo del segmento biliar del esfínter, revela una presión esfinteriana basal elevada (65 mmHg).

Categorías de PCMD

A. **Diagnóstico Categórico:** Trastorno funcional del esfínter de Oddi

B. **Modificadores Clínicos:** Post-colecistectomía

C. **Impacto en las Actividades Diarias:** Moderado

D. **Modificadores Psicosociales:** Ninguno conocido

E. **Características Fisiológicas y Biomarcadores:** Presión basal elevada del esfínter de Oddi (65 mmHg).

Explicación de las Categorías de PCMD

A. **Diagnóstico Categórico:** La paciente cumple con los criterios de Roma IV para el trastorno funcional del esfínter de Oddi.[1] Consulte el Apéndice A para conocer los criterios de diagnóstico. El dolor cumple con los criterios de dolor biliar, las enzimas hepáticas elevadas se presentan con el dolor y se han excluido cálculos en las vías biliares u otras anomalías estructurales que podrían explicar los síntomas.

B. **Modificadores Clínicos:** Post-colecistectomía. Existen datos limitados sobre si el trastorno funcional del esfínter de Oddi ocurre en pacientes con una vesícula biliar intacta, y muchos expertos no creen que exista más que en la situación posterior a la colecistectomía.

C. **Impacto en las Actividades Diarias:** Moderado. A pesar de que los episodios de dolor han ocurrido con relativa frecuencia, se aplica este descriptor porque la paciente respondió Moderado a la pregunta: "En general, ¿en qué medida interfieren sus síntomas con sus actividades(trabajo, escuela, actividades sociales, autocuidado, concentración y rendimiento)". En una investigación adicional, esta respuesta se basó en factores como su percepción de la intensidad del dolor y la interrupción de sus actividades durante y después de los episodios de dolor, incluida la necesidad de realizarse análisis de sangre en estrecha asociación temporal con el episodio de dolor.

D. **Modificadores Psicosociales:** Ninguno obvio, según el cuestionario EADH.

E. **Características Fisiológicas y Biomarcadores:** Presión basal elevada del esfínter de Oddi (>40 mmHg) en la manometría del esfínter de Oddi (MEO). Este hallazgo se toma para indicar estenosis o "discinesia" del esfínter. * Se pueden medir otros hallazgos manométricos, por ejemplo, la amplitud de las contracciones fásicas del esfínter, la respuesta paradójica o la falta de relajación del esfínter a los análogos de la CCQ, pero no se ha demostrado que puedan predecir el resultado de la esfinterotomía.[2]

Evaluación General

Esta mujer de 41 años padece de múltiples episodios de dolor abdominal epigástrico y en el cuadrante superior derecho moderadamente intensos. Tuvo una colecistectomía hace cinco años y el dolor es similar al dolor de vesícula biliar anterior. Ha tenido elevaciones de AST y ALT séricas en al menos tres ocasiones durante estos episodios, y vuelven a la normalidad una vez que se resuelve el dolor. El conducto biliar es de tamaño normal; por lo tanto, cumple con los criterios para el trastorno funcional del esfínter de Oddi. Se documentó un esfínter de Oddi hipertenso en pruebas adicionales.

Tratamiento

1. **Esfinterotomía biliar:** Varios estudios de cohortes y tres pequeños ensayos aleatorios controlados sugieren que la esfinterotomía biliar endoscópica proporciona un buen alivio del dolor en la mayoría de los pacientes con estos síntomas clásicos y presiones elevadas del esfínter biliar.[2-4] Sin embargo, el procedimiento causa pancreatitis en al menos 15 % de los pacientes, por lo que debe realizarse solo después de una cuidadosa consideración y discusión. No todos los pacientes se mejoran, por lo que se necesitan más estudios de investigación para una mejor definición de los predictores de éxito. Otras pruebas para este trastorno, como imágenes biliares dinámicas y una prueba de botox intraesfinteriano, también justifican una evaluación adicional.[5-7]

2. **Manejo médico:** En vista de los riesgos de intervención con CPER (colangiopancreatografía endoscópica retrógrada), los pacientes deben tener la opción de probar tratamientos médicos como antiespasmódicos, bloqueadores de los canales de calcio y neuromoduladores. El papel de estos agentes no está establecido y debe evaluarse en ensayos prospectivos rigurosos.

***Actualización 2021**

Como se indicó anteriormente, varios ensayos iniciales mostraron que las presiones biliares anormales predecían el resultado de la esfinterotomía. Sin embargo, las correlaciones no eran perfectas y en los últimos años se ha cuestionado su valor. Son muy pocos los centros en los EE. UU., si es que hay alguno, que tratan a pacientes con estos diagnósticos utilizando la manometría del esfínter para determinar el tratamiento. En general, ofrecen esfinterotomía biliar a pacientes con dolores intratables solo después de una discusión completa de las opciones y riesgos.

Referencias

1. Elta GH, Cotton PB, Carter CR, Corazziari ES, Pasricha PJ. Gallbladder and sphincter of Oddi disorders in Drossman DA, Chang L, Chey WD, Kellow J, Tack J, Whitehead WE (eds) Rome IV Functional Gastrointestinal Disorders – Disorders of Gut-Brain Interaction, 4th Edition, Raleigh NC USA Rome Foundation 2016; pp. 317-378.
2. Freeman ML, Gill M, Overby C, Cen YY. Predictors of outcomes after biliary and pancreatic sphincterotomy for sphincter of Oddi dysfunction. J Clin Gastroenterol. 2007 Jan;41(1):94-102.
3. Hall TC, Dennison AR, Garcea G. The diagnosis and management of sphincter of Oddi dysfunction: a systematic review. Langenbecks Arch Surg. 2012 Aug;397(6):889-98.
4. Petersen BT. An evidence-based review of sphincter of Oddi dysfunction: part I, presentations with "objective" biliary findings (types I and II). Gastrointest Endosc 2004; 59:525-34.
5. Fidler JL, Knudsen JM, Collins DA, McGee KP, Lahr B, Thistle JL, Topazian M. Prospective assessment of dynamic CT and MR cholangiography in functional biliary pain. AJR Am J Roentgenol. 2013 Aug;201(2): W271-82.

6. Cicala M, Habib FI, Vavassori P, Pallotta N, Schillaci O, Costamagna G, Guarino MP, Scopinaro F, Fiocca F, Torsoli A, Corazziari E. Outcome of endoscopic sphincterotomy in post cholecystectomy patients with sphincter of Oddi dysfunction as predicted by manometry and quantitative choledochoscintigraphy. Gut. 2002 May;50(5):665-8.
7. Murray W, Kong S. Botulinum toxin may predict the outcome of endoscopic sphincterotomy in episodic functional post-cholecystectomy biliary pain. Scand J Gastroenterol. 2010 May;45(5):623-7.

5-3. TRASTORNO FUNCIONAL DEL ESFÍNTER DE ODDI PANCREÁTICO (Moderado)

Caso clínico

Una mujer de 45 años presenta pancreatitis aguda recurrente. Ha pasado por cuatro episodios en los últimos tres años, dos en los últimos ocho meses, y todos requirieron hospitalización. Las tomografías computarizadas durante dos de estas hospitalizaciones fueron consistentes con pancreatitis aguda. Está asintomática entre episodios. Después de su segundo episodio, se sometió a una colecistectomía empírica a pesar de no haber cálculos biliares y, aun así, sus ataques continuaron. No fuma y únicamente bebía alcohol en raras ocasiones en el pasado, aunque reporta no tomar alcohol desde su tercer episodio de pancreatitis. No hay antecedentes familiares de enfermedad pancreática ni antecedentes de traumatismo abdominal severo. Hasta la fecha, su evaluación ha incluido una CPRM normal (colangiopancreatografía por resonancia magnética) con conductos biliares y pancreáticos no dilatados y sin páncreas divisum. La amilasa y la lipasa séricas vuelven a la normalidad después de cada episodio de pancreatitis. Sus triglicéridos y calcio séricos, y la Ig4 sérica son normales, y nunca ha tenido enzimas hepáticas elevadas. Una ecografía endoscópica reciente mostró sólo focos hiperecogénicos en el páncreas, pero ningún otro criterio de pancreatitis crónica. Su historial médico pasado es normal y sus únicas cirugías previas fueron dos cesáreas y la colecistectomía. La puntuación de depresión (cuestionario EADH/) no revela evidencia de ansiedad o depresión clínicamente significativa. No está tomando medicamentos que se sabe que causan pancreatitis. El examen físico es normal. Está ansiosa por evitar futuros ataques de pancreatitis y fue remitida para CPER (colangiopancreatografía retrógrada endoscópica) con manometría. La CPER revela pancreatografía y colangiografías normales. En la manometría del esfínter de Oddi hay presiones basales elevadas del esfínter en el rango de 60-80 mm Hg tanto en el esfínter biliar como en el pancreático.

Categorías de PCMD

A. **Diagnóstico Categórico:** Trastorno funcional del esfínter de oddi pancreático

B. **Modificadores Clínicos:** Ninguno conocido

C. **Impacto en las Actividades Diarias:** Moderado

D. **Modificadores Psicosociales:** Ninguno identificado

E. **Características Fisiológicas y Biomarcadores:** Manometría anormal del esfínter de Oddi con presiones basales elevadas en los segmentos del conducto pancreático y biliar

Explicación de las Categorías de PCMD

A. **Diagnóstico Categórico:** La paciente cumple con los criterios de Roma IV para el trastorno funcional del esfínter de Oddi pancreático.[1] Consulte el Apéndice A para conocer los criterios de diagnóstico. La disfunción del esfínter pancreático se ha propuesto como causa de dolor pancreático y como causa de pancreatitis aguda. Ninguno de los dos conceptos está bien fundado en la actualidad. El diagnóstico se considera si un paciente tiene pancreatitis aguda recurrente sin evidencia de otra causa o enfermedad estructural en la investigación estándar. Se propuso una clasificación análoga a los tipos anteriores de trastorno del esfínter de Oddi, basada en la dilatación del conducto biliar común y enzimas pancreáticas anormales, pero no ha sido corroborada. La asociación mejor estudiada del trastorno del esfínter de Oddi y la enfermedad pancreática es en pacientes con pancreatitis aguda recurrente idiopática, aunque el valor de la esfinterotomía biliar en pacientes con manometría anormal del esfínter de Oddi no se ha probado en un ensayo aleatorizado simulado.

B. **Modificadores Clínicos:** Ninguno conocido

C. **Impacto en las Actividades Diarias:** Moderado. Aunque ella se encuentra asintomática entre los ataques, las hospitalizaciones recurrentes son muy perjudiciales para su vida y la paciente respondió Moderado a la pregunta: "En general, ¿en qué medida interfieren sus síntomas con sus actividades (trabajo, escuela, actividades sociales, autocuidado, y rendimiento)?"

D. **Modificadores Psicosociales:** Ninguno identificado

E. **Características Fisiológicas y Biomarcadores:** La disfunción del esfínter pancreático se evaluó midiendo los aumentos en el tamaño del conducto en la ecografía después de la estimulación con secretina y por el retraso en el drenaje en la CPRM. No se ha establecido la validez de estas pruebas para predecir el resultado de la ablación del esfínter pancreático.* Las presiones del esfínter pancreático se pueden medir durante la CPER con los mismos métodos que para el tracto biliar. Un estudio reciente sobre la utilidad de la manometría en la pancreatitis aguda recurrente idiopática encontró que una manometría normal del esfínter predecía un mejor curso a largo plazo que una manometría anormal. En pacientes con presiones de esfínter elevadas, la esfinterotomía biliar fue tan efectiva como la esfinterotomía doble pancreática y biliar y solo benefició a alrededor del 50 % de los pacientes.[2,3] El seguimiento de pacientes similares a este caso sugiere que menos de la mitad progresará a pancreatitis crónica en 10 años.[4] En cambio, los pacientes que beben alcohol y fuman tabaco tienen más del doble de probabilidad de progresión.

Evaluación General

Esta mujer de 45 años con pancreatitis aguda recurrente con hospitalizaciones frecuentes tiene un trastorno funcional del esfínter pancreático de Oddi. La manometría del esfínter de Oddi mostró presiones elevadas del esfínter de los conductos biliar y pancreático. Las hospitalizaciones recurrentes son perjudiciales para su vida, por lo que el nivel de gravedad es moderado.

Tratamiento

1. **Esfinterotomía biliar:** Su manometría del esfínter de Oddi anormal hace que sea más probable que tenga una enfermedad recurrente y progresiva. Está preocupada por sus frecuentes hospitalizaciones y está dispuesta a aceptar la probabilidad que la esfinterotomía biliar reduzca la frecuencia de sus episodios en solo un 50 %. Se le dio a la paciente una explicación detallada de los riesgos del procedimiento, incluyendo la pancreatitis inducida por el procedimiento de hasta un 15 %, y ella decidió proceder con el procedimiento. Se sometió a una esfinterotomía biliar, basada en un ensayo aleatorio que mostró que la esfinterotomía biliar por si sola era tan efectiva como la esfinterotomía doble.[2] La esfinterotomía biliar es más segura que la esfinterotomía doble y evita la posibilidad de reestenosis del esfínter pancreático. Sin embargo, el valor de la esfinterotomía no se ha comparado con la terapia simulada en un ensayo aleatorio.

*** Actualización 2021**

La manometría del esfínter de Oddi ha pasado de moda en este y otros contextos clínicos, ya que hay pocas pruebas de que prediga el resultado de la esfinterotomía o de que la esfinterotomía afecte el resultado a largo plazo en estos pacientes. En vista de los riesgos involucrados, los médicos y los pacientes deben abordar el tratamiento con CPER con mucho cuidado.

Referencias

1. Elta GH, Cotton PB, Carter CR, Corazziari ES, Pasricha PJ. Gallbladder and sphincter of Oddi disorders in Drossman DA, Chang L, Chey WD, Kellow J, Tack J, Whitehead WE (eds) Rome IV Functional Gastrointestinal Disorders – Disorders of Gut-Brain Interaction, 4th Edition, Raleigh NC USA Rome Foundation 2016; pp. 317-378.
2. Cote GA, Imperiale TF, Schmidt SE, Fogel E, Lehman G, McHenry L, Watkins J, Sherman S. Similar efficacies of biliary, with or without pancreatic, sphincterotomy in treatment of idiopathic recurrent acute pancreatitis. Gastroenterology. 2012 Dec;143(6):1502-9.
3. Wilcox CM. Endoscopic therapy for sphincter of Oddi dysfunction in idiopathic pancreatitis: from empiric to scientific. Gastroenterology. 2012 Dec;143(6):1423-6.
4. Wehrmann T. Long-term results of endoscopic therapy for sphincter of Oddi dysfunction in patients with acute recurrent pancreatitis. Endoscopy. 2011 Mar;43(3): 202-7.

5-4. DOLOR POST COLECISTECTOMÍA CON OBSTRUCCIÓN BILIAR (Antiguo Trastorno del Esfínter de Oddi Tipo I) (Moderado)

Caso clínico

Una mujer de 45 años presenta cinco o seis episodios de dolor abdominal moderadamente intenso en el cuadrante superior derecho durante el último año. El dolor actual es muy similar al dolor de vesícula biliar que presentó con anterioridad; se sometió a una colecistectomía hace ocho años por cálculos biliares. El dolor se irradia a la región subescapular derecha, aumenta hasta un nivel constante, dura 60 minutos o más y se asocia con náuseas y vómitos.[1] No se alivia con las evacuaciones intestinales, el cambio de postura o los antiácidos y ha sido lo suficientemente severo como para interrumpir sus actividades diarias. Acudió a urgencias de su hospital local en dos ocasiones. En cada ocasión sus enzimas hepáticas (transaminasas) se habían elevaban a más de tres veces el límite superior de lo normal, y se encontró que se habían normalizado en al menos una ocasión posterior, cuando ella se encontraba asintomática. Las enzimas pancreáticas se encontraban en niveles normales. Una ecografía mostró un conducto colédoco de 12 mm de diámetro sin cálculos. Tiene un historial médico importante de hipertensión, obesidad y enfermedad por reflujo gastroesofágico (ERGE). Sus medicamentos actuales incluyen omeprazol, simvastatina y metoprolol. Los procedimientos quirúrgicos previos incluyen dos cesáreas y una colecistectomía. La exploración física es normal salvo obesidad (IMC = 34 kg/m^2). La evaluación psicosocial utilizando el cuestionario de Escala de Ansiedad y Depresión Hospitalaria (EADH) no revela evidencia de ansiedad o depresión clínicamente significativa.[2] En general, afirma que el impacto del trastorno es moderadamente severo, ya que no puede funcionar cuando siente dolor. No tiene idea de lo qué precipita sus episodios de dolor.

Categorías de PCMD

A. **Diagnóstico Categórico:** Estenosis del esfínter de Oddi

B. **Modificadores Clínicos:** Poscolecistectomía

C. **Impacto en las Actividades Diarias:** Moderado

D. **Modificadores Psicosociales:** Ninguno conocido

E. **Características Fisiológicas y Biomarcadores:** Es probable que haya una estenosis fija del esfínter biliar.

Explicación de las Categorías de PCMD

A. **Diagnóstico Categórico:** La paciente tiene un diagnóstico estructural de estenosis del esfínter de Oddi. Anteriormente, este era un trastorno funcional gastrointestinal llamado trastorno del esfínter de Oddi (TEO) Tipo I, pero ya no se incluye en Roma IV porque es una anomalía estructural del esfínter fácilmente tratable.[3] Consulte el Apéndice A para conocer los criterios de diagnóstico. La combinación de dolor biliar con aumento de las enzimas hepáticas y un conducto biliar dilatado sugiere coledocolitiasis o estenosis del esfínter de Oddi. La ecoendoscopia mostró una vía biliar dilatada (13 mm) pero sin cálculos y un páncreas normal. La papila era normal tanto endoscópicamente como endosonográficamente. La falta de cálculos u otras causas de obstrucción sugiere fuertemente un trastorno del esfínter de Oddi, muy probablemente estenosis, anteriormente llamado trastorno del esfínter de Oddi tipo I. Esta entidad refleja una anomalía estructural del esfínter.

B. **Modificadores Clínicos:** Poscolecistectomía. Se ha planteado la hipótesis de que la estenosis del esfínter resulta del paso previo de cálculos y que el espasmo podría estar relacionado con los cambios neurofisiológicos que ocurren después de la colecistectomía.

C. **Impacto en las Actividades Diarias:** Moderado. La paciente respondió Moderado a la pregunta: "¿En general, ¿en qué medida interfieren sus síntomas con sus actividades (trabajo, escuela, actividades sociales, cuidado personal, concentración y rendimiento)?"

D. **Modificadores Psicosociales:** Ninguno conocido, según EHAD.

E. **Características Fisiológicas y Biomarcadores:** Se cree que esta entidad se debe principalmente a una estenosis fija del esfínter de Oddi, aunque pueden ocurrir algunos espasmos concomitantes. Probablemente hay una estenosis fija del esfínter biliar.

Evaluación General

Esta paciente presenta dolor abdominal moderadamente intenso en el cuadrante superior derecho durante el último año, que es similar a un dolor en la vesícula biliar que presentó anteriormente. Durante estos episodios, presenta dilatación del conducto biliar común y enzimas hepáticas elevadas. Las enzimas vuelven a la normalidad entre episodios. Esto se ajusta a los criterios para el dolor del esfínter posterior a la colecistectomía asociado con la obstrucción biliar (anteriormente TEO tipo I).

Tratamiento

1. Esfinterotomía biliar: Se recomienda una CPER (colangiopancreatografía endoscópica retrógrada) con esfinterotomía biliar (sin manometría), ya que

los resultados son buenos[4,5] en un 90 % de los pacientes que responden a la esfinterotomía biliar. Los pacientes deben ser informados de los riesgos del procedimiento (especialmente pancreatitis aguda, sangrado y perforación). Deben emplearse medidas para reducir el riesgo de pancreatitis inducido por el procedimiento, incluyendo la colocación temporal de un stent en el conducto pancreático e indometacina rectal.

Referencias

1. Behar J, Corazziari E, Guelrud M, Hogan W, Sherman S, Toouli J. Functional gallbladder, and sphincter of Oddi disorders. Gastroenterology 2006; 130(5):1498-1509.
2. Zigmond AS, Snaith RP. The hospital anxiety and depression scale. Acta Psychiatr Scand 1983; 67(6):361-370.
3. Elta GH, Cotton PB, Carter CR, Corazziari ES, Pasricha PJ. Gallbladder and sphincter of Oddi disorders in Drossman DA, Chang L, Chey WD, Kellow J, Tack J, Whitehead WE (eds) Rome IV Functional Gastrointestinal Disorders - Disorders of Gut-Brain Interaction, 4th Edition, Raleigh NC USA Rome Foundation 2016; pp. 317-378.
4. Hall TC, Dennison AR, Garcea G. The diagnosis and management of sphincter of Oddi dysfunction: a systematic review. Langenbecks Arch Surg. 2012 Aug;397(6): 889-98.
5. Petersen BT. An evidence-based review of sphincter of Oddi dysfunction: part I, presentations with "objective" biliary findings (types I and II). Gastrointest Endosc. 2004 Apr;59(4):525-34.

5-5. DOLOR BILIAR POST COLECISTECTOMÍA SIN HALLAZGOS OBJETIVOS (Antiguo Trastorno del Esfínter de Oddi Tipo III) (Severo)

Caso clínico

Una vendedora de seguros de 32 años se presenta con una historia de dos años de dolor posprandial severo recurrente tanto epigástrico como en el cuadrante superior derecho. Empeora después de la ingesta de comidas grasosas y se presenta por episodios. El dolor aumenta a un nivel constante que dura varias horas. Existen, sin embargo, algunas semanas en las cuales no tiene síntomas. El dolor no se alivia con la defecación, los antiácidos o el cambio de postura. El examen físico es normal. La bioquímica del hígado nunca ha sido anormal y la ecografía transabdominal no mostró cálculos biliares y un conducto biliar no dilatado. El ácido iminodiacético 2.6-diisopropilacetanilido (AIDDIS) muestra fracción de eyección reducida (22 %), por lo que se sometió a colecistectomía. Después de un período de seis meses sin síntomas, el dolor volvió peor que antes. La ecoendoscopia mostró que el conducto no estaba dilatado (5 mm) y no se observaron cálculos. Sus puntajes en la Escala de Ansiedad y Depresión Hospitalaria (EADH)[1] fueron anormales,14 para ansiedad y 12 para depresión. Tiene múltiples síntomas somáticos con una puntuación de 12 en el Cuestionario de Salud del Paciente 12 – Síntomas Somáticos (PHQ-12 SS) (el límite superior de lo normal es 4).[2] Al menos tres días al mes no puede trabajar debido al dolor. La presión para cumplir con su cuota de ventas ha sido muy angustiosa para ella porque corre peligro de perder su trabajo.

Categorías de PCMD

A. **Diagnóstico Categórico:** Dolor biliar poscolecistectomía sin hallazgos objetivos

B. **Modificadores Clínicos:** Poscolecistectomía

C. **Impacto en las Actividades Diarias:** Severo

D. **Modificadores Psicosociales:** Ansiedad y depresión, y reporte de síntomas somáticos (somatización) relacionados con factores estresantes sociales

E. **Características Fisiológicas y Biomarcadores:** Ninguno conocido

Explicación de las Categorías de PCMD

A. **Diagnóstico Categórico:** Esta paciente tenía un diagnóstico previo en Roma III como trastorno del esfínter de Oddi (TEO) tipo III donde la paciente tiene episodios recurrentes de dolor en el cuadrante superior derecho (tipo biliar) sin evidencia de dilatación del conducto biliar o enzimas hepáticas anormales.[3] (anteriormente TEO tipo III).[4] Sin embargo, para Roma IV se ha eliminado esta categoría ya que no hay evidencia clara de que este dolor se atribuya a una disfunción biliar. Consulte el Apéndice A para conocer los criterios de diagnóstico.

B. **Modificadores Clínicos:** Poscolecistectomía. Como se señaló, los pacientes con dolor posterior a la colecistectomía sin evidencia de obstrucción biliar se clasificaron previamente como TEO tipo III. Sin embargo, un ensayo aleatorizado no mostró ningún beneficio de la esfinterotomía sobre el tratamiento simulado, por lo que se revisó esta clasificación.[5]

C. **Impacto en las Actividades Diarias:** Severo. La paciente respondió Severo a la pregunta: "En general, ¿en qué medida interfieren sus síntomas con sus actividades (trabajo, escuela, actividades sociales, autocuidado, concentración y rendimiento)?" Los síntomas le estaban impidiendo trabajar y estaba en peligro de perder su trabajo.

D. **Modificadores Psicosociales:** Se encuentran factores estresantes sociales, ansiedad, depresión y somatización. EADH es una escala simple de 14 ítems o elementos validada para identificar la ansiedad y la depresión en pacientes hospitalizados. La ansiedad es una característica común en todos los trastornos de la interacción intestino-cerebro (TIIC). La PHQ-12 SS es una escala de síntomas somáticos de 12 elementos que excluye los síntomas gastrointestinales. A menudo está elevado en los TIIC y puede reflejar un procesamiento anormal del dolor. Ambas pruebas simples se pueden utilizar antes o durante una consulta y, por lo general, demoran dos o tres minutos en completarse.

E. **Características Fisiológicas y Biomarcadores:** Ninguno conocido

Evaluación General

Es una mujer de 32 años que desarrolló dolor recurrente epigástrico y en el cuadrante superior derecho, que a menudo empeora después de comer alimentos grasos y con períodos intermitentes sin dolor. Cumple con criterios para el dolor de vías biliares similares a los que había presentado antes de su colecistectomía. Sin embargo, no cumple con los criterios para un trastorno del esfínter de Oddi, aunque el dolor es de tipo biliar. Existe evidencia de que ella también tiene síntomas psicológicos y no puede trabajar debido a estos problemas.

Tratamiento

1. **Tranquilizar y educar:** Se le debe asegurar a la paciente que se trata de una condición poco común pero benigna. Previamente, estos pacientes eran remitidos para CPER (con o sin manometría del esfínter) y muchos se sometieron a esfinterotomía. Sin embargo, un estudio controlado mostró que este enfoque

no era mejor que el tratamiento simulado, por lo que no se recomienda la manometría ni la esfinterotomía.[5] Además, la CPER conlleva un alto riesgo (10-15 %) de causar pancreatitis aguda en este contexto.[6]

2. **Dieta:** La paciente debe evitar ingerir alimentos grasos y otros alimentos que precipiten los síntomas. La grasa libera colecistoquinina que aumenta el flujo de bilis, lo que puede provocar síntomas.[7]

3. **Farmacoterapia:** Considerar la farmacoterapia dirigida centralmente con antidepresivos tricíclicos u otros neuromoduladores. Actualmente, la base científica para el tratamiento de estos trastornos con estos agentes es escasa, pero parece ser benéfica en muchos contextos.[8,9]

Referencias

1. Zigmond AS, Snaith RP. The hospital anxiety and depression scale. Acta Psychiatr Scand 1983; 67(6):361-370.
2. Spiller RC, Humes DJ, Campbell E, Hastings M, Neal KR, Dukes GE, Whorwell P. The patient health questionnaire 12 somatic symptom scale as a predictor of symptom severity and consulting behaviour in patients with irritable bowel syndrome and symptomatic diverticular disease. Aliment Pharmacol Ther 2010; 32(6):811-820.
3. Elta GH, Cotton PB, Carter CR, Corazziari ES, Pasricha PJ. Gallbladder and sphincter of Oddi disorders in Drossman DA, Chang L, Chey WD, Kellow J, Tack J, Whitehead WE (eds) Rome IV Functional Gastrointestinal Disorders – Disorders of Gut-Brain Interaction, 4th Edition, Raleigh NC USA Rome Foundation 2016; pp. 317-378.
4. Behar J, Corazziari E, Guelrud M, Hogan W, Sherman S, Toouli J. Functional gallbladder, and sphincter of Oddi disorders. Gastroenterology 2006; 130(5):1498-1509.
5. Cotton PB, Durkalski V, Romagnuolo J, Pauls Q, Fogel E, Tarnasky P, Aliperti G, Freeman M, Kozarek R, Jamidar P, Wilcox M, Serrano J, Brawman-Mintzer O, Elta G, Mauldin P, Thornhill A, Hawes R, Wood-Williams A, Orrell K, Drossman D, Robuck P. Effect of endoscopic sphincterotomy for suspected sphincter of Oddi dysfunction on pain-related disability following cholecystectomy: the EPISOD randomized clinical trial. JAMA. 2014;311(20):2101-2109.
6. Freeman ML, DiSario JA, Nelson DB, Fennerty MB, Lee JG, Bjorkman DJ, Overby CS, Aas J, Ryan ME, Bochna GS, Shaw MJ, Snady HW, Erickson RV, Moore JP, Roel JP. Risk factors for post-ERCP pancreatitis: a prospective, multicenter study. Gastrointest Endosc 2001; 54(4):425-434.
7. Otsuki M. Pathophysiological role of cholecystokinin in humans. J Gastroenterol Hepatol 2000; 15 Suppl: D71-D83.
8. Törnblom H, Drossman DA. Centrally targeted pharmacotherapy for chronic abdominal pain. Neurogastroenterol Motil. 2015 Apr;27(4):455-67.
9. Drossman DA, Tack J., Ford AC, Szigethy E, Tornblom H, Van Oudenhove L. Neuromodulators for Functional Gastrointestinal Disorders (Disorders of Gut-Brain Interaction): A Rome Foundation Working Team Report. Gastroenterology 2018; 154:1140-1171.

6. Trastornos Anorrectales

6-1. INCONTINENCIA FECAL (Moderada)

Caso clínico

Una mujer de 43 años acude al gastroenterólogo con síntomas de urgencia rectal e incontinencia fecal varios días a la semana. En 2015 se sometió a una intervención laparoscópica por endometriosis, que se complicó con una perforación del colon sigmoide, por lo que se realizó una sigmoidectomía aguda. En 2016, también se sometió a una histerectomía y una ovariectomía bilateral por la recurrencia de la endometriosis. Posterior a estas intervenciones, presenta calambres abdominales bajos de inicio repentino asociados con urgencia y la necesidad de ir corriendo al baño. Estos impulsos pueden ocurrir en cualquier momento del día, sin embargo, son más comunes después de las comidas y están asociados a la incontinencia fecal si no puede llegar al baño a tiempo. Ella trabaja como maestra y, por lo tanto, la imprevisibilidad es un problema importante. Siente miedo constante a la incontinencia fecal, siempre usa toallas protectoras y tiene ropa de repuesto en su bolso. Evita comer en la escuela, pero aún sale a socializar con sus amigos. Tiene hasta cinco deposiciones semiformadas por día. La loperamida fue mal tolerada porque produjo estreñimiento. También probó laxantes de venta libre pensando que estaría segura al tener un intestino completamente vacío, pero esto solo empeoró la situación. Una sigmoidoscopia mostró una anastomosis colorrectal normal. La manometría anorrectal muestra una presión de contracción anal en reposo normal pero levemente reducida al apretar el ano, duración breve de la contracción sostenida y umbrales reducidos para la urgencia de defecar y el volumen máximo tolerado.

Categorías de PCMD

A. **Diagnóstico Categórico:** Incontinencia fecal

B. **Modificadores Clínicos:** Diarrea, incontinencia de urgencia. Historia de la resección sigmoidea.

C. **Impacto en las Actividades Diarias:** Moderado

D. **Modificadores Psicosociales:** Miedo a la incontinencia (ansiedad anticipatoria)

E. **Características Fisiológicas y Biomarcadores:** Distensibilidad rectal reducida, debilidad leve del esfínter anal externo

Explicación de las Categorías de PCMD

A. **Diagnóstico Categórico:** La paciente cumple con los criterios de Roma IV para incontinencia fecal. Consulte el Apéndice A para conocer los criterios de diagnóstico. El diagnóstico de incontinencia fecal se basa en un paciente que reporta una evacuación accidental de heces sólidas o líquidas. No se requieren pruebas fisiológicas para llegar al diagnóstico, aunque la manometría anorrectal y las imágenes de las estructuras del piso pélvico mediante ultrasonido endoanal o resonancia magnética pueden caracterizar la etiología y guiar la selección del tratamiento.[1,2]

B. **Modificadores Clínicos:** Diarrea, incontinencia de urgencia. La diarrea crónica o recurrente (es decir, heces blandas o acuosas) es el factor de riesgo de incontinencia fecal más consistentemente reportado en los estudios basados en la población.[3] Es fundamental reconocer la asociación con la diarrea porque esto dirige el tratamiento hacia el diagnóstico de causas tratables de diarrea y/o el manejo de la diarrea idiopática con suplementos de fibra o medicamentos antidiarreicos.[2,4] Un reporte de fuertes sensaciones de urgencia que preceden a la incontinencia fecal es otro factor de riesgo identificado en estudios epidemiológicos de base poblacional; es un factor de riesgo independiente de la diarrea, aunque puede estar asociado a la diarrea.[5] Esta paciente también encaja en el perfil de una paciente con un recto hipersensible, también llamado incontinencia de urgencia.[6] La paciente tiene antecedentes de cirugías pélvicas, incluida una resección sigmoidea después de laparoscopia por endometriosis. La resección sigmoidea por diverticulitis se asocia con hasta un 25 % de pacientes que reportan urgencia fecal y hasta un 20 % que informan incontinencia fecal.[7]

C. **Impacto en las Actividades Diarias:** Moderado. Tanto el reporte de la paciente sobre el miedo a la incontinencia y el hecho que evita comer durante el trabajo muestra un impacto moderado. La condición no se define como severa porque el paciente no está confinado en su hogar y puede socializar y trabajar. El paciente respondió Moderado a la pregunta: "En general, ¿en qué medida interfieren sus síntomas con sus actividades (trabajo, escuela, actividades sociales, autocuidado, concentración y rendimiento)?"

D. **Modificadores Psicosociales:** Miedo a la incontinencia (ansiedad anticipatoria). La paciente refiere un miedo constante a la incontinencia fecal y la necesidad de llevar ropa consigo. Este modificador tiene implicaciones para guiar la terapia de biorretroalimentación.

E. **Características Fisiológicas y Biomarcadores:** Distensibilidad rectal reducida, debilidad leve del esfínter anal externo y recto hipersensible. El hallazgo fisiológico más significativo es la hipersensibilidad rectal con umbrales bajos de urgencia defecatoria. La importancia de la compresión del esfínter anal externo por parte del paciente que muestra solo una debilidad leve es descartar la debilidad del esfínter como la causa principal de su incontinencia fecal y subrayar la importancia de la distensibilidad rectal reducida como causa de la incontinencia. Además, esta paciente se sometió a una resección sigmoidea, que puede estar asociada con la alteración del freno rectosigmoideo, un patrón motor rectosigmoideo de propagación retrógrada que puede retrasar la entrega de contenido al intestino distal.

Evaluación General

Es una mujer de 43 años que reporta evacuaciones intestinales frecuentes con urgencia rectal e incontinencia fecal después de una resección sigmoidea. La incontinencia está causando discapacidad moderada y síntomas psicológicos (miedo a la incontinencia).

Tratamiento

1. **Manejo conservador:** Primero se debe intentar el manejo conservador; que debe incluir:

   1) tomar una historia cuidadosa para identificar las causas dietéticas u otras causas tratables de diarrea y también para excluir un estreñimiento significativo que puede causar un desbordamiento 2) una prueba con un suplemento de fibra soluble y 3) medicamentos antidiarreicos como loperamida si aún es necesario para normalizar la consistencia de las heces. La loperamida no fue bien tolerada en esta paciente, sin embargo, se puede utilizar en una dosis ascendente según sea necesario para ocasiones sociales, siempre que no haya estreñimiento significativo. También se pueden considerar los antagonistas de 5-HT3, ya que pueden compensar parte de la motilidad retrógrada perdida (freno rectosigmoideo).

2. **Biorretroalimentación anorrectal:** Si la respuesta al tratamiento conservador no es adecuada, se puede intentar un tratamiento de biorretroalimentación. El tipo de entrenamiento de biorretroalimentación será guiado por la paciente que tiene incontinencia de urgencia moderadamente severa con ansiedad anticipatoria y presión de contracción del esfínter anal débil. Los componentes del programa de biorretroalimentación pueden incluir:

   a. **Presión de compresión:** Uso de biorretroalimentación basada en instrumentos. El objetivo es que los pacientes tengan como objetivo aumentar la presión del esfínter anal cuando aprietan y practican estos ejercicios en casa. Esto puede ser proporcionado por fisioterapeutas, en centros de biorretroalimentación u otros especialistas. Se ha demostrado que el fortalecimiento del esfínter a través del entrenamiento con biorretroalimentación mejora la continencia al mejorar la fuerza de los músculos del piso pélvico.[8]

   b. **Duración de la contracción sostenido:** Usando biorretroalimentación. El objetivo es aumentar la duración de la contracción sostenida. Se recomienda a los pacientes que practiquen cómo mantener una respuesta de compresión y retrasar la defecación durante períodos cortos después de sentir la sensación de urgencia en el hogar.

c. **Reentrenamiento sensorial:** Los pacientes practican la capacidad de tolerar volúmenes más grandes de distensión del balón rectal mediante la respiración profunda para inhibir la sensación de urgencia.

d. **Enseñar la respiración profunda como una habilidad de afrontamiento para contrarrestar la ansiedad anticipatoria:** En un capítulo del libro se encuentra una descripción más detallada de la biorretroalimentación para la incontinencia de urgencia.[9]

3. **Estimulación del Nervio Sacro:** Un tratamiento alternativo basado en la evidencia para la incontinencia fecal de moderado a severo es la estimulación del nervio sacro (que también se denomina neuro modulación).[10] Esto consiste en implantar electrodos de alambre en el nervio sacro en un lugar que desencadena contracciones del esfínter anal externo cuando se estimula eléctricamente. Estos electrodos están conectados a un estimulador que funciona con baterías, que se implanta debajo de la piel.

4. **Inyección de dextranómero /ácido hialurónico**: La inyección de perlas de un agente de carga inerte (dextranómero) en el espacio submucoso que rodea el canal anal también mejoró la continencia fecal en un estudio controlado.[11] Sin embargo, la importancia clínica de la mejoría no está clara.

Referencias

1. Bharucha AE, Rao S, Felt-Bersma R, Chiaroni G, Knowles CH, Malcom A, Wald A. Anorectal disorders in Drossman DA, Chang L, Chey WD, Kellow J, Tack J, Whitehead WE (eds) Rome IV Functional Gastrointestinal Disorders - Disorders of Gut-Brain Interaction, 4th Edition, Raleigh NC USA Rome Foundation 2016; pp. 379-436.
2. Wald A, Bharucha AE, Cosman BC, Whitehead WE. ACG Clinical Guidelines: Management of Benign Anorectal Disorders. Am J Gastroenterol. 2014; 109:1141-1157.
3. Whitehead WE, Borrud L, Goode PS, Meikle S, Mueller ER, Tuteja A, Weidner A, Weinstein M, Ye W. Fecal incontinence in US adults: epidemiology and risk factors. Gastroenterology 2009; 137:512-7.
4. Whitehead WE, Wald A, Norton NJ. Treatment options for fecal incontinence. Diseases of the colon & rectum 2001; 44:131-42.
5. Bharucha AE, Zinsmeister AR, Locke GR, Seide BM, McKeon K, Schleck CD, Melton LJ 3rd. Risk factors for fecal incontinence: a population-based study in women. Am J Gastroenterol. 2006; 101:1305-12.
6. Siproudhis L, El AM, El AM, Juguet F, Bretagne JF. Low rectal volumes in patients suffering from fecal incontinence: ¿what does it mean? Aliment Pharmacol Ther. 2005; 22:989-96.
7. Levack MM, Savitt LR, Bergerd DL, Shellito PC, Hodin RA, Rattner DW, Goldberg SM and Boreianou L. Sigmoidectomy syndrome? Patients' perspectives on the functional outcomes following surgery for diverticulitis. Dis Colon Rectum 2012; 55: 10-7.
8. Heymen S, Scarlett YV, Jones KR, Ringel Y, Drossman DA, Whitehead WE. Randomized controlled trial shows biofeedback to be superior to pelvic floor exercises for fecal incontinence. Dis Colon Rectum 2009; 52:1730-7.

9. Whitehead WEP, Palsson, OS. Behavioral treatment of fecal incontinence in Mostofsky DI, ed. Handbook of behavioral medicine. First ed. New York: John Wiley & Sons; 2014:787-806.
10. Wexner SD1, Coller JA, Devroede G, Hull T, McCallum R, Chan M, Ayscue JM, Shobeiri AS, Margolin D, England M, Kaufman H, Snape WJ, Mutlu E, Chua H, Pettit P, Nagle D, Madoff RD, Lerew DR, Mellgren A. Sacral nerve stimulation for fecal incontinence: Results of a 120-patient prospective multicenter study. Ann Surg. 2010; 251:441-9.
11. Graf W, Mellgren A, Matzel KE, Hull T, Johansson C, Bernstein M, on behalf of the NASHA Dx Study Group. Efficacy of dextranomer in stabilized hyaluronic acid for treatment of faecal incontinence: a randomized, sham-controlled trial. Lancet 2011; 377:997-1003.

6-2. INCONTINENCIA FECAL (Severa) Y SÍNDROME DE INTESTINO IRRITABLE CON DIARREA (SII-D) (Leve)

Caso clínico

Una mujer de 68 años reporta una historia progresiva de escurrimiento fecal en los últimos cinco a siete años. Los síntomas comenzaron con el paso incontrolado de gases, después manchas fecales en la ropa interior y, más recientemente, fugas incontroladas de heces semiformadas, una o dos veces al día. Ella ha tenido síndrome de intestino irritable leve con diarrea (SII-D) durante 25 años y en un principio fue tratada con antiespasmódicos, pero actualmente no está en tratamiento. Tiene molestias abdominales leves que se alivian después de evacuar dos o tres veces con heces blandas al día. Tiene cuatro hijos, todos nacidos por vía vaginal, y uno de los partos requirió una episiotomía debido a un parto difícil con un desgarro vaginal que requirió puntos. En los últimos meses, ha tenido incontinencia de urgencia con escurrimiento de heces que ocurre sin previo aviso cuando intenta llegar al baño. La incontinencia es peor cuando las heces son sueltas, y esto ha sido vergonzoso y ha causado mucha angustia que la ha llevado a la restricción de las actividades sociales. Ella es contadora y le resulta cada vez más difícil trabajar en la oficina. Lleva cambios de ropa, evita comer para prevenir la defecación y siente ansiedad anticipatoria e hipervigilancia con idas frecuentes al baño para prevenir un posible accidente. La mayoría de las veces no puede diferenciar entre el paso de gases o heces. El examen físico es normal, excepto por el tacto rectal. Se observa una cicatriz de episiotomía en el cuerpo perineal justo por delante del recto. Hay un reflejo anocutáneo normal ("guiño anal"). Hay una disminución del tono de reposo anal y una respuesta débil a la contracción anal. La manometría anorrectal muestra una presión de reposo anal moderadamente disminuida y una disminución de la presión y duración del esfínter de contracción. La distensibilidad rectal disminuyó con la hipersensibilidad rectal durante la prueba de distensión con balón rectal. La endosonografía anal mostró adelgazamiento del esfínter interno y un pequeño defecto en el esfínter anal externo que era más pronunciado anteriormente.

Categorías de PCMD

A. **Diagnóstico Categórico:** Incontinencia fecal, SII leve (síndrome de intestino irritable)

B. **Modificadores clínicos:** SII-D, diarrea, multiparidad, antecedentes de episiotomía

C. **Impacto en las Actividades Diarias:** Moderado

D. **Modificadores Psicosociales:** Miedo a la incontinencia (ansiedad anticipatoria), hipervigilancia

E. **Características Fisiológicas y Biomarcadores:** Reducción de presiones del esfínter en reposo y compresión y reducción de la distensibilidad rectal con hipersensibilidad rectal durante la distensión con balón

Explicación de las Categorías de PCMD

A. **Diagnóstico Categórico:** La paciente cumple con los criterios de Roma IV para incontinencia fecal. Consulte el Apéndice A para conocer los criterios de diagnóstico. Un diagnóstico de incontinencia fecal se basa en que un paciente reporte la evacuación accidental de heces, al menos una vez por semana; no se requieren pruebas de diagnóstico para hacer el diagnóstico. Sin embargo, la manometría anorrectal y las imágenes de las estructuras del piso pélvico mediante ecografía endoanal o resonancia magnética y las pruebas neurofisiológicas mediante una prueba de estimulación magnética anorrectal translumbosacral (EMAT) ayudan a caracterizar la etiología, como debilidad del esfínter anal, defectos del esfínter anal, hipersensibilidad rectal o alteración de la distensibilidad rectal y neuropatía lumbar o sacra que afecta el recto o el ano, y utilice esta información para seleccionar el tratamiento adecuado.[1,2]

B. **Modificadores Clínicos:** SII-D, incontinencia de urgencia. La diarrea crónica o recurrente (es decir, heces blandas o acuosas), como se evidencia en su historia de SII-D, es el factor de riesgo de incontinencia fecal reportado de manera más consistente en estudios basados en la población.[1,3] Es esencial reconocer la asociación de su síntoma con la diarrea porque esto dirige el tratamiento adecuado hacia la reducción de la incontinencia mediante el tratamiento de la diarrea.[2,4] Un reporte de fuertes sensaciones de urgencia que preceden a la incontinencia fecal es otro factor de riesgo identificado en estudios epidemiológicos de base poblacional; es un factor de riesgo independiente de la diarrea, aunque puede estar asociado a la diarrea.[5] Los factores de riesgo adicionales asociados con la incontinencia fecal incluyen la multiparidad y antecedentes de una episiotomía que puede debilitar el esfínter anal. Esto puede manifestarse clínicamente 20 años o más después.[1,3,5] Además, las intolerancias alimentarias dietéticas, como la intolerancia a la lactosa o la fructosa, o el sobrecrecimiento bacteriano del intestino delgado (SBID) pueden contribuir a la diarrea.[6]

C. **Impacto en las Actividades Diarias:** Severo. El impacto severo se muestra por el informe de la paciente de un miedo constante a la incontinencia, hipervigilancia y restricción reciente en las actividades. La paciente respondió Severo a la pregunta: “En general, ¿en qué medida interfieren sus síntomas con sus actividades (trabajo, escuela, actividades sociales, autocuidado, concentración y rendimiento)?”

D. **Modificadores Psicosociales:** Miedo a la incontinencia (ansiedad anticipatoria) e hipervigilancia. La paciente refiere un miedo constante a la incontinencia fecal con hipervigilancia que interfiere en su calidad de vida al obligarla a buscar baños ante un posible episodio de incontinencia. También se cambia de ropa y evita comer en restaurantes públicos.

E. **Características Fisiológicas y Biomarcadores:** La reducción del tono anal en reposo y la presión del esfínter anal son consistentes con debilidad y adelgazamiento del esfínter anal, y esto se confirma mediante manometría anorrectal y endosonografía anal.[1,2] La distensibilidad rectal reducida y la hipersensibilidad rectal identificadas por la prueba de distensión con balón rectal contribuyen a su incontinencia impulsiva, otro factor que contribuye a su incontinencia.

Evaluación General

Es una mujer de 68 años que tiene varios factores que contribuyen a su historial de incontinencia fecal progresiva. Ella tiene SII-D que es leve, pero las heces blandas contribuyen a la urgencia y su incapacidad para retener las heces. Además, el antecedente de multiparidad y una episiotomía siete años antes ha contribuido al debilitamiento del esfínter anal.[7] Los síntomas han progresado hasta el punto de que ha desarrollado ansiedad anticipatoria, hipervigilancia y reducción de actividades que contribuyen a que tenga síntomas severos.

Tratamiento

1. **Manejo conservador:** El manejo conservador incluye tomar una historia clínica cuidadosa para identificar la dieta (p. ej., FODMAP elevados u otras causas tratables de diarrea y una prueba de un medicamento antidiarreico como loperamida para normalizar la consistencia de las heces. Una prueba de aliento con glucosa puede identificar sobrecrecimiento bacteriano del intestino delgado SBID, o una prueba de aliento con fructosa y lactosa puede identificar la intolerancia a la fructosa o lactosa en la dieta que puede contribuir a la diarrea.[7,8] Una prueba de un antibiótico luminal selectivo como la rifaximina puede ayudar a aliviar la diarrea, los síntomas de SII y SBID.[9] Alternativamente, la restricción apropiada de productos de fructosa o lactosa también puede ayudar a su diarrea y síntomas de SII. En esta paciente, la normalización de la consistencia de sus heces y la mejora de la diarrea pueden llevar a una mejora significativa. La loperamida se puede utilizar "según sea necesario" para ocasiones sociales. Alternativamente, tomar loperamida de manera programada con la dosis aumentada hasta que se obtenga una respuesta puede ayudar siempre que no haya estreñimiento significativo. El tratamiento del SII-D leve también puede lograrse mediante dieta (p. ej., bajo contenido de FODMAP), antiespasmódicos y otros tratamientos farmacológicos, como se analiza en otra parte de este libro.

2. **Biorretroalimentación anorrectal:** En esta paciente, es probable que las

medidas conservadoras no sean adecuadas para el tratamiento por lo que se recomienda la terapia de biorretroalimentación anorrectal. El entrenamiento de biorretroalimentación debe incluir el fortalecimiento del tono débil del esfínter y la presión de contracción anal, incluyendo el entrenamiento de resistencia, así como el entrenamiento sensorial para tratar la incontinencia de urgencia con ansiedad anticipatoria.[10] Los componentes del programa de biorretroalimentación pueden incluir:

a. **Fortalecimiento de la presión de contracción anal mediante biorretroalimentación basada en instrumentos:** El objetivo es que los pacientes intenten aumentar la presión del esfínter anal cuando aprieten y la sostienen durante al menos 30 segundos, practicando estos ejercicios en casa. Esto puede ser practicado por fisioterapeutas, en centros de biorretroalimentación u otros especialistas. Se ha demostrado que el entrenamiento de fuerza con biorretroalimentación mejora la continencia al mejorar la fuerza de los músculos del piso pélvico.[6]
b. **Entrenamiento de resistencia para aumentar la duración de la presión sostenida mediante biorretroalimentación:** El objetivo es aumentar la duración de la presión sostenida. Se recomienda a los pacientes que practiquen cómo mantener la respuesta de contracción anal y coordinen su respiración adecuadamente durante la contracción y, por lo tanto, retrasen la defecación por períodos breves después de experimentar la sensación de urgencia en casa.
c. **Reentrenamiento sensorial:** Los pacientes practican la capacidad de tolerar volúmenes más grandes de distensión del balón rectal mediante el uso de la respiración profunda para inhibir la sensación de urgencia y mejorar la conciencia de las heces en pacientes con hiposensibilidad rectal.
d. **Enseñar la respiración profunda como una habilidad de afrontamiento para contrarrestar la ansiedad anticipatoria:** En un capítulo del libro se encuentra una descripción más detallada de la biorretroalimentación para la incontinencia de urgencia.[7]

3. **Estimulación del nervio sacro:** Un tratamiento alternativo basado en la evidencia para la incontinencia fecal de moderada a severa es la estimulación del nervio sacro (que también se denomina neuro modulación).[9] Esto consiste en implantar electrodos de alambre en el nervio sacro en un lugar que desencadena contracciones del esfínter anal externo cuando se estimula eléctricamente. Estos electrodos están conectados a un estimulador que funciona con baterías, que se implanta debajo de la piel.

4. **Inyección de dextranómero/ácido hialurónico:** Consiste en inyectar perlas de un agente de carga inerte (dextranómero) en el espacio submucoso que rodea el canal anal. Se ha demostrado que mejora la continencia fecal en un estudio controlado.[11] Sin embargo, la importancia clínica de la mejoría no está clara.

5. **Terapia de neuromodulación translumbosacra (TNT):** Este tratamiento consiste en la aplicación externa de energía magnética en las regiones lumbar y sacra para rejuvenecer y mejorar la neuropatía anorrectal. Después de seis sesiones de tratamiento, una vez por semana, se ha demostrado que las estimulaciones magnéticas repetitivas a una frecuencia de 1 Hz mejoran significativamente la incontinencia fecal y la neuropatía subyacente.[12]

Referencias

1. Bharucha AE, Rao S, Felt-Bersma R, Chiaroni G, Knowles CH, Malcom A, Wald A. Anorectal disorders in Drossman DA, Chang L, Chey WD, Kellow J, Tack J, Whitehead WE (eds) Rome IV Functional Gastrointestinal Disorders – Disorders of Gut-Brain Interaction, 4th Edition, Raleigh NC USA Rome Foundation 2016; pp. 379-436.
2. Wald A, Bharucha AE, Cosman BC, Whitehead WE. ACG Clinical Guidelines: Management of Benign Anorectal Disorders. Am J Gastroenterol. 2014; 109:1141-1157.
3. Whitehead WE, Borrud L, Goode PS, Meikle S, Mueller ER, Tuteja A, Weidner A, Weinstein M, Ye W. Fecal incontinence in US adults: epidemiology and risk factors. Gastroenterology 2009; 137:512-7.
4. Whitehead WE, Wald A, Norton NJ. Treatment options for fecal incontinence. Diseases of the colon & rectum 2001; 44:131-42.
5. Bharucha AE, Zinsmeister AR, Locke GR, Seide BM, McKeon K, Schleck CD, Melton LJ 3rd. Risk factors for fecal incontinence: a population-based study in women. Am J Gastroenterol. 2006; 101:1305-12.
6. Rao SSC, Yu S, Fedewa A. Review Article: Systematic Review: Dietary Fibre and FODMAP-restricted diet in constipation and irritable bowel syndrome. Alimen Pharmacol & Ther. 2015; 4:1256-70.
7. Bharucha A, Dunivan G, Goode P, Lukacz E, Markland A, Matthews C, Mott L, Rogers R, Whitehead A, Rao SSC, Hamilton FA. Epidemiology, Pathophysiology, and Classification of fecal incontinence: State-of-the-Science Summary for the National Institute of Diabetes and Digestive and Kidney Disease (NIDDK) Workshop. Am J Gastroenterol 2015: 110:127-136.
8. Amieva-Balmori M, Coss-Adame E, Rao N, Pantoja BM, Rao SSC. Diagnostic Utility of Carbohydrate Breath Tests for SIBO, Fructose, and Lactose Intolerance. Dig Dis Sci 2020; 65:1405-1413.https://doi.org/10.1007/s10620-019-05889-9.
9. Whitehead W, Rao SSC, Lowry A, Nagle D, Varma M, Bitar K, Bharucha A, Hamilton F. Treatment of Fecal Incontinence: State-of-the-Science Summary for the National Institute of Diabetes and Digestive and Kidney Disease Workshop. Am J Gastroenterol. 2015; 110(1):138-46. Epub 2014 Oct 21. PMID: 25331348.
10. Rao SSC, Benninga M, Bharucha A, Chiarioni G, Di Lorenzo C, Whitehead W. ANMS-ESMN – Position paper and Consensus Guidelines on Biofeedback Therapy for Anorectal Disorders. Neurogastroenterol Motil 2015; 27, 594-609.
11. Graf W, Mellgren A, Matzel KE, Hull T, Johansson C, Bernstein M, on behalf of the NASHA Dx Study Group. Efficacy of dextranomer in stabilized hyaluronic acid for treatment of faecal incontinence: a randomized, sham-controlled trial. Lancet 2011; 377:997-1003.
12. Rao SSC, Xiang X, Sharma A, Patcharatrakul T, Yan Y, Parr R, Ayyala D, Hamdy S. Neuromodulation Therapy for Fecal Incontinence: Randomized Frequency Response Trial. Am J Gastroenterol 2020; 00:1-9. https://doi.org/10.14309/ajg.0000000000000766.

6-3. DOLOR FUNCIONAL ANORRECTAL (Proctalgia Fugax) (Leve)

Caso clínico

Un estudiante de medicina de 23 años acude al servicio de salud estudiantil con antecedentes de 1 año de episodios de dolor rectal. Los episodios ocurren cada dos o tres meses y duran entre 15 y 20 minutos. El dolor lo siente de intensidad moderada, comenzando como un dolor sordo justo por encima del área anorrectal. El dolor aumenta a un crescendo más doloroso después de varios minutos y después desaparece por completo. Dos episodios lo despertaron del sueño. Cuando ocurre, parece lograr algo de alivio al sentarse en el borde de una mesa. El dolor no está relacionado con la defecación y no hay síntomas asociados. No tiene diagnóstico psiquiátrico y puede continuar con todas sus actividades. El cree que los episodios pueden estar relacionados con el estrés, ya que a menudo el dolor se presentaba al comenzar una nueva rotación clínica o cuando no puede dormir por encontrarse de guardia en la noche. Acaba de completar su rotación quirúrgica y, después de realizar una búsqueda bibliográfica, le preocupa que pueda tener cáncer de recto. El examen físico, incluyendo un tacto rectal, fue normal sin evidencia de hipersensibilidad del elevador o disinergia del piso pélvico. La anoscopia y la sigmoidoscopia fueron normales, sin mostrar hemorroides, fisuras, fístulas ni inflamación rectal. Una discusión sobre los hallazgos y la educación sobre el diagnóstico disiparon las preocupaciones del estudiante.

Categorías de PCMD

A. **Diagnóstico Categórico:** Dolor funcional anorrectal

B. **Modificadores Clínicos:** Proctalgia fugaz

C. **Impacto en las Actividades Diarias:** Leve

D. **Modificadores Psicosociales:** Ansiedad leve

E. **Características Fisiológicas y Biomarcadores:** Ninguno

Explicación de las Categorías de PCMD

A. **Diagnóstico Categórico:** El paciente cumple con los criterios de Roma IV para dolor funcional anorrectal[1] basado en tener un antecedente de más de seis meses de dolor recurrente localizado en el recto. Consulte el Apéndice A para conocer los criterios de diagnóstico. El tacto rectal, la anoscopia y la sigmoidoscopia han excluido causas alternativas de dolor rectal.

B. **Modificadores Clínicos:** Cumple con los criterios de proctalgia fugax[1] en base a que los episodios de dolor duran menos de 30 minutos cada vez y después desaparecen por completo. El dolor se localiza en el recto y no está relacionado con la defecación. Consulte el Apéndice A para conocer los criterios de diagnóstico.

C. **Impacto en las Actividades Diarias:** Leve. El impacto en las actividades es leve ya que los episodios ocurren con poca frecuencia y no interfieren con su trabajo excepto por los breves períodos en los que tiene dolor. El paciente respondió Leve a la pregunta: "En general, ¿ en qué medida interfieren sus síntomas con sus actividades (trabajo, escuela, actividades sociales, autocuidado, concentración y rendimiento)?"

D. **Modificadores Psicosociales:** Ligeramente ansioso. La ansiedad se relaciona con el estudiante quien observa que los episodios ocurren durante períodos estresantes, como un cambio de turno o cuando tiene guardia en la noche. Además, puede sufrir del "síndrome del estudiante de medicina" con su preocupación por tener cáncer de recto.

E. **Características Fisiológicas y Biomarcadores:** Ninguno. Es difícil identificar marcadores fisiológicos para la proctalgia fugaz ya que es raro examinar al sujeto durante un episodio.

Evaluación General

Este estudiante de medicina de 23 años tiene proctalgia fugaz, un subconjunto del dolor anorrectal funcional caracterizado por episodios de dolor que ocurren menos de 30 minutos a la vez. Está levemente ansioso porque cree que puede tener cáncer de recto y la evaluación médica abordó adecuadamente este problema.

Tratamiento

1. **Tranquilizar y educar:** Para la mayoría de los pacientes con proctalgia fugaz, los episodios son tan breves que los tratamientos específicos no son prácticos y, debido a que son poco frecuentes, la prevención no es factible. Por lo tanto, el mejor tratamiento es asegurarle al paciente que las características de los síntomas son diagnósticas de un trastorno benigno y que la evaluación que tuvo no indica otra etiología.

2. **Tratamiento de los episodios dolorosos:** Cuando los episodios son frecuentes o más incapacitantes, se pueden considerar tratamientos sintomáticos. Un estudio sugirió que la inhalación de salbutamol (un agonista beta-adrenérgico) fue más efectivo que un placebo para acortar la duración de los episodios cuando duran 20 minutos o más.[2] Otros han recomendado un agonista alfa clonidina, nitrito de amilo o nitroglicerina.[1]

3. **Terapia dirigida al eje cerebro-intestino (tratamiento psicológico):** Cuando

los episodios sintomáticos están estrechamente relacionados con síntomas de ansiedad, puede estar indicado el tratamiento psicológico cerebro-intestino. Sin embargo, se necesitan estudios confirmatorios.

Referencias

1. Rao SS, Bharucha AE, Chiarioni G, et al. Functional Anorectal Disorders. Gastroenterology 2016;150:1430-1442.
2. Eckardt VF, Dodt O, Kanzler G, et al. Treatment of proctalgia fugax with salbutamol inhalation. Amer J Gastroenterol 1996;91:686-689.

6-4. DOLOR FUNCIONAL ANORRECTAL (Proctalgia Crónica) (Moderado)

Caso clínico

Una secretaria de 45 años se queja de dolor rectal casi constante y dificultad para sentarse. No está segura de cuándo comenzó, pero ha empeorado desde su divorcio hace un año. Ella parece estar ansiosa. Sus hábitos intestinales son normales. La colonoscopia fue normal y la evaluación ginecológica no reveló ninguna enfermedad ginecológica. El examen físico es normal. El examen rectal revela sensibilidad al presionar los músculos elevadores del ano y dificultad para relajar los músculos del piso pélvico al hacer fuerza. Una prueba de evacuación con balón resultó anormal. La paciente califica el impacto de estos síntomas en su vida como moderado.

Categorías de PCMD

A. **Diagnóstico Categórico:** Dolor funcional anorrectal

B. **Modificadores Clínicos:** Síndrome del elevador del ano

C. **Impacto en las Actividades Diarias:** Moderado

D. **Modificadores Psicosociales:** Ansiedad

E. **Características Fisiológicas y Biomarcadores:** Hipersensibilidad del elevador, prueba de evacuación con balón anormal, contracción paradójica del esfínter anal externo

Explicación de las Categorías de PCMD

A. **Diagnóstico Categórico:** La paciente cumple con los criterios de Roma IV para el dolor funcional anorrectal.[1] Consulte el Apéndice A para conocer los criterios de diagnóstico. La paciente cumple con los criterios de síntomas para el dolor funcional anorrectal porque tiene una historia de más de seis meses de dolor rectal, y las etiologías alternativas más probables para el dolor rectal han sido excluidas por colonoscopia y consulta ginecológica.

B. **Modificadores clínicos:** La paciente también cumple con la definición de síndrome del elevador del ano ya que tiene episodios de dolor que duran 30 minutos o más y sensibilidad cuando se aplica tracción a los músculos elevadores durante el examen rectal digital.[1] Este signo físico sugiere que el dolor está relacionado a un "espasmo" o tensión crónica en los músculos estriados del piso pélvico, y el reporte de dificultad al sentarse también sugiere tensión muscular crónica. Este signo diagnóstico es importante porque identifica el subgrupo de pacientes con dolor funcional anorrectal que es más probable que se beneficie del entrenamiento con biorretroalimentación para enseñar a relajar los músculos del piso pélvico.[2] Otros hallazgos del examen físico que predicen una respuesta positiva al entrenamiento con biorretroalimentación son la imposibilidad del paciente de disminuir la presión en el canal anal al hacer fuerza y la dificultad para evacuar un balón lleno de agua. Estos hallazgos también son compatibles con la evacuación disinérgica, que se atribuye y se asocia con el síndrome del elevador del ano. El síndrome del elevador del ano debe distinguirse del dolor funcional anorrectal inespecífico en el que no hay sensibilidad con la tracción del músculo elevador del ano y de la proctalgia fugaz en la que los episodios de dolor suelen durar menos de 20 minutos.

C. **Impacto en las Actividades Diarias: Moderado.** Aunque esta breve historia no contiene mucha información sobre el grado de discapacidad experimentada por la paciente, su reporte acerca de ser una secretaria que tiene dificultad para sentarse y la observación del médico de parecer ansiosa, sugieren un nivel moderado de discapacidad. La paciente respondió Moderado a la pregunta: "En general, ¿ en qué medida interfieren sus síntomas con sus actividades (trabajo, escuela, actividades sociales, autocuidado, concentración y rendimiento)?"

D. **Modificadores Psicosociales:** Ansiosa. La inferencia de que tiene ansiedad clínicamente significativa se basa en la observación del médico de que parece ansiosa y en su reporte en donde indica que su dolor rectal ha empeorado desde su divorcio.

E. **Características Fisiológicas y Biomarcadores:** Hipersensibilidad del elevador, prueba de evacuación con balón anormal, contracción paradójica del esfínter anal externo. Un estudio sistemático de 157 pacientes con dolor funcional anorrectal que participaron en un ensayo controlado aleatorizado que comparó la biorretroalimentación, la estimulación eléctrica y el masaje mostró que la biorretroalimentación fue la más efectiva de estas intervenciones y que la estimulación eléctrica fue significativamente más efectiva que el masaje, pero también significativamente menos efectiva que la biorretroalimentación. Los mejores predictores de mejoría en pacientes que se sometían a cualquiera de estos tratamientos fueron 1) sensibilidad con la tracción de los músculos elevadores 2) contracción paradójica o falta de relajación de los músculos del piso pélvico cuando se esfuerzan para evacuar e 3) incapacidad para evacuar un balón lleno de 50 ml de agua.[2]

Evaluación General

Esta paciente de 45 años tiene dolor anorrectal funcional diagnosticado específicamente como síndrome del elevador del ano. Es de gravedad moderada como lo sugiere la dificultad para sentarse y la calificación de la paciente de cuánto interfieren estos síntomas con su vida. Esto parece haber empeorado desde su divorcio un año atrás.

Tratamiento

1. **Síndrome del elevador del ano:**
   a. La biorretroalimentación anorrectal para reducir la tensión en los músculos elevadores ante el esfuerzo para defecar es el tratamiento de primera línea si hay un terapeuta de biorretroalimentación disponible.[2]
   b. Si no se encuentra disponible un especialista capacitado para llevar a cabo la biorretroalimentación de electromiografía (EMG), considere métodos alternativos para relajar los músculos estriados del piso pélvico.
   c. La estimulación eléctrica de los músculos del piso pélvico a través de una sonda colocada en el canal anal del paciente puede ser benefica.[2] Los medicamentos que relajan el músculo estriado, como las benzodiazepinas, el baclofeno y la ciclobenzaprina, son opciones lógicas, aunque solo existe evidencia anecdótica para respaldar su efectividad, y el efecto secundario de la sedación limita la utilidad de estas clases de fármacos. Algunos han recomendado las inyecciones de toxina botulínica, sin embargo, un ensayo controlado aleatorizado en un pequeño número de pacientes con síndrome del elevador del ano no mostró ningún beneficio.[3]
2. **Trastorno de ansiedad:** El médico puede optar por derivar al paciente a un psiquiatra o psicólogo para la evaluación de un posible trastorno de ansiedad, o puede optar por prescribir un medicamento ansiolítico.

Referencias

1. Bharucha AE, Rao SS, Felt-Bersma R, Chiaroni G, Knowles CH, Malcom A, Wald A. Anorectal disorders in Drossman DA, Chang L, Chey WD, Kellow J, Tack J, Whitehead WE (eds) Rome IV Functional Gastrointestinal Disorders - Disorders of Gut-Brain Interaction, 4th Edition, Raleigh NC USA Rome Foundation 2016; pp. 379-436.
2. Chiarioni G, Nardo A, Vantini I, Romito A, Whitehead WE. Biofeedback is superior to electrogalvanic stimulation and massage for treatment of levator ani syndrome. Gastroenterology 2010; 138:1321-9.
3. Rao SS, Paulson J, Mata M, Zimmerman B. Clinical trial: effects of botulinum toxin on Levator ani syndrome—a double-blind, placebo-controlled study. Aliment Pharmacol Ther 2009; 29:985-91.

6-5. TRASTORNO FUNCIONAL DE LA EVACUACIÓN (Evacuación Disinérgica) Y ESTREÑIMIENTO FUNCIONAL (Leve)

Caso clínico

Una estudiante de 19 años se presenta con una historia de dos años de estreñimiento resistente al tratamiento con dos o tres evacuaciones por semana asistida por laxantes y esfuerzo excesivo. Su historial incluye abuso sexual (tocamientos o manoseos inapropiados, pero sin llegar a relaciones sexuales). Informa que tiene pocas limitaciones sociales debido a su condición y no ha tenido que perder clases en la escuela. El tacto rectal revela un tono de reposo anal normal y contractilidad durante la contracción. La evacuación simulada se acompañó de contracción paradójica del músculo puborrectal y ausencia de descenso perineal. La evaluación del tiempo de tránsito del colon usando marcadores radiopacos mostró un tránsito lento generalizado con un 40 % de marcadores retenidos a los cinco días (la retención normal es del 20 %). La manometría anorrectal mostró contracción paradójica del esfínter externo al pujar y disminución de la sensibilidad rectal; lo demás es normal. También tenía una prueba de expulsión de balón alterada.

Categorías de PCMD

A. **Diagnóstico Categórico:** Trastorno funcional de la evacuación y estreñimiento funcional

B. **Modificadores Clínicos:** Evacuación disinérgica y posible estreñimiento de tránsito lento

C. **Impacto en las Actividades diarias:** Leve

D. **Modificadores Psicosociales:** Historia de abuso sexual

E. **Características Fisiológicas y Biomarcadores:** Evacuación desordenada, tránsito intestinal completo retrasado

Explicación de las Categorías de PCMD

A. **Diagnóstico Categórico:** La paciente cumple los criterios de Roma IV para trastorno funcional de la evacuación con características de alteración de la evacuación según sus estudios fisiológicos.[1] Consulte el Apéndice A para conocer los criterios de diagnóstico. La paciente también cumple los criterios de Roma IV para el estreñimiento funcional ya que presenta dos síntomas de estreñimiento crónico con un inicio de síntomas de más de seis meses antes: esfuerzo y terapias sin receta (laxantes) para facilitar la evacuación.[2] Consulte el Apéndice A para conocer los criterios de diagnóstico. Sin embargo, para hacer este diagnóstico, también se deben excluir las causas secundarias de estreñimiento por efectos secundarios del medicamento (p. ej., analgésicos narcóticos), obstrucción del intestino delgado o grueso o restricción calórica severa.

B. **Modificadores Clínicos:** Trastorno funcional de la evacuación: subtipo disinérgico de la evacuación, más posible estreñimiento de tránsito lento. En el sistema de clasificación de Roma IV para trastornos gastrointestinales funcionales, el trastorno funcional de la evacuación (que se refiere a la dificultad para evacuar las heces del recto) y el estreñimiento de tránsito lento (que se refiere al tránsito anormalmente lento de residuos de alimentos a través del intestino delgado y/o grueso) son subtipos de estreñimiento funcional. El trastorno funcional de la evacuación se divide además en dos subtipos: evacuación disinérgica (que se refiere a la falla de los músculos estriados del piso pélvico para relajarse o contracción paradójica de esos músculos cuando se esfuerzan al evacuar, lo que obstruye la evacuación) y propulsión defecatoria inadecuada (que se refiere a una falla al aumentar la presión intraabdominal y rectal en al menos 45 mm Hg al hacer fuerza para evacuar). Estos subtipos de estreñimiento funcional se distinguen entre sí porque tienen diferentes tratamientos específicos.[3] Esta paciente cumple con los criterios para un trastorno funcional de la evacuación según los criterios de Roma IV[1] y los lineamientos del ACG (American College of Gastroenterology)[4] ya que 1) cumple con los criterios de estreñimiento funcional, 2) presenta una contracción paradójica de los músculos estriados del piso pélvico cuando se esfuerza para evacuar, y 3) no puede evacuar las heces simuladas (balón lleno de agua). Esta paciente también puede cumplir con los criterios de diagnóstico para el estreñimiento de tránsito lento porque todo su tránsito intestinal se retrasó. Sin embargo, el tránsito intestinal retrasado puede ocurrir como consecuencia de un trastorno de evacuación;[5] en consecuencia, no se llegaría a un diagnóstico de estreñimiento primario de tránsito lento hasta que la paciente haya sido tratada con éxito para su trastorno funcional de la evacuación (evacuación disinérgica) y todavía demuestre retraso en el tránsito intestinal completo. Consulte el Apéndice A para conocer los criterios de diagnóstico.

C. **Impacto en las Actividades Diarias:** Leve. Los síntomas de estreñimiento de esta paciente se consideran leves ya que no presenta evidencia de que estos síntomas interfieran significativamente con su rendimiento escolar o sus actividades sociales. La paciente respondió Leve a la pregunta: "En general, ¿en qué medida interfieren sus síntomas con sus actividades (trabajo, escuela, actividades sociales, cuidado personal, concentración y rendimiento)?"

D. **Modificadores Psicosociales:** Historial de abuso. El abuso sexual grave es más común en pacientes con SII que en la población general, y predice una mayor severidad de los síntomas de SII y una peor respuesta ante el tratamiento.

Algunos investigadores han informado de una fuerte asociación entre la evacuación disinérgica y el abuso sexual.[6] Es menos probable que las formas más leves de abuso sexual, como el contacto físico no deseado, tengan un impacto en la gravedad de los síntomas intestinales y los síntomas psicológicos.[7] Esta paciente reporta una forma más leve de abuso (tocamientos o manoseos no deseados, pero sin coito). Esto alertaría al médico para explorar si tiene síntomas psicológicos y físicos que estén relacionados con la experiencia de abuso, pero no llevaría automáticamente a una referencia a un tratamiento psicológico.

E. **Características Fisiológicas y Biomarcadores:** Evacuación disinérgica y tiempo de tránsito intestinal retrasado. Consulte la Sección B. El resultado de la manometría anorrectal de una contracción paradójica de los músculos del piso pélvico cuando se esfuerza al evacuar y la prueba de evacuación con balón que muestra una incapacidad de evacuar un balón lleno de agua, cuando se combina con un historial de más de seis meses de esfuerzo y deposiciones poco frecuentes, apoya el diagnóstico de un trastorno funcional de la evacuación, subtipo evacuación disinérgica. El hallazgo de un tiempo de tránsito intestinal retrasado es insuficiente para diagnosticar estreñimiento de tránsito lento; sin embargo, si el retraso en el tránsito persiste después de la resolución de la evacuación disinérgica, sería apropiado un diagnóstico de estreñimiento por tránsito lento.

Evaluación General

Los síntomas de esta paciente de estreñimiento funcional y trastorno funcional de la evacuación están asociados con la evacuación disinérgica y el tránsito intestinal retrasado. La severidad es leve, según su calificación y porque no informa una interferencia significativa con la escuela, el trabajo o las actividades sociales.

Tratamiento

1. **Biorretroalimentación:** Para el trastorno funcional de la evacuación, el tratamiento preferido es la biorretroalimentación para enseñar la relajación del piso pélvico durante el pujo defecatorio y/o la contracción de los músculos de la pared abdominal para aumentar la propulsión defecatoria. Se ha demostrado que este tipo de biorretroalimentación es superior a los laxantes y otros tratamientos para el trastorno funcional de la evacuación.[4,8] Vuelva a evaluar el tiempo de tránsito después de que el paciente aprenda a relajar el piso pélvico cuando hace fuerza. La literatura actual sugiere que aproximadamente dos tercios de los pacientes que presentan disinergia en la evacuación y retraso en el tránsito intestinal completo normalizarán el tránsito cuando su disinergia se trate de manera efectiva con biorretroalimentación.[5] En consecuencia, el protocolo de diagnóstico actual es volver a evaluar el tránsito intestinal completo si el paciente continúa sintomático con estreñimiento después de una biorretroalimentación exitosa para la relajación del piso pélvico.

2. **Agentes prosecretores, fármacos procinéticos o laxantes:** El médico debe realizar una prueba sistemática y agresiva de terapia con medicamentos para el estreñimiento utilizando un agente prosecretor como lubiprostona, plecanatida o linaclotida, un medicamento procinético como prucaloprida o un laxante como polietilenglicol (solución de PEG). También se debe tener en cuenta que el éxito con la biorretroalimentación para la evacuación disinérgica a veces puede disminuir o resolver el estreñimiento de tránsito lento. [5]

3. **Terapia dirigida al eje cerebro-intestino (asesoramiento psicológico):** Es el informe de la paciente sobre un historial de abuso sexual que provoca la consideración de un posible asesoramiento psicológico. Esto se recomendaría solo si la paciente presenta síntomas clínicamente significativos de ansiedad generalizada o trastorno de estrés postraumático o si la paciente busca asesoramiento para este problema. El tratamiento de un trastorno de ansiedad o un trastorno de estrés postraumático normalmente implicaría referir al paciente a un psicólogo o psiquiatra.

Referencias

1. Bharucha AE, Rao SS, Felt-Bersma R, Chiaroni G, Knowles CH, Malcom A, Wald A. Anorectal disorders in Drossman DA, Chang L, Chey WD, Kellow J, Tack J, Whitehead WE (eds) Rome IV Functional Gastrointestinal Disorders - Disorders of Gut-Brain Interaction, 4th Edition, Raleigh NC USA Rome Foundation 2016; pp. 379-436.
2. Mearin F, Lacy B, Chang L, Chey WD, Lembo A, Simrén M, Spiller R. Bowel disorders in Drossman DA, Chang L, Chey WD, Kellow J, Tack J, Whitehead WE (eds) Rome IV Functional Gastrointestinal Disorders - Disorders of Gut-Brain Interaction, 4th Edition, Raleigh NC USA Rome Foundation 2016; pp. 167-258.
3. Whitehead WE, Di Lorenzo C, Leroi AM, Porrett T, Rao SS. Conservative, and behavioral management of constipation. Neurogastroenterol Motil 2010 Apr;138(4);1231-5, e4.
4. Wald A, Bharucha AE, Cosman, BC, Whitehead, W.E. ACG clinical guideline: management of benign anorectal disorders. Am J Gastroenterol 2014; 109:1141-57.
5. Chiarioni G, Salandini L, Whitehead WE. Biofeedback benefits only patients with outlet dysfunction, not patients with isolated slow transit constipation. Gastroenterology 2005; 129:86-97.
6. Leroi AM, Bernier C, Watier A, Hémond M, Goupil G, Black R, Denis P, Devroede G. Prevalence of sexual abuse among patients with functional disorders of the lower gastrointestinal tract. IntJ Colorectal Dis 1995; 10:200-6.
7. Leserman J, Drossman DA, Li ZM, Toomey TC, Nachman G, Glogau L. Sexual and physical abuse history in gastroenterology practice: how types of abuse impact health status. Psychosom Med 1996; 58:4-15.
8. Chiarioni G, Whitehead WE, Pezza V, Morelli A, Bassotti G. Biofeedback is superior to laxatives for normal transit constipation due to pelvic floor dyssynergia. Gastroenterology 2006; 130:657-64.

6-6. TRASTORNOS FUNCIONALES DE LA EVACUACIÓN (Evacuación Disinérgica) Y ESTREÑIMIENTO FUNCIONAL (Moderado)

Caso clínico

Una contadora de 33 años de edad es remitida a la clínica GI (gastrointestinal) con antecedentes progresivos durante varios años de evacuaciones intestinales infrecuentes, dificultad al evacuar heces duras, esfuerzo durante la evacuación y sensación de evacuación incompleta. Los movimientos intestinales espontáneos ocurren cada tres o cuatro días y, a menudo, toma un laxante para evacuar. Ella reporta síntomas de distensión abdominal subjetiva sin dolor abdominal por lo menos varios días a la semana y estos síntomas empeoran antes de la menstruación. Ella recuerda la disminución de la frecuencia de evacuaciones en su infancia y los síntomas empeoraron mientras estaba en la universidad. Sus síntomas afectan su productividad laboral y las actividades sociales. Falta al trabajo un par de veces al mes y tiene que limitar sus salidas sociales. Durante el examen, existe llenura abdominal del lado derecho y tono del esfínter anal ligeramente aumentado con contracción paradójica del piso pélvico al pujar. La manometría anorrectal mediante EMG (electromiografía) de la superficie anal confirma una contracción incompleta y paradójica del piso pélvico durante el esfuerzo, y la prueba de expulsión del balón es anormal. Los marcadores radiopacos muestran una retención del 80 % de los marcadores a los cinco días, dispersos por todo el colon, lo que indica un tránsito colónico lento. El calcio y la TSH (hormona estimulante de la tiroides) son normales.

Categorías de PCMD

A. **Diagnóstico Categórico:** Trastornos funcionales de la evacuación y estreñimiento funcional

B. **Modificadores Clínicos:** Evacuación disinérgica, estreñimiento de tránsito lento

C. **Impacto en las Actividades Diarias:** Moderado

D. **Modificadores Psicosociales:** Ninguno conocido

E. **Características Fisiológicas y Biomarcadores:** Motilidad anorrectal anormal y prueba de expulsión del balón que muestra disinergia, aumento normal de la presión rectal (más de 45 mm Hg) al intentar evacuar, estudio de marcadores radiopacos anormales con tránsito colónico prolongado

Explicación de las Categorías de PCMD

A. **Diagnóstico Categórico:** La paciente cumple con los criterios de Roma IV para el trastorno funcional de la defecación[1] y estreñimiento funcional.[2] Con respecto al estreñimiento funcional, la paciente tiene cuatro de los seis síntomas y signos para cumplir con los criterios diagnósticos de Roma IV: movimientos intestinales poco frecuentes, heces duras, pujo y sensación de evacuación incompleta.[2] Si bien el esfuerzo puede ocurrir con heces duras en general, en particular, el esfuerzo aquí ocurre durante toda la evacuación; esto es más sugestivo de evacuación disinérgica. Los síntomas de la paciente son de larga duración y no hay causas obvias de estreñimiento secundario. Sus síntomas empeoran con la menstruación, pero no están únicamente relacionados con ella. No cumple con los criterios para el síndrome de intestino irritable ya que el dolor abdominal no es un síntoma predominante asociado con su estreñimiento. Además, como suele ocurrir con los pacientes que tienen estreñimiento funcional, el esfuerzo al defecar la llevo a realizarse pruebas diagnósticas que también respaldan el diagnóstico de un trastornos funcionales de la evacuación, según Roma IV. Esto se evidencia por la presencia de una prueba de expulsión del balón anormal y una contracción paradójica del piso pélvico.[1] Consulte el Apéndice A para conocer los criterios de diagnóstico.

B. **Modificadores Clínicos:** Evacuación disinérgica más estreñimiento de tránsito lento. La presencia de evacuación disinérgica está respaldada por la contracción paradójica del piso pélvico durante el pujo mediante un examen rectal y el registro de EMG anorrectal con evacuación simulada y mediante una prueba de expulsión del balón anormal. El tránsito colónico lento se demuestra mediante una prueba de marcador radiopaco anormal. Cabe destacar que, dado que la evacuación disinérgica puede ser una causa principal del tránsito colónico lento, no se sabe si la motilidad colónica anormal también contribuye al tránsito colónico lento medido.[1] Por lo tanto, para estar seguro del estreñimiento de tránsito lento, el médico debe tratar adecuadamente la evacuación disinérgica y después reevaluar la respuesta clínica (ver a continuación)

C. **Impacto en las Actividades Diarias:** Este es moderado según el autoreporte de la paciente de que sus síntomas gastrointestinales afectan su productividad laboral y sus actividades sociales. La paciente respondió Moderado a la pregunta: "En general, ¿en qué medida interfieren sus síntomas con sus actividades (trabajo, escuela, actividades sociales, autocuidado, concentración y rendimiento)?"

D. **Modificadores Psicosociales:** Ninguno conocido

E. **Características Fisiológicas y Biomarcadores:** La manometría anorrectal demuestra una falla en la relajación del piso pélvico al pujar y falla al expulsar el balón. Sin embargo, las presiones rectales aumentan adecuadamente con la maniobra de pujar hacia abajo, descartando una propulsión defecatoria inadecuada. El estudio de tránsito colónico con marcadores radiopacos muestra un tiempo de tránsito colónico prolongado.

Evaluación General

Esta paciente de 33 años tiene una historia progresiva de síntomas moderadamente severos de evacuación disinérgica que se asocian con estreñimiento funcional con tránsito lento.

Tratamiento

1. **Referencia para biorretroalimentación anorrectal:** Los ensayos controlados han demostrado que la biorretroalimentación anorrectal, también conocida como reentrenamiento del piso pélvico, puede ser eficaces hasta en el 71 % de los pacientes con trastornos de la evacuación.[3,4,5] En pacientes con evacuación desordenada asociada con tránsito lento, la biorretroalimentación anorrectal para corregir la evacuación disinérgica normaliza el tiempo de tránsito en dos tercios, lo que sugiere que el tránsito lento en estos pacientes fue secundario a la evacuación desordenada.[5] Sin embargo, la biorretroalimentación no es efectiva en pacientes con estreñimiento de tránsito lento aislado. La biorretroalimentación anorrectal es superior a los laxantes, la biorretroalimentación simulada y el diazepam en la evacuación disinérgica.[4,5,6]

2. **Consulta dietética:** Se ha demostrado que la fibra soluble dietética muestra beneficios para mejorar los síntomas del estreñimiento crónico, incluida la frecuencia de las evacuaciones, el esfuerzo, la consistencia de las heces y la sensación de evacuación incompleta, aunque la duración del tratamiento ha sido relativamente corta (p. ej., cuatro semanas).[3,7] Una consulta dietética puede ser útil para orientar a los pacientes sobre una dieta adecuada para sus síntomas gastrointestinales. En esta paciente con estreñimiento prolongado y evacuación disinérgica, un tratamiento de primera línea, como la suplementación con psyllium, puede ayudar a mejorar los síntomas además de la biorretroalimentación, sin embargo, es probable que también necesite una farmacoterapia de segunda línea. No obstante, para algunos pacientes con estreñimiento de tránsito lento, los suplementos de fibra pueden aumentar la hinchazón debido a la descomposición bacteriana de los productos de fibra que producen gases.

3. **Tratamiento farmacológico:** Los laxantes (p. ej., solución PEG [polietilenglicol]), los agentes de los canales de cloruro o secretagogos (p. ej., lubiprostona, plecanatida y linaclotida) y los procinéticos (p. ej., prucaloprida) han demostrado eficacia en el estreñimiento crónico. Si bien tanto los laxantes osmóticos (p. ej., PEG) como los estimulantes (p. ej., bisacodilo) mejoran los síntomas en pacientes con estreñimiento crónico,[8] existen más estudios que respaldan el uso de laxantes osmóticos y pueden estar asociados con relativamente menos efectos secundarios. La lubiprostona es un agonista de ClC-2 que está aprobado para tratar el estreñimiento crónico a una dosis de 24 μg dos veces al día.[9]

El agonista de la guanilato ciclasa-C (GC-C) linaclotida está aprobado para el estreñimiento idiopático crónico a una dosis de 145 µg una vez al día.[10] Ambos agentes activan los canales de cloruro, aunque utilizando diferentes mecanismos, para aumentar la secreción de electrolitos y agua en la luz intestinal. La plecanatida, otro agonista de GC-C, está aprobada en una dosis de 3 mg para el tratamiento del estreñimiento crónico.[11] La prucaloprida es un agonista de la 5-HT4 que tiene efecto promotor y secretor, acelera el tránsito gastrointestinal y colónico y mejora los síntomas en pacientes con estreñimiento crónico.[12,13] Esta paciente puede continuar tomando laxantes si son efectivos mientras se realiza la biorretroalimentación anorrectal, que si tiene éxito, debería mejorar la evacuación y otros síntomas de estreñimiento. Si siente que los laxantes no son tan efectivos o están asociados con efectos secundarios no deseados, se le puede cambiar a un secretagogo (linaclotida, plecanatida, lubiprostona) o un agente procinético (prucaloprida).

Referencias

1. Bharucha AE, Rao SS, Felt-Bersma R, Chiaroni G, Knowles CH, Malcom A, Wald A. Anorectal disorders in Drossman DA, Chang L, Chey WD, Kellow J, Tack J, Whitehead WE (eds) Rome IV Functional Gastrointestinal Disorders - Disorders of Gut-Brain Interaction, 4th Edition, Raleigh NC USA Rome Foundation 2016; pp. 379-436.
2. Mearin F, Lacy B, Chang L, Chey WD, Lembo A, Simrén M, Spiller R. Bowel disorders in Drossman DA, Chang L, Chey WD, Kellow J, Tack J, Whitehead WE (eds) Rome IV Functional Gastrointestinal Disorders - Disorders of Gut-Brain Interaction, 4th Edition, Raleigh NC USA Rome Foundation 2016; pp. 167-258.
3. Suares NC, Ford AC. Systematic review: the effects of fiber in the management of chronic idiopathic constipation. Aliment Pharmacol Ther 2011; 33:895-901.
4. Chiarioni G, Whitehead WE, Pezza V, Morelli A, Bassotti G. Biofeedback is superior to laxatives for normal transit constipation due to pelvic floor dyssynergia. Gastroenterology 2006; 130:657-664.
5. Rao SS, Seaton K, Miller M, Brown K, Nygaard I, Stumbo P, Zimmerman B, Schulze K. Randomized controlled trial of biofeedback, sham feedback, and standard therapy for dyssynergic defecation. Clin Gastroenterol Hepatol 2007; 5:331-338.
6. Heymen S, Scarlett Y, Jones K, Ringel Y, Drossman D, Whitehead WE. Randomized, controlled trial shows biofeedback to be superior to alternative treatments for patients with pelvic floor dyssynergia-type constipation. Dis Colon Rectum 2007; 50:428-441.
7. American Gastroenterological Association technical review on constipation. Gastroenterology 2013; 144:218-238.
8. Ford A, Suares N. Effect of laxatives and pharmacological therapies in chronic idiopathic constipation: systematic review and meta-analysis. Gut 2011; 60:209-218.
9. Johanson JF, Morton D, Geenen J, Ueno R. Multicenter, 4-week, double-blind, randomized, placebo-controlled trial of lubiprostone, a locally acting type-2 chloride channel activator, in patients with chronic constipation. Am J Gastroenterol 2008; 103:170-177.
10. Lembo AJ, Kurtz CB, MacDougall JE, Lavins BJ, Currie MG, Fitch DA, Jeglinski BI, Johnston JM. Efficacy of linaclotide for patients with chronic constipation. Gastroenterology 2010; 138:886-895.

11. Shah ED, Kim HM, Schoenfeld P et al. Efficacy and Tolerability of Guanylate Cyclase-C Agonists for Irritable Bowel Syndrome with Constipation and Chronic Idiopathic Constipation: A Systematic Review and Meta-Analysis. Am J Gastroenterol. 2018 Mar;113(3):329-338.
12. Bouras EP, Camilleri M, Burton DD, Thomforde G, McKinzie S, Zinsmeister AR. Prucalopride accelerates gastrointestinal and colonic transit in patients with constipation without a rectal evacuation disorder. Gastroenterology 2001; 120:354-360.
13. Camilleri M, Kerstens R, Rykx A, Vandeplassche L. A placebo-controlled trial of prucalopride for severe chronic constipation. N Engl J Med 2008; 358:2344-2354.

Trastornos Infantiles de la Interacción Intestino Cerebro

7. Neonato/Lactante

7-1. NEONATOS/LACTANTES: REGURGITACIÓN INFANTIL (Leve)

Caso clínico

La paciente es una bebé de 4 meses de edad que nació después de una gestación de 38 semanas con trabajo de parto y parto normales. Tuvo una evolución neonatal normal y está siendo amamantada exclusivamente. Después de la primera semana de vida, comenzó a tener evidencia de regurgitación. La regurgitación ocurre seis o siete veces al día y no está asociada con dolor. Su crecimiento y desarrollo han sido normales. Se despierta una vez por la noche para alimentarse. La lactancia va bien. El examen físico muestra una bebé de aspecto normal que se encuentra bien hidratada. El examen de corazón y pulmón es normal. Su abdomen es blando y no hay organomegalia. El examen neurológico es normal. La bebé mostró evidencia de regurgitación de leche materna durante la visita y no hubo síntomas asociados.

Categorías de PCMD

A. **Diagnóstico Categórico:** Regurgitación infantil

B. **Modificadores Clínicos:** Ninguno

C. **Impacto en las Actividades Diarias:** Leve

D. **Modificadores Psicosociales:** No hay problemas aparentes en las interacciones entre padres e infante.

E. **Características Fisiológicas y Biomarcadores:** Ninguno conocido

Explicación de las Categorías de PCMD

A. **Diagnóstico Categórico:** La paciente cumple con los criterios de Roma IV para la regurgitación infantil.[1] Consulte el Apéndice A para conocer los criterios del diagnóstico. La regurgitación infantil es el trastorno funcional gastrointestinal (TFGI) más común en el primer año.[2] La regurgitación infantil tiene una prevalencia del 24 % según los criterios de Roma IV.[3,4] La regurgitación ocurre más de una vez al día en el 41 % al 67 % de los bebés sanos de 4 meses.[2,5]

B. **Modificadores Clínicos:** Ninguno

C. **Impacto en las Actividades Diarias:** Leve. Es imposible evaluar los hallazgos subjetivos en este grupo de edad, pero no hay signos de estrés y ha tenido un crecimiento y desarrollo normales. El padre respondió Leve a la pregunta: “En general, ¿en qué medida interfieren los síntomas del niño con su vida?”

D. **Modificadores Psicosociales:** Sin problemas aparentes en las interacciones entre los padres y la infanta.

E. **Características Fisiológicas y Biomarcadores:** Ninguno conocido. La regurgitación infantil suele ser un problema transitorio posiblemente debido en parte a la inmadurez de la motilidad gastrointestinal superior.[3]

Evaluación General

Esta bebé tiene regurgitación y se le considera una niña que escupe, pero es feliz. No es necesario realizar ningún estudio.

Tratamiento

Los objetivos del tratamiento son proporcionar tranquilidad a los padres y alivio efectivo de los síntomas del bebé, al mismo tiempo que se eviten las complicaciones.[2] Se debe informar a los padres que la regurgitación diaria es común durante el primer año y es más común en bebés pequeños que en bebés y niños mayores. La historia natural de la regurgitación infantil es de mejoría espontánea.[5] No se necesitan medicamentos. Las medidas conservadoras incluyen poner a la infante en una posición adecuada después de las comidas y las alimentaciones espesas.[2] A pesar de que las posiciones posprandial del lado izquierdo y prono reducen la regurgitación,[2,6] dormir en posición prona y lateral puede aumentar el riesgo de síndrome de muerte súbita del lactante.[2] Por lo tanto, la Academia Estadounidense de Pediatría recomienda dormir en posición supina.[7]

Referencias

1. Nurko S Benninga MA, Faure C, Hyman PE, St. James-Roberts I, Schechter NL Childhood functional gastrointestinal disorders: neonate/toddler. In: Drossman DA CL, Chey WD, Kellow J, Tack J, Whitehead WE ed. Rome IV Functional Gastrointestinal Disorders - Disorders of Gut-Brain Interaction,. 4th ed. Raleigh NC USA Rome Foundation 4t edition 2016:437-496.
2. Rosen R, Vandenplas Y, Singendonk M, et al. Pediatric Gastroesophageal Reflux Clinical Practice Guidelines: Joint Recommendations of the North American Society for Pediatric Gastroenterology, Hepatology, and Nutrition and the European Society for Pediatric Gastroenterology, Hepatology, and Nutrition. J Pediatr Gastroenterol Nutr 2018;66:516-554.
3. Robin SG, Keller C, Zwiener R, et al. Prevalence of Pediatric Functional Gastrointestinal Disorders Utilizing the Rome IV Criteria. J Pediatr 2018;195:134-139.
4. Steutel NF, Zeevenhooven J, Scarpato E, et al. Prevalence of Functional Gastrointestinal Disorders in European Infants and Toddlers. J Pediatr 2020;221:107-114.
5. Nelson SP, Chen EH, Syniar GM, et al. Prevalence of symptoms of gastroesophageal reflux during infancy. A pediatric practice-based survey. Pediatric Practice Research Group. Arch Pediatr Adolesc Med 1997;151:569-72.
6. van Wijk MP, Benninga MA, Davidson GP, et al. Small volumes of feed can trigger transient lower esophageal sphincter relaxation and gastroesophageal reflux in the right lateral position in infants. J Pediatr 2010;156:744-8, 748 e1.
7. Task Force on Sudden Infant Death Syndrome, Moon RY. SIDS and other sleep-related infant deaths: expansion of recommendations for a safe infant sleeping environment. Pediatrics 2011;128:1030-9.

7-2. NEONATO/LACTANTE: REGURGITACIÓN INFANTIL (Severa)

Caso clínico

Este paciente de 5 meses de edad nació después de un embarazo normal con un peso al nacer de 3,5 kg. Su madre tuvo un parto vaginal espontáneo normal. Está recibiendo una dieta a base de leche de vaca y comenzó a tener frecuentes episodios de regurgitación poco después del nacimiento. También ha desarrollado irritabilidad severa y llora constantemente. El llanto parece empeorar después de regurgitar. En ocasiones la regurgitación puede ser severa y ocurre siete u ocho veces al día. Su madre llora constantemente durante la visita y no ha podido dormir durante semanas. Su historial familiar incluye una hermana mayor que dio positiva de tener antecedentes de alergia a la leche de vaca. El examen físico muestra un bebé de aspecto normal que está bien hidratado. Su aumento de peso ha sido deficiente, pasando del percentil 75 al 10. El examen cardíaco y pulmonar fue normal. El abdomen es blando; no hay organomegalia. El examen neurológico es normal.

Categorías de PCMD

A. **Diagnóstico Categórico:** Regurgitación infantil

B. **Modificadores Clínicos:** Antecedentes familiares de alergia a la leche de vaca y atopia

C. **Impacto en las Actividades Diarias:** Severo

D. **Modificadores Psicosociales:** Malestar emocional en la madre

E. **Características Fisiológicas y Biomarcadores:** Ninguno conocido

Explicación de las Categorías de PCMD

A. **Diagnóstico Categórico:** El paciente cumple con los criterios de Roma IV para la regurgitación infantil.[1] Consulte el Apéndice A para conocer los criterios de diagnóstico. La regurgitación infantil es el trastorno funcional gastrointestinal (TFGI) más común en el primer año.[2] La regurgitación infantil tiene una prevalencia del 24 % según los criterios de Roma IV.[1,2] La regurgitación ocurre más de una vez al día en el 41 % al 67 % de los bebés sanos de 4 meses.[3,4] Sin embargo, en este caso se asocia con irritabilidad severa y crecimiento deficiente.[3]

B. **Modificadores Clínicos:** Antecedentes familiares de alergia a la leche de vaca y atopia. La alergia a la proteína de la leche de vaca puede presentarse con regurgitación e irritabilidad severa, y puede ser hereditaria.

C. **Impacto en las Actividades Diarias:** El impacto es severo, teniendo en cuenta el impacto sobre el aumento de peso deficiente, la irritabilidad severa y el impacto sobre el bienestar de la madre. El padre respondió Severo a la pregunta: "En general, ¿en qué medida interfieren los síntomas del niño con su vida?"

D. **Modificadores Psicosociales:** Malestar emocional en la madre. La enfermedad ha afectado a la familia de forma severa y es posible que la madre esté deprimida. La angustia emocional de la madre también puede estar influyendo en el comportamiento del niño.

E. **Características Fisiológicas y Biomarcadores:** Ninguno conocido. No existen pruebas específicas para diagnosticar la regurgitación infantil o la intolerancia a la proteína de la leche en este grupo de edad. El sangrado rectal puede ser un signo de intolerancia, y una dieta de eliminación de alimentos es el mejor enfoque. La mejor prueba es una dieta de eliminación.[3] La alergia a la leche de vaca también puede ocurrir en bebés que son amamantados exclusivamente, ya que la leche de vaca y otras proteínas pueden transferirse de la madre al bebé a través de la leche materna.

Evaluación General

Este niño tiene regurgitación infantil severa, que se asocia con irritabilidad, crecimiento deficiente y angustia emocional en la madre.

Tratamiento

1. **Evaluación dietética:** Es necesario prestar especial atención a la ingesta dietética y puede ser necesario aumentar la ingesta calórica, incluso la densidad calórica de la fórmula.[2] La presencia de poco aumento de peso amerita mayor evaluación para asegurarse de que no existan otras condiciones subyacentes. La falta de aumento de peso puede ser secundaria a intervenciones dietéticas innecesarias con la consiguiente administración de menos calorías, o a la incapacidad del lactante para tolerar más alimentos debido a la irritabilidad. Es necesaria una cuidadosa historia dietética.[2]

2. **Intervención dietética:** Los alimentos espesos y las fórmulas antirregurgitación pueden disminuir la regurgitación en lactantes sanos.[3,4] Es necesario prestar especial atención a la ingesta dietética y puede ser necesario aumentar la ingesta calórica aumentando el volumen o la densidad calórica de la fórmula. Dada la irritabilidad severa, o si la regurgitación persiste, se debe considerar cambiar la fórmula a una fórmula extensamente hidrolizada o a una fórmula basada en aminoácidos para excluir la alergia a la leche de vaca.[2]

3. **Apoyo a los padres:** Se necesita dar apoyo a los padres tranquilizando y educándolos. Se debe informar a los padres que la regurgitación diaria es común durante el primer año y es más común en bebés pequeños que en bebés

y niños mayores. La historia natural de la regurgitación infantil es de mejoría espontánea.[4] Se debe excluir la depresión posparto y se debe referir a la madre a un especialista de atención primaria.[2]

4. **Terapia supresora de ácido:** No son necesarios los medicamentos. Hay múltiples ensayos aleatorizados que muestran la falta de beneficio del uso de la supresión ácida en lactantes con regurgitación o en los que se sospecha que tienen enfermedad por reflujo gastroesofágico (ERGE), principalmente en función de la regurgitación y los síntomas molestos.[3]

5. **Evaluación de la ERGE:** En la práctica clínica, puede ser difícil diferenciar la regurgitación de la verdadera ERGE en los casos severos. Por lo tanto, si la regurgitación persiste y hay signos y síntomas molestos de reflujo, el niño debe ser evaluado de acuerdo con la NASPGHAN/ESPGHAN (Sociedad Norteamericana de Gastroenterología, Hepatología y Nutrición Pediátrica/ Sociedad Europea de Gastroenterología, Hepatología y Nutrición Pediátrica) y sus lineamientos sobre ERGE y referir al paciente a atención especializada en caso de ser necesario.[3]

Referencias

1. Robin SG, Keller C, Zwiener R, et al. Prevalence of Pediatric Functional Gastrointestinal Disorders Utilizing the Rome IV Criteria. J Pediatr 2018;195:134-139.
2. Steutel NF, Zeevenhooven J, Scarpato E, et al. Prevalence of Functional Gastrointestinal Disorders in European Infants and Toddlers. J Pediatr 2020;221:107-114.
3. Rosen R, Vandenplas Y, Singendonk M, et al. Pediatric Gastroesophageal Reflux Clinical Practice Guidelines: Joint Recommendations of the North American Society for Pediatric Gastroenterology, Hepatology, and Nutrition and the European Society for Pediatric Gastroenterology, Hepatology, and Nutrition. J Pediatr Gastroenterol Nutr 2018;66:516-554.
4. Nelson SP, Chen EH, Syniar GM, et al. Prevalence of symptoms of gastroesophageal reflux during infancy. A pediatric practice-based survey. Pediatric Practice Research Group. Arch Pediatr Adolesc Med 1997;151:569-72.

7-3. NEONATO/LACTANTE: RUMIACIÓN INFANTIL (Severa)

Caso clínico

Una niña de 9 meses fue identificada durante una visita rutinaria de supervisión de salud a su pediatra ya que pesaba menos que en su visita anterior hace tres meses. En el examen, estaba apática, no era capaz de sentarse, mostraba movimientos espontáneos mínimos y no tuvo contacto visual con el médico, sino que miraba fijamente al vacío. Su pediatra notó que había contracciones repetidas de sus músculos abdominales y parecía estar tragando el contenido del estómago y masticando constantemente. Al interrogarla, su madre reportó que, aunque intentaba alimentarla con regularidad, parecía no tener apetito y se negaba a comer. La madre presenta un un problema significativo de abuso de sustancias y los servicios de protección infantil se han involucrado recientemente en su cuidado. La visita domiciliaria del trabajador social reveló que la niña se queda en una cuna gran parte del día con una interacción social limitada. Su madre nunca la abrazó ni le habló durante el transcurso de la visita, y ella parecía preocupada por sus propios problemas.

Categorías de PCMD

A. **Diagnóstico Categórico:** Síndrome de rumiación infantil

B. **Modificadores Clínicos:** Retraso del crecimiento

C. **Impacto en las Actividades Diarias:** Severo

D. **Modificadores Psicosociales:** Retraso en el desarrollo. Interacciones anormales entre madre e infante

E. **Características Fisiológicas y Biomarcadores:** Ninguno conocido

Explicación de las Categorías de PCMD

A. **Diagnóstico Categórico:** La paciente cumple con los criterios de Roma IV para el síndrome de rumiación infantil.[1] Consulte el Apéndice A para conocer los criterios de diagnóstico. En un estudio de prevalencia reciente, la rumiación infantil se encontraba presente en el 4 % de los bebés.[2,3]

B. **Modificadores Clínicos:** Retraso en el crecimiento. Está regurgitando su comida y volviéndola a tragar.[2,4,5] Esto es probablemente el resultado de una reversión de la presión torácica abdominal y la relajación del esfínter esofágico inferior.[4,5] Ella no es capaz de lograr una nutrición adecuada para el crecimiento por la rumiación repetida.[4,5]

C. **Impacto en las Actividades Diarias:** Severo. Su crecimiento, así como su estado neurológico y de desarrollo, se ha visto significativamente afectado como resultado de una nutrición inadecuada y la privación social. La desnutrición continua puede llevar a un retraso permanente del crecimiento, discapacidad y muerte. El padre respondió Severo a la pregunta: "En general, ¿en qué medida interfieren los síntomas del niño con su vida?"

D. **Modificadores Psicosociales:** La privación emocional y sensorial que provoca la rumiación puede ocurrir en bebés enfermos que viven en entornos que impiden el manejo normal (p. ej., unidades de cuidados intensivos neonatales).[2] También puede ocurrir en bebés por lo demás sanos cuyas madres se encuentran emocionalmente desconectadas. En la limitada literatura publicada, el comportamiento materno puede parecer negligente o esclavizantemente atento, pero en todos los casos, no existe placer al sostener al bebé o sensibilidad ante las necesidades del bebé de comodidad y satisfacción.[4,5] A menudo hay antecedentes de privación emocional traumática durante la infancia y de disfunción de los padres; se ha postulado que puede haber un componente de comportamiento autoestimulante.[6,7] El trastorno de rumiación se considera un trastorno de salud mental en el DSM-5 (Manual diagnóstico y estadístico de los trastornos mentales, quinta edición) (307.53), aunque generalmente se refiere a niños mayores y adolescentes. Aunque el bebé muestra características de depresión, debido a su edad, no puede cumplir con los criterios del DSM-5, ya que estas características deben estar presentes durante más de 12 meses, y el diagnóstico de trastorno de desregulación disruptiva del estado de ánimo (el equivalente pediátrico de la depresión) no debe realizarse a menores de 6 años. Su madre, sin embargo, cumple claramente con los criterios para el trastorno depresivo por abuso de sustancias/medicamentos[4,6,7] Algunos estudios recientes han sugerido que cuando los padres fueron sometidos a violencia doméstica, la prevalencia de trastornos funcionales gastrointestinales en los recién nacidos es mayor.[2]

E. **Características Fisiológicas y Biomarcadores:** Debe obtenerse evidencia de desnutrición en laboratorio, endoscopia si está indicada para descartar inflamación o alergia, así como investigación electrofisiológica para déficit neurológico.

Evaluación General

Se trata de una lactante de 9 meses con síndrome de rumiación infantil secundario a deprivación. Como resultado de la regurgitación repetida y la negativa a comer, ahora se encuentra desnutrida y no se desarrolla a un ritmo adecuado.

Tratamiento

1. **Evaluación nutricional:** Se necesita una evaluación formal de su estado nutricional e investigación de otras causas de desnutrición.

2. **Intervención en el hogar:** Se necesitan servicios de intervención temprana en el hogar para fomentar el desarrollo y aumentar la ingesta calórica, y se necesita apoyo psicológico para la madre y un control cuidadoso de su interacción con la bebé. Si es necesario, se debe considerar mover a la bebé a un hogar temporal para promover el desarrollo.[4,5]

Referencias

1. Nurko S, Benninga M, Faure C, et al. Childhood functional gastrointestinal disorders: neonate/toddler. In Drossman DA, Chang L, Chey WD, Kellow J, Tack J, Whitehead WE (eds). Rome IV Functional Gastrointestinal Disorders – Disorders of Gut-Brain Interaction. 4th edition Raleigh NC,. Rome Foundation 2016:437-496.
2. Steutel NF, Zeevenhooven J, Scarpato E, et al. Prevalence of Functional Gastrointestinal Disorders in European Infants and Toddlers. J Pediatr 2020;221:107-114.
3. Robin SG, Keller C, Zwiener R, et al. Prevalence of Pediatric Functional Gastrointestinal Disorders Utilizing the Rome IV Criteria. J Pediatr 2018;195:134-139.
4. Flanagan CH. Rumination in infancy—past and present. With a case report. J Am Acad Child Psychiatry 1977;16:140-9.
5. Whitehead WE, Drescher VM, Morrill-Corbin E, et al. Rumination syndrome in children treated by increased holding. J Pediatr Gastroenterol Nutr 1985;4:550-6.
6. Mayes SD, Humphrey FJ, 2nd, Handford HA, et al. Rumination disorder: differential diagnosis. J Am Acad Child Adolesc Psychiatry 1988;27:300-2.
7. Sauvage D, Leddet I, Hameury L, et al. Infantile rumination. Diagnosis and follow-up study of twenty cases. J Am Acad Child Psychiatry 1985;24:197-203.

7-4. NEONATO/LACTANTE: SÍNDROME DE VÓMITO CÍCLICO (Leve)

Caso clínico

Un niño de 3 años presenta episodios de vómitos recurrentes. No tiene antecedentes médicos específicos, excepto que nació prematuramente a las 34 semanas de gestación y que fue tratado por reflujo gastroesofágico hasta el año de edad. Su hermana mayor de 7 años está bien. Sus síntomas comenzaron hace 15 meses con episodios de vómitos intensos, la mayoría de las veces temprano en la mañana y mejorando después de cuatro a seis horas. Los episodios han ocurrido dos o tres veces al año. El vómito es en ocasiones de contenido biliar. Nunca ha requerido de ingreso hospitalario ya que los síntomas siempre se han resuelto, permitiendo que el paciente sea manejado en casa con soluciones de rehidratación oral. La madre no reporta ningún desencadenante específico, como una ingesta alta de proteínas o un ayuno prolongado. Su examen físico es normal y su crecimiento y desarrollo son normales. Se realizó serie digestiva alta (UGI) con bario y fue normal. Los episodios impactan a su familia ya que sus padres están preocupados por la causa de los síntomas y por el resultado y el pronóstico.

Categorías de PCMD

A. **Diagnóstico Categórico:** Síndrome de vómito cíclico

B. **Modificadores Clínicos:** Ninguno

C. **Impacto en las Actividades Diarias:** Leve

D. **Modificadores Psicosociales:** Ninguno conocido

E. **Características Fisiológicas y Biomarcadores:** Ninguno conocido

Explicación de las Categorías de PCMD

A. **Diagnóstico Categórico:** Este niño cumple con los criterios de Roma IV para el síndrome de vómito cíclico (SVC)[1] (consulte el Apéndice A para conocer los criterios de diagnóstico) y no requiere ninguna prueba para confirmar el diagnóstico, excepto una serie GIA (gastrointestinal alta) para descartar una malrotación intestinal.[2] El SVC se encontró en aproximadamente el 0.7 % de los bebés en la población en general.[3,4] El crecimiento y el desarrollo del niño son normales, y no se reporta que los ataques sean precipitados por el ayuno o la alta carga de proteínas; por lo tanto, un trastorno metabólico hereditario es poco probable y no se requiere análisis de sangre.

B. **Modificadores Clínicos:** Ninguno. No hay desencadenantes obvios en este niño.

C. **Impacto en las Actividades Diarias:** El síndrome es leve, según los episodios poco frecuentes. Sin embargo, durante los episodios individuales, la condición afecta significativamente las actividades diarias tanto del niño como de los padres. Los padres respondieron Leve a la pregunta: "En general, ¿en qué medida interfiere los síntomas del niño con su vida?"

D. **Modificadores Psicosociales:** Ninguno conocido

E. **Características Fisiológicas y Biomarcadores:** Ninguno conocido

Evaluación General

Un niño de 3 años padece de síndrome de vómito cíclico leve.

Tratamiento

1. **Prevención:** El objetivo del tratamiento es reducir la frecuencia y la severidad de los episodios.[2] Los factores que desencadenan los episodios del síndrome de vómito cíclico deben identificarse, evitarse y tratarse.[2] En este paciente en el que los episodios se han producido dos o tres veces al año, el tratamiento debe centrarse en evitar cualquier desencadenante identificable y tratar de abordar el episodio una vez que se está produciendo.[2,5] La administración de un medicamento diario para prevenir estos episodios poco frecuentes no suele estar indicada en casos leves. En pacientes cuyos episodios son frecuentes, severos y prolongados, es particularmente importante la identificación de un problema metabólico subyacente o de posibles desencadenantes, y puede estar indicado el uso de ciproheptadina o amitriptilina.[2,5]

2. **Tratamiento de episodios individuales:** Es importante establecer un protocolo de terapia de rescate en el ámbito domiciliario y hospitalario.[2] El paciente debe ser tratado durante cada episodio con la administración temprana de líquidos por vía intravenosa y terapia de apoyo. Debe rehidrarse con solución salina intravenosa y dextrosa al 10 % con potasio agregado para mantener el volumen intravascular, restaurar las pérdidas y evitar la cetosis. Puede instituirse la administración temprana de ondansetrón u otros medicamentos contra las náuseas en el hogar y, en ocasiones, puede ser efectivo para evitar los episodios.[2,5] Al principio del episodio, también puede ser útil comenzar con un agente supresor de ácido oral (inhibidor de la bomba de protones o antagonista del receptor H2) para proteger la mucosa esofágica y el esmalte dental, y comenzar con lorazepam por sus efectos ansiolíticos, sedantes, y efectos antieméticos. Estos deben administrarse hasta que termine el episodio.[2,5]

Referencias

1. Nurko S, Benninga M, Faure C, et al. Childhood functional gastrointestinal disorders: neonate/toddler. In Drossman DA, Chang L, Chey WD, Kellow J, Tack J, Whitehead WE (eds). Rome IV Functional Gastrointestinal Disorders – Disorders of Gut-Brain Interaction. 4th edition Raleigh NC,. Rome Foundation 2016:437-496.
2. Li BUK. Managing cyclic vomiting syndrome in children: beyond the guidelines. Eur J Pediatr 2018;177:1435-1442.
3. Steutel NF, Zeevenhooven J, Scarpato E, et al. Prevalence of Functional Gastrointestinal Disorders in European Infants and Toddlers. J Pediatr 2020;221:107-114.
4. Robin SG, Keller C, Zwiener R, et al. Prevalence of Pediatric Functional Gastrointestinal Disorders Utilizing the Rome IV Criteria. J Pediatr 2018;195:134-139.
5. Li BU, Lefevre F, Chelimsky GG, et al. North American Society for Pediatric Gastroenterology, Hepatology, and Nutrition consensus statement on the diagnosis and management of cyclic vomiting syndrome. J Pediatr Gastroenterol Nutr 2008;47:379-93.

7-5. NEONATO/LACTANTE: VÓMITO CÍCLICO INTRATABLE (Severo)

Caso clínico

Una niña de 3 años previamente sana presenta episodios recurrentes y severos de vómitos. Sus dos hermanos mayores están bien. Sus síntomas comenzaron hace un año con episodios de vómitos intensos que ocurrieron a las 4:00 am y se resolvieron espontáneamente en un par de horas. Desde entonces, los episodios se han repetido regularmente cada dos meses. El vómito en ocasiones tiene contenido biliar. Se deshidrata durante los episodios y ha requerido de líquidos intravenosos en dos ocasiones en los últimos seis meses. En una ocasión la paciente ingresó al servicio de urgencias ya que se observó algo de sangre en el vómito después de 12 horas de vómitos intensos. La madre no refiere ningún desencadenante específico de los episodios como ingesta elevada de proteínas o ayuno prolongado. El examen físico es normal y el crecimiento y desarrollo de la niña ha sido normal. La frecuencia de los episodios tiene un impacto significativo en la niña y en su familia, ya que la ocurrencia de vómitos interrumpe severamente el horario regular tanto de la niña en el jardín infantil como de sus padres en el trabajo. Su madre sufre de migrañas. Una serie GIA con bario descartó una malrotación intestinal y los análisis de sangre realizados en urgencias fueron normales sin evidencia de acidosis o cualquier otro problema metabólico.

Categorías de PCMD

A. **Diagnóstico Categórico:** Síndrome de vómito cíclico

B. **Modificadores Clínicos:** Ninguno

C. **Impacto en las Actividades Diarias:** Severo

D. **Modificadores Psicosociales:** Ninguno conocido

E. **Características Fisiológicas y Biomarcadores:** Ninguno conocido

Explicación de las Categorías de PCMD

A. **Diagnóstico Categórico:** Esta niña cumple con los criterios de Roma IV para el síndrome de vómito cíclico (SVC)[1] (consulte el Apéndice A para conocer los criterios de diagnóstico) y no requiere ninguna prueba para confirmar el diagnóstico, excepto una serie GIA para descartar una malrotación intestinal.[1-3] Los trastornos metabólicos hereditarios (deficiencia parcial de OTC [ornitina transcarbamilasa], amino y acidemia orgánica, trastornos de oxidación de ácidos grasos) deben sospecharse en niños pequeños con vómitos cíclicos que comienzan temprano en la vida (2 años) y cuando los episodios se desencadenan por el ayuno o alta ingesta de proteínas, cuando se informa un retraso en el desarrollo, o en niños con retraso en el crecimiento.[2,3] En el presente caso, dado que no se informa que los ataques sean precipitados por el ayuno o la alta carga de proteínas, es poco probable que se trate de un trastorno metabólico hereditario.

B. **Modificadores Clínicos:** Ninguno. No hay un desencadenante obvio en esta niña

C. **Impacto en las Actividades Diarias:** Severo. Esto se basa en la frecuencia y la severidad de los ataques. La condición afecta significativamente las actividades diarias tanto de la niña como de los padres cuando ocurren los ataques. Los padres respondieron Severo a la pregunta: "En general, ¿en qué medida interfieren los síntomas del niño con su vida?"

D. **Modificadores Psicosociales:** Ninguno conocido

E. **Características Fisiológicas y Biomarcadores:** Ninguno conocido

Evaluación General

Una niña de 3 años tiene un síndrome de vómito cíclico severo que ha sido difícil de controlar.

Tratamiento

1. **Prevención:** En esta paciente donde los síntomas son frecuentes, severos y prolongados, la prevención es un objetivo clave. De ser posible, se deben identificar los factores que desencadenan los episodios, evitarlos y tratarlos.[2,3] Aunque no se pueden identificar factores desencadenantes en esta paciente, algunos pacientes reportan episodios desencadenados por excitación, estrés o ansiedad anticipatoria. En este caso, está indicada la administración de un medicamento diario para prevenir los episodios frecuentes.[2,3] El tratamiento profiláctico diario con ciproheptadina en niños menores de 5 años es el fármaco de primera línea, pero también se han utilizado amitriptilina o propranolol.[2,3] El tratamiento de segunda línea incluye profilaxis con propranolol (0,5 a 1,0 mg/kg/día divididos dos o tres veces al día) para niños de todas las edades.[2] Si los agentes estándar son ineficaces o se toleran mal, se usan otros medicamentos, incluyendo los anticonvulsivos y los suplementos mitocondriales.[4] Los anticonvulsivos más utilizados incluyen topiramato y fenobarbital.[2,5,6] En esta paciente seis meses después, la sintomatología era similar, sin mejoría significativa en la intensidad de los episodios. Por lo tanto, se inició amitriptilina diaria como tratamiento profiláctico con una mejoría espectacular en la frecuencia e intensidad de los episodios. Una revisión retrospectiva de 30 casos pediátricos ha demostrado el efecto benefico de combinar amitriptilina

o ciproheptadina con cofactores dirigidos a las mitocondrias (coenzima Q10, también conocida como ubiquinona y L-carnitina) y evitar el ayuno para prevenir episodios de vómitos.[2,3]

2. **Tratamiento de episodios individuales:** El objetivo es establecer un protocolo de terapia de rescate en el ámbito domiciliario y hospitalario.[2,3] Se pueden utilizar medicamentos abortivos para terminar el episodio de vómito. Las categorías más comunes incluyen antieméticos, medicamentos contra la migraña y sedantes.[2,3] Se debe utilizar un tratamiento abortivo con ondansetrón administrado al inicio de los síntomas. Se ha informado que aprepitant, un antagonista del receptor de neuroquinina-1, previene y detiene los vómitos en niños con SVC.[7] Se ha demostrado que otros medicamentos abortivos, incluyendo el sumatriptan, son efectivos. El uso de ciproheptadina o amitriptilina es solo para prevenir episodios, y estos agentes no tienen ningún papel en el tratamiento agudo. Una vez que ocurre el episodio, se emprende una terapia de apoyo con líquidos intravenosos para evitar la deshidratación y las anomalías electrolíticas.[2] Debe utilizarse la rehidratación con solución salina intravenosa y dextrosa al 10 % con potasio agregado para mantener el volumen intravascular, restaurar las pérdidas y evitar la cetosis.[3] Un ambiente oscuro y tranquilo y los ansiolíticos pueden ayudar a controlar los síntomas. En casos severos, puede ser necesaria la administración de pentobarbital.

Referencias

1. Nurko S, Benninga M, Faure C, et al. Childhood functional gastrointestinal disorders: neonate/toddler. In Drossman DA, Chang L, Chey WD, Kellow J, Tack J, Whitehead WE (eds). Rome IV Functional Gastrointestinal Disorders – Disorders of Gut-Brain Interaction. 4th edition Raleigh NC,. Rome Foundation 2016:437-496.
2. Li BUK. Managing cyclic vomiting syndrome in children: beyond the guidelines. Eur J Pediatr 2018;177:1435-1442.
3. Li BU, Lefevre F, Chelimsky GG, et al. North American Society for Pediatric Gastroenterology, Hepatology, and Nutrition consensus statement on the diagnosis and management of cyclic vomiting syndrome. J Pediatr Gastroenterol Nutr 2008;47:379-93.
4. Hejazi RA, McCallum RW. Cyclic vomiting syndrome: treatment options. Exp Brain Res 2014;232:2549-52.
5. Hyams JS, Di Lorenzo C, Saps M, et al. Functional Disorders: Children and Adolescents. Gastroenterology 2016.
6. Benninga MA, Faure C, Hyman PE, et al. Childhood Functional Gastrointestinal Disorders: Neonate/Toddler. Gastroenterology 2016.
7. Cristofori F, Thapar N, Saliakellis E, et al. Efficacy of the neurokinin-1 receptor antagonist aprepitant in children with cyclical vomiting syndrome. Aliment Pharmacol Ther 2014;40:309-17.

7-6. NEONATO/LACTANTE: CÓLICO INFANTIL (Leve)

Caso clínico

Ambos padres llevan a su hija de 4 semanas al médico porque les preocupa su llanto prolongado. Esto comenzó cuando tenía alrededor de 10 días de edad, ocurre la mayoría de los días de la semana y tiende a empeorar por las noches. En un interrogatorio detallado, reportan que normalmente llora durante tres horas al día, lo que está por encima del promedio, pero no cumple con el criterio de llanto prolongado para bebés de esta edad en su país. Está siendo amamantada y parece alimentarse adecuadamente y aumentar de peso normalmente. En ocasiones expulsa un poco de leche, pero no hay antecedentes de vómitos persistentes, regurgitación, diarrea o estreñimiento. Los padres se turnan para cuidarla y han descubierto que cargarla y mecerla suavemente calma su llanto, pero esto puede durar varias horas la mayoría de las noches y no evita que el llanto se repita. Han consultado a familiares y amigos, leído mucho en Internet y probado una variedad de remedios. Han oído hablar del cólico pero no entienden qué es. Ambos padres gozan de buena salud y ninguno toma medicamentos ni presentan antecedentes de ansiedad, depresión o enfermedad mental. El examen físico muestra una lactante normal, sana y con peso normal para su sexo y edad.

Categorías de PCMD

A. **Diagnóstico Categórico:** Cólico infantil

B. **Modificadores Clínicos:** Preocupación de los padres por el bienestar de la bebé

C. **Impacto en las Actividades Diarias:** Impacto leve en ambos padres

D. **Modificadores Psicosociales:** Los padres comparten el cuidado de la bebé; sin factores de riesgo psicosocial

E. **Características Fisiológicas y Biomarcadores:** Ninguno conocido

Explicación de las Categorías de PCMD

A. **Diagnóstico Categórico:** La edad y los síntomas de la bebé cumplen con la definición clínica de Roma IV para cólico infantil.[1] Consulte el Apéndice A para conocer los criterios de diagnóstico. El cólico es uno de los trastornos funcionales más comunes en los lactantes con una prevalencia de alrededor del 4 al 6 %.[2,3] A diferencia de los PCMD (perfiles clínicos multidimensionales) de adultos, los de los lactantes incluyen necesariamente a los padres, ya que los propios lactantes no pueden verbalizar sus quejas clínicas. Esto es fundamental cuando se trata de cólico infantil, ya que actualmente no hay evidencia clara de que el cólico exista como una condición clínica distinta en los bebés, y no hay forma de distinguir cuales son los bebés que tienen y no tienen cólico en función de las medidas de su llanto u otros comportamientos. Su impacto (categoría C del PCMD) afecta principalmente a los padres, y los modificadores y las influencias psicosociales (categorías B y D del PCMD) afectan también a los padres. Los bebés con llanto prolongado e inexplicable a menudo son referidos a pediatras y gastroenterólogos pediátricos, por lo que los especialistas deben estar familiarizados con el cólico infantil para ayudar a las familias y evitar contratiempos diagnósticos y terapéuticos.[1-4] La mayoría de los casos de cólico probablemente representan el extremo superior de la "curva de llanto" del desarrollo normal de los bebés sanos, y no hay pruebas de que el llanto en tales casos sea causado por dolor en el abdomen o en cualquier otra parte del cuerpo.[5,6]

B. **Modificadores Clínicos:** La preocupación de los padres se debe a la naturaleza prolongada, difícil de consolar e inexplicable del llanto de su bebé. Están preocupados de que algo esté mal con ella. La cantidad total de llanto está ligeramente por encima del promedio, pero no cumple con la definición de llanto prolongado. No existen síntomas de trastorno orgánico.

C. **Impacto en las Actividades Diarias:** Ambos padres están preocupados por el llanto, pero lo están manejando bien y tienen buena salud psicológica y física. Respondieron Leve a la pregunta: "En general, ¿en qué medida interfieren los síntomas del niño con su vida?"

D. **Modificadores Psicosociales:** Los padres comparten el cuidado de la bebé y cuentan con buenos recursos y apoyo. No existen factores de riesgo psicosocial.

E. **Características Fisiológicas y Biomarcadores:** Ninguno conocido

Evaluación General

Esta recién nacida de 4 semanas tiene un cólico infantil leve.

Tratamiento

1. **Tranquilizar y educar:** El hacer una evaluación del llanto de la bebé en el momento de ser referida puede ayudar a tranquilizar a los padres/cuidadores y proporcionar información de diagnóstico útil, particularmente cuando esto se combina con una discusión sobre los patrones normales de llanto de los bebés (incluidos los picos de llanto vespertino y del desarrollo).[1,2,6,7] El médico debe tranquilizar y planear el seguimiento de la bebé para asegurarse de que se resuelva el llanto.[8] La historia natural del cólico infantil es de mejoría espontánea.[5,6] En promedio, el llanto alcanza su punto máximo aproximadamente

a las 4 a 6 semanas y después disminuye de manera constante a las 12 semanas.[5,9] Sin embargo, los niveles elevados de llanto pueden persistir hasta los 4 meses de edad en algunos bebés.[4] La terapia instituida fue de apoyo. Se dio una larga explicación sobre los cólicos en la infancia y se tranquilizó a la familia. No se proporcionaron intervenciones específicas.

Referencias

1. Nurko S, Benninga M, Faure C, et al. Childhood functional gastrointestinal disorders: neonate/toddler. In Drossman DA, Chang L, Chey WD, Kellow J, Tack J, Whitehead WE (eds). Rome IV Functional Gastrointestinal Disorders – Disorders of Gut-Brain Interaction. 4th edition Raleigh NC,. Rome Foundation 2016:437-496.
2. Robin SG, Keller C, Zwiener R, et al. Prevalence of Pediatric Functional Gastrointestinal Disorders Utilizing the Rome IV Criteria. J Pediatr 2018;195:134-139.
3. Steutel NF, Zeevenhooven J, Scarpato E, et al. Prevalence of Functional Gastrointestinal Disorders in European Infants and Toddlers. J Pediatr 2020;221:107-114.
4. Benninga MA, Faure C, Hyman PE, et al. Childhood Functional Gastrointestinal Disorders: Neonate/Toddler. Gastroenterology 2016.
5. Zeevenhooven J, Browne PD, L'Hoir MP, et al. Infant colic: mechanisms and management. Nat Rev Gastroenterol Hepatol 2018;15:479-496.
6. St James-Roberts I. The Origins, Prevention and Treatment of Infant Crying and Sleeping Problems: an evidence-based guide for healthcare professionals and the families they support. London & New York: Routledge, 2012.
7. Meyer EC, Coll CT, Lester BM, et al. Family-based intervention improves maternal psychological well-being and feeding interaction of preterm infants. Pediatrics 1994;93:241-6.
8. Stabell N, Stubhaug A, Flaegstad T, et al. Increased pain sensitivity among adults reporting irritable bowel syndrome symptoms in a large population-based study. Pain 2013;154:385-92.
9. Barr RG. The normal crying curve: what do we really know? Dev Med Child Neurol 1990;32:356-362.

7-7. NEONATO/LACTANTE: CÓLICO INFANTIL INTRATABLE (Moderado)

Caso clínico

Un niño de 2 meses es traído por su madre debido a su llanto prolongado e inexplicable. A ella le preocupa que él no esté bien. Su llanto comenzó a las 2 semanas de edad y ocurre la mayoría de los días de cada semana. Suele empeorar por las noches, cuando puede llorar durante largos períodos, a menudo levanta las piernas, expulsa gases y parece sentir dolor. En un interrogatorio detallado, informa que su hijo llora cinco horas al día, muy por encima del criterio de llanto prolongado en su país. Ha intentado cargarlo y mecerlo suavemente durante horas, paseos en automóvil y "gotas para los cólicos", ninguno de los cuales ha brindado un remedio duradero. Ha dejado de amamantar porque le preocupaba que él no comiera lo suficiente y actualmente lo alimenta con una fórmula patentada. En ocasiones se le devuelve algo de fórmula, pero no tiene antecedentes de vómitos persistentes, regurgitación, diarrea o estreñimiento. La madre se encuentra angustiada por el llanto y preocupada por el crecimiento y desarrollo de su hijo. No tiene antecedentes psiquiátricos y no está tomando ningún medicamento, pero parece estar agotada y obtiene puntajes por encima del límite clínico en un cuestionario estandarizado para medir la depresión. Su esposo trabaja muchas horas para mantener a la familia y ella siente que no cuenta con apoyo y que esta socialmente aislada. El examen físico muestra un bebé normal con un peso inferior al promedio, pero dentro de las normas nacionales.

Categorías de PCMD

A. **Diagnóstico Categórico:** Cólico infantil

B. **Modificadores Clínicos:** Angustia de los padres y falta de apoyo social

C. **Impacto en las Actividades Diarias:** Moderado

D. **Modificadores Psicosociales:** Madre con posible depresión; posible impacto en la relación padre-infante y el desarrollo infantil

E. **Características Fisiológicas y Biomarcadores:** Ninguno conocido

Explicación de las Categorías de PCMD

A. **Diagnóstico Categórico:** La edad y los síntomas del bebé cumplen con la definición clínica de Roma IV para cólico infantil.[1] Consulte el Apéndice A para conocer los criterios de diagnóstico. El cólico es uno de los trastornos funcionales más comunes en los lactantes con una prevalencia de alrededor del 4 al 6 %.[2,3] A diferencia de los PCMD (perfiles clínicos multidimensionales) de adultos, los de los lactantes incluyen necesariamente a los padres, ya que los propios lactantes no pueden verbalizar sus quejas clínicas. Esto es fundamental cuando se trata de cólico infantil, ya que actualmente no hay evidencia clara de que el cólico exista como una condición clínica distinta en los bebés, y no hay forma de distinguir cuales son los bebés que tienen y no tienen cólico en función de la medida de su llanto u otros comportamientos. Su impacto (categoría C del PCMD) afecta principalmente a los padres, y los modificadores y las influencias psicosociales (categorías B y D del PCMD) afectan también a los padres. Los bebés con llanto prolongado e inexplicable a menudo son referidos a pediatras y gastroenterólogos pediátricos, por lo que los especialistas deben estar familiarizados con el cólico infantil para ayudar a las familias y evitar contratiempos diagnósticos y terapéuticos.[1-4] La mayoría de los casos de cólico probablemente representan el extremo superior de la "curva de llanto" del desarrollo normal de los bebés sanos, y no hay pruebas de que el llanto en tales casos sea causado por dolor en el abdomen o en cualquier otra parte del cuerpo.[5,6]

B. **Modificadores Clínicos:** Además de los síntomas persistentes del niño, la angustia de la madre y su probable depresión hacen que este caso sea más severo.[1,7,8] Se reporta que el bebé llora más de lo normal en la clínica.[1] Esto por sí solo no es motivo de preocupación, particularmente porque no hay evidencia de un trastorno orgánico infantil. Es probable que la falta de apoyo y el aislamiento social denunciados exacerben el impacto del llanto del bebé en la madre.[1,7,8]

C. **Impacto en las Actividades Diarias:** Impacto moderado en el niño. Además, la duración prolongada del llanto diario y la cantidad de tiempo que toma a la madre el cuidado del niño, y la depresión secundaria resultante del estado del niño, constituyen un impacto moderado en las actividades diarias.[3] Además, los padres respondieron Moderado a la pregunta: "En general, ¿en qué medida interfieren los síntomas del niño con su vida?"

D. **Modificadores Psicosociales:** La madre no tiene antecedentes de depresión, lo que sugiere que su estado depresivo actual puede deberse en gran parte al llanto de su bebé.[1] La depresión puede ir acompañada de agotamiento, sueño inadecuado y mala calidad de vida.[1,7,8] A más largo plazo, la relación y el cuidado de su bebé pueden verse afectados, lo que lleva a un desarrollo deficiente del niño.[1] Algunos estudios recientes han sugerido que cuando los padres fueron sometidos a violencia doméstica, la prevalencia de trastornos funcionales gastrointestinales en los recién nacidos es mayor.[3] El llanto puede desencadenar el síndrome del bebé sacudido y otras formas de abuso y negligencia, por lo que es necesario considerar el tema de protección al menor y tomar medidas, si es necesario, que impliquen el contacto con agencias sociales o de salud.[1]

E. **Características Fisiológicas y Biomarcadores:** Ninguno conocido

Evaluación General

Este es un bebé de 2 meses con un cólico moderadamente intenso que ha tenido un gran impacto en el funcionamiento y la capacidad de la familia para sobrellevar la situación.

Tratamiento

1. **Tranquilizar y educar:** Como se mencionó anteriormente, el médico debe educar y dar consuelo y organizar el seguimiento del bebé para asegurarse de que se resuelva el llanto.[1,4-5] La tranquilidad y la educación son de suma importancia. Los objetivos del tratamiento son proporcionar tranquilidad y alivio de los síntomas efectivos al mismo tiempo que se evitan las complicaciones. La historia natural del cólico infantil es de mejoría espontánea.[5,6] En promedio, el llanto alcanza su punto máximo en aproximadamente cuatro a seis semanas y después disminuye de manera constante a las 12 semanas.[5,9] Sin embargo, los niveles elevados de llanto pueden persistir hasta los cuatro meses de edad en algunos bebés.[4] La familia recibió educación y tranquilidad.[1,5] Se dispuso más apoyo social para la familia. Dada la gravedad del cólico, se decidió cambiar la fórmula a una fórmula a base de proteínas hidrolizadas.[1,5] Con estas intervenciones se resolvió el cólico del lactante. Sin embargo, cuando hay un impacto significativo del cólico en la familia, es necesario abordar el bienestar de la madre y aumentar el apoyo social.[1,5] La intervención clínica debe incluir la discusión de formas de organizar el cuidado compartido del bebé, de modo que la madre tenga tiempo para recargarse emocionalmente. La acción clínica también implica explicar la evidencia sobre los cólicos y discutir formas de manejarlos.[1,5] El médico debe tranquilizar y organizar el seguimiento del bebé para asegurarse de que se resuelva el llanto.

2. **Dieta:** A pesar de que no existe evidencia directa de intolerancia alimentaria en la mayoría de los lactantes con cólicos, se ha recomendado el uso de fórmulas ampliamente hidrolizadas para pacientes con cólicos severos por períodos limitados de tiempo.[1,5,10] Cuatro ensayos controlados aleatorios que evaluaron el efecto de una fórmula extensamente hidrolizada en lactantes con cólicos mostraron una disminución en la duración del llanto.[11-14] En los bebés que están siendo amamantados, la eliminación de la proteína de la leche de vaca de la dieta materna puede tener beneficios.[1,5,10,12] Aunque esto no confirmará la causalidad, puede resultar útil y, en cualquier caso, ofrecerá a la madre un curso de acción positivo. Si se implementa, este ensayo necesitará un control cuidadoso por parte del médico. Un ensayo aleatorizado reciente mostró que el uso de una dieta baja en FODMAP (oligo, disacáridos, monosacáridos y

polioles fermentables) en madres de bebés amamantados reduce significativamente la cantidad de llanto e irritabilidad.[12] Hay pruebas recientes de varios ensayos controlados aleatorios de que ciertos suplementos probióticos (p. ej., *Lactobacillus reuteri* DSM 17938) pueden reducir el llanto infantil en relación con los controles. Este efecto parece ser más específico para los bebés alimentados con leche materna.[11,15,16]

Referencias

1. Nurko S, Benninga M, Faure C, et al. Childhood functional gastrointestinal disorders: neonate/toddler. In Drossman DA, Chang L, Chey WD, Kellow J, Tack J, Whitehead WE (eds). Rome IV Functional Gastrointestinal Disorders – Disorders of Gut-Brain Interaction. 4th edition Raleigh NC,. Rome Foundation 2016:437-496.
2. Robin SG, Keller C, Zwiener R, et al. Prevalence of Pediatric Functional Gastrointestinal Disorders Utilizing the Rome IV Criteria. J Pediatr 2018;195:134-139.
3. Steutel NF, Zeevenhooven J, Scarpato E, et al. Prevalence of Functional Gastrointestinal Disorders in European Infants and Toddlers. J Pediatr 2020;221:107-114.
4. Benninga MA, Faure C, Hyman PE, et al. Childhood Functional Gastrointestinal Disorders: Neonate/Toddler. Gastroenterology 2016.
5. Zeevenhooven J, Browne PD, L'Hoir MP, et al. Infant colic: mechanisms and management. Nat Rev Gastroenterol Hepatol 2018;15:479-496.
6. St James-Roberts I. The Origins, Prevention and Treatment of Infant Crying and Sleeping Problems: an evidence-based guide for healthcare professionals and the families they support. London & New York: Routledge, 2012.
7. Barr RG, Paterson JA, MacMartin LM, et al. Prolonged and unsoothable crying bouts in infants with and without colic. J Dev Behav Pediatr 2005;26:14-23.
8. Fujiwara T, Barr RG, Brant R, et al. Infant distress at five weeks of age and caregiver frustration. J Pediatr 2011;159:425-430.
9. Barr RG. The normal crying curve: what do we really know? Dev Med Child Neurol 1990;32:356-362.
10. Turco R, Russo M, Bruzzese D, et al. Efficacy of a partially hydrolysed formula, with reduced lactose content and with Lactobacillus reuteri DSM 17938 in infant colic: A double blind, randomised clinical trial. Clin Nutr 2020.
11. Gordon M, Biagioli E, Sorrenti M, et al. Dietary modifications for infantile colic. Cochrane Database Syst Rev 2018;10:CD011029.
12. Iacovou M, Craig SS, Yelland GW, et al. Randomised clinical trial: reducing the intake of dietary FODMAPs of breastfeeding mothers is associated with a greater improvement of the symptoms of infantile colic than for a typical diet. Aliment Pharmacol Ther 2018;48:1061-1073.
13. Iacovou M, Ralston RA, Muir J, et al. Dietary management of infantile colic: a systematic review. Matern Child Health J 2012;16:1319-31.
14. Heine RG. Cow's-Milk Allergy and Lactose Malabsorption in Infants With Colic. J Pediatr Gastroenterol Nutr 2013;57 Suppl 1:S25-7.
15. Sung V, D'Amico F, Cabana MD, et al. Lactobacillus reuteri to Treat Infant Colic: A Meta-analysis. Pediatrics 2018;141.
16. Szajewska H, Gyrczuk E, Horvath A. Lactobacillus reuteri DSM 17938 for the management of infantile colic in breastfed infants: a randomized, double-blind, placebo-controlled trial. J Pediatr 2013;162:257-62.

7-8. NEONATO/LACTANTE: DIARREA FUNCIONAL (Leve)

Caso clínico

Un niño de 3 años presenta diarrea sin dolor de 1 año de evolución. Tiene cinco o seis evacuaciones explosivas al día, la mayoría demasiado vastas para contenerlas en su pañal. Las heces contienen trozos reconocibles de comida que el niño ingirió más temprano en el día. No hay sangre en las heces. La evacuación ocurre solo mientras el niño está despierto. El niño tiene buen apetito y se encuentra en el percentil 50 de altura y peso. A los padres no les molestan las evacuaciones blandas de su hijo, pero la persona encargada de cuidado en el día pidió que los padres vean a un médico para asegurarse de que el niño no esté enfermo con algo que pueda infectar a otros niños en la guardería. Además, preferirían que las evacuaciones del niño sean más pequeñas y que no resulte difícil limpiarlas. El estudio que se le práctico incluyó pruebas de heces negativas para descartar causas infecciosas, incluyendo parásitos. El hemocultivo para sangre en heces fue negativo. El niño fue diagnosticado con diarrea funcional. Se redujo el consumo de jugo de frutas y se realizaron esfuerzos agresivos de educar la guardería.

Categorías de PCMD

A. **Diagnóstico Categórico:** Diarrea funcional

B. **Modificadores Clínicos:** Ninguno

C. **Impacto en las Actividades Diarias:** Leve

D. **Modificadores Psicosociales:** Preocupación por la salud de la persona que encargada del cuidado del niño en el día lo cual influyó en la búsqueda de atención médica

E. **Características Fisiológicas y Biomarcadores:** Ninguno conocido

Explicación de las Categorías de PCMD

A. **Diagnóstico Categórico:** El niño cumple con los criterios diagnósticos de Roma IV para diarrea funcional.[1] Consulte el Apéndice A para conocer los criterios de diagnóstico. Tiene más de cuatro deposiciones abundantes, sin forma y sin dolor por día que ha presentado por más de cuatro semanas. La diarrea funcional es rara, y se ha demostrado que la prevalencia según los criterios de Roma IV es de alrededor de 0.1 a 0.3 %.[2,3]

B. **Modificadores Clínicos:** No hay evidencia de malabsorción o una condición subyacente. En la mayoría de los niños de esta edad que presentan diarrea sin signos de alarma, este podría ser un problema autolimitado y no se necesita una evaluación diagnóstica adicional.

C. **Impacto en las Actividades Diarias:** Leve. El niño va a la guardería y tiene un desarrollo normal. Los padres respondieron Leve a la pregunta: "En general, ¿en qué medida interfieren los síntomas del niño con su vida?"

D. **Modificadores Psicosociales:** Los problemas expresados por los que se encuentran encargados del cuidado del niño durante el día influyen en el comportamiento de búsqueda de atención médica. La insistencia de la guardería suele ejercer presión sobre los padres. Es muy importante tranquilizar a los cuidadores de las guarderías.

E. **Características Fisiológicas y Biomarcadores:** Ninguno conocido. En términos de fisiopatología, existe cierta evidencia de estudios de motilidad antroduodenal de que existe una falta de conversión normal del patrón de ayuno al patrón de alimentación en respuesta a una comida.[2]

Evaluación General

Este niño cumple con los criterios basados en los síntomas para la diarrea funcional. Es un niño sano y su familia hace frente a su síntoma sin preocuparse por una enfermedad. Buscaron consulta solo por insistencia de las personas encargadas del cuidado del niño durante el día.

Tratamiento

1. **Tranquilización y educación:** Es necesaria la educación sobre la diarrea funcional para la familia y los trabajadores de las guarderias.[4] Además, la tranquilidad efectiva de los cuidadores es de suma importancia.[1] Un diario de dieta y evacuaciones ayuda a asegurar a los cuidadores que elementos dietéticos específicos no son responsables de los síntomas.[4]

2. **Valoración dietética:** No son necesarias las intervenciones médicas. La ingesta de jugos de frutas se ha asociado con diarrea funcional y se ha demostrado que el contenido de diferentes carbohidratos en los jugos, particularmente la fructosa, es el responsable.[1,4] Por lo tanto, se recomienda una evaluación de la ingesta de jugos de frutas y fructosa con un posterior consejo dietético para normalizar y equilibrar la dieta del niño.[1,4] Se debe fomentar el aumento de la ingesta de fibra mediante la reintroducción de pan integral y frutas. La morbilidad asociada a la diarrea funcional puede estar relacionada con la deprivación calórica provocada por el mal uso de las dietas de eliminación.[4-6]

Referencias

1. Nurko S, Benninga M, Faure C, et al. Childhood functional gastrointestinal disorders: neonate/toddler. In Drossman DA, Chang L, Chey WD, Kellow J, Tack J, Whitehead

WE (eds). Rome IV Functional Gastrointestinal Disorders – Disorders of Gut-Brain Interaction. 4th edition Raleigh NC,. Rome Foundation 2016:437-496.
2. Robin SG, Keller C, Zwiener R, et al. Prevalence of Pediatric Functional Gastrointestinal Disorders Utilizing the Rome IV Criteria. J Pediatr 2018;195:134-139.
3. Steutel NF, Zeevenhooven J, Scarpato E, et al. Prevalence of Functional Gastrointestinal Disorders in European Infants and Toddlers. J Pediatr 2020;221:107-114.
4. Ament ME. Malabsorption of apple juice and pear nectar in infants and children: clinical implications. J Am Coll Nutr 1996;15:26S-29S.
5. Lloyd-Still JD. Chronic diarrhea of childhood and the misuse of elimination diets. J Pediatr 1979;95:10-3.
6. Lifshitz F, Ament ME, Kleinman RE, et al. Role of juice carbohydrate malabsorption in chronic nonspecific diarrhea in children. J Pediatr 1992;120:825-9.

7-9. NEONATO/LACTANTE: DIARREA FUNCIONAL (Moderada)

Caso clínico

Un niño de 2 años presenta seis meses de diarrea sin dolor que comenzó después de una gastroenteritis aguda por rotavirus a los 18 meses de edad. No ha aumentado de peso en seis meses. A los 18 meses de edad, hubo una enfermedad de tres días de duración caracterizada por fiebre, vómitos y muchas evacuaciones acuosas. El segundo día, el pediatra analizó y encontró rotavirus en las heces. Después de un día, cesaron los vómitos. La fiebre cesó al tercer día, pero la diarrea persistió. Después de tres semanas de evacuaciones abundantes y acuosas cinco o más veces al día, el pediatra ordenó una serie de pruebas para determinar por qué persistía la diarrea. Las heces fueron negativas para sangre, glóbulos blancos, patógenos bacterianos entéricos y óvulos y parásitos. El pediatra intento una dieta eliminando leche y productos lácteos durante dos semanas sin efecto. El pediatra refirió al niño a un alergólogo que descubrió anticuerpos contra la leche, la soya, los huevos, el trigo, el maní y los mariscos en el suero. El alergólogo recomendó la eliminación de estos alimentos. El pediatra le recetó leche de almendras, vitaminas orales y dieta sin gluten. Los padres no notaron cambios en las evacuaciones con los cambios en la dieta, pero se preocuparon cuando el niño no aumentó de peso durante seis meses. Los padres insistieron en ser referidos a un gastroenterólogo. En el examen físico, el niño estaba en el percentil 50 de altura y el percentil 5 de peso. Parecía delgado pero activo. El examen del abdomen fue normal. La proteína C reactiva (PCR) fue de 0.02 mg/L, la velocidad de sedimentación globular fue de 5 mm/h, la albúmina sérica fue de 4 g/dL, el recuento absoluto de linfocitos fue de 2200/µL, la IgA sérica fue normal, la transglutaminasa tisular y los anticuerpos antiendomisiales estaban por debajo del umbral, la calprotectina en heces era de 40 µg/g y la prueba del sudor era negativa.

Categorías de PCMD

A. **Diagnóstico Categórico:** Diarrea funcional

B. **Modificadores Clínicos:** Post infecciosa, falta de aumento de peso adecuado

C. **Impacto en las Actividades Diarias:** Moderado

D. **Modificadores Psicosociales:** Ansiedad de los padres

E. **Características Fisiológicas y Biomarcadores:** Ninguno conocido

Explicación de las Categorías de PCMD

A. **Diagnóstico Categórico:** El niño cumple con los criterios diagnósticos de Roma IV para diarrea funcional.[1] Consulte el Apéndice A para conocer los criterios de diagnóstico. Tiene más de cuatro deposiciones abundantes, sin forma y sin dolor por día que se han presentado por más de cuatro semanas.

B. **Modificadores Clínicos:** El niño presentó evacuaciones blandas y falta de aumento de peso adecuado después de la gastroenteritis. El diagnóstico diferencial es amplio y es necesario realizar pruebas de detección para garantizar que no haya un trastorno orgánico subyacente (p. ej., infección persistente). Es necesario excluir la fibrosis quística, la enfermedad celíaca, las infecciones, el síndrome de malabsorción y las afecciones inflamatorias del intestino. Se necesita un conteo calórico completo para evaluar cuántas calorías está ingiriendo el niño.

C. **Impacto en las Actividades Diarias:** Moderado. Hay visitas frecuentes a médicos pediátricos y una dieta subóptima. Los padres respondieron Moderado a la pregunta: "En general, ¿en qué medida interfieren los síntomas del niño con su vida?"

D. **Modificadores Psicosociales:** La ansiedad de los padres fue el principal impulsor del comportamiento de búsqueda médica y la disminución de la ingesta calórica. Los padres ven a su hijo como enfermo y vulnerable, lo que hace que cambien sus comportamientos para hacer frente a un niño enfermo.

E. **Características Fisiológicas y Biomarcadores:** Ninguno conocido. En cuanto a la fisiopatología, existe cierta evidencia mediante estudios de motilidad antroduodenal de que existe una falta de conversión normal del patrón de ayuno al patrón de alimentación en respuesta a una comida.[1]

Evaluación General

Este niño de 2 años tiene diarrea funcional y falta de aumento de peso adecuado secundario a la privación calórica. La ansiedad de los padres también estaba impulsando el comportamiento de búsqueda médica.

Tratamiento

1. **Relación médico-paciente/cuidador:** El gastroenterólogo debe construir una alianza terapéutica con los padres.

2. **Tranquilizar y educar:** Después de ganarse la confianza de la familia, el médico los educa sobre los trastornos funcionales en general y la diarrea funcional. Cuando hay un impacto significativo de la diarrea en la familia, se debe abordar el bienestar de los cuidadores y se debe aumentar el apoyo social.[1]

3. **Dieta:** El médico señala que la dieta no influyó en la frecuencia o el volumen de las evacuaciones y le informa a la familia que pueden volver a agregar los

alimentos excluidos sin dañar el tracto gastrointestinal.[2] No son necesarias las intervenciones médicas, pero se recomienda una evaluación de la ingesta de jugos de frutas y fructosa con el posterior consejo dietético para normalizar y equilibrar la dieta del niño.[1,2] Se debe fomentar el aumento de la ingesta de fibra mediante la reintroducción de pan integral y frutas. La morbilidad asociada a la diarrea funcional puede estar relacionada con la deprivación calórica provocada por el mal uso de las dietas de eliminación.[2-4] El tratamiento también necesita asegurar una ingesta calórica adecuada en el paciente.

4. **Otros tratamientos:** Los medicamentos como la loperamida rara vez están indicados y se utilizan principalmente para mejorar el aspecto cosmético de las evacuaciones.[1]

Referencias

1. Nurko S, Benninga M, Faure C, et al. Childhood functional gastrointestinal disorders: neonate/toddler. In Drossman DA, Chang L, Chey WD, Kellow J, Tack J, Whitehead WE (eds). Rome IV Functional Gastrointestinal Disorders – Disorders of Gut-Brain Interaction. 4th edition Raleigh NC,. Rome Foundation 2016:437-496.
2. Ament ME. Malabsorption of apple juice and pear nectar in infants and children: clinical implications. J Am Coll Nutr 1996;15:26S-29S.
3. Lloyd-Still JD. Chronic diarrhea of childhood and the misuse of elimination diets. J Pediatr 1979;95:10-13.
4. Lifshitz F, Ament ME, Kleinman RE, et al. Role of juice carbohydrate malabsorption in chronic nonspecific diarrhea in children. J Pediatr 1992;120:825-9.

7-10. NEONATO/LACTANTE: DISQUECIA INFANTIL (Leve)

Caso clínico

Una niña de 2 meses de edad es llevada al pediatra por sus padres ya que les preocupa que "algo anda mal con sus intestinos". Evacúa diariamente múltiples heces blandas y verdosas, pero antes de su evacuación, se esfuerza, llora y, a menudo, se pone "morada" durante 10 minutos o más en el proceso. Parece tener un dolor extremo durante este, y cuando evacua, vuelve a su estado normal de felicidad. A sus padres les preocupa que tenga un bloqueo en el colon que le impide evacuar y les preocupa que necesite cirugía o medicamentos para tratar este problema. Nació a término, producto de un embarazo sin complicaciones. Sus puntajes de Apgar fueron 9 y 10, y no fue necesaria una estimulación excesiva ni suplementos de oxígeno al nacer. Expulsó meconio dentro de las 24 horas posteriores al nacimiento. No hubo preocupaciones perinatales y se fue del hospital a su casa 36 horas después del nacimiento. Se le comenzó a amamantar inmediatamente después del nacimiento, se alimenta cómodamente en este momento y solo recibe lactancia materna. Actualmente se encuentra en el percentil 75 de altura y peso, que es paralelo a su peso y altura al nacer. Ha desarrollado una sonrisa social y, por lo demás, se está desarrollando normalmente. Tiene tres o cuatro evacuaciones blandas diarias que son negativas para guayaco. Es la primera hija de su familia. Su madre y su padre están sanos sin problemas gastrointestinales u otros problemas de salud. Llevan casados tres años y tienen una relación estable.

Categorías de PCMD

A. **Diagnóstico Categórico:** Disquecia infantil

B. **Modificadores Clínicos:** Ninguno

C. **Impacto en las Actividades Diarias:** Leve

D. **Modificadores Psicosociales:** Ansiedad de los padres, mínima

E. **Características Fisiológicas y Biomarcadores:** Ninguno conocido

Explicación de las Categorías de PCMD

A. **Diagnóstico Categórico:** La paciente cumple con los criterios de Roma IV para disquecia infantil.[1] Consulte el Apéndice A para conocer los criterios de diagnóstico. La bebé tiene evacuaciones blandas con esfuerzo y llanto con una frecuencia normal. Si sus evacuaciones fueran duras o poco frecuentes, se clasificaría como un estreñimiento funcional. Se ha estimado que la prevalencia de la disquecia infantil es de alrededor del 1 al 4 %.[2,3]

B. **Modificadores Clínicos:** Ninguno

C. **Impacto en las Actividades Diarias:** Leve. La familia está preocupada de que estos síntomas puedan tener una base de enfermedad orgánica porque perciben que su hija tiene dolor. También respondieron Leve a la pregunta: "En general, ¿en qué medida interfieren actualmente los síntomas del niño con su vida?"

D. **Modificadores Psicosociales:** Preocupación de los padres. El esfuerzo evidente del bebé para evacuar es desconcertante para sus padres, que no han tenido otros hijos y asumen que hay una entidad patológica responsable de su comportamiento. Como resultado, están muy concentrados en su conducta de evacuación y reportan que ningún otro padre en su grupo de padres está viviendo problemas similares con sus recién nacidos.

E. **Características Fisiológicas y Biomarcadores:** Ninguno conocido. La disquecia infantil es causada por la falta de coordinación del aumento de la presión abdominal necesaria para evacuar con la relajación del piso pélvico.[1,4,5] El llanto aumenta la presión intraabdominal. La disquecia infantil es un fenómeno de desarrollo limitado en el tiempo y no representa una condición patológica.[1,4,5]

Evaluación General

Esta paciente es una niña de 2 meses con disquecia infantil leve. La ansiedad de los padres es una respuesta típica al observar que su bebé se pone morada con el esfuerzo que implica evacuar.

Tratamiento

1. **Tranquilizar y educar:** Se debe realizar una historia y un examen físico completos, incluyendo un examen rectal para asegurarse de que la bebé esté sana, tenga evacuaciones normales y crezca a lo largo de la curva de crecimiento. Se debe asegurar a la familia que la disquecia no requiere intervención adicional y es autolimitada. También, pedir a la familia que evite la estimulación rectal, como óvulos o laxantes. Debe haber una comunicación frecuente con la familia para asegurar que el síntoma está siendo monitoreado adecuadamente. La prevalencia de la disquecia infantil disminuye con la edad.[5] No parece haber relación con el desarrollo de estreñimiento funcional.[4]

Referencias

1. Nurko S, Benninga M, Faure C, et al. Childhood functional gastrointestinal disorders: neonate/toddler. In Drossman DA, Chang L, Chey WD, Kellow J, Tack J, Whitehead WE (eds). Rome IV Functional Gastrointestinal Disorders – Disorders of Gut-Brain Interaction. 4th edition Raleigh NC,. Rome Foundation 2016:437-496.

2. Robin SG, Keller C, Zwiener R, et al. Prevalence of Pediatric Functional Gastrointestinal Disorders Utilizing the Rome IV Criteria. J Pediatr 2018;195:134-139.
3. Steutel NF, Zeevenhooven J, Scarpato E, et al. Prevalence of Functional Gastrointestinal Disorders in European Infants and Toddlers. J Pediatr 2020;221:107-114.
4. Kramer EA, den Hertog-Kuijl JH, van den Broek LM, et al. Defecation patterns in infants: a prospective cohort study. Arch Dis Child 2015;100:533-6.
5. Hyman PE, Cocjin J, Oller M. Infant dyschezia. Clin Pediatr (Phila) 2009;48:438-9.

8. Niño/Adolescente

8-1. NIÑO/ADOLESCENTE: VÓMITO FUNCIONAL (Moderado)

Caso clínico

Durante los últimos tres o cuatro meses, un niño de 10 años reporta náuseas que han progresado rápidamente a vómitos diarios cuando va a la cafetería de la escuela. Afirma que los olores fuertes de la cafetería lo hacen sentir mareado y enfermo del estómago, y después vomita. Se siente mejor luego de acostarse durante 10 minutos en la enfermería y después de beber un poco de agua. Entonces es capaz de almorzar. Se han producido episodios similares cuando huele el combustible diesel en el aeropuerto mientras camina hacia un avión. No ha perdido peso. Los vómitos también pueden ocurrir si se pone ansioso antes de los exámenes en la escuela. También siente como si tuviera un "bulto" en la garganta. Estos episodios no ocurren en las actividades de ocio, los fines de semana o durante los meses de verano. No está tomando ningún medicamento, ya que un inhibidor de la bomba de protones no tuvo éxito y la eritromicina, un agente procinético, empeoró las náuseas y los vómitos. Estos medicamentos fueron descontinuados. Acudió a un psicólogo en dos ocasiones por ansiedad, sin que este le ayudara. Un estudio de trago de bario no mostró disfunción u obstrucción de la deglución. Una esofagogastroduodenoscopia fue normal, y la biopsia de duodeno, estómago y esófago fue normal, excluyendo esofagitis péptica y eosinofílica, y un parche de entrada. Un estudio de vaciamiento gástrico de cuatro horas también fue normal.

Categorías de PCMD

A. **Diagnóstico Categórico:** Vómito funcional

B. **Modificadores Clínicos:** Globus

C. **Impacto en las Actividades Diarias:** Moderado

D. **Modificadores Psicosociales:** Trastorno de ansiedad

E. **Características Fisiológicas y Biomarcadores:** Ninguno conocido

Explicación de las Categorías de PCMD

A. **Diagnóstico Categórico:** El paciente cumple con los criterios de Roma IV para vómito funcional.[1] Consulte el Apéndice A para conocer los criterios de diagnóstico. La prevalencia de vómito funcional según los criterios de Roma IV se ha estimado en un 1.4 %.[2] Su evaluación ha incluido una endoscopia y un vaciamiento gástrico normales, y no ha respondido a un inhibidor de la bomba de protones ni a los procinéticos. Es común que los pacientes con vómitos funcionales también tengan náuseas en ocasiones y alterne entre estos síntomas, por lo que la superposición entre náuseas y vómitos funcionales ocurre con frecuencia.[1,3] Algunos pacientes con estos trastornos también tienen síntomas autonómicos, como sudoración, mareos, palidez y taquicardia.[1,3] El síndrome de taquicardia ortostática postural (STOP) puede incluir náuseas y vómitos como parte de su conjunto de síntomas y debe distinguirse de las náuseas y los vómitos funcionales.[1] También es importante distinguir este diagnóstico de la rumiación.

B. **Modificadores Clínicos:** El paciente también cumple con los criterios de Roma IV para Globus.[4] Consulte el Apéndice A para conocer los criterios de diagnóstico. No hay evidencia de disfagia, lo que hace poco probable que represente un trastorno motor. Rara vez se indica una manometría esofágica en la evaluación. Sin embargo, podría usarse para distinguir el vómito funcional de la rumiación,[5] o si el Globus se asocia con disfagia para excluir un problema motor esofágico subyacente. También se puede hacer para probar la falta de asociación entre los síntomas y los eventos esofágicos.

C. **Impacto en las Actividades Diarias:** El impacto es moderado, ya que no puede participar en todas las actividades rutinarias de la escuela, como comer en la cafetería con sus amigos. Reacciona rápidamente a los olores fuertes y vomita con frecuencia. El rendimiento escolar también se ha resentido debido a que los vómitos se dan en clase antes de algunos exámenes. El paciente respondió Moderado a la pregunta: "En general, ¿en qué medida interfieren sus síntomas con sus actividades (trabajo, escuela, actividades sociales, autocuidado, concentración y rendimiento)?"

D. **Modificadores Psicosociales:** Ansiedad. Esto puede amplificar la frecuencia y la gravedad de los episodios de náuseas y vómitos y contribuir a su Globus.

E. **Características Fisiológicas y Biomarcadores:** Ninguno conocido. Las pruebas hasta ahora han sido normales.

Evaluación General

Este joven tiene vómitos funcionales que ocurren varias veces por semana y generalmente están relacionados con situaciones específicas. Es inducido en gran medida por olores fuertes y ansiedad. Hay un impacto moderado en la actividad diaria.

Tratamiento

Dado que los vómitos son en gran parte circunstanciales, es importante iniciar una terapia que identifique los desencadenantes y permita la desensibilización.

1. **Tranquilizar y educar:** Se debe asignar suficiente tiempo para tranquilizar y educar a la familia.[1,3,6,7] La educación para los padres y el niño es el primer paso del tratamiento y debe comenzar durante la entrevista inicial.[3,7] El

médico debe validar la experiencia del niño y explicar el diagnóstico en el contexto del eje cerebro-intestino y en base a los criterios de Roma.[1,8]

2. **Terapia dirigida al eje cerebro-intestino (tratamiento psicológico):** El tratamiento del vómito funcional debe ser integral y adaptarse a la presentación clínica del niño, las circunstancias psicosociales y los mecanismos fisiopatológicos subyacentes cuando se conocen.[1,7] El niño será referido a un psicólogo para su tratamiento. Es importante que el tratamiento psicológico se centre en los vómitos y no solo en la reducción de la ansiedad general (que se ha intentado previamente sin éxito). Esto incluye la desensibilización a través de la exposición gradual a alimentos/olores que le producen temor. Si el vómito está condicionado a un lugar, el desacondicionamiento es importante (p. ej., entrar en la cafetería a horas en las que no hay olores). Además, la terapia cognitiva conductual sería útil para abordar las cogniciones disfuncionales sobre las náuseas y los vómitos. También se ha demostrado que la hipnosis funciona para reducir las náuseas y los vómitos en los niños y puede ser una opción de tratamiento adicional o alternativa.[9]

3. **Tratamiento Farmacológico:** Aunque es poco probable que algún medicamento lleve a la resolución completa de los síntomas, puede ser útil que el niño tenga acceso a tabletas de disolución oral de ondansetrón, que se puede utilizar según sea necesario para aliviar las náuseas.[10,11]

Referencias

1. Di Lorenzo C HJ, Saps M, Shulman RJ, Staiano A, Van Tilburg M. Childhood functional gastrointestinal disorders: child/adolescent in Drossman DA, Chang L, Chey WD, Kellow J, Tack J, Whitehead WE. Rome IV Functional Gastrointestinal Disorders - Disorders of Gut-Brain Interaction,Raleigh NC USA Rome Foundation 2016: 497-572.
2. Robin SG, Keller C, Zwiener R, et al. Prevalence of Pediatric Functional Gastrointestinal Disorders Utilizing the Rome IV Criteria. J Pediatr 2018;195:134-139.
3. Kovacic K, Di Lorenzo C. Functional Nausea in Children. J Pediatr Gastroenterol Nutr 2016;62:365-71.
4. Fass R PJ, Aziz Q, Gyawali C, Miwa H, Zerbib F. Esophageal disorders in Drossman DA, Chang L, Chey WD, Kellow J, Tack J, Whitehead WE (eds) Rome IV Functional Gastrointestinal Disorders - Disorders of Gut-Brain Interaction, 4th Edition, Raleigh NC USA Rome Foundation 2016:33-102.
5. Rosen R, Rodriguez L, Nurko S. Pediatric rumination subtypes: A study using high-resolution esophageal manometry with impedance. Neurogastroenterol Motil 2017;29.
6. Chiou E, Nurko S. Functional abdominal pain and irritable bowel syndrome in children and adolescents. Therapy 2011;8:315-331.
7. Beinvogl B, Burch E, Snyder J, et al. Multidisciplinary Treatment of Pediatric Functional Gastrointestinal Disorders Results in Improved Pain and Functioning. Clin Gastroenterol Hepatol 2018.
8. Schechter NL, Coakley R, Nurko S. The Golden Half Hour in Chronic Pediatric Pain-Feedback as the First Intervention. JAMA Pediatr 2020.

9. Richardson J, Smith JE, McCall G, et al. Hypnosis for nausea and vomiting in cancer chemotherapy: a systematic review of the research evidence. Eur J Cancer Care (Engl) 2007;16:402-12.
10. Flake ZA, Linn BS, Hornecker JR. Practical selection of antiemetics in the ambulatory setting. Am Fam Physician 2015;91:293-6.
11. Santucci NR, Saps M, van Tilburg MA. New advances in the treatment of paediatric functional abdominal pain disorders. Lancet Gastroenterol Hepatol 2020;5:316-328.

8-2. NIÑO/ADOLESCENTE: SÍNDROME DE RUMIACIÓN CON DISPEPSIA FUNCIONAL (Severo)

Caso clínico

Una niña de 15 años se presenta con una historia de regurgitación sin esfuerzo de dos años de evolución con algo de deglución inmediatamente después de cada comida. Regurgita tanto líquidos como sólidos. Tiene saciedad temprana que se alivia parcialmente con la regurgitación. Inicialmente perdió 3 kg, pero recuperó este peso mientras recibía la mayor parte de su nutrición por sonda de alimentación naso-yeyunal. Duerme mal, pero no hay emesis nocturna. Su educación es en el hogar y le han diagnosticado un trastorno de ansiedad para el cual recibe fluoxetina. Ha recibido una endoscopia alta, trago de bario, estudio de vaciamiento gástrico en fase sólida y pruebas de motilidad esofágica. Los únicos hallazgos anormales fueron un ligero retraso en el vaciamiento gástrico a las cuatro horas y la presencia de ondas "R" asociadas al acto de regurgitación tras la ingesta de comida durante la manometría esofágica de alta resolución. La vio un psicólogo que le diagnosticó un trastorno de ansiedad y reportó que no tenía un trastorno alimentario.

Categorías de PCMD

A. **Diagnóstico Categórico:** Síndrome de rumiación del adolescente, dispepsia funcional

B. **Modificadores Clínicos:** Síndrome de distrés posprandial (SDP)

C. **Impacto en las Actividades Diarias:** Severo

D. **Modificadores Psicosociales:** Trastorno de ansiedad

E. **Características Fisiológicas y Biomarcadores:** Presencia de ondas R durante la manometría esofágica. Retraso en el vaciamiento gástrico.

Explicación de las Categorías de PCMD

A. **Diagnóstico Categórico:** Esta paciente cumple con los criterios de Roma IV para el síndrome de rumiación en adolescentes.[1] Consulte el Apéndice A para conocer los criterios de diagnóstico. De hecho, podría considerarse un caso de "libro de texto" de una forma severa, aunque la mayoría de los casos de rumiación son de gravedad leve a moderada. Esto está respaldado por el hecho de que es una mujer adolescente (la condición es más común en las mujeres) que tiene regurgitación sin esfuerzo inmediatamente después de comer, combinado con la ausencia de síntomas nocturnos.[2,3] La regurgitación, que comienza durante una comida o inmediatamente después de una comida, es muy sugestiva de síndrome de rumiación. A pesar de varias descripciones recientes en la literatura pediátrica, el síndrome de rumiación sigue siendo mal reconocido y frecuentemente mal diagnosticado. Otra limitación es que la regurgitación y la rumiación a menudo ocurren en secreto sin que los padres se den cuenta. Como resultado, se ha informado que la duración de los síntomas antes del diagnóstico tiene un promedio de más de dos años.[4] También es importante excluir un trastorno alimentario cuando los pacientes presentan rumiación. Esta paciente también cumple con los criterios de Roma IV para la dispepsia funcional,[1] pero la rumiación es la característica dominante en esta paciente. Consulte el Apéndice A para conocer los criterios de diagnóstico.

B. **Modificadores Clínicos:** Con saciedad temprana y endoscopia negativa, la paciente cumple con los criterios de Roma IV para el subtipo de dispepsia funcional del síndrome de distrés posprandial (SDP).[1] Consulte el Apéndice A para conocer los criterios de diagnóstico.

C. **Impacto en las Actividades Diarias:** La paciente respondió Severo a la pregunta: «En general, ¿en qué medida interfieren sus síntomas con sus actividades (trabajo, escuela, actividades sociales, autocuidado, concentración y rendimiento)?" Esto está bien respaldado por la incapacidad de la paciente para participar en actividades sociales, su necesidad de ser educada en el hogar, alimentación por sonda y falta de sueño.

D. **Modificadores Psicosociales:** Trastorno de ansiedad que está siendo tratado por un psiquiatra con un ISRS (inhibidor selectivo de la recaptación de serotonina).

E. **Características Fisiológicas y Biomarcadores:** La paciente tiene ondas "R" durante la prueba de manometría, que consisten en aumentos simultáneos de presión en todos los sitios de registro, asociados con el acto de regurgitación.[3] Se considera que este hallazgo manométrico es el resultado de la contracción de los músculos abdominales, lo que provoca un aumento de la presión intraabdominal y facilita la regurgitación. La manometría esofágica de alta resolución es la mejor manera de diagnosticar la rumiación en niños,[3] aunque también se ha utilizado la manometría antroduodenal. La paciente también tiene evidencia de un retraso en el vaciamiento gástrico, una característica que se encuentra en muchos pacientes con síndrome de rumiación,[2] debido a la constante regurgitación y deglución del contenido gástrico, lo que crea artificialmente la apariencia de retraso en el vaciamiento gástrico.

Evaluación General

Esta adolescente tiene síndrome de rumiación y subtipo SDP de dispepsia funcional. La rumiación es una condición que se reconoce cada vez con mayor frecuencia en las adolescentes. Puede reducir significativamente la calidad de vida y, en casos graves, puede requerir rehabilitación hospitalaria.[4]

Tratamiento

1. **Tranquilizar y educar:** Es más probable que los pacientes que tienen estos síntomas se beneficien de ser tranquilizados por parte del médico y recibir una explicación de la fisiopatología.[5]
2. **Enfoque multidisciplinario:** Los pacientes con síntomas graves y con múltiples componentes contribuyentes, como los descritos en este caso, se tratan mejor con un enfoque multidisciplinario[5] que incluye tanto el manejo médico como la implementación de estrategias que aborden los componentes generales conductuales, psicológicos y de calidad de vida del trastorno. Una clara comprensión del síndrome de rumiación y una clara motivación para superarlo parecen ser fundamentales para lograr un tratamiento exitoso. Es fundamental que se mantenga el estado nutricional y de líquidos del paciente.[6] En este caso, la ansiedad, los síntomas dispépticos y las comorbilidades (trastorno del sueño) deben ser tratados por personal médico familiarizado con las características del síndrome de rumiación. También puede ser apropiado que esta paciente sea evaluada por un trastorno alimentario.
3. **Terapia dirigida al eje cerebro-intestino (tratamiento psicológico):** Este debe ser el primer tratamiento. La rumiación es un comportamiento que el cuerpo ha aprendido, que después se ve reforzado por la sensación de alivio después de expulsar la comida. Este comportamiento se puede modificar y desaprender.[4] La consulta inicial también debe centrarse en la dinámica familiar y la razón por la que desea participar en el tratamiento.[2] Las comorbilidades psicológicas son comunes. Varios investigadores han reportado una asociación con los trastornos alimentarios, en particular la bulimia nerviosa.[7,8] El psicólogo debe ayudar al paciente a dominar las conductas que interfieren con el acto de contracción de los músculos abdominales (una conducta aprendida), como la respiración diafragmática[6] u otras técnicas de distracción. Como la rumiación implica la contracción de la pared abdominal, la respiración diafragmática se ha utilizado para proporcionar relajación de los músculos abdominales, lo que es incompatible con la contracción abdominal.
4. **Medicamentos:** En ocasiones, pueden necesitarse medicamentos para ayudar con el tratamiento. Los medicamentos como la ciproheptadina o el ondansetrón ayudarán a disminuir la gravedad de los síntomas dispépticos. El sueño puede verse facilitado por el uso de medicamentos como la melatonina o por una mejor higiene del sueño. El baclofeno es un agonista del receptor B del ácido γ-aminobutírico, que aumenta la presión del esfínter esofágico inferior y disminuye la velocidad de deglución, y se ha reportado que disminuye los eventos de flujo retrógrado en adultos con sospecha de rumiación o eructos supra-gástricos.[9] El psiquiatra continuará tratándola con fluoxetina para

ayudarla a lidiar con la ansiedad asociada a los síntomas que puede estar contribuyendo a las náuseas y la regurgitación.

5. **Tratamiento hospitalario:** Cuando todo lo demás ha fallado, o el paciente tiene desnutrición grave y complicaciones médicas, puede estar indicado el tratamiento hospitalario. Un enfoque interdisciplinario novedoso y exitoso en pacientes hospitalizados que combina la psicología pediátrica, la gastroenterología pediátrica, la nutrición clínica, la vida infantil, la recreación terapéutica y la terapia de masaje ha tenido mucho éxito en pacientes que han fracasado con las terapias mencionadas anteriormente.[10]

Referencias

1. Di Lorenzo C HJ, Saps M, Shulman RJ, Staiano A, Van Tilburg M. Childhood functional gastrointestinal disorders: child/adolescent in Drossman DA, Chang L, Chey WD, Kellow J, Tack J, Whitehead WE. Rome IV Functional Gastrointestinal Disorders - Disorders of Gut-Brain Interaction,Raleigh NC USA Rome Foundation 2016: 497-572.
2. Schroedl RL, Di Lorenzo C, Alioto A. Adolescent rumination syndrome. Pediatr Ann 2014;43:e95-e100.
3. Rosen R, Rodriguez L, Nurko S. Pediatric rumination subtypes: A study using high-resolution esophageal manometry with impedance. Neurogastroenterol Motil 2017;29.
4. Chial HJ, Camilleri M, Williams DE, et al. Rumination syndrome in children and adolescents: diagnosis, treatment, and prognosis. Pediatrics 2003;111:158-62.
5. Schechter NL, Coakley R, Nurko S. The Golden Half Hour in Chronic Pediatric Pain-Feedback as the First Intervention. JAMA Pediatr 2020.
6. Tack J, Blondeau K, Boecxstaens V, et al. Review article: the pathophysiology, differential diagnosis and management of rumination syndrome. Aliment Pharmacol Ther 2011;33:782-8.
7. Khan S, Hyman PE, Cocjin J, et al. Rumination syndrome in adolescents. J Pediatr 2000;136:528-31.
8. O'Brien MD, Bruce BK, Camilleri M. The rumination syndrome: clinical features rather than manometric diagnosis. Gastroenterology 1995;108:1024-9.
9. Blondeau K, Boecxstaens V, Rommel N, et al. Baclofen improves symptoms and reduces postprandial flow events in patients with rumination and supragastric belching. Clin Gastroenterol Hepatol 2012;10:379-84.
10. Green AD, Alioto A, Mousa H, et al. Severe pediatric rumination syndrome: successful interdisciplinary inpatient management. J Pediatr Gastroenterol Nutr 2011;52:414-8.

8-3. NIÑO/ADOLESCENTE: DISPEPSIA FUNCIONAL (Moderada)

Caso clínico

Un niño de 16 años se presenta a un gastroenterólogo pediátrico con distensión abdominal subjetiva alta molesta con llenura posprandial y saciedad temprana que ocurre después de las comidas la mayoría de los días. Ha pérdida de 3 kg de peso. Sus síntomas comenzaron hace seis meses, poco después de mudarse a una nueva ciudad y cambiar de escuela, pero en los últimos dos meses también se ha quejado de ardor epigástrico moderado que ocurre varias veces a la semana y no está relacionado con la alimentación. No ha habido dolor abdominal, náuseas, vómitos, diarrea o estreñimiento. Reporta sus síntomas como moderados; limitan su capacidad para ir a la escuela y ha dejado de ir a la escuela varios días este semestre. También evita comer con amigos. Las pruebas de laboratorio y una endoscopia GIA fueron normales. También tuvo un vaciamiento gástrico normal de cuatro horas con gammagrafía. La historia adicional revela que se sentía ansioso y estresado cuando comenzó en su nueva escuela.

Categorías de PCMD

A. **Diagnóstico Categórico:** Dispepsia funcional

B. **Modificadores Clínicos:** Síndrome de distrés posprandial (SDP), síndrome de dolor epigástrico (SDE) y pérdida de peso

C. **Impacto en las Actividades Diarias:** Moderado

D. **Modificadores Psicosociales:** Ansiedad, estrés crónico.

E. **Características Fisiológicas y Biomarcadores:** Ninguno conocido

Explicación de las Categorías de PCMD

A. **Diagnóstico Categórico:** Este paciente cumple con los criterios diagnósticos de Roma IV para dispepsia funcional.[1] Consulte el Apéndice A para conocer los criterios de diagnóstico. La dispepsia funcional tiene una prevalencia de alrededor del 7 al 20 %, siendo el SDP significativamente más común. En un estudio reciente en los EE. UU., el 7.2 % de los niños tenían SDP y el 0.4 % tenían SDE.[2,3]

B. **Modificadores Clínicos:** La presencia de pérdida de peso es un modificador clínico importante, ya que documenta el impacto fisiológico de la distensión abdominal subjetiva alta, la llenura posprandial y la saciedad temprana, que han afectado su estado nutricional. Con saciedad temprana y llenura posprandial, el paciente cumple con los criterios para el síndrome de distrés posprandial. Sin embargo, también presenta ardor epigástrico no relacionado con las comidas, por lo que también cumple con criterios de síndrome de dolor epigástrico. El dolor es intermitente, no está generalizado ni localizado en otras regiones abdominales o torácicas, no se alivia con la defecación o el paso de flatos, y no cumple los criterios del adulto para el trastorno de la vesícula biliar o el esfínter de Oddi o el síndrome de intestino irritable. Los criterios de apoyo para SDE pueden incluir: 1) una característica de ardor del dolor, pero sin un componente retroesternal y 2) es comúnmente inducido o aliviado por la ingesta de una comida, pero puede ocurrir durante el ayuno. No es raro que los pacientes tengan características superpuestas tanto de SDP como de SDE. También tiene pérdida de peso, que probablemente se relacione con la reducción de la ingesta de alimentos debido a los síntomas posprandiales, lo que indica la gravedad de sus síntomas.[1,3] Consulte el Apéndice A para conocer los criterios de diagnóstico.

C. **Impacto en las Actividades Diarias:** Es moderado, basado en el autoreporte del paciente, su pérdida de peso, la necesidad de restringir sus actividades diarias y su ausentismo escolar. El paciente respondió Moderado a la pregunta: "En general, ¿en qué medida interfieren sus síntomas con sus actividades (trabajo, escuela, actividades sociales, autocuidado, concentración y rendimiento)?"

D. **Modificadores Psicosociales:** El paciente no ha enfrentado bien el estrés por el cambio de ciudad y escuela, y ha admitido sentirse ansioso y estresado. La dispepsia funcional afecta los aspectos físicos, mentales y sociales de la calidad de vida relacionada con la salud.[3-5] La calidad de vida se reduce considerablemente y el riesgo de ansiedad aumenta en niños con dispepsia.[3,6-8]

E. **Características Fisiológicas y Biomarcadores:** Se han descrito un vaciamiento gástrico levemente alterado y acomodación gástrica alterada en niños con dispepsia funcional.[1,3] Existe superposición de síntomas entre pacientes con y sin retrasos en el vaciamiento gástrico, y las anomalías visero-sensoriales tienden a ser el hallazgo más consistente.

Evaluación General

Este adolescente tiene dispepsia funcional moderadamente severa, con características clínicas tanto del síndrome de distrés posprandial como del síndrome de dolor epigástrico. Los síntomas son lo suficientemente graves como para haber llevado a la pérdida de peso. Ha tenido dificultad para hacer frente a los eventos estresantes de la vida de un cambio de ciudad y escuela.

Tratamiento

1. **Tranquilizar y educar:** Es más probable que los pacientes con estos síntomas se beneficien de ser tranquilizados por el médico y recibir una explicación de la fisiopatología del síndrome de intestino irritable (p. ej., hiperalgesia visceral, hipervigilancia, hiperreactividad intestinal) y estreñimiento.[3,9]

2. **Educación y apoyo:** Los objetivos del tratamiento son brindar tranquilidad y alivio efectivo de los síntomas, al tiempo que se evitan complicaciones como la desnutrición. Si el paciente tiene síntomas leves de dispepsia funcional, las pequeñas medidas dietéticas pueden ser todo lo que se necesita. Esto puede incluir comidas más pequeñas y evitar comidas grasas y bebidas carbonatadas. Sin embargo, si el paciente no responde a las medidas dietéticas, se deben considerar intervenciones adicionales.[10-12]

3. **Terapia dirigida al eje cerebro-intestino (apoyo psicológico):** La participación de un especialista de salud mental puede ayudarlo a sobrellevar mejor el estrés. Se necesita apoyo para el niño y los padres tranquilizando y educando, identificando las fuentes de angustia física y emocional y diseñando estrategias para eliminarlas.[3]

4. **Agentes antisecretores:** Para el dolor epigástrico se puede usar una prueba por tiempo limitado de la terapia con IBP (inhibidor de la bomba de protones) (de cuatro a seis semanas de duración).[2] Varios estudios grandes han demostrado que un IBP (p. ej., omeprazol o lansoprazol) es más efectivo que un antagonista H2 para aliviar los síntomas de la dispepsia funcional; en particular, los pacientes con síntomas predominantes de dolor tienen más probabilidades de responder a la terapia con IBP.[3,13]

5. **Antihistamínicos:** La ciproheptadina es un fármaco de primera línea. Es un antagonista de la serotonina que ha mostrado tener un perfil de seguridad favorable, y se ha encontrado que es útil para una variedad de síntomas dispépticos en los niños.[3,13] Parece mejorar la acomodación gástrica y también aumenta el apetito.

6. **Agentes procinéticos:** Estos medicamentos pueden ser útiles en pacientes con SDP y en aquellos con evidencia de retraso en el vaciamiento gástrico. El uso de procinéticos en niños está limitado por la falta de disponibilidad de medicamentos en el mercado y por la escasez de productos que tengan un beneficio comprobado sobre la motilidad GI alta. Se han utilizado agonistas de motilina como la eritromicina.[13] Se han utilizado otros procinéticos en casos más difíciles, pero tienen limitaciones. Se puede considerar un ensayo de domperidona, ya que se ha demostrado que este agente mejora los síntomas de náuseas, distensión abdominal y saciedad temprana en pacientes adultos con dispepsia funcional. Sin embargo, no se encuentra fácilmente disponible y debe usarse bajo la indicación IND (NFI, nuevo fármaco en investigación) en

los EE. UU. Los agentes procinéticos más novedosos, como la prucaloprida, se han empleado con éxito en adultos y son seguros en niños, como lo demuestran los estudios sobre el estreñimiento; pero no hay experiencia publicada en niños.[13]

7. **Otros posibles tratamientos médicos:** También se han utilizado formulaciones a base de aceite de menta. Actúan bloqueando los canales de calcio, provocando la relajación del tejido muscular liso intestinal. El uso de la inyección de toxina botulínica en el píloro ha mostrado ser eficaz en estudios retrospectivos para el tratamiento de niños con dispepsia funcional.[3,13-15] Otros tratamientos que se pueden emplear en pacientes refractarios incluyen agonistas de la serotonina como la buspirona, que parece ayudar principalmente a los pacientes con SDP.[3,13] Si las náuseas son un síntoma prominente, se pueden usar antieméticos. Para casos intratables, se ha encontrado que el uso de un estimulador eléctrico gástrico es útil en niños con formas severas de dispepsia funcional.[3]

8. **Neuromoduladores:** Si las terapias mencionadas anteriormente no han tenido éxito, la neuromodulación puede estar indicada. Los antidepresivos en dosis bajas se utilizan cada vez más para el tratamiento de la dispepsia funcional.[3,14,16,17] Los antidepresivos tricíclicos parecen ser los más efectivos, pero también se pueden usar los ISRS (inhibidores selectivos de la recaptación de serotonina), que han demostrado ser seguros en niños.[13] Otros posibles neuromoduladores incluyen gabapentina o pregabalina. La mirtazapina es un antidepresivo tetracíclico que es un potente antagonista de los receptores 5-HT_2 y 5-HT_3 y se ha utilizado con éxito en pacientes adultos con dispepsia funcional y pérdida de peso.[3]

9. **Estimulación percutánea del campo eléctrico:** Recientemente, se ha mostrado que un nuevo dispositivo que proporciona estimulación eléctrica percutánea del campo nervioso después de que se aplica en el oído es eficaz para los niños con dolor abdominal y náuseas.[18] Una vez que se encuentren más ampliamente disponibles, pueden convertirse en uno de los pilares de la terapia.

Referencias

1. Di Lorenzo C HJ, Saps M, Shulman RJ, Staiano A, Van Tilburg M. Childhood functional gastrointestinal disorders: child/adolescent in Drossman DA, Chang L, Chey WD, Kellow J, Tack J, Whitehead WE. Rome IV Functional Gastrointestinal Disorders – Disorders of Gut-Brain Interaction,Raleigh NC USA Rome Foundation 2016: 497-572.
2. Robin SG, Keller C, Zwiener R, et al. Prevalence of Pediatric Functional Gastrointestinal Disorders Utilizing the Rome IV Criteria. J Pediatr 2018;195:134-139.
3. Thapar N, Benninga MA, Crowell MD, et al. Paediatric functional abdominal pain disorders. Nat Rev Dis Primers 2020;6:89.
4. Aro P, Talley NJ, Agreus L, et al. Functional dyspepsia impairs quality of life in the adult population. Aliment Pharmacol Ther 2011;33:1215-24.

5. Gulewitsch MD, Enck P, Schwille-Kiuntke J, et al. Rome III criteria in parents' hands: pain-related functional gastrointestinal disorders in community children and associations with somatic complaints and mental health. Eur J Gastroenterol Hepatol 2013;25:1223-9.
6. Ang D, Talley NJ, Simren M, et al. Review article: endpoints used in functional dyspepsia drug therapy trials. Aliment Pharmacol Ther 2011;33:634-49.
7. Rippel SW, Acra S, Correa H, et al. Pediatric patients with dyspepsia have chronic symptoms, anxiety, and lower quality of life as adolescents and adults. Gastroenterology 2012;142:754-61.
8. Shelby GD, Shirkey KC, Sherman AL, et al. Functional abdominal pain in childhood and long-term vulnerability to anxiety disorders. Pediatrics 2013;132:475-82.
9. Schechter NL, Coakley R, Nurko S. The Golden Half Hour in Chronic Pediatric Pain-Feedback as the First Intervention. JAMA Pediatr 2020.
10. Browne PD, Nagelkerke SCJ, van Etten-Jamaludin FS, et al. Pharmacological treatments for functional nausea and functional dyspepsia in children: a systematic review. Expert Rev Clin Pharmacol 2018;11:1195-1208.
11. Hyams JS, Di Lorenzo C, Saps M, et al. Functional Disorders: Children and Adolescents. Gastroenterology 2016.
12. Feinle-Bisset C, Azpiroz F. Dietary and lifestyle factors in functional dyspepsia. Nat Rev Gastroenterol Hepatol 2013;10:150-7.
13. Santucci NR, Saps M, van Tilburg MA. New advances in the treatment of paediatric functional abdominal pain disorders. Lancet Gastroenterol Hepatol 2020;5:316-328.
14. Beinvogl B, Burch E, Snyder J, et al. Multidisciplinary Treatment of Pediatric Functional Gastrointestinal Disorders Results in Improved Pain and Functioning. Clin Gastroenterol Hepatol 2018.
15. Rodriguez L, Rosen R, Manfredi M, et al. Endoscopic intrapyloric injection of botulinum toxin A in the treatment of children with gastroparesis: a retrospective, open-label study. Gastrointest Endosc 2012;75:302-9.
16. Bonilla S, Nurko S. Focus on the use of antidepressants to treat pediatric functional abdominal pain: current perspectives. Clin Exp Gastroenterol 2018;11:365-372.
17. Saps M, Miranda A. Gastrointestinal Pharmacology. Handb Exp Pharmacol 2017;239:147-176.
18. Kovacic K, Hainsworth K, Sood M, et al. Neurostimulation for abdominal pain-related functional gastrointestinal disorders in adolescents: a randomised, double-blind, sham-controlled trial. Lancet Gastroenterol Hepatol 2017;2:727-737.

8-4. NIÑO/ADOLESCENTE: SÍNDROME DE INTESTINO IRRITABLE CON ESTREÑIMIENTO (SII-E) (Leve)

Caso clínico

Una niña de 10 años se presenta con una historia de seis meses de dolor abdominal sin eventos precipitantes. El dolor se describe como cólicos difusos sin radiación, clasificados con 6 en una escala de gravedad de 0 a 10, que ocurren al azar, al menos cuatro veces al mes, con una duración de minutos a horas, y que la han despertado en una sola ocasión. Tiene una evacuación intestinal todos los días sin urgencia ni esfuerzo, y cuando tiene dolor esto produce algún alivio. Sus deposiciones normalmente son un 3 en la escala pediátrica de heces de Bristol,[1] pero en el 30 % al 40 % de las veces, son un 1. Ella y su madre creen que siente más dolor los días en que está estreñida. Sin embargo, el tratamiento con solución de polietilenglicol (PEG) no ha mejorado el dolor. Se ha excluido la lactosa de su dieta con cierta mejoría. No ha habido cambios en el apetito, pérdida de peso, fiebres inexplicables o molestias en las articulaciones. Ha faltado tres días a la escuela en los últimos seis meses debido al dolor. No ha habido factores estresantes evidentes y sigue participando en todas sus actividades habituales. Las pruebas de laboratorio de detección y los estudios de heces (incluyendo la medición de la calprotectina fecal) son normales.

Categorías de PCMD

A. **Diagnóstico Categórico:** Síndrome de intestino irritable (SII)

B. **Modificadores Clínicos:** Subtipo del síndrome del intestino irritable con estreñimiento (SII-E); malabsorción de lactosa

C. **Impacto en las Actividades Diarias:** Leve

D. **Modificadores Psicosociales:** Ninguno conocido

E. **Características Fisiológicas y Biomarcadores:** Ninguno conocido

Explicación de las Categorías de PCMD

A. **Diagnóstico Categórico:** A pesar de que el dolor abdominal es el síntoma predominante de la paciente, las heces duras y en forma de bolas y el alivio del dolor al defecar sugiere que puede tener SII (en lugar de dolor abdominal funcional) según los criterios de Roma IV[2] Consulte el Apéndice A para conocer los criterios de diagnóstico.[2] La prevalencia del SII se ha estimado en torno al 5-10 %.[3,4]

B. **Modificadores Clínicos:** La paciente parece cumplir con los criterios de SII con estreñimiento ya que tiene heces duras (tipo 1) más del 25 % del tiempo.[2] Consulte el Apéndice A para la clasificación de subtipos. Sin embargo, el uso de diarios para anotar cambios durante un par de semanas puede aclarar aún más si ese es realmente el caso. En niños de esta edad, a menudo es difícil determinar si la evacuación se asocia con el alivio del dolor. La falta de mejoría del dolor abdominal con el tratamiento del estreñimiento cumple con los criterios de Roma IV para SII-E. Sin embargo, si el dolor se resuelve con un tratamiento eficaz del estreñimiento, el diagnóstico sería estreñimiento funcional. El SII-E es el subtipo de SII más frecuente en niños,[5] con una prevalencia del 45 al 60 %. Se ha reportado que hasta el 24 % de los niños con SII cambiarán de subtipo con el tiempo.[5] Dado que tuvo alguna mejoría con una dieta sin lactosa, es posible que responda a una prueba de suspensión de otros azúcares fermentables como sorbitol, fructosa, etc. polioles] dieta). La prevalencia de la deficiencia de lactasa no es mayor en las personas con SII que en las que no lo tienen, pero los pacientes con SII parecen ser más sensibles a los efectos de la malabsorción de carbohidratos.

C. **Impacto en las Actividades Diarias:** Este es leve, dado que rara vez falta a la escuela y puede participar en sus actividades normales. El paciente respondió a Leve a la pregunta: "En general, ¿en qué medida interfieren sus síntomas con sus actividades (trabajo, escuela, actividades sociales, cuidado personal, concentración y rendimiento)?"

D. **Modificadores Psicosociales:** Ninguno conocido. No hay evidencia de factores estresantes, ansiedad o depresión. El SII afecta los tres dominios principales de la calidad de vida relacionada con la salud, incluidos los aspectos físicos, mentales y sociales. Los estudios sugieren una fuerte asociación entre el SII y la angustia psicológica.[6,7]

E. **Características Fisiológicas y Biomarcadores:** Ninguno conocido. Las pruebas de detección apropiadas no fueron reveladoras. No se realizaron estudios fisiológicos adicionales, ni estaría justificado en este momento.

Evaluación General

Esta adolescente tiene SII-E. El estreñimiento debe ser tratado, y si el dolor desaparece con la resolución del estreñimiento, el paciente debe ser diagnosticado con estreñimiento funcional en lugar de SII.

Tratamiento

1. **Tranquilizar y educar:** Los pacientes con síntomas como los descritos tienen más probabilidades de beneficiarse al tranquilizar a los padres y darles una explicación de la fisiopatología del SII (p. ej., hiperalgesia visceral, hipervigilancia, hiperreactividad intestinal) y estreñimiento.[8]

2. **Tratamiento del estreñimiento:** No existen medicamentos aprobados por la FDA para el tratamiento del estreñimiento en pacientes pediátricos, sin embargo los tratamientos farmacológicos para el SII en adultos se han aprobado cada vez más para dos subtipos específicos: el SII-D y el SII-E.[2,7] Se recomienda el uso de PEG con o sin electrolitos como tratamiento de mantenimiento de primera línea cuando el dolor no es una característica dominante. Existen amplios datos de seguridad y eficacia de su uso en niños. Se recomienda una dosis inicial de 0.4 g/kg/día y se debe ajustar la dosis de acuerdo con la respuesta clínica. Otros ablandadores de heces, como la leche de magnesia o la lactulosa, pueden ser igualmente efectivos pero son menos sabrosos, lo que dificulta su uso a largo plazo.

3. **Terapias potenciales adicionales:** Si la PEG o los laxantes osmóticos fallan, existen nuevas alternativas de medicamentos que también pueden ayudar a reducir el dolor. Una de las nuevas categorías son los agentes prosecretores[6] que en estudios preliminares han demostrado ser seguros en niños, pero no se ha demostrado su eficacia. Por lo tanto, los siguientes medicamentos se pueden usar en pacientes difíciles de tratar.

4. **Agentes prosecretores:** Existen nuevos activadores de los canales de cloro que se han utilizado con éxito en adultos. Estos incluyen lubiprostona, linaclotida y plecanatida. No están aprobados en niños, pero la experiencia inicial sugiere que pueden ser seguros.[6] Su eficacia no ha sido establecida en ensayos controlados. En el caso de la lubiprostona, existe un estudio abierto que sugiere que fue segura y efectiva en niños con estreñimiento.[6,9] La dosis inicial recomendada es de 8 mcg dos veces al día, y la dosis se puede incrementar a 24 mcg dos veces al día. Dado que puede estar asociado con náuseas, es posible que se necesiten otras alternativas si ese es un síntoma persistente.[6,7] La lubiprostona debe tomarse con alimentos.[9] Se están realizando estudios con linaclotida en pacientes pediátricos, pero los datos preliminares muestran que es segura en niños mayores. Sin embargo, dada la propensión a causar diarrea, la FDA tiene una advertencia de alerta para evitar su uso en niños menores de 6 años.[6,10,11] La linaclotida se debe dosificar de 30 a 60 minutos antes del desayuno para reducir la probabilidad de diarrea,[10] y es una buena alternativa para pacientes con náuseas intratables.

5. **Procinéticos:** El agonista 5-HT4 prucaloprida posee propiedades procinéticas y ha demostrado ser más eficaz que el placebo para el tratamiento del estreñimiento crónico en adultos. Un ensayo controlado con placebo en pediatría mostró que no hubo diferencia en comparación con el placebo.[6,12] Si se usa sin receta médica, se puede usar a una dosis de 0.4 mg/kg.

6. **Manejo dietético:** No hay evidencia de que las dietas restrictivas sean necesarias en el manejo inicial de pacientes con SII.[13] Desafíos doble ciegos en SII no respaldan un rol específico para la intolerancia a la lactosa o la fructosa. Hay

3 pequeños estudios aleatorizados que evaluaron la eficacia del uso de fibra soluble en pacientes pediátricos con SII. Todos ellos mostraron un beneficio.[6,7] Si se va a recomendar fibra, es importante que sea en forma soluble, ya que la fibra insoluble puede empeorar los síntomas al producir aumento de gases y distensión abdominal.[14] Sin embargo, si se confirma un diagnóstico de SII, una prueba de 10 a 14 días de una dieta baja en FODMAP modificada puede ser benéfica para determinar si se logra una mejoría adicional.[15] Si continúa con la dieta libre de lactosa, se debe asesorar a la familia para asegurar una ingesta adecuada de calcio en la dieta.[6,7]

7. **Probióticos:** La evidencia publicada sugiere un efecto positivo de algunas cepas específicas de probióticos para el tratamiento del SII en niños.[6,7,16,17]

8. **Terapia dirigida al eje cerebro-intestino (tratamiento conductual):** Idealmente, estas técnicas deben comenzar temprano en el tratamiento de niños con síntomas más severos. Dado el impacto adverso de su SII en sus actividades diarias y la angustia psicológica que sufre, el asesoramiento también puede ser beneficioso.[7] Se ha encontrado que múltiples formas de terapias psicológicas y conductuales son efectivas en niños con dolor abdominal funcional y SII, incluida la hipnoterapia dirigida al intestino[8] y los auto-ejercicios en el hogar utilizando un CD (disco compacto).[9] El enfoque principal de los tratamientos conductuales debe ser el desarrollo de habilidades para afrontar los síntomas. Dado que muchos niños con SII tienen un mayor sufrimiento psicológico, el tratamiento de la ansiedad o la depresión puede ser un objetivo secundario.[18] El beneficio de la hipnoterapia para el tratamiento de los trastornos funcionales del dolor, incluido el SII, se estableció en dos ensayos controlados aleatorios en comparación con la terapia médica estándar,[19] con efectos que duran al menos seis a 12 meses.[7]

9. **Neuromoduladores:** Si no se controla el dolor, las dosis bajas de antidepresivos se utilizan cada vez más para el tratamiento de los síntomas de dolor en los trastornos de la interacción intestino- cerebro TIIC[6,7,10,20,21] Dosis bajas de antidepresivos, como agentes tricíclicos[7,22,23] e inhibidores selectivos de la recaptación de serotonina,[24] también han mostrado algún beneficio en niños con SII en estudios pequeños.[10,21] Un ensayo pequeño de amitriptilina (antidepresivo tricíclico) encontró beneficios en adolescentes con SII,[22] mientras que un gran estudio multicéntrico no lo hizo.[23] La dosis inicial habitual es de 0.1 mg/kg/día, y la dosis puede aumentarse lentamente si no mejora. En niños mayores, la dosis inicial habitual es de 10 mg/día. El tratamiento debe continuarse durante 6 a 12 meses para prevenir recaídas.[7,22,23] Múltiples estudios retrospectivos y un ensayo prospectivo aleatorizado de citalopram en niños con dolor abdominal recurrente han demostrado su eficacia.[24-26] Se sugirió que la respuesta puede ser mejor si hay otras comorbilidades como la ansiedad. La gabapentina y la pregabalina, que son agentes ligandos alfa-2-delta, se usan ampliamente en diferentes afecciones de dolor crónico en niños.[6,7,10,20]

Se pueden utilizar cuando las dosis bajas de antidepresivos no han sido eficaces.[7,18,26]

Referencias

1. Lane MM, Czyzewski DI, Chumpitazi BP, et al. Reliability and validity of a modified Bristol Stool Form Scale for children. J Pediatr 2011;159:437-441 e1.
2. Hyams JS, Di Lorenzo C, Saps M, et al. Functional Disorders: Children and Adolescents. Gastroenterology 2016.
3. Robin SG, Keller C, Zwiener R, et al. Prevalence of Pediatric Functional Gastrointestinal Disorders Utilizing the Rome IV Criteria. J Pediatr 2018;195:134-139.
4. Scarpato E, Kolacek S, Jojkic-Pavkov D, et al. Prevalence of Functional Gastrointestinal Disorders in Children and Adolescents in the Mediterranean Region of Europe. Clin Gastroenterol Hepatol 2018;16:870-876.
5. Giannetti E, De'angelis G, Turco R, et al. Subtypes of Irritable Bowel Syndrome in Children: Prevalence at Diagnosis and at Follow-Up. J Pediatr 2014.
6. Santucci NR, Saps M, van Tilburg MA. New advances in the treatment of paediatric functional abdominal pain disorders. Lancet Gastroenterol Hepatol 2020;5:316-328.
7. Thapar N, Benninga MA, Crowell MD, et al. Paediatric functional abdominal pain disorders. Nat Rev Dis Primers 2020;6:89.
8. Schechter NL, Coakley R, Nurko S. The Golden Half Hour in Chronic Pediatric Pain-Feedback as the First Intervention. JAMA Pediatr 2020.
9. Hyman PE, Di Lorenzo C, Prestridge LL, et al. Lubiprostone for the treatment of functional constipation in children. J Pediatr Gastroenterol Nutr 2014;58:283-91.
10. Saps M, Miranda A. Gastrointestinal Pharmacology. Handb Exp Pharmacol 2017;239: 147-176.
11. Videlock EJ, Cheng V, Cremonini F. Effects of linaclotide in patients with irritable bowel syndrome with constipation or chronic constipation: a meta-analysis. Clin Gastroenterol Hepatol 2013;11:1084-1092 e3; quiz e68.
12. Mugie SM, Korczowski B, Bodi P, et al. Prucalopride is no more effective than placebo for children with functional constipation. Gastroenterology 2014;147:1285-95 e1.
13. van Tilburg MAL, Felix CT. Diet and functional abdominal pain in children and adolescents. Journal of Pediatric Gastroenterology & Nutrition 2013;May 29.
14. Axelrod CH, Saps M. The Role of Fiber in the Treatment of Functional Gastrointestinal Disorders in Children. Nutrients 2018;10.
15. Chumpitazi BP, Cope JL, Hollister EB, et al. Randomised clinical trial: gut microbiome biomarkers are associated with clinical response to a low FODMAP diet in children with the irritable bowel syndrome. Aliment Pharmacol Ther 2015;42:418-27.
16. Giannetti E, Maglione M, Alessandrella A, et al. A Mixture of 3 Bifidobacteria Decreases Abdominal Pain and Improves the Quality of Life in Children With Irritable Bowel Syndrome: A Multicenter, Randomized, Double-Blind, Placebo-Controlled, Crossover Trial. J Clin Gastroenterol 2017;51:e5-e10.
17. Sudha MR, Jayanthi N, Aasin M, et al. Efficacy of Bacillus coagulans Unique IS2 in treatment of irritable bowel syndrome in children: a double blind, randomised placebo controlled study. Benef Microbes 2018;9:563-572.
18. Abbott RA, Martin AE, Newlove-Delgado TV, et al. Recurrent Abdominal Pain in Children: Summary Evidence From 3 Systematic Reviews of Treatment Effectiveness. J Pediatr Gastroenterol Nutr 2018;67:23-33.

19. Vlieger AM, Rutten JM, Govers AM, et al. Long-term follow-up of gut-directed hypnotherapy vs. standard care in children with functional abdominal pain or irritable bowel syndrome. Am J Gastroenterol 2012;107:627-31.
20. Beinvogl B, Burch E, Snyder J, et al. Multidisciplinary Treatment of Pediatric Functional Gastrointestinal Disorders Results in Improved Pain and Functioning. Clin Gastroenterol Hepatol 2018.
21. Bonilla S, Nurko S. Focus on the use of antidepressants to treat pediatric functional abdominal pain: current perspectives. Clin Exp Gastroenterol 2018;11:365-372.
22. Bahar RJ, Collins BS, Steinmetz B, et al. Double-blind placebo-controlled trial of amitriptyline for the treatment of irritable bowel syndrome in adolescents. J Pediatr 2008;152:685-9.
23. Saps M, Youssef N, Miranda A, et al. Multicenter, randomized, placebo-controlled trial of amitriptyline in children with functional gastrointestinal disorders. Gastroenterology 2009;137:1261-9.
24. Campo JV, Perel J, Lucas A, et al. Citalopram treatment of pediatric recurrent abdominal pain and comorbid internalizing disorders: an exploratory study. J Am Acad Child Adolesc Psychiatry 2004;43:1234-42.
25. Roohafza H, Pourmoghaddas Z, Saneian H, et al. Citalopram for pediatric functional abdominal pain: a randomized, placebo-controlled trial. Neurogastroenterol Motil 2014;26:1642-50.
26. Zar-Kessler CAM, Belkind-Gerson J, Bender S, et al. Treatment of Functional Abdominal Pain With Antidepressants: Benefits, Adverse Effects, and the Gastroenterologist's Role. J Pediatr Gastroenterol Nutr 2017;65:16-21.

8-5. NIÑO/ADOLESCENTE: SÍNDROME DE INTESTINO IRRITABLE CON DIARREA (SII-D) (Moderado)

Caso clínico

Una niña de 14 años consulta por dolor abdominal de tres meses de evolución que comenzó después de una aparente gastroenteritis que afectó a toda la familia. Otros miembros de la familia se recuperaron en un par de semanas, pero ella siguió teniendo dolor abdominal hipogástrico intermitente cuatro a cinco días al mes. Antes de la enfermedad, tenía una evacuación intestinal diaria, con heces tipo 2 a 3 en la escala pediátrica de formas de heces de Bristol, que estaba dentro del rango normal.[1] Desde la gastroenteritis, aproximadamente cada una o dos semanas presenta evacuaciones tipo 6 o 7 de la escala que persisten de uno a tres días a la vez y se asocian con dolor abdominal y también urgencia. No hay sangre o mucosidad evidentes. Las pruebas de heces para antígeno y huevos de Giardia y parásitos fueron negativas. Su biometría hemática completa fue normal y la serología celíaca negativa. Una prueba de exclusión de lactosa no fue útil. Se ha sentido ansiosa, preocupada por la necesidad de evacuar en la escuela. Cuando sus evacuaciones se aflojan, con frecuencia pregunta a sus padres si puede quedarse en casa. Ella también ha dejado de jugar al fútbol. Sus padres están preocupados porque un tío tiene enfermedad de Crohn.

Categorías de PCMD

A. **Diagnóstico Categórico:** Síndrome de intestino irritable (SII)

B. **Modificadores Clínicos:** Síndrome de intestino irritable con diarrea (IBS-D); post infeccioso

C. **Impacto en las Actividades Diarias:** Moderado

D. **Modificadores Psicosociales:** Trastorno de ansiedad relacionado con sus síntomas gastrointestinales (GI)

E. **Características Fisiológicas y Biomarcadores:** Ninguno conocido

Explicación de las Categorías de PCMD

A. **Diagnóstico Categórico:** La paciente cumple con los criterios de Roma IV para el síndrome de intestino irritable,[2] con dolor abdominal que ocurre al menos un día por semana en presencia de cambios intermitentes en la frecuencia y/o el carácter de las evacuaciones durante al menos dos meses. Consulte el

Apéndice A para conocer los criterios de diagnóstico.[2] Se ha estimado que la prevalencia del SII es del 5-10 %.[3,4]

B. **Modificadores Clínicos:** El subtipo de SII-D se justifica por la aparición frecuente (>25 % de las deposiciones) de evacuaciones blandas sin heces duras o grumosas.[2,5] Consulte el Apéndice A para la clasificación de subtipos. La prevalencia del SII-D es de alrededor del 26 %.[5] Se ha reportado que hasta el 24 % de los niños con SII cambiarán de subtipo con el tiempo.[5] El inicio de los síntomas asociado temporalmente a la presunta gastroenteritis que afectó a toda la familia apoya el diagnóstico de SII posinfeccioso.[6]

C. **Impacto en las Actividades Diarias:** Este es moderado, dado que ha reducido sus actividades extracurriculares, pero aún asiste a la escuela, aunque por insistencia de los padres. La paciente respondió Moderado a la pregunta: "En general, ¿en qué medida interfieren sus síntomas con sus actividades (trabajo, escuela, actividades sociales, autocuidado, concentración y rendimiento)?"

D. **Modificadores Psicosociales:** Ella y su familia son conscientes de su ansiedad relacionada con los síntomas gastrointestinales y el deterioro/discapacidad resultante. El SII afecta los tres dominios principales de la calidad de vida relacionada con la salud, incluyendo los aspectos físicos, mentales y sociales. Los estudios sugieren una fuerte asociación entre el SII y el distrés psicológico.[6,7]

E. **Características Fisiológicas y Biomarcadores:** Ninguno.[8,9] Se ha descrito que los pacientes adultos con SII posinfeccioso tienen inflamación gastrointestinal de bajo grado, pero esto generalmente requiere técnicas de tinción histológica no estándar.

Evaluación General

Esta adolescente tiene SII-D posinfeccioso de gravedad moderada que está afectando sus actividades escolares y deportivas. Este es un fenotipo más común en las adolescentes.

Tratamiento

1. **Tranquilizar y educar:** Es más probable que los pacientes con síntomas como los descritos aquí se beneficien al ser tranquilizados sobre la naturaleza benigna de sus síntomas y al recibir una explicación de la fisiopatología del SII por parte del médico tratante (p. ej., hiperalgesia visceral, hipervigilancia, hiperreactividad intestinal) y estreñimiento.[10,11]

2. **Educación:** Esta paciente debe ser tratada por sus síntomas de SII-D, ya que no queda claro si el tratamiento del SII posinfeccioso debe ser diferente al del SII no posinfeccioso.

3. **Manejo dietético:** El siguiente paso podría ser el manejo dietético. No existe evidencia de que las dietas restrictivas sean necesarias en el manejo inicial

de pacientes con SII.[6,12-14] Se puede recomendar una dieta baja en FODMAP (fermentables, oligosacáridos, disacáridos, monosacáridos y polioles). Los FODMAP son carbohidratos de la dieta que se absorben mal y que, si se toman en cantidad suficiente, pueden causar síntomas de sensación de distensión abdominal, flatulencia y molestar abdominal en pacientes con hipersensibilidad visceral.[6,14] Existe evidencia de que estas dietas pueden ser efectivas en pacientes pediátricos[15] y en adultos.[12,15] Esta dieta es restrictiva y difícil de mantener a largo plazo, y debe implementarse después de consultar con un nutricionista registrada.[6,12]

4. **Probióticos:** La evidencia publicada sugiere un efecto positivo de algunas cepas específicas de probióticos para el tratamiento del SII en niños,[6,12,16] por lo que se indica una prueba de probióticos como uno de los pasos iniciales.

5. **Agentes antidiarreicos:** La diarrea y la urgencia en un paciente como este se pueden tratar con antidiarreicos como la loperamida, que ha demostrado ser eficaz en el SII-D.[12] Se pueden utilizar otros antidiarreicos como la eluxadolina y otros antagonistas de 5-HT3 como el ondansentron si la diarrea no ha respondido a la terapia inicial.[12,17,18]

6. **Antiespasmódicos:** Los colicos abdominales se pueden tratar con antiespasmódicos.[12,19] Los medicamentos más utilizados incluyen la diciclomina y la hiosciamina, que tienen evidencia anecdótica no controlada de efectividad. Hay pocos datos sobre tratamientos a base de hierbas en niños, pero el aceite de menta ha demostrado ser eficaz en niños.[12]

7. **Terapia dirigida al eje cerebro-intestino (tratamientos conductuales):** En esta paciente, es importante abordar el impacto adverso de su SII en sus actividades diarias y la angustia psicológica que sufre; el asesoramiento también puede proporcionar beneficios. Se ha encontrado que múltiples formas de terapias psicológicas y conductuales son efectivas en niños con dolor abdominal funcional y SII, incluida la hipnoterapia dirigida al intestino[8] y los ejercicios realizados en el hogar utilizando un CD o disco compacto.[6,12] El enfoque principal de los tratamientos conductuales debe ser el desarrollo de habilidades para afrontar los síntomas. Dado que muchos niños con SII tienen un mayor sufrimiento psicológico, el tratamiento de la ansiedad o la depresión puede ser un objetivo secundario.[16] El beneficio de la hipnoterapia para el tratamiento de los trastornos de dolor funcional, incluyendo el SII, se estableció en dos ensayos controlados aleatorios en comparación con la terapia médica estándar,[20] con efectos que duran al menos seis a 12 meses.

8. **Antibióticos:** Si las terapias mencionadas anteriormente no han ayudado, se pueden probar otros medicamentos que pueden tratar los subtipos de SII-D. La prevalencia de sobrecrecimiento bacteriano en pacientes con SII-D es alta. Si el paciente no ha respondido a los medicamentos anteriores, se puede indicar

una prueba de aliento, si está disponible; si es positivo, puede estar indicado un curso corto de antibióticos no absorbibles como la rifaximina.[6,12,19]

9. **Ácidos biliares:** Otro subgrupo de pacientes con SII-D pueden tener diarrea por ácidos biliares [19,21] Esto sugeriría que los síntomas diarreicos en el SII podrían responder a un secuestrante de ácidos biliares.[19,21] Hay varios fijadores de ácidos biliares disponibles, incluyendo los agentes más antiguos colestiramina y colestipol, así como el agente más nuevo colesevelam.[12,21]

10. **Neuromoduladores:** Las dosis bajas de antidepresivos se han utilizado cada vez más para el tratamiento de los trastornos de la interacción intestino-cerebro.[6,12,19,22,23] Dosis bajas de antidepresivos, como los tricíclicos[6,24,25] y los inhibidores selectivos de la recaptación de serotonina,[26] también han mostrado algún beneficio en niños con SII en estudios pequeños.[19,23] Un ensayo pequeño de amitriptilina (antidepresivo tricíclico) encontró beneficios en adolescentes con SII,[24] mientras que un gran estudio multicéntrico no lo hizo.[25] La dosis inicial habitual es de 0.1 mg/kg/día, y la dosis puede aumentarse lentamente si no mejora. En niños mayores, la dosis inicial habitual es de 10 mg/día. El tratamiento debe continuarse durante seis a 12 meses para prevenir una recaída.[6,24,25] Múltiples estudios retrospectivos y un ensayo aleatorizado prospectivo[27] de citalopram en niños con dolor abdominal recurrente han demostrado eficacia.[26-28] Se sugirió que la respuesta puede ser mejor si hay otras comorbilidades como la ansiedad. La gabapentina y la pregabalina, que son agentes ligandos alfa-2-delta, se usan ampliamente en diferentes afecciones de dolor crónico en niños.[6,12,19,22] Pueden utilizarse cuando los antidepresivos a dosis bajas no han sido efectivos.[6,12,16,19,20,22-28]

Referencias

1. Lane MM, Czyzewski DI, Chumpitazi BP, et al. Reliability and validity of a modified Bristol Stool Form Scale for children. J Pediatr 2011;159:437-441 e1.
2. Di Lorenzo C HJ, Saps M, Shulman RJ, Staiano A, Van Tilburg M. Childhood functional gastrointestinal disorders: child/adolescent in Drossman DA, Chang L, Chey WD, Kellow J, Tack J, Whitehead WE. Rome IV Functional Gastrointestinal Disorders – Disorders of Gut-Brain Interaction,Raleigh NC USA Rome Foundation 2016: 497-572.
3. Robin SG, Keller C, Zwiener R, et al. Prevalence of Pediatric Functional Gastrointestinal Disorders Utilizing the Rome IV Criteria. J Pediatr 2018;195:134-139.
4. Scarpato E, Kolacek S, Jojkic-Pavkov D, et al. Prevalence of Functional Gastrointestinal Disorders in Children and Adolescents in the Mediterranean Region of Europe. Clin Gastroenterol Hepatol 2018;16:870-876.
5. Giannetti E, De'angelis G, Turco R, et al. Subtypes of Irritable Bowel Syndrome in Children: Prevalence at Diagnosis and at Follow-Up. J Pediatr 2014.
6. Thapar N, Benninga MA, Crowell MD, et al. Paediatric functional abdominal pain disorders. Nat Rev Dis Primers 2020;6:89.
7. Song SW, Park SJ, Kim SH, et al. Relationship between irritable bowel syndrome, worry and stress in adolescent girls. J Korean Med Sci 2012;27:1398-404.

8. Vijayvargiya P, Camilleri M, Taylor A, et al. Combined Fasting Serum C4 and Primary Bile Acids From a Single Stool Sample Diagnose Bile Acid Diarrhea. Gastroenterology 2020.
9. Beinvogl B, Manini L, Camilleri M, et al. Identifying Bile Acid Diarrhea in Pediatric Diarrhea-Predominant Irritable Bowel Syndrome with Serum and Fecal Markers. Jour Pediatr Gastroenterol Nutr 2020;in press.
10. Hyams JS, Di Lorenzo C, Saps M, et al. Functional Disorders: Children and Adolescents. Gastroenterology 2016.
11. Schechter NL, Coakley R, Nurko S. The Golden Half Hour in Chronic Pediatric Pain-Feedback as the First Intervention. JAMA Pediatr 2020.
12. Santucci NR, Saps M, van Tilburg MA. New advances in the treatment of paediatric functional abdominal pain disorders. Lancet Gastroenterol Hepatol 2020;5:316-328.
13. Axelrod CH, Saps M. The Role of Fiber in the Treatment of Functional Gastrointestinal Disorders in Children. Nutrients 2018;10.
14. Major G, Pritchard S, Murray K, et al. Colon Hypersensitivity to Distension, Rather Than Excessive Gas Production, Produces Carbohydrate-Related Symptoms in Individuals With Irritable Bowel Syndrome. Gastroenterology 2017;152:124-133 e2.
15. Chumpitazi BP, Hollister EB, Oezguen N, et al. Gut microbiota influences low fermentable substrate diet efficacy in children with irritable bowel syndrome. Gut Microbes 2014;5:165-75.
16. Abbott RA, Martin AE, Newlove-Delgado TV, et al. Recurrent Abdominal Pain in Children: Summary Evidence From 3 Systematic Reviews of Treatment Effectiveness. J Pediatr Gastroenterol Nutr 2018;67:23-33.
17. Lembo AJ, Lacy BE, Zuckerman MJ, et al. Eluxadoline for Irritable Bowel Syndrome with Diarrhea. N Engl J Med 2016;374:242-53.
18. Plasse TF, Barton G, Davidson E, et al. Bimodal Release Ondansetron Improves Stool Consistency and Symptomatology in Diarrhea-Predominant Irritable Bowel Syndrome: A Randomized, Double-Blind, Trial. Am J Gastroenterol 2020;115:1466-1473.
19. Saps M, Miranda A. Gastrointestinal Pharmacology. Handb Exp Pharmacol 2017;239:147-176.
20. Vlieger AM, Rutten JM, Govers AM, et al. Long-term follow-up of gut-directed hypnotherapy vs. standard care in children with functional abdominal pain or irritable bowel syndrome. Am J Gastroenterol 2012;107:627-31.
21. Vijayvargiya P, Busciglio I, Burton D, et al. Bile Acid Deficiency in a Subgroup of Patients With Irritable Bowel Syndrome With Constipation Based on Biomarkers in Serum and Fecal Samples. Clin Gastroenterol Hepatol 2018;16:522-527.
22. Beinvogl B, Burch E, Snyder J, et al. Multidisciplinary Treatment of Pediatric Functional Gastrointestinal Disorders Results in Improved Pain and Functioning. Clin Gastroenterol Hepatol 2018.
23. Bonilla S, Nurko S. Focus on the use of antidepressants to treat pediatric functional abdominal pain: current perspectives. Clin Exp Gastroenterol 2018;11:365-372.
24. Bahar RJ, Collins BS, Steinmetz B, et al. Double-blind placebo-controlled trial of amitriptyline for the treatment of irritable bowel syndrome in adolescents. J Pediatr 2008;152:685-9.
25. Saps M, Youssef N, Miranda A, et al. Multicenter, randomized, placebo-controlled trial of amitriptyline in children with functional gastrointestinal disorders. Gastroenterology 2009;137:1261-9.

26. Campo JV, Perel J, Lucas A, et al. Citalopram treatment of pediatric recurrent abdominal pain and comorbid internalizing disorders: an exploratory study. J Am Acad Child Adolesc Psychiatry 2004;43:1234-42.
27. Roohafza H, Pourmoghaddas Z, Saneian H, et al. Citalopram for pediatric functional abdominal pain: a randomized, placebo-controlled trial. Neurogastroenterol Motil 2014;26:1642-50.
28. Zar-Kessler CAM, Belkind-Gerson J, Bender S, et al. Treatment of Functional Abdominal Pain With Antidepressants: Benefits, Adverse Effects, and the Gastroenterologist's Role. J Pediatr Gastroenterol Nutr 2017;65:16-21.

8-6. NIÑO/ADOLESCENTE: MIGRAÑA ABDOMINAL (Moderada)

Caso clínico

Un niño de 8 años se presenta con episodios recurrentes de inicio repentino, intenso, continuo, e incesante de dolor abdominal en la línea media que dura ocho horas. Los episodios de dolor se asocian con letargo, anorexia, vómitos y dolores de cabeza. El paciente llora fuertemente y se queja de dolor. Los padres reportan que estos episodios se han producido en cuatro ocasiones anteriores en los últimos dos años con características similares. La familia ha consultado a urgencias en cada uno de estos ataques. Los estudios realizados en la sala de urgencias incluyeron ultrasonido abdominal, análisis de sangre y estudios de orina, que fueron todos normales. Las series gastrointestinales altas y esofagogastroduodenoscopía también han sido normales. Una vez que se resuelve el dolor, el paciente puede regresar a sus actividades al día siguiente y se mantiene con buen estado de salud hasta el próximo episodio.

Categorías de PCMD

A. **Diagnóstico Categórico**: Migraña abdominal

B. **Modificadores Clínicos:** Esporádicos. Similar a las migrañas.[1] Puede haber factores desencadenantes como el estrés, los viajes, el ejercicio, el período menstrual, las luces parpadeantes, el ayuno prolongado y la alteración del patrón de sueño.[1]

C. **Impacto en las Actividades Diarias:** Moderado

D. **Modificadores Psicosociales:** Ninguno conocido

E. **Características Fisiológicas y Biomarcadores:** Ninguno conocido

Explicación de las Categorías de PCMD

A. **Diagnóstico Categórico:** Se cumple con los criterios de Roma IV para la migraña abdominal y las pruebas de detección razonables para otros diagnósticos han sido negativas.[1,2] Consulte el Apéndice A para conocer los criterios de diagnóstico. La migraña abdominal se presenta en 1 a 3 % de la población pediátrica general.[1-3]

B. **Modificadores Clínicos:** Esporádicos. Esta es una característica típica de la migraña abdominal, en donde se puede tener períodos de intervalo sin síntomas; puede superponerse con el síndrome de vómitos cíclicos.

C. **Impacto en las Actividades Diarias:** Este es moderado en función de las múltiples visitas de la familia a la sala de urgencias y su capacidad de funcionar normalmente entre visitas. Los padres también respondieron Moderado a la pregunta: "En general, ¿en qué medida interfieren los síntomas del niño con su vida?"

D. **Modificadores Psicosociales:** Ninguno. El niño no tiene evidencia de distrés psicológica entre los episodios.

E. **Características Fisiológicas y Biomarcadores:** Ninguno conocido

Evaluación General

El niño ha tenido múltiples episodios de dolor abdominal en los últimos dos años y cumple con los criterios de migraña abdominal. Esta es una condición probablemente más común de lo que se pensaba anteriormente en los niños.[1-3] Es un padecimiento que encaja dentro del grupo de trastornos periódicos o paroxísticos, que ocurre en pacientes que también ya tienen migraña o tienen una mayor probabilidad de desarrollar dolores de cabeza tipo migraña.[4] Este espectro de trastornos también incluye el síndrome de vómito cíclico.[5]

Tratamiento

1. **General:** Explicar y tranquilizar al paciente en un modelo de atención biopsicosocial debe ser el paso inicial una vez que se realiza un diagnóstico clínico de migraña abdominal. El plan de tratamiento está determinado por la frecuencia, la gravedad y el impacto de los episodios de migraña abdominal en la vida diaria del niño y la familia.[1] Dadas las similitudes con las migrañas, los enfoques de tratamiento son similares. Los disparadores deben evitarse si es posible.[1]

2. **Medicamentos:** El tratamiento puede consistir en medicamentos profilácticos, medicamentos abortivos o medicamentos para controlar los episodios.[1,5]

   a. **Medicamentos profilácticos:** Estos incluyen ciproheptadina, amitriptilina, pizotifeno, beta bloqueadores y otros, y están reservados para pacientes con síntomas frecuentes y severos o para aquellos pacientes que no responden bien a las intervenciones no farmacológicas.[1] Por lo tanto, en este caso, no se justifican medicamentos profilácticos. El paciente tiene episodios que, si bien duran 8 horas y requieren visitas de urgencia, ocurren únicamente dos veces al año. En este caso, solo se recomiendan medicamentos sintomáticos.

   b. **Medicamentos abortivos (sumatriptán):** El sumatriptán es un agonista del receptor de serotonina 5-HT1 que se utiliza con frecuencia en el tratamiento de las migrañas y puede ser benéfico en la migraña abdominal. El sumatriptán se puede usar en forma intranasal o subcutánea para abortar los episodios de migraña.[1,6] En niños con síndrome de vómito cíclico, hay evidencia de un mayor efecto del sumatriptán subcutáneo en comparación con la forma intranasal, pero el acceso más fácil de administración del sumatriptán intranasal justifica su uso en casa al inicio de los síntomas.[7]

c. **Otros medicamentos:** Es posible que otros triptanos se utilicen en el tratamiento de las migrañas[1,5,8] también podría ser eficaz, aunque no se han realizado estudios ni se han publicado casos en el tratamiento de la migraña abdominal en niños. También se recomienda la adición de analgésicos como ketorolaco en caso de falta de eficacia de sumatriptán.[5,9]

Referencias

1. Mani J, Madani S. Pediatric abdominal migraine: current perspectives on a lesser known entity. Pediatric Health Med Ther 2018;9:47-58.
2. Di Lorenzo C HJ, Saps M, Shulman RJ, Staiano A, Van Tilburg M. Childhood functional gastrointestinal disorders: child/adolescent in Drossman DA, Chang L, Chey WD, Kellow J, Tack J, Whitehead WE. Rome IV Functional Gastrointestinal Disorders – Disorders of Gut-Brain Interaction,Raleigh NC USA Rome Foundation 2016: 497-572.
3. Robin SG, Keller C, Zwiener R, et al. Prevalence of Pediatric Functional Gastrointestinal Disorders Utilizing the Rome IV Criteria. J Pediatr 2018;195:134-139.
4. Lagman-Bartolome AM, Lay C. Pediatric migraine variants: a review of epidemiology, diagnosis, treatment, and outcome. Curr Neurol Neurosci Rep 2015;15:34.
5. Li BUK. Managing cyclic vomiting syndrome in children: beyond the guidelines. Eur J Pediatr 2018;177:1435-1442.
6. Kakisaka Y, Wakusawa K, Haginoya K, et al. Efficacy of sumatriptan in two pediatric cases with abdominal pain-related functional gastrointestinal disorders: does the mechanism overlap that of migraine? J Child Neurol 2010;25:234-7.
7. Hikita T, Kodama H, Kaneko S, et al. Sumatriptan as a treatment for cyclic vomiting syndrome: a clinical trial. Cephalalgia 2011;31:504-7.
8. Wober-Bingol C. Pharmacological treatment of acute migraine in adolescents and children. Paediatr Drugs 2013;15:235-46.
9. Leung S, Bulloch B, Young C, et al. Effectiveness of standardized combination therapy for migraine treatment in the pediatric emergency department. Headache 2013;53:491-197.

8-7. NIÑO/ADOLESCENTE: MIGRAÑA ABDOMINAL (Severa)

Caso clínico

Una niña de 6 años presenta su séptimo episodio de dolor abdominal en los últimos 18 meses, esta vez con una duración de nueve horas. El dolor abdominal se caracteriza por ser difuso y muy intenso y siempre se asocia con palidez, náuseas y fotofobia. Una vez que se resuelve el episodio, la paciente puede regresar a sus actividades sin interrupciones. Ella es asintomática y no toma medicamentos entre los episodios. Los padres encuentran desconcertante la similitud de estos episodios y les preocupa que este "ocluida". La niña fue vista previamente en dos ocasiones por dos cirujanos pediátricos en la sala de urgencias quienes le tomaron radiografías abdominales y una tomografía computarizada con contraste intravenoso y oral que resultaron normales. Una prueba de porfobilinógeno en orina para porfiria intermitente aguda fue negativa. No hubo elevación de las enzimas pancreáticas o hepáticas, bilirrubina o GGT (gamma- glutamil transferasa). Los estudios de orina fueron normales. La paciente se encuentra actualmente en tratamiento psicológico por ansiedad y depresión. La madre tiene antecedentes de migrañas.

Categorías de PCMD

A. **Diagnóstico Categórico:** Migraña abdominal

B. **Modificadores Clínicos:** Frecuentes. Similar a las migrañas.[1] Puede haber factores desencadenantes como el estrés, los viajes, el ejercicio, el período menstrual, las luces parpadeantes, el ayuno prolongado y la alteración del patrón de sueño.[1]

C. **Impacto en las Actividades Diarias:** Severo

D. **Modificadores Psicosociales:** Ansiedad y depresión

E. **Características Fisiológicas y Biomarcadores:** Ninguno conocido

Explicación de las Categorías de PCMD

A. **Diagnóstico Categórico:** Un diagnóstico de migraña abdominal se realizó al cumplir con los criterios de Roma IV.[1,2] Consulte el Apéndice A para conocer los criterios de diagnóstico. La migraña abdominal se describe en 1 a 3 % de la población general.[1-3]

B. **Modificadores Clínicos:** Frecuentes. La paciente ha tenido siete episodios en 18 meses.

C. **Impacto en las Actividades Diarias:** Este es severo basado en las visitas frecuentes de la paciente a la sala de urgencias y el dolor intenso con cada episodio. Los padres también respondieron "Severo" a la pregunta: "En general, ¿en qué medida interfieren los síntomas del niño con su vida?"

D. **Modificador Psicosocial:** Ansiedad y depresión bajo tratamiento

E. **Características Fisiológicas y Biomarcadores:** Ninguno conocido. No hay registro de pruebas fisiológicas que serían aplicables a la práctica clínica de forma rutinaria. Sin embargo, es probable que los episodios de migraña abdominal se desencadenen por períodos de niveles más altos de estrés.[1]

Evaluación General

Esta niña tiene migraña abdominal. Esta es una condición que encaja dentro del grupo de trastornos periódicos o paroxísticos que ocurren en pacientes que también ya tienen migraña o tienen una mayor probabilidad de desarrollar dolores de cabeza tipo migraña.[4] Este espectro de trastornos también incluye el síndrome de vómito cíclico.[5]

Tratamiento

1. **General:** El explicar y tranquilizar al paciente en un modelo de atención biopsicosocial debe ser el paso inicial una vez que se realiza un diagnóstico clínico de migraña abdominal. El plan de tratamiento está determinado por la frecuencia, la gravedad y el impacto de los episodios de migraña abdominal en la vida diaria del niño y la familia.[1] Dadas las similitudes con las migrañas, los enfoques de tratamiento son similares. Los factores desencadenantes deben evitarse si es posible.[1]

2. **Medicamentos:** El tratamiento puede consistir en medicamentos profilácticos, medicamentos abortivos o medicamentos para controlar los episodios.[1,5]

   a. **Medicamentos profilácticos:** Estos incluyen ciproheptadina, amitriptilina, pizotifeno, betabloqueantes y otros reservados para pacientes con síntomas frecuentes y severos o para aquellos pacientes que no responden bien a las intervenciones no farmacológicas.[1] Debido a la frecuencia y gravedad de los síntomas del paciente, el niño se beneficiaría de los medicamentos profilácticos.

      1) **Ciproheptadina:** La dosis es de 0.25 a 0.5 mg/kg día dividida en dos o tres tomas, y los niños más pequeños suelen responder mejor.[1,5]

      2) **Pizotifeno:** Un pequeño estudio ha demostrado la eficacia de la administración diaria de pizotifeno, un antagonista de la serotonina que actúa principalmente en los receptores 5-HT2A y 5-HT2C, en la prevención de episodios de migraña abdominal (reducción del número de días y la severidad de los episodios).[1,5,6]

3) **Neuromoduladores (amitriptilina):** Los antidepresivos tricíclicos se utilizan comúnmente en la profilaxis de las migrañas abdominales. [1,5]

4) **Topiramato, verapamilo y depakote:** Estos medicamentos también han mostrado beneficio en el tratamiento profiláctico. [1,5]

b. **Dihidroergotamina intravenosa:** Ha mostrado un efecto benéfico en seis niños y adolescentes con episodios continuos de migraña abdominal.[1,5]

c. **Tratamiento sintomático**

1) **Sumatriptán:** El tratamiento sintomático incluye el uso de sumatriptán. El sumatriptán es un agonista del receptor de serotonina 5-HT1 que se utiliza con frecuencia en el tratamiento de las migrañas y puede ser benéfico en la migraña abdominal. El sumatriptán se puede usar en forma intranasal o subcutánea para abortar los episodios de migraña.[1,7] En niños con síndrome de vómitos cíclicos existe evidencia de un mayor efecto del sumatriptán subcutáneo en comparación con el intranasal, pero el mayor acceso a la administración de la forma intranasal justifica su uso domiciliario al inicio de los síntomas.[8]

2) **Otros tratamientos sintomáticos:** Es posible que otros triptanos se utilicen en el tratamiento de las migrañas[1,5,9] también podría ser eficaz, aunque no se han realizado estudios ni se han publicado casos en el tratamiento de la migraña abdominal en niños. También se recomienda la adición de analgésicos como ketorolaco en caso de falta de eficacia de sumatriptán.[5,10]

Referencias

1. Mani J, Madani S. Pediatric abdominal migraine: current perspectives on a lesser known entity. Pediatric Health Med Ther 2018;9:47-58.
2. Di Lorenzo C HJ, Saps M, Shulman RJ, Staiano A, Van Tilburg M. Childhood functional gastrointestinal disorders: child/adolescent in Drossman DA, Chang L, Chey WD, Kellow J, Tack J, Whitehead WE. Rome IV Functional Gastrointestinal Disorders – Disorders of Gut-Brain Interaction,Raleigh NC USA Rome Foundation 2016: 497-572.
3. Robin SG, Keller C, Zwiener R, et al. Prevalence of Pediatric Functional Gastrointestinal Disorders Utilizing the Rome IV Criteria. J Pediatr 2018;195:134-139.
4. Lagman-Bartolome AM, Lay C. Pediatric migraine variants: a review of epidemiology, diagnosis, treatment, and outcome. Curr Neurol Neurosci Rep 2015;15:34.
5. Li BUK. Managing cyclic vomiting syndrome in children: beyond the guidelines. Eur J Pediatr 2018;177:1435-1442.
6. Symon DN, Russell G. Double blind placebo controlled trial of pizotifen syrup in the treatment of abdominal migraine. Arch Dis Child 1995;72:48-50.
7. Kakisaka Y, Wakusawa K, Haginoya K, et al. Efficacy of sumatriptan in two pediatric cases with abdominal pain-related functional gastrointestinal disorders: does the mechanism overlap that of migraine? J Child Neurol 2010;25:234-7.
8. Hikita T, Kodama H, Kaneko S, et al. Sumatriptan as a treatment for cyclic vomiting syndrome: a clinical trial. Cephalalgia 2011;31:504-7.

9. Wober-Bingol C. Pharmacological treatment of acute migraine in adolescents and children. Paediatr Drugs 2013;15:235-46.
10. Leung S, Bulloch B, Young C, et al. Effectiveness of standardized combination therapy for migraine treatment in the pediatric emergency department. Headache 2013;53:491-197.

8-8. NIÑO/ADOLESCENTE: DOLOR ABDOMINAL FUNCIONAL - NOS (Severo)

Caso clínico

Una niña obesa de 13 años se presenta con una historia de ocho meses de episodios diarios de dolor abdominal periumbilical que empezó al comienzo del año escolar. El dolor se describe como intenso (8 en una escala de 10 puntos) y no se asocia exclusivamente con la menstruación; ocurre principalmente por la mañana, aunque también puede presentarse en otros momentos. También se queja de frecuentes dolores de cabeza y fatiga a pesar de haber dormido lo suficiente. Se salta las comidas por temor a desarrollar dolor en la escuela o durante las salidas sociales con sus amigos. No refiere náuseas ni vómitos y niega pérdida de peso. No hay cambios en el dolor con las evacuaciones, y la consistencia y frecuencia de las heces son normales. Sus compañeros de clase se burlan de ella debido a su exceso de peso y falta a la escuela al menos una vez por semana. También ha dejado de participar en el equipo de natación de su escuela. La madre la alienta a quedarse en casa y acostarse en la cama durante los momentos en que siente dolor. Tanto la madre como la niña se preocupan por las alergias o intolerancias alimentarias que puedan causan el dolor. Reportan haber "intentado todo", pero nada ha sido útil en el pasado y desean estudios, diagnóstico y tratamiento. El examen físico es normal. Las pruebas de laboratorio de detección son normales.

Categorías de PCMD

A. **Diagnóstico Categórico**: Dolor abdominal funcional no especificado de otro modo DAF-NOS

B. **Modificadores Clínicos:** Dolores de cabeza, fatiga, obesidad

C. **Impacto en las Actividades Diarias:** Severo

D. **Modificadores Psicosociales:** Ansiedad relacionada con asistir a la escuela. Los padres parecen reforzar los comportamientos de enfermedad.

E. **Características Fisiológicas y Biomarcadores:** Ninguno conocido

Explicación de las Categorías de PCMD

A. **Diagnóstico Categórico:** Un diagnóstico de DAF-NOS se realiza al cumplir con los criterios de Roma IV de dolor episódico al menos tres veces al mes en los últimos dos meses y no calificar para otros trastornos funcionales de dolor abdominal (TFDA).[1,2] Consulte el Apéndice A para conocer los criterios de diagnóstico. Los TFDA también incluyen dispepsia funcional y síndrome de intestino irritable (SII). Por ejemplo, no mostró cambios en la frecuencia o forma de las deposiciones para calificar para un diagnóstico de SII. La prevalencia de DAF-NOS varía entre 3 a 5 %.[1-3]

B. **Modificadores Clínicos:** Muchos niños con trastornos de dolor abdominal funcional, un grupo de trastornos que incluye DAF-NOS, tienen síntomas somáticos comórbidos, como dolor de cabeza y fatiga.[1-4] Los niños con TFDA y síntomas comórbidos tienen un mayor riesgo de síntomas continuos en la edad adulta[5] y puede ser más resistente al tratamiento. La obesidad parece ser un signo de mal pronóstico para la persistencia del dolor abdominal.[3,6,7]

C. **Impacto en las Actividades Diarias:** Severo. Esto se basa en el informe del paciente de ausentismo escolar frecuente, abandono del equipo de natación y el evitar actividades familiares y sociales mientras siente dolor. La paciente también respondió "Severo" a la pregunta: "En general, ¿en qué medida interfieren sus síntomas con sus actividades (trabajo, escuela, actividades sociales, autocuidado, concentración y rendimiento)?"

D. **Modificadores Psicosociales:** El dolor coincide con el inicio del año escolar y es más frecuente en los días de escuela. El estrés o la ansiedad causado por la escuela puede ser un factor en la exacerbación o el mantenimiento del dolor y deben evaluarse.[3,5] Los niños obesos corren un alto riesgo de sufrir acoso escolar, un factor que puede contribuir a su ansiedad y baja autoestima.[3] Así mismo, deben considerarse otros factores asociados con la escuela, como la interrupción del sueño y los patrones de alimentación. Los padres parecen reforzar la discapacidad y el afrontamiento inadecuado, retirando a la niña de las actividades cuando siente dolor.

E. **Características Fisiológicas y Biomarcadores:** Las pruebas de detección apropiadas pueden incluir pruebas celíacas y una prueba de heces para determinar la concentración de calprotectina fecal. Estos fueron normales en esta paciente. Se pueden considerar pruebas adicionales según la preocupación de la familia sobre alergias/intolerancias alimentarias. Sin embargo, se deben desaconsejar las pruebas adicionales, porque si se encuentran normales, a menudo no tranquilizan a los padres, sino que refuerzan las preocupaciones de que se ha ignorado otro diagnóstico y que se necesitan más pruebas para encontrar la causa del dolor.[6]

Evaluación General

Esta adolescente tiene dolor abdominal funcional-NOS.[1,3] Esta es una condición muy común en pediatría, con una prevalencia semanal de dolor abdominal en niños en edad escolar del 38 %.[8] También será necesario abordar su obesidad, ya que puede contribuir a la ansiedad de la paciente con respecto a asistir a la escuela.

Tratamiento

1. **Tranquilizar y educar:** Aunque la tranquilidad y la educación sobre las causas y consecuencias de DAF-NOS suelen ser suficientes para brindar alivio en la mayoría de los casos,[3,6,9] el alto nivel de discapacidad, así como la presencia de dolor de cabeza comórbido, sugieren que se necesitarán terapias adicionales en este caso. El tratamiento debe centrarse en reducir tanto el dolor como la discapacidad.[3,6,9]

2. **Educar a los padres:** Se debe aconsejar a los padres para que eviten el ausentismo escolar y fomenten la participación en actividades sociales y familiares. Existen pruebas de que empoderar a los padres para que respondan al dolor del niño con un comportamiento adecuado (aprendizaje social) es una estrategia eficaz en el tratamiento a largo plazo de los niños con trastornos de dolor abdominal funcional.[6,10]

3. **Probióticos:** La evidencia publicada sugiere un efecto positivo de algunas cepas específicas de probióticos para el tratamiento del SII en niños,[3,12,11] por lo que se debe considerar el uso de probióticos al inicio del tratamiento.

4. **Antiespasmódicos:** Los colicos abdominales se pueden tratar con antiespasmódicos.[12,13] Los medicamentos más utilizados incluyen la diciclomina y la hiosciamina, que tienen evidencia anecdótica no controlada de efectividad. Existe evidencia de que los tratamientos a base de hierbas como el aceite de menta en los niños pueden ser efectivos.[12]

5. **Terapia dirigida al eje cerebro-intestino (tratamientos conductuales):** Dado el impacto adverso de su DAF-NOS en sus actividades diarias y el distrés psicológica que sufre, se debe instituir asesoramiento temprano. Se ha encontrado que múltiples formas de terapias psicológicas y conductuales son efectivas en niños con dolor abdominal funcional y SII, incluida la hipnoterapia dirigida al intestino[8] y los ejercicios realizados en el hogar usando un disco compacto o CD.[3,12] El enfoque principal de los tratamientos conductuales debe ser el desarrollo de habilidades para afrontar los síntomas. Dado que muchos niños con DAF tienen un mayor sufrimiento psicológico, el tratamiento de la ansiedad o la depresión puede ser un objetivo secundario.[11] El beneficio de la hipnoterapia para el tratamiento de los trastornos de dolor funcional se estableció en dos ensayos controlados aleatorios en comparación con la terapia médica estándar,[14] con efectos que duran al menos seis a 12 meses. Los niños con TFDA tienen un alto riesgo de dificultades psicosociales a largo plazo, y las intervenciones de salud mental deben abordar la ansiedad de esta niña.[3,15]

6. **Neuromoduladores:** Las dosis bajas de antidepresivos se utilizan cada vez más para el tratamiento de los TIIC.[6,12,13,16] Dosis bajas de antidepresivos, como los tricíclicos[3,17,18] e inhibidores selectivos de la recaptación de serotonina,[19] también han mostrado algún beneficio en niños con SII en estudios

pequeños.[13,16] Un ensayo pequeño de amitriptilina (antidepresivo tricíclico) encontró beneficios en adolescentes con SII[17] mientras que un gran estudio multicéntrico no lo hizo.[18] La dosis inicial habitual es de 0.1 mg/kg/día, y la dosis puede aumentarse lentamente si no mejora. En niños mayores, la dosis inicial habitual es de 10 mg/día. El tratamiento debe continuarse durante seis a 12 meses para prevenir una recaída.[3,17,18] Múltiples estudios retrospectivos y un ensayo prospectivo aleatorizado[20] de citalopram en niños con dolor abdominal recurrente han demostrado eficacia.[19,20,21] Se sugirió que la respuesta puede ser mejor si hay otras comorbilidades como la ansiedad. La gabapentina y la pregabalina, que son agentes ligandos alfa-2-delta, se utilizan ampliamente en diferentes afecciones de dolor crónico en niños.[3,6,12,13] Pueden utilizarse cuando los antidepresivos a dosis bajas no han sido efectivos.[3,6,12,13,16-21]

7. **Actividad física:** El aumento de la actividad física puede ayudar a esta paciente con los síntomas funcionales (proporcionando distracción y mejorando el acondicionamiento) y facilitando la pérdida de peso.[3,6]

Referencias

1. Di Lorenzo C HJ, Saps M, Shulman RJ, Staiano A, Van Tilburg M. Childhood functional gastrointestinal disorders: child/adolescent in Drossman DA, Chang L, Chey WD, Kellow J, Tack J, Whitehead WE. Rome IV Functional Gastrointestinal Disorders – Disorders of Gut-Brain Interaction,Raleigh NC USA Rome Foundation 2016: 497-572.
2. Robin SG, Keller C, Zwiener R, et al. Prevalence of Pediatric Functional Gastrointestinal Disorders Utilizing the Rome IV Criteria. J Pediatr 2018;195:134-139.
3. Thapar N, Benninga MA, Crowell MD, et al. Paediatric functional abdominal pain disorders. Nat Rev Dis Primers 2020;6:89.
4. Kovacic K, Williams S, Li BU, et al. High prevalence of nausea in children with pain-associated functional gastrointestinal disorders: are Rome criteria applicable? J Pediatr Gastroenterol Nutr 2013;57:311-5.
5. Horst S, Shelby G, Anderson J, et al. Predicting persistence of functional abdominal pain from childhood into young adulthood. Clin Gastroenterol Hepatol 2014;12: 2026-32.
6. Beinvogl B, Burch E, Snyder J, et al. Multidisciplinary Treatment of Pediatric Functional Gastrointestinal Disorders Results in Improved Pain and Functioning. Clin Gastroenterol Hepatol 2018.
7. Bonilla S, Wang D, Saps M. Obesity predicts persistence of pain in children with functional gastrointestinal disorders. Int J Obes (Lond) 2011;35:517-21.
8. Saps M, Seshadri R, Sztainberg M, et al. A prospective school-based study of abdominal pain and other common somatic complaints in children. J Pediatr 2009;154: 322-326.
9. Schechter NL, Coakley R, Nurko S. The Golden Half Hour in Chronic Pediatric Pain-Feedback as the First Intervention. JAMA Pediatr 2020.
10. Levy RL, Langer SL, Walker LS, et al. Cognitive-behavioral therapy for children with functional abdominal pain and their parents decreases pain and other symptoms. Am J Gastroenterol 2010;105:946-956.

11. Abbott RA, Martin AE, Newlove-Delgado TV, et al. Recurrent Abdominal Pain in Children: Summary Evidence From 3 Systematic Reviews of Treatment Effectiveness. J Pediatr Gastroenterol Nutr 2018;67:23-33.
12. Santucci NR, Saps M, van Tilburg MA. New advances in the treatment of paediatric functional abdominal pain disorders. Lancet Gastroenterol Hepatol 2020;5:316-328.
13. Saps M, Miranda A. Gastrointestinal Pharmacology. Handb Exp Pharmacol 2017;239:147-176.
14. Vlieger AM, Rutten JM, Govers AM, et al. Long-term follow-up of gut-directed hypnotherapy vs. standard care in children with functional abdominal pain or irritable bowel syndrome. Am J Gastroenterol 2012;107:627-31.
15. Campo JV, Bridge J, Ehmann M, et al. Recurrent abdominal pain, anxiety, and depression in primary care. Pediatrics 2004;113:817-824.
16. Bonilla S, Nurko S. Focus on the use of antidepressants to treat pediatric functional abdominal pain: current perspectives. Clin Exp Gastroenterol 2018;11:365-372.
17. Bahar RJ, Collins BS, Steinmetz B, et al. Double-blind placebo-controlled trial of amitriptyline for the treatment of irritable bowel syndrome in adolescents. J Pediatr 2008;152:685-9.
18. Saps M, Youssef N, Miranda A, et al. Multicenter, randomized, placebo-controlled trial of amitriptyline in children with functional gastrointestinal disorders. Gastroenterology 2009;137:1261-9.
19. Campo JV, Perel J, Lucas A, et al. Citalopram treatment of pediatric recurrent abdominal pain and comorbid internalizing disorders: an exploratory study. J Am Acad Child Adolesc Psychiatry 2004;43:1234-42.
20. Roohafza H, Pourmoghaddas Z, Saneian H, et al. Citalopram for pediatric functional abdominal pain: a randomized, placebo-controlled trial. Neurogastroenterol Motil 2014;26:1642-50.
21. Zar-Kessler CAM, Belkind-Gerson J, Bender S, et al. Treatment of Functional Abdominal Pain With Antidepressants: Benefits, Adverse Effects, and the Gastroenterologist's Role. J Pediatr Gastroenterol Nutr 2017;65:16-21.

8-9. NIÑO/ADOLESCENTE: ESTREÑIMIENTO FUNCIONAL (Leve)

Caso clínico

Una niña de 5 años de edad se presenta con una historia de seis meses de estreñimiento intratable. Tiene de dos a tres evacuaciones por semana y, en ocasiones, requiere un enema. Tiene posturas retentivas frecuentes y antecedentes de evacuaciones de gran diámetro que obstruyen el inodoro. Tuvo una época muy desafiante durante el entrenamiento para ir al baño y actualmente reporta dolor durante la evacuación y dolor abdominal. A menudo, los padres encuentran la ropa interior manchada con rayas de heces. Un estudio de marcadores radiopacos mostró que el tiempo de tránsito intestinal total es anormal (100 horas).

Categorías de PCMD

A. **Diagnóstico Categórico:** Estreñimiento funcional

B. **Modificadores Clínicos:** Ninguno conocido

C. **Impacto en las Actividades Diarias:** Leve

D. **Modificadores Psicosociales:** Estrés relacionado con el control de esfínteres

E. **Características Fisiológicas y Biomarcadores:** Tránsito lento

Explicación de las Categorías de PCMD

A. **Diagnóstico Categórico:** La paciente cumple con los criterios de Roma IV para estreñimiento funcional en niños/adolescentes porque tiene dos o más síntomas de estreñimiento crónico con inicio de síntomas de más de un mes de evolución.[1] Consulte el Apéndice A para conocer los criterios de diagnóstico. El estreñimiento funcional es uno de los trastornos más comunes de la interacción intestino-cerebro en niños y adolescentes con una prevalencia que varía del 10 al 14 % según los criterios de Roma IV.[1,2] En ocasiones, el estreñimiento es causado por factores anatómicos, endocrinológicos, metabólicos o neurológicos. La condición más común en la infancia que debe diferenciarse del estreñimiento funcional es la enfermedad de Hirschsprung.

B. **Modificadores clínicos:** Ninguno conocido. Los padres a menudo expresan su temor al médico por la posibilidad de una causa orgánica subyacente del estreñimiento de su hija.[3] Sin embargo, en más del 90 % de todos los grupos de edad, no hay ninguna enfermedad que cause el estreñimiento.[4] Varias causas físicas pueden provocar episodios agudos de estreñimiento: por ejemplo, un cambio en la dieta (de leche humana a leche de vaca) o pérdida de apetito/ deshidratación debido a una infección aguda.

C. **Impacto en las Actividades Diarias:** Leve. Los síntomas de estreñimiento de esta paciente se consideran leves porque sus padres informan que estos síntomas no interfieren significativamente con su rendimiento escolar o sus actividades sociales. Los padres respondieron "Leve" a la pregunta: "En general, ¿en qué medida interfieren los síntomas del niño con su vida?"

D. **Modificadores Psicológicos:** Los padres reportan un historial de estrés relacionado con el control de esfínteres. Los niños estreñidos muestran más ansiedad relacionada con el control de esfínteres y, a menudo, desarrollan un estilo de afrontamiento basado en la negación. Es posible que necesite un período prolongado de defecación indolora antes de que pueda avanzar con el control de esfínteres. Un objetivo importante es educar a los padres para que se alivie su ansiedad con respecto a un diagnóstico erróneo de enfermedad orgánica, y puedan sentirse cómodos usando laxantes para asegurar una defecación sin dolor. Los padres de la niña que están ansiosos ("*¡No podemos llevarlo a la guardería hasta que sepa ir al baño!*") deben comprender que las tácticas coercitivas durante el entrenamiento de control de esfínteres probablemente resulten contraproducentes y se conviertan en una lucha por el control.[5,6]

E. **Características Fisiológicas y Biomarcadores:** Tiempo de tránsito colónico demorado. El estreñimiento funcional en los niños suele ser el resultado de repetidos intentos de retención voluntaria de las evacuaciones. Se han informado dinámicas de defecación anormales y tránsito colónico demorado en muchos niños con estreñimiento crónico.[2] Esta paciente tiene tránsito colónico demorado. No está claro si el tránsito colónico demorado puede ser el resultado de un recto impactado crónicamente con heces. La acumulación progresiva de heces en el recto lleva finalmente a la fatiga de los músculos del piso pélvico y a una reducida competencia del esfínter anal que conduce a la incontinencia fecal. Aproximadamente el 30 % de los pacientes pediátricos con estreñimiento funcional tienen tránsito colónico demorado demostrado ya sea por marcadores radiopacos, cápsula inalámbrica o técnicas gama gráficas. El tránsito colónico demorado puede estar asociado con anomalías subyacentes de la motilidad colónica. La disfunción del piso pélvico también se ha descrito en el 30 % de los pacientes, pero la importancia en los pacientes pediátricos no ha sido clara, ya que los ensayos controlados de la terapia del piso pélvico no han demostrado ser efectivos.

Evaluación General

Esta niña tiene estreñimiento funcional con tiempo de tránsito intestinal lento y leve impacto en sus actividades diarias.

Tratamiento

1. **Tranquilizar y educar:** Los pacientes con síntomas como los descritos en este caso clínico tienen más probabilidades de beneficiarse al darles tranquilidad con respecto a su naturaleza crónica pero benigna y una explicación de la fisiopatología del estreñimiento.[7]

2. **Desimpactar:** El primer paso en el tratamiento es evacuar las heces acumuladas en el recto. La importancia de la desimpactación fecal en el tratamiento del estreñimiento funcional se destaca en un estudio de Borowitz et al,[3] en el que los niños con estreñimiento tratados con algún tipo de procedimiento de desimpactación fecal antes de la terapia de mantenimiento tenían significativamente más probabilidades de responder al tratamiento que los niños tratados sin desimpactación. Tanto los medicamentos orales (laxantes y soluciones de lavado) como los rectales (enemas y supositorios) se pueden usar para la desimpactación fecal. Se pueden utilizar soluciones basadas en PEG (polietilenglicol) de alta dosis. Se recomienda el uso de PEG con o sin electrolitos por vía oral o por sonda nasogástrica a una dosis de 1 a 1.5 g/kg/día durante tres a seis días como tratamiento de primera línea para los niños que presentan impactación fecal. Si no se dispone de PEG, se recomienda un enema una vez al día durante tres a seis días.[4]

3. **Papel de la dieta:** Debido a que este es predominantemente un trastorno del comportamiento, las manipulaciones dietéticas tienen poco o ningún papel en el tratamiento de un niño que presenta estreñimiento funcional.[8]

4. **Mantenimiento con laxantes osmóticos:** Tras la desimpactación rectal inicial, se recomienda el uso de PEG con o sin electrolitos como tratamiento de mantenimiento de primera línea. Se recomienda una dosis inicial de 0.4 g/kg/día y se debe ajustar la dosis de acuerdo con la respuesta clínica.[8,9] Otros laxantes osmóticos, como la leche de magnesio o la lactulosa, pueden ser igualmente efectivos, pero menos agradables al paladar, por lo que son menos adecuados para el tratamiento a largo plazo en niños. Existe una gran cantidad de evidencia de que el uso de soluciones a base de PEG en niños pequeños es seguro y eficaz.[10,11]

5. **Laxantes estimulantes:** Cuando las intervenciones anteriores han fallado, un laxante estimulante como sen, picosulfato o bisacodilo puede ser útil. [8,12,13] Un estudio reciente mostró que el uso a largo plazo de bisacodilo en niños era seguro y eficaz, y que la mayoría de los niños podían dejar el bisacodilo después de unos meses.[13]

6. **Agentes prosecretores:** Existen nuevos activadores de los canales de cloro que se han utilizado con éxito en adultos. Estos incluyen lubiprostona, linaclotida y plecanatida. No están aprobados en niños, pero la experiencia inicial sugiere que pueden ser seguros.[9] Su eficacia no ha sido establecida en ensayos

controlados. En el caso de la lubiprostona, existe un estudio abierto que sugiere que fue segura y efectiva en niños con estreñimiento.[9,14]

7. **Procinéticos:** El agonista 5-HT4 prucaloprida posee propiedades procinéticas y ha demostrado ser más eficaz que el placebo para el tratamiento del estreñimiento crónico en adultos. Un ensayo controlado con placebo en pediatría mostró que no hubo diferencia en comparación con el placebo.[9,15]

8. **Referir a un centro especializado:** Si las terapias mencionadas anteriormente fallan, el paciente debe ser referido a un centro especializado para continuar con un tratamiento más agresivo dada la presencia del estreñimiento de tránsito lento.[8] La evaluación puede incluir estudios manométricos, y los otros tratamientos [8] pueden involucrar el uso de enemas transanales,[16] creación de cecostomía, uso de toxina botulínica,[17] u otras intervenciones quirúrgicas.[18]

Referencias

1. Scarpato E, Kolacek S, Jojkic-Pavkov D, et al. Prevalence of Functional Gastrointestinal Disorders in Children and Adolescents in the Mediterranean Region of Europe. Clin Gastroenterol Hepatol 2018;16:870-876.
2. Robin SG, Keller C, Zwiener R, et al. Prevalence of Pediatric Functional Gastrointestinal Disorders Utilizing the Rome IV Criteria. J Pediatr 2018;195:134-139.
3. Borowitz SM, Cox DJ, Kovatchev B, et al. Treatment of childhood constipation by primary care physicians: efficacy and predictors of outcome. Pediatrics 2005;115:873-7.
4. Bongers ME, van den Berg MM, Reitsma JB, et al. A randomized controlled trial of enemas in combination with oral laxative therapy for children with chronic constipation. Clin Gastroenterol Hepatol 2009;7:1069-74.
5. Nurko S, Zimmerman LA. Evaluation and treatment of constipation in children and adolescents. Am Fam Physician 2014;90:82-90.
6. Tabbers MM, Dilorenzo C, Berger MY, et al. Evaluation and Treatment of Functional Constipation in Infants and Children: Evidence-Based Recommendations From ESPGHAN and NASPGHAN. J Pediatr Gastroenterol Nutr 2014;58:265-81.
7. Schechter NL, Coakley R, Nurko S. The Golden Half Hour in Chronic Pediatric Pain-Feedback as the First Intervention. JAMA Pediatr 2020.
8. Tabbers MM, Benninga MA, Di Lorenzo C, et al. RE: Evaluation and Treatment of Functional Constipation in Infants and Children: Evidence-Based Recommendations From ESPGHAN and NASPGHAN. J Pediatr Gastroenterol Nutr 2014.
9. Santucci NR, Saps M, van Tilburg MA. New advances in the treatment of paediatric functional abdominal pain disorders. Lancet Gastroenterol Hepatol 2020;5:316-328.
10. Rachel H, Griffith AF, Teague WJ, et al. Polyethylene Glycol Dosing for Constipation in Children Younger Than 24 Months: A Systematic Review. J Pediatr Gastroenterol Nutr 2020;71:171-175.
11. Williams KC, Rogers LK, Hill I, et al. PEG 3350 Administration Is Not Associated with Sustained Elevation of Glycol Levels. J Pediatr 2018;195:148-153 e1.
12. Vilanova-Sanchez A, Gasior AC, Toocheck N, et al. Are Senna based laxatives safe when used as long term treatment for constipation in children? J Pediatr Surg 2018;53:722-727.
13. Bonilla S, Nurko S, Rodriguez L. Long-term Use of Bisacodyl in Pediatric Functional Constipation Refractory to Conventional Therapy. J Pediatr Gastroenterol Nutr 2020;71:288-291.

14. Hyman PE, Di Lorenzo C, Prestridge LL, et al. Lubiprostone for the treatment of functional constipation in children. J Pediatr Gastroenterol Nutr 2014;58:283-91.
15. Mugie SM, Korczowski B, Bodi P, et al. Prucalopride is no more effective than placebo for children with functional constipation. Gastroenterology 2014;147:1285-95 e1.
16. Koppen IJ, Kuizenga-Wessel S, Voogt HW, et al. Transanal Irrigation in the Treatment of Children With Intractable Functional Constipation. J Pediatr Gastroenterol Nutr 2017;64:225-229.
17. Zar-Kessler C, Kuo B, Belkind-Gerson J. Botulinum toxin injection for childhood constipation is safe and can be effective regardless of anal sphincter dynamics. J Pediatr Surg 2018;53(4):693-697.
18. Li C, Shanahan S, Livingston MH, et al. Malone appendicostomy versus cecostomy tube insertion for children with intractable constipation: A systematic review and meta-analysis. J Pediatr Surg 2018;53:885-891.

8-10. NIÑO/ADOLESCENTE: ESTREÑIMIENTO FUNCIONAL (Moderado)

Caso clínico

Un niño de 8 años se presenta con una historia de aproximadamente cuatro años de evolución con evacuaciones intestinales infrecuentes, paso intermitente de heces muy grandes y duras, e incontinencia fecal casi constante. Los síntomas comenzaron durante el entrenamiento para ir al baño y no han mejorado a pesar del uso de ablandadores de heces. Las pruebas incluyeron múltiples radiografías abdominales que mostraron una carga fecal excesiva en el colon distal y las pruebas de laboratorio fueron normales. El niño aún puede asistir a la escuela pero tiene malas calificaciones. No ha estado involucrado en actividades escolares y no se queda a dormir fuera de casa debido a la incontinencia fecal. Tiene una actitud indiferente hacia su problema. El examen físico revela la presencia de una masa fecal palpable en la región suprapúbica y restos de materia fecal perianal. Tiene poco contacto visual y parece retraído. Nunca ha sido evaluado ni tratado por un psicólogo.

Categorías de PCMD

A. **Diagnóstico Categórico:** Estreñimiento funcional del niño/adolescente

B. **Modificadores Clínicos:** Incontinencia fecal

C. **Impacto en las Actividades Diarias:** Moderado

D. **Modificadores Psicosociales:** Posible depresión

E. **Características Fisiológicas y Biomarcadores:** Ninguno conocido

Explicación de las Categorías de PCMD

A. **Diagnóstico Categórico:** El paciente cumple con los criterios de Roma IV para el estreñimiento funcional del niño/adolescente.[1] Consulte el Apéndice A para conocer los criterios de diagnóstico. El estreñimiento funcional es uno de los trastornos más comunes de la interacción cerebro-intestino en niños y adolescentes con una prevalencia que varía del 10 al 14 % según los criterios de Roma IV.[2,3]

B. **Modificadores Clínicos:** La incontinencia fecal es continua y presumiblemente se debe a estreñimiento por rebosamiento.

C. **Impacto en las Actividades Diarias:** A pesar de poder asistir a la escuela, sus síntomas (especialmente el mancharse con materia fecal) obviamente afectan su capacidad para disfrutar de actividades apropiadas para su edad. Su incontinencia fecal ocurre "casi constantemente". La calidad de vida de muchos niños con estreñimiento funcional es inferior a la de los controles sanos.[2] Cuando se le preguntó sobre el impacto en la escuela y las interacciones sociales, su madre lo describe como moderado y cree que está afectando sus calificaciones y las relaciones con sus compañeros. También respondió Moderado a la pregunta: «En general, ¿en qué medida interfieren los síntomas del niño con su vida?"

D. **Modificadores Psicosociales:** Nunca ha sido evaluado formalmente por depresión, pero su apariencia durante la visita a la clínica sugiere que tiene baja autoestima y posiblemente depresión.

E. **Características Fisiológicas y Biomarcadores:** Múltiples radiografías abdominales demostraron una retención fecal que deberá eliminarse antes de comenzar el tratamiento de mantenimiento.[4] Aproximadamente el 30 % de los pacientes pediátricos con estreñimiento funcional tienen tránsito colónico demorado o retrasado, demostrado ya sea por marcadores radiopacos, cápsula inalámbrica o técnicas gama gráficas. El tránsito colónico retrasado puede estar asociado con anomalías subyacentes de la motilidad colónica. La disfunción del piso pélvico también se ha descrito en el 30 % de los pacientes, pero la importancia en pacientes pediátricos no ha sido clara, ya que los ensayos controlados de la terapia del piso pélvico no han demostrado ser efectivos.[4]

Evaluación General

Este niño tiene estreñimiento funcional con incontinencia fecal por rebosamiento, con un impacto moderado en el rendimiento escolar y las relaciones con los compañeros.

Tratamiento

Se han publicado lineamientos para la evaluación y el tratamiento de un niño con un trastorno defecatorio.[4]

1. **Tranquilizar y educar:** Los pacientes con síntomas como los descritos en este caso clínico tienen más probabilidades de beneficiarse al tranquilizarlos y darles una explicación de la fisiopatología del estreñimiento.[4,5] Se debe tranquilizar al paciente y a la familia que los síntomas no indican una enfermedad estructural y que la mayoría de los niños eventualmente superan este problema. Sin embargo, si los responsables del niño o adolescente asumen que la incontinencia fecal es culpa del niño y que lo está haciendo a propósito, el tratamiento se vuelve muy difícil.

2. **Desimpactar:** El primer paso en el tratamiento es evacuar las heces acumuladas en el recto. La importancia de la desimpactar en el tratamiento del estreñimiento funcional se destaca en un estudio de Borowitz et al,[6] en el que los niños con estreñimiento tratados con algún tipo de procedimiento que ayude

a desimpactar antes de la terapia de mantenimiento, tenían significativamente más probabilidades de responder al tratamiento que los niños tratados sin desimpactar. Tanto los medicamentos orales (laxantes y soluciones de lavado) como los rectales (enemas y supositorios) se pueden utilizar para la desimpactar la materia fecal. Se han utilizado soluciones basadas en PEG (polietilenglicol) de alta dosis. Se recomienda el uso de PEG con o sin electrolitos por vía oral o por sonda nasogástrica a una dosis de 1 a 1.5 g/kg/día durante tres a seis días como tratamiento de primera línea para los niños que presentan impactación fecal. Si no se dispone de PEG, se recomienda un enema una vez al día durante tres a seis días.[4,7]

3. **Mantenimiento con laxantes osmóticos:** Tras la desimpactación rectal inicial, se recomienda el uso de PEG con o sin electrolitos como tratamiento de mantenimiento de primera línea. Se recomienda una dosis inicial de 0.4 g/kg/día y se debe ajustar la dosis de acuerdo con la respuesta clínica.[4,8] Otros ablandadores de la evacuación, como la leche de magnesio o la lactulosa, pueden ser igualmente efectivos, pero son menos agradables al paladar, por lo tanto, menos adecuados para el tratamiento a largo plazo en niños.

4. **Laxantes estimulantes:** Cuando las intervenciones anteriores han fallado, un laxante estimulante como sen, picosulfato o bisacodilo puede ser útil.[4,9,10] Un estudio reciente mostró que el uso a largo plazo de bisacodilo en niños era seguro y efectivo y que la mayoría de los niños podían dejar el bisacodilo después de unos meses.[8,10]

5. **Intervenciones conductuales:** Un enfoque protocolizado con el uso regular del baño, que incluye recompensas para disminuir la fobia al baño, también es útil en niños con estreñimiento funcional. Esto contribuye a disminuir la angustia del niño, restaura los hábitos intestinales normales y restablece el respeto por sí mismo.[4] Los enemas no son particularmente beneficiosos en esta condición.

6. **Terapia dirigida al eje cerebro-intestino (tratamientos psicológicos):** Este niño puede beneficiarse de una evaluación por parte de un psicólogo.[4]

7. **Agentes prosecretores:** Existen nuevos activadores de los canales de cloro que se han utilizado con éxito en adultos. Estos incluyen lubiprostona, linaclotida y plecanatida. No están aprobados en niños, pero la experiencia inicial sugiere que pueden ser seguros.[8] Su eficacia no ha sido establecida en ensayos controlados. En el caso de la lubiprostona, existe un estudio abierto que sugiere que fue segura y efectiva en niños con estreñimiento.[8,11] La dosis inicial recomendada es de 8 mcg dos veces al día, y la dosis se puede aumentar a 24 mcg dos veces al día. Dado que puede estar asociado con náuseas, es posible que se necesiten otras alternativas si ese es un síntoma persistente.[8,12] La lubiprostona debe tomarse con alimentos.[11] Se están realizando estudios con linaclotida en pacientes pediátricos, pero los datos preliminares muestran que es segura en

niños mayores. Sin embargo, dada la propensión a causar diarrea, la FDA tiene un aviso de advertencia para evitar su uso en niños menores de seis años.[8,13,14] La linaclotida se debe dosificar de 30 a 60 minutos antes del desayuno para reducir la probabilidad de diarrea[13] y es una buena alternativa para pacientes intratables que tienen náuseas.

8. **Procinéticos:** El agonista 5-HT4 prucaloprida posee propiedades procinéticas y ha demostrado ser más eficaz que el placebo para el tratamiento del estreñimiento crónico en adultos. Un ensayo controlado con placebo en pediatría mostró que no hubo diferencia en comparación con el placebo.[8,15] Si se usa sin receta, se puede usar a una dosis de 0.4 mg/kg.[8,11,15]

9. **Referido a un centro especializado:** Si las terapias mencionadas anteriormente han fallado, el paciente debe ser referido a un centro especializado para continuar con un tratamiento más agresivo dada la presencia del estreñimiento de tránsito lento.[4] La evaluación puede incluir estudios manométricos, y los otros tratamientos [4] pueden involucrar el uso de enemas transanales,[16] realización de cecostomía, uso de toxina botulínica,[17] u otras intervenciones quirúrgicas.[4,18]

Referencias

1. Di Lorenzo C HJ, Saps M, Shulman RJ, Staiano A, Van Tilburg M. Childhood functional gastrointestinal disorders: child/adolescent in Drossman DA, Chang L, Chey WD, Kellow J, Tack J, Whitehead WE. Rome IV Functional Gastrointestinal Disorders – Disorders of Gut-Brain Interaction,Raleigh NC USA Rome Foundation 2016: 497-572.
2. Scarpato E, Kolacek S, Jojkic-Pavkov D, et al. Prevalence of Functional Gastrointestinal Disorders in Children and Adolescents in the Mediterranean Region of Europe. Clin Gastroenterol Hepatol 2018;16:870-876.
3. Robin SG, Keller C, Zwiener R, et al. Prevalence of Pediatric Functional Gastrointestinal Disorders Utilizing the Rome IV Criteria. J Pediatr 2018;195:134-139.
4. Tabbers MM, Benninga MA, Di Lorenzo C, et al. RE: Evaluation and Treatment of Functional Constipation in Infants and Children: Evidence-Based Recommendations From ESPGHAN and NASPGHAN. J Pediatr Gastroenterol Nutr 2014.
5. Schechter NL, Coakley R, Nurko S. The Golden Half Hour in Chronic Pediatric Pain-Feedback as the First Intervention. JAMA Pediatr 2020.
6. Borowitz SM, Cox DJ, Kovatchev B, et al. Treatment of childhood constipation by primary care physicians: efficacy and predictors of outcome. Pediatrics 2005;115:873-7.
7. Bongers ME, van den Berg MM, Reitsma JB, et al. A randomized controlled trial of enemas in combination with oral laxative therapy for children with chronic constipation. Clin Gastroenterol Hepatol 2009;7:1069-74.
8. Santucci NR, Saps M, van Tilburg MA. New advances in the treatment of paediatric functional abdominal pain disorders. Lancet Gastroenterol Hepatol 2020;5:316-328.
9. Vilanova-Sanchez A, Gasior AC, Toocheck N, et al. Are Senna based laxatives safe when used as long term treatment for constipation in children? J Pediatr Surg 2018;53:722-727.

10. Bonilla S, Nurko S, Rodriguez L. Long-term Use of Bisacodyl in Pediatric Functional Constipation Refractory to Conventional Therapy. J Pediatr Gastroenterol Nutr 2020;71:288-291.
11. Hyman PE, Di Lorenzo C, Prestridge LL, et al. Lubiprostone for the treatment of functional constipation in children. J Pediatr Gastroenterol Nutr 2014;58:283-91.
12. Thapar N, Benninga MA, Crowell MD, et al. Paediatric functional abdominal pain disorders. Nat Rev Dis Primers 2020;6:89.
13. Saps M, Miranda A. Gastrointestinal Pharmacology. Handb Exp Pharmacol 2017;239:147-176.
14. Videlock EJ, Cheng V, Cremonini F. Effects of linaclotide in patients with irritable bowel syndrome with constipation or chronic constipation: a meta-analysis. Clin Gastroenterol Hepatol 2013;11:1084-1092 e3; quiz e68.
15. Mugie SM, Korczowski B, Bodi P, et al. Prucalopride is no more effective than placebo for children with functional constipation. Gastroenterology 2014;147:1285-95 e1.
16. Koppen IJ, Kuizenga-Wessel S, Voogt HW, et al. Transanal Irrigation in the Treatment of Children With Intractable Functional Constipation. J Pediatr Gastroenterol Nutr 2017;64:225-229.
17. Zar-Kessler C, Kuo B, Belkind-Gerson J. Botulinum toxin injection for childhood constipation is safe and can be effective regardless of anal sphincter dynamics. J Pediatr Surg 2018;53(4):693-697.
18. Li C, Shanahan S, Livingston MH, et al. Malone appendicostomy versus cecostomy tube insertion for children with intractable constipation: A systematic review and meta-analysis. J Pediatr Surg 2018;53:885-891.

8-11. NIÑO/ADOLESCENTE: INCONTINENCIA FECAL NO RETENTIVA (Moderada)

Caso clínico

Un niño de 6 años refiere incontinencia fecal al menos una vez a la semana en situaciones que son inapropiadas para el contexto social. Ha sido objeto de burlas por otros niños y tiene miedo de tener "accidentes"; esto hace que evite quedarse a dormir en casa de otros niños y falta a la escuela con frecuencia. La incontinencia es diurna y no se encuentra masa fecal en el examen físico. Una radiografía abdominal mostró una cantidad normal de heces colónicas. Un estudio de tránsito colónico de Sitzmarks mostró un tiempo de tránsito normal. Sus padres niegan haber visto sangre en sus heces. Padece un trastorno por déficit de atención con hiperactividad (TDAH) por el que está recibiendo tratamiento farmacológico. Su historial médico es por lo demás normal.

Categorías de PCMD

A. **Diagnóstico Categórico:** Incontinencia fecal no retentiva

B. **Modificadores Clínicos:** TDAH

C. **Impacto en las Actividades Diarias:** Moderado

D. **Modificadores Psicosociales:** Miedo a la incontinencia; evita las visitas nocturnas en casa de otros niños

E. **Características Fisiológicas y Biomarcadores:** Ninguno conocido. Los pacientes con incontinencia fecal no retentiva tienen tránsito colónico normal.[1,2,3]

Explicación de las Categorías de PCMD

A. **Diagnóstico Categórico:** El paciente cumple con los criterios de Roma IV para incontinencia fecal no retentiva del niño/adolescente ya que presenta incontinencia fecal sin signos o síntomas de alarma sugestivos de procesos inflamatorios, anatómicos, metabólicos o neoplásicos; y no tiene evidencia de retención fecal.[4] Consulte el Apéndice A para conocer los criterios de diagnóstico. La incontinencia fecal ocurre en menos del 0.5 al 2 % de la población.[5,6] La incontinencia fecal no retentiva (IFNR) es una condición en la que el paciente tiene incontinencia fecal que no está relacionada con la retención de heces. No hay ninguna condición orgánica subyacente a la incontinencia.

B. **Modificadores Clínicos:** El TDAH está presente. La presencia de TDAH puede afectar la capacidad de concentrarse y reconocer la urgencia de defecar. Los medicamentos utilizados para tratar el TDAH pueden influir en la función intestinal.[3] Los padres deben comprender que los trastornos psicológicos, las dificultades de aprendizaje y los problemas de comportamiento suelen contribuir significativamente a este trastorno funcional.[2,3]

C. **Impacto en las Actividades Diarias:** Sus padres califican el impacto de sus síntomas como "moderado" porque su miedo constante a la incontinencia hace que falte a la escuela. Ellos también respondieron Moderado a la pregunta: "En general, ¿en qué medida interfieren los síntomas del niño con su vida?"

D. **Modificadores Psicológicos:** El miedo a la incontinencia fecal interfiere con su calidad de vida al hacer que falte a la escuela, busque todos los baños en cualquier lugar en el que cree estar y evite quedarse con otros niños.[3]

E. **Características Fisiológicas y Biomarcadores:** La retención fecal debe excluirse mediante un examen físico o un estudio o imagenología del tránsito intestinal completo.[3] Sin embargo, en ausencia de características de alarma, por lo general no se requieren pruebas fisiológicas para excluir enfermedades estructurales. Se cree que esta condición está relacionada principalmente con la incapacidad del niño para reconocer y responder adecuadamente a la urgencia de defecar. Los pacientes con incontinencia fecal no retentiva tienen un tránsito colónico normal.[1,2,3]

Evaluación General

Este niño tiene incontinencia fecal no retentiva niño/adolescente según los criterios de Roma IV. El impacto general es moderado porque falta a la escuela y evita las interacciones con amigos como resultado de su incontinencia fecal.

Tratamiento

1. **Educación:** El primer paso en el manejo es ayudar a los padres y al niño a comprender la fisiopatología de esta afección.[3] El médico debe abordar los mitos y temores compartiendo la siguiente información: el niño tiene incontinencia fecal no retentiva, un problema común en pediatría; no es peligroso, y se resuelve con el tiempo.[2,7] Estas declaraciones alivian la ansiedad de la familia y crean una expectativa de cambio positivo. Se debe asegurar que los síntomas no indican una enfermedad estructural y que la mayoría de los niños eventualmente superarán este problema. El tratamiento de la incontinencia fecal no retentiva debe ser integral y adaptarse a la presentación clínica del niño, las circunstancias psicosociales y los mecanismos fisiopatológicos subyacentes cuando se conocen. Los objetivos del tratamiento, cronogramas y las expectativas deben establecerse en el momento de la visita. Se debe asignar suficiente tiempo para tranquilizar y educar a la familia.[2,3]

2. **Terapia dirigida al eje cerebro-intestino (tratamiento conductual):** El enfoque más exitoso para el manejo de la incontinencia fecal no retentiva involucra la terapia conductual. La terapia conductual implica instituir un enfoque protocolizado con el uso regular del baño y recompensas para disminuir la fobia al baño.[1,2] Sin embargo, si los familiares responsables de su cuidado asumen que la incontinencia fecal es culpa del niño y que lo está haciendo a propósito, el tratamiento se vuelve muy difícil. Un enfoque protocolizado con el uso regular del baño, que incluye recompensas para disminuir la fobia al baño, también es útil en niños con incontinencia fecal no retentiva. Esto contribuye a disminuir la angustia del niño, restaura los hábitos intestinales normales y restablece el respeto por sí mismo.[1-3] A diferencia de la incontinencia fecal retentiva, la incontinencia fecal no retentiva responde mal a los laxantes.[1-3] Los enemas no son particularmente benéficos en esta condición.[1-3] Las víctimas de abuso sexual deben ser identificadas y referidas para asesoramiento adecuado.

3. **Suspenda los laxantes:** En contraste con la incontinencia fecal retentiva más comúnmente asociada con el estreñimiento, la incontinencia fecal no retentiva responde mal a los laxantes.[2,8,9] Debido a que a menudo se supone erróneamente que la incontinencia fecal en estos pacientes es el resultado de la impactación fecal, a los pacientes a menudo se les recetan laxantes que contribuyen al empeoramiento de la incontinencia. Por lo tanto, hacer el diagnóstico correcto y suspender los laxantes puede llevar a una mejoría de la incontinencia.[3]

4. **Loperamida:** La loperamida es un agonista de los receptores opiáceos con función antidiarreica y capacidad para disminuir las contracciones rectales y aumentar el tono del esfínter anal interno, por lo que puede ser benéfico.[10] La dosis inicial habitual es de 0.1 mg/kg hasta 2 mg por día, y la dosis puede aumentarse según sea necesario.

5. **Biorretroalimentación:** La terapia de biorretroalimentación no brinda un beneficio adicional en comparación con la terapia convencional en niños con incontinencia fecal no retentiva, incluso cuando se demuestra una mejoría en la dinámica de la defecación.[2]

6. **Intervenciones rectales:** El uso diario de enemas puede ser benéfico al vaciar el recto a intervalos regulares, lo que reduce las posibilidades de más incontinencia.[9] Un ensayo de control aleatorio que comparó enemas diarios durante seis semanas además del tratamiento convencional con el tratamiento convencional solo, que incluyó educación, control de esfínteres, estrategias conductuales, diario intestinal y un sistema de recompensas, mostró una disminución significativa en el número de episodios de incontinencia fecal en tanto el grupo de intervención como el grupo control después del período de tratamiento activo y durante el seguimiento. Sin embargo, los enemas rectales no fueron más efectivos que la terapia convencional en estos niños. Usando

criterios estrictos de éxito, se encontraron bajas tasas de éxito en ambos grupos de tratamiento durante el seguimiento.

Referencias

1. van Dijk M, Benninga MA, Grootenhuis MA, et al. Chronic childhood constipation: a review of the literature and the introduction of a protocolized behavioral intervention program. Patient Educ Couns 2007;67:63-77.
2. Rajindrajith S, Devanarayana NM, Benninga MA. Review article: faecal incontinence in children: epidemiology, pathophysiology, clinical evaluation and management. Aliment Pharmacol Ther 2013;37:37-48.
3. Koppen IJ, von Gontard A, Chase J, et al. Management of functional nonretentive fecal incontinence in children: Recommendations from the International Children's Continence Society. J Pediatr Urol 2016;12:56-64.
4. Di Lorenzo C HJ, Saps M, Shulman RJ, Staiano A, Van Tilburg M. Childhood functional gastrointestinal disorders: child/adolescent in Drossman DA, Chang L, Chey WD, Kellow J, Tack J, Whitehead WE. Rome IV Functional Gastrointestinal Disorders – Disorders of Gut-Brain Interaction,Raleigh NC USA Rome Foundation 2016: 497-572.
5. Robin SG, Keller C, Zwiener R, et al. Prevalence of Pediatric Functional Gastrointestinal Disorders Utilizing the Rome IV Criteria. J Pediatr 2018;195:134-139.
6. Scarpato E, Kolacek S, Jojkic-Pavkov D, et al. Prevalence of Functional Gastrointestinal Disorders in Children and Adolescents in the Mediterranean Region of Europe. Clin Gastroenterol Hepatol 2018;16:870-876.
7. Rajindrajith S, Devanarayana NM, Benninga MA. Constipation-associated and nonretentive fecal incontinence in children and adolescents: an epidemiological survey in Sri Lanka. J Pediatr Gastroenterol Nutr 2010;51:472-6.
8. van Ginkel R, Benninga MA, Blommaart PJ, et al. Lack of benefit of laxatives as adjunctive therapy for functional nonretentive fecal soiling in children. J Pediatr 2000;137:808-13.
9. Burgers R, Reitsma JB, Bongers ME, et al. Functional nonretentive fecal incontinence: do enemas help? J Pediatr 2013;162:1023-7.
10. Voskuijl WP, van Ginkel R, Taminiau JA, et al. Loperamide suppositories in an adolescent with childhood-onset functional non-retentive fecal soiling. J Pediatr Gastroenterol Nutr 2003;37:198-200.

APÉNDICE A

Criterios Diagnósticos de Roma IV para los Trastornos de la interacción Intestino-Cerebro

A. Trastornos esofágicos

A1. Dolor torácico funcional

Los criterios diagnósticos deben incluir todos los siguientes:*

1. Malestar o dolor torácico retroesternal**
2. Ausencia de síntomas esofágicos asociados, como sensación de ardor y disfagia
3. Ausencia de evidencia de que el reflujo gastroesofágico o la esofagitis eosinofílica sean la causa del síntoma
4. Ausencia de trastornos motores esofágicos mayores+

* Los criterios deben estar presentes en los últimos tres meses pero con inicio de los síntomas al menos 6 meses antes del diagnóstico con una frecuencia de al menos una vez por semana.

** Deben descartarse las causas cardiacas

+ Acalasia/Obstrucción al flujo de salida de la unión esofagogástrica (UEG), espasmo esofágico difuso, esófago en martillo neumático, peristalsis ausente

A2. Pirosis funcional

Los criterios diagnósticos deben incluir todos los siguientes:*

1. Malestar o dolor tipo ardor retroesternal
2. Sin alivio de los síntomas a pesar de tratamiento antisecretor óptimo
3. Ausencia de evidencia de que el reflujo gastroesofágico** o la esofagitis eosinofílica sean la causa del síntoma
4. Ausencia de un trastorno motor esofágico mayor+

* Los criterios deben estar presentes en los últimos tres meses pero con inicio de los síntomas al menos 6 meses antes del diagnóstico con una frecuencia de al menos dos veces por semana.

** Asociación elevada con tiempo de exposición al ácido y/o con síntomas de reflujo

+ Acalasia/Obstrucción al flujo de salida de la unión esofagogástrica (UEG), espasmo esofágico difuso, esófago en martillo neumático, peristalsis ausente

A3. Hipersensibilidad al reflujo

Los criterios diagnósticos deben incluir todos los siguientes:*

1. Síntomas retroesternales incluyendo sensación de ardor y dolor torácico
2. Endoscopia normal y ausencia de evidencia de que la esofagitis eosinofílica sea la causa de los síntomas
3. Ausencia de trastornos motores esofágicos mayores**
4. Evidencia de que los síntomas se desencadenan por episodios de reflujo a pesar de una exposición al ácido normal en el monitoreo de pH o pH-impedancia+

* Los criterios deben estar presentes en los últimos tres meses pero con inicio de los síntomas al menos 6 meses antes del diagnóstico con una frecuencia de al menos dos veces por semana.

** Acalasia/Obstrucción al flujo de salida de la unión esofagogástrica (UEG), espasmo esofágico difuso, esófago en martillo neumático, peristalsis ausente

+ La respuesta al tratamiento antisecretor no excluye el diagnóstico

A4. Globus

Los criterios diagnósticos deben incluir todos los siguientes:*

1. Sensación no dolorosa intermitente o persistente de una masa o cuerpo extraño en la garganta sin lesión estructural identificada en el examen físico, laringoscopia o endoscopia.
   a. Aparición de la sensación entre las comidas
   b. Ausencia de disfagia u odinofagia
   c. Ausencia de heterotopía gástrica en el esófago proximal
1. Ausencia de evidencia de que el reflujo gastroesofágico o la esofagitis eosinofílica sean la causa del síntoma
2. Ausencia de trastornos motores esofágicos mayores**

* Los criterios deben estar presentes en los últimos tres meses pero con inicio de los síntomas al menos 6 meses antes del diagnóstico con una frecuencia de al menos una vez por semana.

** Acalasia/Obstrucción al flujo de salida de la unión esofagogástrica (UEG), espasmo esofágico difuso, esófago en martillo neumático, peristalsis ausente

A5. Disfagia funcional

Los criterios diagnósticos deben incluir todos los siguientes:*

1. Sensación de alimentos sólidos y/o líquidos atorados o alojados en la garganta o que pasan con dificultad hacia el esófago
2. Ausencia de evidencia de que una anormalidad estructural o de la mucosa del esófago sea la causa del síntoma
3. Ausencia de evidencia de que el reflujo gastroesofágico o la esofagitis eosinofílica sean la causa del síntoma
4. Ausencia de trastornos motores esofágicos mayores**

* Los criterios deben estar presentes en los últimos tres meses con inicio de los síntomas al menos 6 meses antes del diagnóstico con una frecuencia de al menos una vez por semana.

** Acalasia/Obstrucción al flujo de salida de la unión esofagogástrica (UEG), espasmo esofágico difuso, esófago en martillo neumático, peristalsis ausente

B. Trastornos gastroduodenales

B1. DISPEPSIA FUNCIONAL* (DF)

*Criterios diagnósticos***

1. Uno o más de los siguientes:
   a. Plenitud posprandial molesta
   b. Saciedad temprana molesta
   c. Dolor epigástrico molesto
   d. Sensación de ardor epigástrico molesto

Y

2. Sin evidencia de enfermedad estructural (incluyendo en la endoscopia alta) que pueda explicar los síntomas

* Debe llenar criterios de B1a. SDP y/o B1b.SDE

** Los criterios deben estar presentes en los últimos tres meses con inicio de los síntomas al menos 6 meses antes del diagnóstico

B1a. Síndrome de distrés posprandial (SDP)

Los criterios diagnósticos deben incluir uno o los dos siguientes al menos tres días por semana:*

1. Plenitud posprandial molesta (es decir, suficientemente grave como para limitar las actividades diarias)
2. Saciedad temprana molesta (es decir, suficientemente grave como para poder finalizar una comida de cantidad normal)

Sin evidencia de enfermedad orgánica, sistémica o metabólica que pueda explicar los síntomas en las investigaciones de rutina (incluyendo endoscopia alta)

* Los criterios deben estar presentes en los últimos tres meses con inicio de los síntomas al menos 6 meses antes del diagnóstico

Criterios de apoyo

1. Pueden estar presentes dolor o sensación de ardor epigástrico posprandial, distensión epigástrica, eructos excesivos y náuseas
2. El vómito justifica la consideración de otro trastorno
3. La sensación de ardor no es un síntoma dispéptico pero con frecuencia puede coexistir
4. Los síntomas que se alivian con la evacuación de heces o gas generalmente no deben considerarse como parte de la dispepsia
5. Otros síntomas digestivos individuales o grupos de síntomas (p.ej., de ERGE y SII) pueden coexistir con SDP

B1b. Síndrome de dolor epigástrico (SDE)

Los criterios diagnósticos deben incluir uno o los dos siguientes al menos un día por semana:*

1. Dolor epigástrico molesto (es decir, suficientemente grave como para limitar las actividades diarias)
2. Sensación de ardor epigástrico molesto (es decir, suficientemente grave como para limitar las actividades diarias)

* Los criterios deben estar presentes en los últimos tres meses con inicio de los síntomas al menos 6 meses antes del diagnóstico

Criterios de apoyo

1. El dolor puede ser inducido o aliviado por la ingesta de alimentos, o puede ocurrir en ayunas
2. La distensión epigástrica posprandial, las ganas de eructar y las náuseas también pueden estar presentes
3. El vómito persistente probablemente sugiere otro trastorno
4. La sensación de ardor no es un síntoma dispéptico pero con frecuencia puede coexistir
5. El dolor no llena los criterios de dolor biliar
6. Los síntomas que se alivian con la evacuación de heces o gas generalmente no deben considerarse como parte de la dispepsia
7. Otros síntomas digestivos (como los de ERGE y SII) pueden coexistir con el SDE

B2. TRASTORNOS POR ERUCTOS

*Criterios diagnósticos**

Eructos molestos (es decir, suficientemente graves como para limitar las actividades diarias) del esófago o estómago por más de 3 días por semana

B2a. Eructos supragástricos excesivos (del esófago)

B2b. Eructos gástricos excesivos (del estómago)

Criterios de apoyo

1. Los eructos supragástricos se apoyan en la presencia de eructos frecuente y repetidos
2. Los eructos gástricos no tienen una correlación clínica establecida
3. La valoración con impedancia intraluminal es necesaria para distinguir los eructos supragástricos de los gástricos

* Los criterios deben estar presentes en los últimos tres meses con inicio de los síntomas al menos 6 meses antes del diagnóstico

B3. TRASTORNOS POR NÁUSEAS Y VÓMITO

B3a. Síndrome de náuseas y vómito crónicos

Los criterios diagnósticos deben incluir todos los siguientes:*

1. Náuseas molestas (es decir, suficientemente graves como para limitar las actividades diarias), que ocurren al menos un día por semana y/o uno o más episodios de vómito por semana
2. Se excluyen el vómito autoinducido, trastornos de la alimentación, regurgitación o rumiación
3. Ausencia de evidencia de enfermedades orgánicas, sistémicas o metabólicas que puedan explicar los síntomas en las investigaciones de rutina (incluyendo la endoscopia alta)

* Los criterios deben estar presentes en los últimos tres meses con inicio de los síntomas al menos 6 meses antes del diagnóstico

B3b. Síndrome de vómito cíclico (SVC)

Los criterios diagnósticos deben incluir todos los siguientes:*

1. Episodios estereotipados de vómito en cuanto a aparición (*aguda*) y duración (*menos de 1 semana*)
2. Al menos tres episodios discretos en el año previo y dos episodios en los últimos 6 meses, separados entre si con al menos una semana de diferencia
3. Ausencia de vómito entre los episodios, pero pueden estar presentes otros síntomas más leves entre ciclos

* Los criterios deben estar presentes en los últimos tres meses con inicio de los síntomas al menos 6 meses antes del diagnóstico

Datos de apoyo

Historia familiar de migrañas

B3c. Síndrome de hiperémesis por cannabinoides

Los criterios diagnósticos deben incluir todos los siguientes:*

1. Vómito episódico estereotipado parecido al síndrome de vómito cíclico (SVC) en términos de inicio, duración y frecuencia
2. Presentación después del uso prolongado de cannabis
3. Alivio de los episodios de vómito con el cese continuo del uso de cannabis

* Los criterios deben estar presentes en los últimos tres meses con inicio de los síntomas al menos 6 meses antes del diagnóstico

Datos de apoyo

Puede estar asociado con conducta patológica de de bañarse (ducha o baños calientes prolongados)

B4. Síndrome de rumiación

Los criterios diagnósticos deben incluir todos los siguientes:*

1. Regurgitación recurrente o persistente a la boca de alimentos recientemente ingeridos para después escupirlos o remasticarlos y deglutirlos
2. La regurgitación no es precedida por náuseas

* Los criterios deben estar presentes en los últimos tres meses con inicio de los síntomas al menos 6 meses antes del diagnóstico

Criterios de apoyo

1. Los episodios de regurgitación sin esfuerzo normalmente no están precedidos por náuseas
2. La regurgitación contiene alimentos reconocibles que pueden tener un sabor agradable
3. El proceso tiende a cesar cuando el material regurgitado se vuelve ácido

C. Trastornos intestinales

C1. Síndrome de intestino irritable (SII)

*Criterios diagnósticos**

Dolor abdominal recurrente al menos un día/semana en promedio en los últimos 3 meses, asociado con dos o más de los siguientes criterios:

1. Relacionado con la evacuación
2. Asociado con un cambio en la frecuencia de la evacuación
3. Asociado con un cambio en la forma (apariencia) de las evacuaciones

* Los criterios deben estar presentes en los últimos tres meses con inicio de los síntomas al menos 6 meses antes del diagnóstico

Criterios diagnósticos de los subtipos de SII

El hábito intestinal predominante se basa en la forma de las heces en los días con al menos una evacuación anormal.*

SII con estreñimiento predominante (SII-E): > ¼ (25%) de las evacuaciones con heces tipo 1 o 2 de la Escala de Bristol y < ¼ (25%) de las evacuaciones con heces tipo de 6 o 7 de la Escala de Bristol. *Alternativamente para estudios epidemiológicos o para la práctica clínica; el paciente reporta que las evacuaciones anormales son habitualmente del tipo de estreñimiento (tipo 1 o 2 de la Escala de Bristol).*

SII con diarrea predominante (SII-D): > ¼ (25%) de las evacuaciones con heces tipo 6 o 7 de la Escala de Bristol y < ¼ (25%) de evacuaciones con heces tipo 1 o 2 de la Escala de Bristol. *Alternativamente para estudios epidemiológicos o para la práctica clínica; el paciente reporta que las evacuaciones anormales son habitualmente del tipo de diarrea (tipo 6 o 7 de la Escala de Bristol).*

SII con hábito intestinal mixto (SII-M): > ¼ (25%) de las evacuaciones con heces tipo 1 o 2 de la Escala de Bristol y > ¼ (25%) de las evacuaciones con heces tipo 6 o 7 de la Escala de Bristol. *Alternativamente para estudios epidemiológicos o práctica la práctica clínica: el paciente reporta que las evacuaciones anormales son habitualmente tanto del tipo estreñimiento como diarrea (más de ¼ de todas las evacuaciones anormales serían tipo estreñimiento y más de ¼ serían tipo diarrea, utilizando la Escala de Bristol).*

SII no clasificable (SII-NC): los pacientes que llenan criterios diagnósticos para SII pero cuyo hábito intestinal no puede categorizarse exactamente en uno de los tres grupos anteriores deben categorizarse como SII-NC. *Alternativamente para estudios epidemiológicos o para la práctica clínica: los pacientes reportan que las evacuaciones anormales (tanto diarrea como estreñimiento) son raras.*

Para estudios clínicos, se recomienda establecer los subtipos con base en al menos dos semanas de diarios de síntomas, utilizando la "regla del 25%".

* Los subtipos de SII relacionados con las anormalidades en el hábito intestinal (SII-E, SII-D y SII-M) solo pueden establecerse de forma confiable cuando se evalúa al paciente mientras no está tomando ningún medicamento para manejar anormalidades del hábito intestinal.

La Forma de las Heces Depende del Contenido de Agua y se Correlaciona con el Tiempo de Tránsito

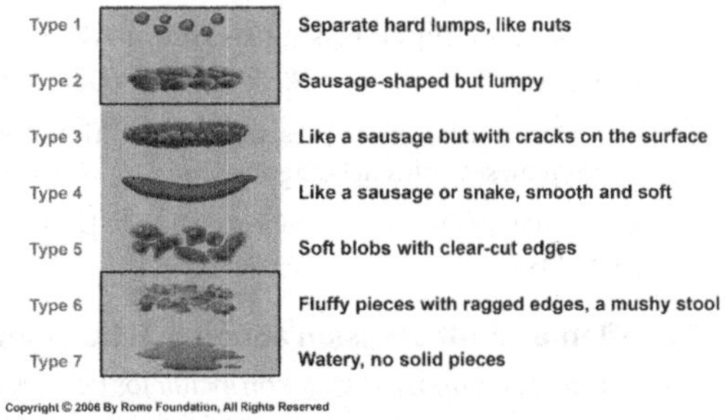

Los Subtipos del SII: la Forma de las Heces es el Factor que las Diferencia

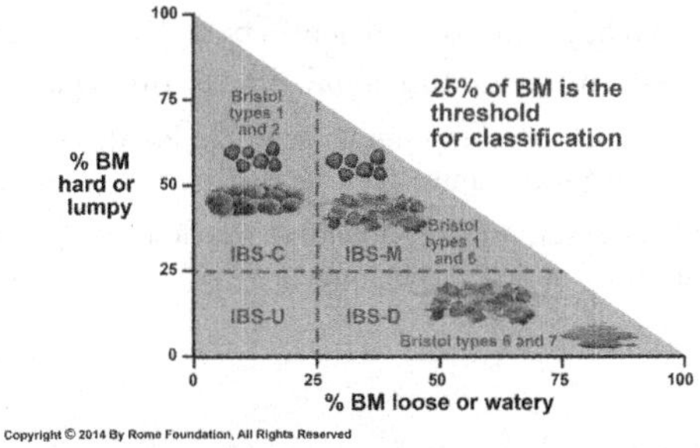

C2. Estreñimiento funcional

*Criterios diagnósticos**

1. Deben incluir dos o más de los siguientes**:
   a. Esfuerzo en más de ¼ (25%) de las evacuaciones
   b. Heces duras o caprinas (Escala de Bristol 1–2) en más de ¼ (25%) de las evacuaciones
   c. Sensación de evacuación incompleta en más de ¼ (25%) de las evacuaciones
   d. Sensación de obstrucción/bloqueo anorrectal en más de ¼ (25% de las evacuaciones
   e. Maniobras manuales para facilitar más de ¼ (25%) de las evacuaciones (p.ej., evacuación digital, presión del piso pélvico)
   f. Menos de tres evacuaciones espontáneas por semana
1. Heces sueltas raramente presentes sin el uso de laxantes
2. Criterios insuficientes para síndrome de intestino irritable

* Los criterios deben estar presentes en los últimos tres meses con inicio de los síntomas al menos 6 meses antes del diagnóstico

** Para estudios de investigación, los pacientes que llenan criterios para estreñimiento inducido por opioides (EIO) no deben ser diagnosticados con EF, puesto que es difícil distinguir entre los efectos secundarios de los opioides y otras causas de estreñimiento. Sin embargo, los médicos reconocen que estas dos condiciones puede sobreponerse

C3. Diarrea funcional

*Criterios diagnósticos**

Heces sueltas o líquidas, sin predominio de dolor abdominal o inflamación molesta, que ocurren en más del 25% de las evacuaciones**

* Los criterios deben estar presentes en los últimos tres meses con inicio de los síntomas al menos 6 meses antes del diagnóstico

** Los pacientes que llenan criterios para SII-D (SII con diarrea predominante) deben ser excluídos

C4. Inflamación/Distensión abdominal funcional

Los criterios diagnósticos deben incluir los dos siguientes:*

1. Inflamación y/o distensión recurrente que ocurre al menos un día/semana en promedio; la inflamación y/o distensión abdominal predomina sobre otros síntomas**
2. No hay criterios suficientes para diagnosticar síndrome de intestino irritable, estreñimiento funcional, diarrea funcional o síndrome de distrés posprandial

* Los criterios deben estar presentes en los últimos tres meses con inicio de los síntomas al menos 6 meses antes del diagnóstico

** Puede estar presente dolor leve relacionado con la inflamación así como anormalidades menores de las evacuaciones

C5. Trastorno funcional intestinal inespecífico

*Criterio diagnóstico**

Síntomas intestinales no atribuibles a una etiología orgánica y que no llenan criterios para SII, o para trastornos como el estreñimiento, diarrea, o inflamación/distensión abdominal funcional

* Los criterios deben estar presentes en los últimos tres meses con inicio de los síntomas al menos 6 meses antes del diagnóstico

C6. Estreñimiento inducido por opioides (EIO)

Criterio diagnóstico

1. Síntomas de estreñimiento de novo o que empeoran cuando se inicia, cambia o aumenta el tratamiento con opioides, que deben incluir dos o más de los siguientes:
   a. Esfuerzo durante más de ¼ (25%) de las evacuaciones
   b. Heces duras o caprinas (Escala de Bristol 1–2) en más de ¼ (25%) de las evacuaciones
   c. Sensación de evacuación incompleta en más de ¼ (25%) de las evacuaciones
   d. Sensación de obstrucción/bloqueo anorrectal en más de ¼ (25%) de las evacuaciones
   e. Maniobras manuales para facilitar más de ¼ (25%) de las evacuaciones (p.ej., evacuación digital, presión del piso pélvico)
   f. Menos de tres evacuaciones espontáneas por semana
1. Heces sueltas raramente presentes sin el uso de laxantes

D. Trastornos de dolor abdominal mediados centralmente

D1. Síndrome de dolor abdominal mediados centralmente (SDAC)

*Los criterios diagnósticos** deben incluir todos los siguientes:*

1. Dolor abdominal continuo o casi continuo
2. Ninguna o sólo una relación ocasional del dolor con eventos fisiológicos (p.ej., alimentos, evacuación o menstruaciones)+
3. El dolor limita algunos aspectos del funcionamiento diario++
4. El dolor no es fingido
5. El dolor no se explica por otro trastorno estructural o funcional gastrointestinal u otra condición médica

* El SDAC se asocia típicamente con comorbilidad psicosocial, pero no hay un perfil específico que pueda utilizarse para el diagnóstico

** Los criterios deben estar presentes en los últimos tres meses con inicio de los síntomas al menos 6 meses antes del diagnóstico

\+ Puede estar presente un cierto grado de disfunción gastrointestinal

++ El funcionamiento diario puede incluir incapacidad para trabajar, intimidad, social/ocio, vida familiar y del cuidado de uno mismo y de los demás

D2. Síndrome del intestino narcótico/Hiperalgesia GI inducida por opioides

Los criterios diagnósticos deben incluir todos los siguientes:

1. Dolor abdominal frecuentemente recurrente o crónico* que es tratado de forma crónica con narcóticos o de forma aguda con altas dosis de narcóticos
2. La naturaleza e intensidad del dolor no se explican por la presencia o la historia de un diagnóstico GI**
3. Dos o más de los siguientes:
   a. El dolor empeora o resuelve de forma incompleta con dosis continuas o escalonadas de narcóticos
   b. Hay un marcado incremento del dolor cuando disminuye el efecto del narcótico y una mejoría cuando se recupera (subida y bajada)
   c. Hay una progresión de la frecuencia, duración e intensidad de los episodios de dolor

* El dolor debe estar presente en la mayoría de los días

** Un paciente puede tener un diagnóstico estructural (p.ej., enfermedad inflamatoria intestinal, pancreatitis crónica) pero el carácter o gravedad de la enfermedad misma no es suficiente para explicar el dolor

E. Trastornos de la vesícula biliar y del esfínter de Oddi

E1. DOLOR BILIAR

Criterio diagnóstico

Dolor localizado en el epigastrio y/o cuadrante superior derecho y todos los siguientes:

1. Incrementa hasta alcanzar un nivel de intensidad estable y dura 30 minutos o más
2. Ocurre a diferentes intervalos (no diariamente)
3. Suficientemente grave como para interrumpir las actividades diarias o para consultar al servicio de urgencias
4. No relacionado de manera significativa (< 20%) con las evacuaciones
5. No se alivia de manera significativa (< 20%) con cambios posturales o con la supresión del ácido

Criterios de apoyo

El dolor puede estar asociado con:

1. Náuseas y vómito
2. Irradiación a la espalda y/o región subescapular derecha
3. El dolor puede despertar cuando se está dormido

E1a. Trastorno funcional de la vesícula biliar

Los criterios diagnósticos deben incluir los dos siguientes:

1. Criterios de dolor biliar*
2. Ausencia de cálculos biliares y otra patología estructural

Criterios de apoyo

1. Baja fracción de eyección en la gammagrafía de la vesícula biliar
2. Enzimas hepáticas, bilirrubina conjugada y amilasa/lipasa normales

* Criterios de dolor biliar: dolor localizado en el epigastrio y/o cuadrante superior derecho y todos los siguientes: 1. Incrementa progresivamente hasta alcanzar un nivel estable y dura 30 minutos o más. 2. Ocurre a diferentes intervalos (no diariamente). 3. Suficientemente grave como para interrumpir las actividades diarias o llevar a consultar al servicio de urgencias. 4. No relacionado de manera significativa (< 20%) con las evacuaciones. 5. No se alivia de manera significativa (< 20%) con cambios posturales o con la supresión del ácido.

E1b. Trastorno funcional biliar del esfínter de Oddi

Los criterios diagnósticos deben incluir todos los siguientes:

1. Criterios de dolor biliar*
2. Enzimas hepáticas elevadas o conducto biliar dilatado, pero no ambas
3. Ausencia de cálculos en el conducto biliar u otras anormalidades estructurales

Criterios de apoyo

1. Amilasa/lipasa normales
2. Manometría del esfínter de Oddi anormal
3. Gammagrafía hepatobiliar con retardo en el tránsito hepatoduodenal

* Criterios de dolor biliar: dolor localizado en el epigastrio y/o cuadrante superior derecho y todos los siguientes: 1. Incrementa hasta un nivel estable y dura 30 minutos o más. 2. Ocurre a diferentes intervalos (no diariamente). 3. Suficientemente grave como para interrumpir las actividades diarias o para llevar a consultar al servicio de urgencias. 4. No relacionado de manera significativa (< 20%) con las evacuaciones. 5. No se alivia de manera significativa (< 20%) con cambios posturales o con la supresión del ácido.

E2. Trastorno funcional pancreático del esfínter de Oddi

Los criterios diagnósticos deben incluir todos los siguientes:

1. Episodios recurrentes documentados de pancreatitis (dolor típico con amilasa o lipasa > 3 veces del valor normal y/o evidencia por imagenología de pancreatitis aguda)
2. Se han excluido otras etiologías de pancreatitis
3. Ultrasonido endoscópico negativo
4. Manometría del esfínter anormal

F. Trastornos anorrectales

F1. Incontinencia fecal

*Criterio diagnóstico**

Paso no controlado recurrente de materia fecal en un individuo con una edad de desarrollo al menos de 4 años

* El criterio debe estar presente en los últimos tres meses. Para estudios de investigación, considerar el inicio de los síntomas al menos 6 meses antes con 2–4 episodios de IF a lo largo de 4 semanas

F2. DOLOR ANORRECTAL FUNCIONAL

F2a. Síndrome del elevador del ano

Los criterios diagnósticos deben incluir todos los siguientes:*

1. Dolor rectal recurrente o crónico
2. Episodios de 30 minutos o más de duración
3. Dolor durante la tracción del músculo puborrectal
4. Exclusión de otras causas de dolor rectal como enfermedad inflamatoria intestinal, absceso intramuscular, fisura anal, hemorroides trombosadas, prostatitis, coccigodinia, y alteraciones estructurales mayores del piso pélvico.

* Los criterios deben estar presentes en los últimos tres meses con inicio de síntomas al menos 6 meses antes del diagnóstico

F2b. Dolor anorrectal funcional inespecífico

Criterio diagnóstico

Criterios de síntomas para el síndrome del elevador del ano pero sin dolor durante la tracción posterior del músculo puborrectal

* Los criterios deben estar presentes en los últimos tres meses con inicio de los síntomas al menos 6 meses antes del diagnóstico

F2c. Proctalgia *fugax*

Los criterios diagnósticos deben incluir todos los siguientes:*

1. Episodios recurrentes de dolor localizado en el recto y no relacionado con la evacuación
2. Episodios que duran desde segundos a minutos con una duración máxima de 30 minutos
3. No hay dolor anorrectal entre los episodios
4. Exclusión de otras causas de dolor rectal como enfermedad inflamatoria intestinal, absceso intramuscular, fisura anal, hemorroides trombosadas, prostatitis, coccigodinia, y alteraciones estructurales mayores del piso pélvico.

• Para propósitos de investigación, los criterios deben estar presentes en los últimos tres meses con inicio de los síntomas al menos 6 meses antes del diagnóstico

F3. TRASTORNOS FUNCIONALES DE LA EVACUACIÓN

Los criterios diagnósticos deben incluir todos los siguientes:*

1. El paciente debe llenar los criterios diagnósticos de estreñimiento funcional y/o síndrome de intestino irritable con estreñimiento
2. Durante los intentos repetidos de evacuar, debe haber hallazgos de anormalidades en la evacuación, demostradas por al menos dos de las siguientes tres pruebas:
   a. Prueba de expulsión de balón anormal
   b. Patrón de evacuación anorrectal anormal con manometría o EMG de superficie anal
   c. Alteración en la evacuación rectal demostrada por imagenología

* Los criterios deben estar presentes en los últimos tres meses con inicio de los síntomas al menos 6 meses antes del diagnóstico

Las subcategorías F3a y F3b pueden aplicarse a pacientes que llenan los criterios de TFE

F3a. Propulsión defecatoria inadecuada

*Criterio diagnóstico**

Fuerza de propulsión inadecuada valorada con manometría con o sin contracción inadecuada del esfínter anal y/o músculos del piso pélvico**

* El criterio debe estar presente en los últimos tres meses con inicio de los síntomas al menos 6 meses antes del diagnóstico

** Este criterio se define según valores normales por edad y sexo para esta técnica

F3b. Evacuación disinérgica

*Criterio diagnóstico**

Contracción inadecuada del piso pélvico medida con EMG de superficie anal o manometría anorrectal con adecuada fuerza propulsiva durante el intento de evacuación**

* El criterio debe estar presentes en los últimos tres meses pero con inicio de los síntomas al menos 6 meses antes del diagnóstico

** Este criterio se define según los valores normales por edad y sexo para esta técnica

G. Trastornos funcionales gastrointestinales de la infancia: neonatos/lactantes

G1. Regurgitación del niño

Los criterios diagnósticos deben incluir los dos siguientes en niños por lo demás sanos de 3 semanas a 12 meses de edad:

1. Regurgitación dos o más veces por día por 3 o más semanas
2. Sin náuseas, hematemesis, aspiración, apnea, déficit de crecimiento, dificultad para comer o deglutir, o postura anormal

G2. Síndrome de rumiación

Los criterios diagnósticos deben incluir todos los siguientes por al menos 2 meses:

1. Contracciones repetitivas de los músculos abdominales, diafragma y lengua
2. Regurgitación sin esfuerzo del contenido gástrico, que o bien es expulsado de la boca o es remasticado y deglutido
3. Tres o más de los siguientes:
   a. Inicio entre 3 y 8 meses de edad
   b. No responde al tratamiento para ERGE y regurgitación
   c. No acompañado de signos de distrés
   d. No ocurre durante el sueño ni cuando el niño está interactuando con otras personas

G3. Síndrome de vómito cíclico (SVC)

Los criterios diagnósticos deben incluir todos los siguientes:

1. Uno o más periodos de vómito paroxístico no remitente con o sin náuseas, que dura de horas a días en un periodo de 6 meses
2. Episodios estereotipados en cada paciente
3. Episodios separados por semanas a meses asintomáticos entre los episodios de vómito

G4. Cólico del lactante

Los criterios diagnósticos para propósitos clínicos deben incluir todos los siguientes:

1. Edad menor de 5 meses de cuando síntomas inician y se interrumpen
2. Periodos recurrentes y prolongados de llanto, inquietud o irritabilidad reportada por los cuidadores que ocurren sin una causa obvia y que los cuidadores no pueden prevenir o resolver
3. Sin evidencia de déficit del crecimiento, fiebre o enfermedad

"Inquietud" se refiere a vocalización angustiada intermitente y se ha definido como "(conducta) que no está llorando pero tampoco está despierto y satisfecho". Los niños a menudo fluctúan entre el llanto y la inquietud, de modo que los dos síntomas son difíciles de distinguir en la práctica.

Para propósitos de investigación, un diagnóstico de cólico del lactante debe llenar los criterios diagnósticos anteriores y también incluir los dos siguientes:

1. El cuidador reporta que el niño ha llorado o ha estado inquieto por 3 o más horas/día durante 3 o más días en 7 días en una entrevista telefónica o cara a cara con un investigador o un médico
2. Se confirma que el llanto total de 24 horas más la actitud de inquietud en un grupo seleccionado de niños es de 3 horas o más cuando se mide con al menos un diario conductual de 24 horas mantenido de forma prospectivamente

G5. Diarrea funcional

Los criterios diagnósticos deben incluir todos los siguientes:

1. Paso recurrente indoloro y diario de cuatro o más evacuaciones voluminosas no formadas
2. Los síntomas duran más de 4 semanas
3. Inicio entre los 6 y los 60 meses de edad
4. Sin déficit del crecimiento si la ingesta calórica es adecuada

G6. Disquecia del lactante

Los criterios diagnósticos deben incluir los dos siguientes en un niño menor de 9 meses de edad:

1. Por lo menos 10 minutos de esfuerzo y llanto antes de lograr con éxito una evacuación paso con éxito o no de heces blandas
2. Sin otros problemas de salud

G7. Estreñimiento funcional (EF)

Los criterios diagnósticos deben incluir un mes de al menos dos de los siguientes en niños hasta de 4 años de edad:

1. Dos o menos evacuaciones por semana
2. Historia de retención fecal excesiva
3. Historia de evacuaciones duras o dolorosas
4. Historia de heces de gran volúmen
5. Presencia de impactación fecal en el recto

En niños entrenados para utilizar el WC, pueden usarse los siguientes criterios adicionales:

6. Al menos un episodio/semana de incontinencia después de la adquisición del entrenamiento para utilizar el WC
7. Historia de heces de gran volúmen que pueden obstruir el WC

H. Trastornos funcionales gastrointestinales de la infancia: niños mayores/adolescentes

H1. TRASTORNOS FUNCIONALES DE NÁUSEAS Y VÓMITO

H1a. Síndrome de vómito cíclico (SVC)

Los criterios diagnósticos deben incluir todos los siguientes:

1. Dos o más periodos de náuseas y vómito paroxístico intensos no remitentes, que duran de horas a días en un periodo de 6 meses
2. Los episodios son estereotipados en cada paciente
3. Los episodios están separados por semanas a meses asintomáticos entre los episodios
4. Después de una evaluación apropiada, los síntomas no puede atribuirse a otra condición médica

H1b. Náuseas funcionales y vómito funcional

H1b1. Náuseas funcionales

Los criterios diagnósticos deben incluir todos los siguientes:*

1. Náuseas molestas como síntoma predominante, que ocurre al menos dos veces por semana, y generalmente no se relacionan con los alimentos
2. No claramente asociada con vómito
3. Después de una evaluación apropiada, las náuseas no pueden explicarse completamente por otra condición médica

* Criterios presentes por al menos 2 meses antes del diagnóstico

H1b2. Vómito funcional

Los criterios diagnósticos deben incluir todos los siguientes:*

1. En promedio, uno o más episodios de vómito por semana
2. Ausencia de vómito autoinducido o criterios de un trastorno de la alimentación o rumiación
3. Después de una evaluación apropiada, el vómito no puede explicarse completamente por otra condición médica

H1c. Síndrome de rumiación

Los criterios diagnósticos deben incluir todos los siguientes:*

1. Regurgitación repetida y remasticación o expulsión de los alimentos que:
    a. Empieza tempranamente después de la ingesta de un alimento
    b. No ocurre durante el sueño
1. No está precedida por sensación de náuseas
2. Después de una evaluación apropiada, el vómito no puede explicarse completamente por otra condición médica. Debe descartarse un trastorno de la alimentación

* Criterios presentes por al menos 2 meses antes del diagnóstico

H1d. Aerofagia

Los criterios diagnósticos deben incluir todos los siguientes:*

1. Deglución de aire excesiva
2. Distensión abdominal debida al aire intraluminal que aumenta durante el día
3. Eructos repetitivos y/o aumento de gases
4. Después de una evaluación apropiada, los síntomas no pueden explicarse completamente por otra condición médica

* Criterios presentes por al menos 2 meses antes del diagnóstico

H2. TRASTORNOS FUNCIONALES DE DOLOR ABDOMINAL

H2a. Dispepsia funcional (DF)

Los criterios diagnósticos deben incluir uno o más de los siguientes síntomas molestos al menos 4 veces al mes durante al menos 2 meses antes del diagnóstico:

1. Plenitud posprandial
2. Saciedad temprana
3. Dolor o sensación de ardor epigástrico no asociado con la evacuación
4. Después de una evaluación apropiada, los síntomas no pueden explicarse completamente por otra condición médica

Dentro de la DF, se han adoptado los siguientes subtipos:

H2a1. Síndrome de distrés posprandial (SDP) *incluye plenitud posprandial molesta o saciedad temprana que impide acabar una comida de cantidad normal. Las características de apoyo incluyen inflamación abdominal alta, náuseas posprandiales o eructos excesivos.*

H2a2. Síndrome de dolor epigástrico (SDE) *que incluye todos los siguientes: dolor o ardor molesto (suficientemente grave como para interferir en las actividades normales) localizado en el epigastrio. El dolor no es generalizado o localizado en otra regiones del tórax o abdomen y no se alivia con la evacuación o el paso de gases. Los criterios de apoyo incluyen (a) calidad ardorosa del dolor pero sin un componente retroesternal, (b) habitualmente inducido o aliviado con la ingesta de alimentos pero que puede ocurrir en ayunas.*

H2b. Síndrome de intestino irritable

Los criterios diagnósticos deben incluir todos los siguientes:*

1. Dolor abdominal al menos 4 días al mes asociado con uno o más de los siguientes:
    a. Relacionado con la evacuación
    b. Cambio en la frecuencia de la evacuación
    c. Cambio en la forma (apariencia) de las heces
1. En niños con dolor abdominal y estreñimiento, el dolor no desaparece con la resolución del estreñimiento (los niños en los que el dolor desaparece con la resolución del estreñimiento, tienen estreñimiento funcional, no SII)
2. Después de una evaluación apropiada, los síntomas no pueden explicarse completamente por otra condición médica

* Criterios presentes por al menos 2 meses antes del diagnóstico

H2c. Migraña abdominal

Los criterios diagnósticos deben incluir todos los siguientes y ocurrir al menos dos veces:

1. Episodios paroxísticos de dolor abdominal intenso, periumbilical agudo, en la línea media o difuso que dura una hora o más (debe ser el síntoma más grave y el más angustioso)
2. Los episodios están separados entre sí por semanas o meses
3. El dolor es incapacitante e interfiere con las actividades normales
4. Patrón y síntomas estereotipados en cada paciente de manera individualizada
5. El dolor se asocia con dos o más de los siguientes:
   a. Anorexia
   b. Náuseas
   c. Cefalea
   d. Fotofobia
   e. Palidez
6. Después de una evaluación apropiada, los síntomas no pueden explicarse por otra condición médica

H2d. Dolor abdominal funcional-No especificado de otro modo

Los criterios diagnósticos deben estar presentes al menos 4 veces por mes e incluir todos los siguientes:

1. Dolor abdominal episódico o continuo que no ocurre únicamente durante eventos fisiológicos (p.ej., comer, menstruaciones)
2. Criterios insuficientes para síndrome de intestino irritable, dispepsia funcional o migraña abdominal
3. Después de una evaluación apropiada, los síntomas no pueden explicarse completamente por otra condición médica

* Criterios presentes por al menos 2 meses antes del diagnóstico

H3. TRASTORNOS FUNCIONALES DE LA EVACUACIÓN

H3a. Estreñimiento funcional (EF)

Los criterios diagnósticos deben incluir dos o más de los siguientes y ocurrir al menos una vez por semana por un mínimo de 1 mes con criterios insuficientes para diagnóstico de SII:

1. Dos o menos evacuaciones por semana en el WC en niños con una edad de desarrollo de al menos 4 años
2. Al menos un episodio de incontinencia fecal por semana
3. Historia de postura retentiva o retención voluntaria excesiva de heces
4. Historia de evacuaciones duras o dolorosas
5. Presencia de impactación fecal en el recto
6. Historia de heces de gran volúmen que pueden obstruir el WC
7. Después de una evaluación apropiada, los síntomas no pueden explicarse completamente por otra condición médica

H3b. Incontinencia fecal no retentiva

Los criterios diagnósticos deben incluir al menos una historia de un mes, en un niño con una edad de desarrollo de al menos 4 años, de todos los siguientes:

1. Evacuación en sitios socioculturalmente inapropiados
2. Sin evidencia de retención fecal
3. Después de una evaluación apropiada, la incontinencia fecal no puede explicarse por otra condición médica

APÉNDICE B

Lista de Acrónimos Español/Inglés

Español	Inglés	
TIIC	DGBI	Trastornos de la Interacción Intestino Cerebro
PCMD	MDCP	Perfil Clínico Multidimencional
EII	IBD	Enfermedad Inflamatoria Intestinal
SII	IBS	Síndrome de Intestino Irritable
SII-E	SII-C	Síndrome de Intestino Irritable-Estreñimiento
EC	CC	Estreñimiento Crónico
MDE	DMS	Manual Diagnóstico y Estadístico de Trastornos Mentales
IBP	PPI	Inhibidores de la Bomba de Protones
IMC	BMI	Indice de Masa Corporal
ERGE	GERD	Enfermedad por Reflujo Gastroesofágico
ATC	TCA	Antidepresivos Tricíclicos
ISRS	SSRIs	Inhibidores Selectivos de la Recaptación de Serotonina
IRSN	SNRIs	Inhibidores de la Recaptación de Serotonina y Noradrenalina
PAS	SAP	Probabilidad de Asociación de Síntomas de Reflujo
DF	FD	Dispepsia Funcional
SDP	PDS	Síndrome de Distrés Posprandial
SDE	EPS	Síndrome de Dolor Epigástrico
SDAC	CAPS	Síndrome de Dolor Abdominal Mediado Centralmente
ISRS	SII-C	Indice de Síntomas de Reflujo
TCC	CBT	Terapia Cognitiva Conductual
SBID	SIBO	Sobrecrecimiento Bacteriano del Intestino Delgado
TFGI	FGID	Trastornos Funcionales Gastrointestinales
EADH	HADS	Escala de Ansiedad y Depresión Hospitalaria
FODMAP	FODMAP	Oligosacáridos, Disacáridos, Monosacáridos y Polioles Fermentables
MTC	TCM	Medicina Tradicional China
NNT	NNT	Número Necesatrio a Tratar
CU	UC	Colitis Ulcerativa
TARIA	ARFID	Trastorno por Abstención/Restricción de la Ingesta de Alimentos
IC	CI	Intervalo de Confianza
ti-RCP	rt-PCR	Reacción en Cadena de la Polimerasa con Transcripción Inversa
EC	CD	Enfermedad Celíaca
DSG	GFD	Dieta Sin Gluten
CVRS	HRQOL	Calidad de Vida Relacionada con la Salud
IFNR	NRFI	Incontinencia Fecal No Retentiva
PCR	CRP	Proteina C Reactiva
TEP-TC	PET-CT	Tomografía por Emisión de Positrones
CdV	QoL	Calidad de Vida
AHCTSe	SeHCAT	Acido Homocólico Taurino marcado con Selenio

RP	Odd Ratio	Relación de Probabilidad
Español	**Inglés**	
DAF	APD	Disinérgia Abdomino Frénica
RUV	KUB	Rayos X Riñon, Ureter, Vejiga
EIO	OIC	Estreñimiento Inducido por Opiodes
APROM	PAMORA	Antagonista Periférico del Receptor Opiode Mu
EAC	RCTs	Ensayos Aleatorios Controlados
SIN	NBS	Síndrome del Intestino Narcótico
AINE	NSAIDs	Antiinflamatorios No Esteroides
TDAH	ADHD	Trastorno por Deficit de Atención con Hiperactividad
AIDH	HIDA	Acido Iminodiacético Hepatobiliar
TEPT	PTSD	Trastorno de Estrés Postraumático
AIDDIS	DISIDA	Acido Iminodiacético 2,6 Dissopropilacetanilido
CCQ	CCK	Colecistoquinina
AST	AST	Aspartato Aminotranferasa
ALT	ALT	Alanina Aminotranferasa
HITChip	HITChip	ChipTracto Intestinal Humano
MEO	SOM	Manometria del Esfinter de Oddi
CPER	ERCP	Colangiopancreatografía Endoscopica Retrograda
CPRM	MRCP	Colangiopancreatografía por Resonancia Magnética
TEO	SOD	Trastorno del Esfinter de Oddi
EMAT	TAMS	Estimulación Magnética Anorectal Translumbosacral
ACG	ACG	Colegio Americano de Gastroenterología
SVC	CVS	Síndrome de Vómito Cíclico
GIA	VGI	Serie Gastrointestinal Alta
STOP	POTS	Síndrome de Taquicardia Ortostática Postural
NFI	IND	Nuevo Fármaco de Investigación
DAF-NOS	FAP-NOS	Dolor Abdominal Funcional- No Especificada de Otro Modo
TFDA	FAPDs	Trastorno Funcional de Dolor Abdominal
GC-C	GC-C	Guanilato Ciclasa- C

ÍNDICE

Los números de página en *itálicas* se refieren a figuras.

Made in the USA
Monee, IL
08 November 2026

67384899R00247